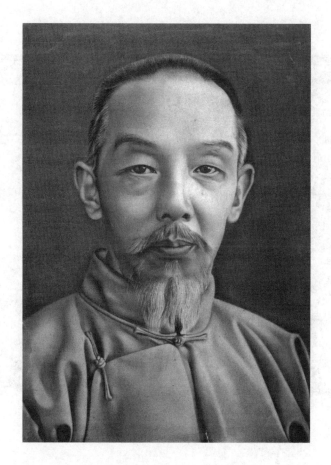

四大名医之孔伯华先生像

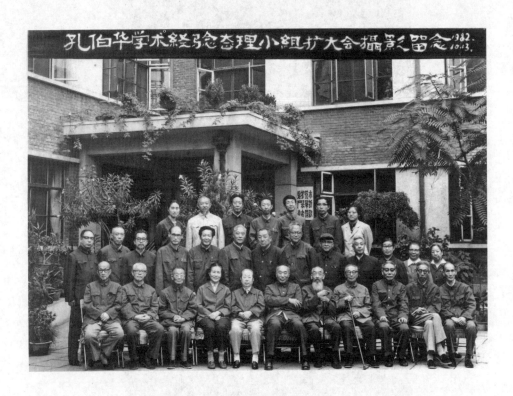

孔伯华学术经验整理小组

四大名医之
孔伯华医集全编
（第2版）

孔伯华名家研究室　编著

全国百佳图书出版单位
中国中医药出版社
·北 京·

图书在版编目（CIP）数据

四大名医之孔伯华医集全编 / 孔伯华名家研究室编著 . — 2 版 . —
北京：中国中医药出版社，2022.11
ISBN 978-7-5132-7744-0

Ⅰ . ①四… Ⅱ . ①孔… Ⅲ . ①医论—中国—现代 ②医案—
中国—现代 Ⅳ . ① R2-53 ② R249.7

中国版本图书馆 CIP 数据核字（2022）第 152723 号

中国中医药出版社出版

北京经济技术开发区科创十三街 31 号院二区 8 号楼
邮政编码　100176
传真　010-64405721
三河市同力彩印有限公司印刷
各地新华书店经销

开本 710×1000　1/16　印张 32.75　彩插 0.25　字数 539 千字
2022 年 11 月第 2 版　2022 年 11 月第 1 次印刷
书号　ISBN 978 - 7 - 5132 - 7744 - 0

定价　138.00 元
网址　www.cptcm.com

服 务 热 线　010-64405510
购 书 热 线　010-89535836
维 权 打 假　010-64405753

微信服务号　zgzyycbs
微商城网址　https://kdt.im/LIdUGr
官 方 微 博　http://e.weibo.com/cptcm
天猫旗舰店网址　https://zgzyycbs.tmall.com

如有印装质量问题请与本社出版部联系（010-64405510）

第 2 版说明

孔伯华先生被誉为"北京四大名医"之一，曾创办北平国医学院。

孔伯华先生不但是公认的温病大家，亦是杰出的伤寒巨擘。《中医各家学说》通常把中医学术分为"七大流派"，即伤寒学派、河间学派、易水学派、丹溪学派、攻邪学派、温补学派、温病学派。孔伯华先生的学说以"伤寒温病融会贯通"为突出特色，并兼参"河间丹溪之说"。

孔伯华先生虽以"善用石膏"而闻名遐迩，但其学术思想乃属寒温兼容。他提出如下卓论：

病有千端，治法万变，莫不统寓于"六经"之中。

《伤寒杂病论》不但是方法俱备之全书，而且法外有方，方外有法，统赅百病，是一切疾病辨证论治之总则，此乃仲景立法垂教之本旨也。

叶天士之卫气营血辨证施治，乃说明温病之轻重浅深所表现之阶段有别，并非病邪之真入卫入气、入营入血也。吴鞠通之三焦分证，亦说明温病之轻重浅深，而并非病邪果真踞于上焦、中焦、下焦之意。皆足以羽翼仲景者，此等处慎勿拘执。

为全面整理孔伯华先生的学术思想，今特由孔伯华名家研究室组织专家编纂此书。

需要特别注意的是，本书医案、医论里的虎骨、犀角等药物现已禁用，读者可选择《药典》（中华人民共和国药典）中的相应替代药物。

本书第一版于 2018 年问世之后，深受广大读者的欢迎与好评。2021 年"孔伯华中医世家医术"正式入选非物质文化遗产代表性项目。孔伯华名家研究室主任孔令谦将其收藏的"孔伯华先生亲笔书写处方"作为本书附录，以便后学者能够赏析孔伯华先生诊疗思路，也作为孔伯华医集全编的再版补充。

编者

2022 年 9 月 30 日

序

　　孔伯华先生是我国近代一位杰出的、具有民族气节的中医学家和中医教育家，乃"北京四大名医"之一。他曾于1918年率医疗队深入农村防病治病，开防疫工作之先河，并著有《传染病八种证治析疑》十卷引世。他还是一位具有远见卓识的教育家，早在1929年，联合同道在北京创办了北京国医学院，培养学生700余人；当日寇入侵我国时，他宁为玉碎，不为瓦全，表现出高尚的民族气节，中华人民共和国成立后得到党和政府的高度赞扬和评价。

　　孔伯华先生在学术上主张"治病必求其本"，反对脱离实际的"虚学"，强调躬亲实践的"实学"。先生医学造诣极深，各科皆精，对伤寒、温病皆能应手取效。

　　1929年，汪精卫提出"取缔中医"的议案，激起了全国人民的极大公愤。孔伯华先生被推选为全国医药团体联合会临时主席，率领全团前往南京请愿。汪精卫迫于广大民众的舆论压力，最终取消议案。

　　中华人民共和国成立后，孔伯华先生在毛泽东主席等中央首长的医疗保健工作中多所建树，受到周恩来总理当面称赞："孔老不高谈空理，务求实干。"

　　孔伯华先生逝世以后，周恩来总理亲自担任孔伯华治丧委员会主任，国家领导人彭真同志等主祭。

　　1982年，北京市卫生局成立了以孔伯华门人和后裔为主所组成的"孔伯华先生学术经验整理小组"，由马龙伯、王季儒任顾问，步玉如、宋祚民、孔嗣伯、孔祥琦、孔少华、孔令训、孔令诩、刘春圃、姚国栋、裴学义、屠金城、曲溥泉、刘延龄、王秋侠任成员。整理小组搜集整理了孔伯华先生的大部分医论、医案，编撰出版，为孔伯华先生学术思想的传承和发扬做出了很大贡献。

陈云同志和我曾经多次亲身体验孔少华先生（孔伯华之子）的精湛医术和高尚医德，对孔伯华先生更是耳熟能详，深感全面系统地整理孔伯华先生及其传人的医学经验，是一件利国利民的好事情，故乐之为序。

于若木

2005 年 5 月

自 传

伯华名繁棣，岁次丁酉生于山东济南。三岁随先祖官直隶新河，一年转新城及衡水、丰润、栾城、邯郸等县。先祖官县尹，兼善岐黄，家人有病，恒自医之。先母体弱多病，先祖立方，外县药物不备，尝随制药品为汤剂，得时习，心窃好之。

庚子岁，先祖以病终于保定，余年十六，随父奉祖母居于易州之南白杨村徐氏之宅。先严家居课子读书，余于立身处世颇增智识，每日得暇兼习医书，以心所好也。

年十七，移居易县城里，得从医者研讨《内经》及古人方书，虽无专师，颇有心得，遇家人急病，恒治之有效。

余叔妹八岁患跌仆后，成阴疽于右腕，渐及腋足，八年未得治，辗转床褥。又八年，先婶忧之，医者言不可治，余谏言于先婶曰："妹病垂危，以余辨之治法未当，不按阴疽治，不能愈也，今已垂危，不治必不能延寿，曷认余治，尚可希望于万一。"婶从余言，一年而愈，惜着手太迟，致手足指关节不能全，而针茧膏调皆能任之，年近六十始殁。

从妹患肺痨，失治颇危。余曰：病已至脾，尚少能饮食，骨蒸喘咳，大肉已脱而未至飧泄，尚可为。药之数月始瘳。

余家人众多，又无恒产，病者恒自医，以是渐知于亲友，邀余者日增。二十岁以后明医术，遍游数省，渐闻于社会。年三十一岁就京师邀，委外城官医院。同事杨浩如、陈伯雅、张菊人、赵云卿诸君皆一时名医，颇得其言论，更日诊者数十人，八年之久，办防疫数次。因业务太忙，遂辞医院而自售以资事，蓄习学业逐进。

汪精卫欲废中医，焦易堂诸人反抗，南京、上海药界罢市，北京皆以响应，立医药协会以萧龙友及余为会长，已消汪之命令，继改中医学校。南京国医馆成立，焦任馆长，来北京视察后，改为北京国医学院。第财力不足，所费皆由萧龙友并余自任，彼时政权不闻问，遂又办董事会以济之。伯华既奔走业务，又办教育，所收诊费除养家外，皆尽力于是。萧君以年老为辞，伯华自任，更属艰难，前后招生十余班，自愧财力不足，教任未善。及日本侵领北京，欲收医学院为"国立"，余以兢营十五年之学业，不欲委之外人，遂自行停办，以待时机；将近十年，以业务自食，吾将安仰！幸逢解放，中医不亡，毛主席领导英明，中医复生倡遂，使祖国数千年之宝贵遗产发挥保存，凤愿始偿。

余于今年始略写治疗经验，每想整顿齐理，然又因业务繁忙，实难有暇，待长期慢录后再贡献出来。前于卫生部召集中医座谈会中，余已将中医学术之意见递上，愿努力发挥我国数千年之文化遗产，以期理法臻于至善，达于全球，使病者有所依，必先从教育人才始。

孔伯华

谨识于1952年

目录

下篇　医案存真 / 75

孔伯华先生传略

孔伯华先生（1884—1955）名繁棣，字以行，原籍山东曲阜县人，其祖父孔宪高是清朝进士，精于文学，兼通医理。孔伯华先生少时随祖父宦游，秉承家学，刻苦钻研，不慕荣利，十四岁时就定下不求科考举子业而专攻医学、志在济人的决心。先生废寝忘食、如饥似渴地遍读家藏善本医书，四处求教，不耻下问，时日既久则精悟益深，从而取得较好疗效，远道来求先生看病的人也越来越多，对疑难大病常有奇效。因此先生在三十岁时，就已名噪北京，被誉为"京城四大名医"之一，举国知名。仅就先生毕生之成就与贡献而言，不愧为我国近代一位杰出的医学家。

先生性至孝，二十三岁时，母病垂危，先生日夜精心照料，亲自煎药，无微不至，更由于先生平日待人厚笃，故博得邻里和亲友们的称赞。先生在河北易县居住时，听说此间中医前辈梁纯仁、蔡秋堂二位先生的学识渊博、医术高明，在当地颇享盛誉，即虚心前往求教。二公对先生的辨证察脉之造悟才度及平素的为人和作风也早有所闻并深为器重，因此倾囊相授，使先生尽得其传。先生之擅于博采和吸取各家之长，类皆如此。

三十一岁时（1915年），先生应聘始来北京，在外城官医院（北京宣武中医医院旧址）任医官职务。所谓官医院，只是当时政府所设唯一的中医机构。1917年，进绥一带流行鼠疫，据说挨户传染，很快遍及一村，大有一日千里之势。当时派曹巽轩率医官组成进绥防疫队前往防治，成绩卓著。次年夏秋之交，廊坊一带虎疫[1]又起，派先生与杨浩如、张菊人、陈伯雅等率队防治。当时疫情猖獗，有病数日转筋而死者，有朝病而夕死者，闹得人人自危、户户恐慌，一时传为"今夕聚首言欢，明朝人鬼异域"之谣。几乎家家有僵尸之痛，室室有号泣之哀，真是令人不寒而栗，但防疫队驻于学校内待诊，而前来应诊或邀诊者，却绝无仅有。先生遂与同仁共同商量，分析原因，始知

---

[1] 虎疫：即今之霍乱，当时称"虎疫"或"虎列拉"。

1

是尚未取信于人的缘故，于是决定除留陈伯雅在驻地处理日常工作外，先生与杨浩如、张菊人等深入村庄，沿户访问，边宣传，边治疗，不辞劳苦，一心赴救。不数日，群众见治疗能有速效，确可挽救危亡，乃竞相求治，全活极多，因此深受欢迎，获得很高评价。事后防疫会要求撰述疫病证治之法，以及此次防疫工作的经验和疗效总结，于是先生与同行诸人分别编写了《传染病八种证治晰疑》一书十卷，刊行问世。

1923年，先生即辞却医官，在京悬壶应诊，投无不效。先生对孤贫患者，深切关怀，倍加悯恤，安老怀幼，济人于危，不但免收诊费，且常慨解义囊，助其药用或疗养等生活之资。这种崇高的医德，远近称颂，遐迩闻名。

随着帝国主义的入侵，以及近百年来的西医集中输入的影响，1927年前后有一些虚无主义者喧嚣一时，诬蔑"中医学术既不科学，理论又极荒谬"，把中医贬得一无是处。这自然引起广大中医药界的不满，于是双方在报刊上展开激烈论战。1929年汪精卫任国民政府行政院院长，于当年2月召开的第一次"中央卫生委员会议"上，余云岫等一伙抛出一项"废止旧医以扫除医事卫生之障碍"的提案，其中有"旧医一日不除，民众思想一日不变，新医事业一日不能向上，卫生行政一日不能进展"等谰言。这样一项反动提案竟然被当局政府通过，并随即作出"废止中医"的决议，激起中医药界和全国人民的极大公愤。全国中医及中医药团体联合起来，表示坚决抗议。各界代表聚集上海，成立了"全国医药团体总联合会"，于当年3月27日召开临时大会会议，通过决议，组织"联合赴京请愿团"。孔伯华先生当时为华北中医界代表，被推选为临时大会主席，率领全团前往南京请愿。以先生为首的代表成员据理力争，要求政府取消这项荒谬决议。由于中医中药具有悠久的历史和深远的根源，数千年来为保障人民健康和民族的繁衍昌盛做出了巨大贡献，深得人心，拥有全国亿万人民的真诚信赖和全力支持，当局政府颁布的"废止中医"的命令，理所当然地遭到全国人民的反对。在众怒难犯的形势下，当局政府被迫收回成命。同时，为了平息民愤，混淆视听，当局政府还在南京设置"国医馆"。至此，中医算是赢得了些微的合法保障，从而使得中医学免遭更为严重的摧残。

经过此番激烈斗争，先生深深感到中医药界的当务之急是培养人才，壮大队伍，提高中医疗效，确保人民健康，只有如此，才能获得广大人民的由衷信任，中医才能永远立于不败之地。1930年，先生与萧龙友合力创办了北平国医学院，萧老为董事长，先生为院长，聘请当时知名中医分别担任各门课程的讲师，如瞿文楼任教儿科，姚季英任教诊断和妇科，周古人任教《内经》，安干卿任教《难经》，陈慎吾任教《伤寒论》，赵树屏任教《中国医学史》，宗馨吾任教《金匮要略》，张菊人任教《温病学》，孟仲三任教《中药学》，焦永云任教针灸，孔仲华任教语文和医古文等。因经费拮据，先生常以个人诊费收入挪补开支。先生常亲自与萧老带领学生轮流实习，对侍诊从学的门人常常到时留饭，其中外地常年住宿者亦恒有之。先生一生，既无恒产，又无积蓄，学校开支较大，家中人口众多，常遇困难还要借贷，因此先生之艰苦办学、仗义疏财、助人为乐的高尚品德，深得医林和社会的敬仰。

"七七事变"越五年，伪政府企图接管北京国医学院，他们软硬兼施、威逼利诱达两年之久，学院被迫三次搬迁。后萧龙友先生以老告退，先生又独力坚持数年，直至 1944 年，先生宁为玉碎、不为瓦全，毅然停办国医学院，表现出刚直、高尚的民族气节。北京国医学院共办十五年，先后毕业学生七百余人，分布在全国各地，多成为中医界的骨干人才。

先生平易近人，对学生循循善诱，诲人不倦，倡导启发，主张独立思考。临床见习时，每遇疑难病症，当即提示生徒，或事后进行讨论，允许提出不同看法和意见，畅所欲言，尽情辩论，然后作出总结，指归而教之。先生常告诫门人：医学是直接关系到人的生命的大事，必须因人而异，详加辨证，愈辨愈明，才能使病无遁形，药不虚发，门人弟子皆有"听师一席话，胜读十年书"之感。

先生题其诊室曰"不龟（jūn）手庐[1]"，尝自号为"不龟手庐主人"。此乃先生自谦之辞，意为自己只不过有龟手之特效小技而已。然而将见于《庄子》的寓意深刻的典故用于自己的诊室，亦足以说明先生在文史方面的造诣和修养。

先生还精于书法，每临诊亲笔疏方，病因脉治之医案书于前，简明精要而又具体；君臣佐使之药味列于后，配伍严谨且注明炮制及煎服法。字体清秀俊逸，笔势潇洒。先生不唯工于小楷，对大字亦有功力，常作横额，每字

---

[1] 不龟手庐：典出《庄子》："宋人有善为不龟手之药者，世世以洴澼絖为事。客闻之，请买其方百金。聚族而谋曰：'我世世为洴澼絖，不过数金，今一朝而鬻技百金，请与之。'客得之，以说吴王，越有难，吴王使之将，冬与越人水战，大破越人，裂地而封。能不龟手者，一也。或以封，或不免于洴澼絖，则所用之异也。"

逾尺，遒劲有力，深厚古朴，自成风格。所以先生还称得上是一位优秀的书法家。

先生曾说：学医必须精，不精就不可能弄懂弄通其中的深刻道理。记了几味药，背过几个方，就冒失地去看病，这就容易误人害人。不仅要精，同时要博，学问渊博更有助于弄通医学的奥妙。还说：治病必求其本，乃坚守不可移易之法规，不知病之所在，模棱两可而治之，病未必除而命先尽矣。人之有本，犹树木之有根，水流之有源，一旦罹病，求其本而治之，枝流末疾将不治而自治矣。人之一身，其本有二，先天之本在于肾，后天之本在于脾，先天之本以生之，后天之本以养之，故肾为生气之源，脾为运化之主。先天之本，禀受系之，后天之本，肌体形之，肾又为五脏之本，由此可知，肾为本中之本也。先生还说：古今之人，素质不同，如果照搬古方，就是泥古不化。借鉴前人的经验绝不可少，但更重要的是一定要实事求是，须臾不可脱离客观实际。由此可见，先生不是主张不用古方，而是主张不能原封不动地照搬古方，这体现了先生之师古而不泥古的治学思想和医疗作风。

先生推崇金代著名医家刘河间有鉴于"世态居民有变"之现实，根据寒能胜热、辛凉解表等医疗经验而创立了"六气都从火化"的卓论，特别是对《素问·至真要大论》中"病机十九条"关于火与热等经旨的发挥，犹为精辟。先生说：后人多以为刘氏之立论，是为了矫正当时习惯用辛燥温补而产生流弊的医疗作风，余则谓未必尽然，主要是刘氏在于洞察病机，为了解除民众疾苦有不得已不如此者。观其自述"非余自炫，此一时，彼一时……"一语，就完全清楚了。元代著名医家朱丹溪，受业于河间再传弟子罗知悌，得其真传，提出"阳常有余，阴常不足"之高论，指明"相火"之根源。夫阳常有余者火也，阴常不足者热也，只不过有其虚与实耳。朱丹溪主张保存阴液，谆谆告诫"勿妄动相火"，殆恐阴气先伤，阳气独发也。其治辄效，足证恰中病情。至于明代张景岳氏，脱离现实，崇尚清淡，立《真阴论》《大宝论》等篇反驳朱丹溪"阳常有余，阴常不足"之说，其说虽辩，但无视治效之现实，而自逞胸臆，未免失之无谓也。从先生这些实际观察有感而发的见解，结合其一贯认为古今之人素质不同、不能照搬古方以治今病的主张，以及钦佩河间、推崇丹溪的卓见，可以看出先生之反对脱离实际的"虚学"、注重躬亲实践的"实学"之学术思想和治学观点。

先生常说：仲景立法垂教，乃法外有方，方外有法。金元四大家虽各成一派，乃羽翼仲景也；后世叶天士之卫气营血辨证，深究其理乃说明温病之轻重深浅所表现之阶段有别，并非病邪之真正入卫入气、入营入血也；吴鞠通之三焦辨证，亦说明温病之轻重深浅，并非病邪果真居于上焦、中焦、下焦之意，亦皆羽翼仲景也。此等处切勿拘执。要知芩连姜附，尽可起死，参术硝黄，并能回生，唯在用之当与不当耳。先生荟萃诸家之说，提出自己的见解，非积学有得者，不容易有如此精确的观点。

先生非常推崇徐灵胎氏在《病同人异论》一篇中的论述，徐氏说："天下有同此一病，而治此则效，治彼则不效，且不惟无效而反有大害者，何也？则以病同而人异也。夫七情六淫之感不殊，而受感之人各殊，或气体有强弱，质性有阴阳，生长有南北，性情有刚柔，筋骨有坚脆，肢体有劳逸，年力有老少，奉养有膏粱藜藿之殊，心境有忧劳和乐之别，更加天时有寒暖之不同，受病有深浅之各异，一概施治，则病情虽中，而于人之气体迥乎相反，则利害亦相反矣。故医者必细审其人之种种不同，而后轻重缓急、大小先后之法因之而定。"

先生常说，徐氏的这段论述是非常精辟的，凡学医者都应视为座右铭，这主要是把中医辨证的精神实质说得最简明、详细而又具体不过了。为此先生主张，医之治病，首先在于认症。将症认清，治之则如同启锁，一推即开。认症之法，先辨阴阳，以求其本，病本既明，虚、实、寒、热则迎刃而解。

喻嘉言尝谓："医不难于用药，而难于认症。"朱丹溪主张"认症为先，施治为后"。故先生亦主张先议病，后议药。若但知以执某方治某病，不论因时、因地、因人，不审何脉、何因、何证，是冀病以就方，非处方以治病，辨之不明，焉能用之无误。殊不知施治之妙，实由辨证之真；寒、热、虚、实，不昧于证而又不惑于证；汗、吐、下、和，不违于法而又不泥于法；否则疑似甚多，临证莫决，见病治病，十难效一。

基于以上所说，具体到治疗方面，先生认为：无论祛邪与扶正，都是为了恢复和充足元气，至于祛邪扶正之孰先孰后，那就必须在临证之时参机应变，辨证论治。先生说：邪之与正，二者并重，扶正可以祛邪，祛邪亦即安正，是互为因果的关系。究竟谁先谁后，必须因人、因地、因时而施，不可先有主见。《内经》(《黄帝内经》，下同)有"邪气盛则实，精气夺则虚"的明训，这就清楚地说明正气之虚，是由于被邪劫夺，如果不被劫夺，就不会造成正气的虚；精气之被劫夺，主要原因在病邪，如能抓住时机，及时果断地采取直捣巢穴的有效措施，使病邪不再劫夺正气，其病自愈（如急下存阴）。这种以祛邪为主的措施，对于一般的初病、急病，确实可以一扫而痊，但是，对于久病、缓病、其人虚象毕露者，那就必须顾其正气，所谓"养正邪自除"，必须以扶正为主。

总的来说是这样，然而疾病情况复杂多变，有久暂的不同，又有缓急的区别；有热深厥深的假象，又有寒热交杂的局面；有正虚邪实的情况，又有脉证从舍的疑难；有的应该急祛其邪而后调其正，有的就宜先固其正而后徐退其邪；有的寓攻于补，有的攻补兼施。似此轻重先后，当随证制宜，因病而定，因人而异，所以必须从灵活处着眼，抓主要矛盾，一切服从于客观需求，这样才不致有顾首不及足之叹，不过这是比较难于掌握而又极为重要的环节，非花大力气、下苦功夫不可。

先生生平之治验良多，活人无算。论病则切理精详，源流俱澈；用药则随证化裁，不蹈成方。可见其食古贵乎能化，裁制贵乎因时，所以才可能奏有奇效，使危急患者转危为安，使疑难沉疴霍然痊愈。尝临大证，先生诊治不落俗套，敢于创新，有自己的独到见解，因而与俗见相殊，不同凡响，疗效突出，捷如桴鼓。

先生之善于妙用石膏，亦早为中医界所诚服。讵知其经验系从《本经》（《神农本草经》，下同）中得来，先生在讲《本经》时，曾一再指出石膏之性能是微寒无毒，谓石膏大寒之说，主要倡于唐、宋之后，沿袭成风，习而不察，畏如虎狼。先生不惟于外感方面运用石膏得心应手，且于杂病方面亦用当通神，至于所用剂量，亦因病情所需而定，少时三五钱，多至半斤，甚至数斤煎煮代水饮用。对此，先生撰有专文论述，在此不再赘叙。

中华人民共和国成立后，先生多次受到毛主席的接见，1952年曾写信陈情，其大意：医之作也，求百病之本，执技精良，方能拯济疾苦，故宜首重培养人才。又有"今欣逢毛主席洞察其旨，使祖国医学这一备受摧残、苟延残喘之数千年中华民族最丰富的文化遗产，得到发扬，幸何如之！愿尽绵薄，努力发掘，以期臻于至善，使对全人类之健康，庇渥是依"等语。

周总理对先生非常器重，尤其因先生对中央领导同志的医疗保健工作极其关心，多所建树，常受到周总理的当面表扬，周总理曾说："孔老不高谈空理，务求实干。"1952年周总理与先生在中南海亲切谈话时的珍贵照片，已在周恩来展览馆中展出。

先生因诊务过忙，济人事殷，著述无暇，未能将一生积累之经验心得加以系统总结，笔之于书，公之于世，献给人民，常引以为憾。故晚年病中直至逝世之前，常夜阑执笔，有时撰述达旦。此次所整理的大部分学术论述文章（《时斋医话》）即斯时所留，虽篇幅不多，但确有独到见解，饱含着先生付出的莫大心力。

先生古稀之年，身体已衰，终因劳累过度，于1955年3月患病，辗转床榻达半年之久。此间，先生多次受到周总理的亲切关怀，不仅馈赠生活津贴，还特地从东北送来野山人参，并派抢治小组到家抢救。同年11月23日，先生自知不起，临终遗嘱："儿孙弟子，凡从我学业者，以后要各尽全力，为人民很好服务，以承我未竟之志。"遂溘然与世长辞，终年七十一岁。

先生逝世以后，党中央、毛主席深切关怀，成立了治丧委员会，国家领导人彭真同志等主祭。当日，敬爱的周恩来总理亲到先生寓所吊唁，对家属慰勉备至，特别关怀先生后代之培养和教育，并对先生家中的一切事宜做了妥善安排。

先生生前好友、当时八旬高龄的萧龙友先生惊闻噩耗，倍切深恸，并洒泪亲提哀挽"抱病哭君魂欲断，承家有子业当兴"，以悼亡灵。

先生生前曾任中国人民政治协商会议第一次全国会议代表、第二届全国委员会委员（主席团委员）、中华人民共和国卫生部顾问、中国医学科学院学术咨询委员会委员、中华医学会中西医学术交流委员会副主任、北京中医学会顾问等职。

先生一生为了振兴祖国医学事业，为了解除患者痛苦，保障人民健康，鞠躬尽瘁。他的精神和品德，是永远值得我们学习的。

附：北平国医学院概况

一、学院的创建与发展

1929年，孔伯华先生联合京都中医界名流共倡设立国医学院，最初名为"北平医学校"，地址先在西单太平湖五道庙，后迁至丰盛胡同，改名为"北平国医学院"（自第十一班改名为北京国医学院）。在中央国医馆备案，萧龙友任董事长，董事有杨浩如、张菊人、金书田、左季云、汪逢春、韩一斋、刘一峰等。众人公推孔伯华为院长，共同艰苦创业，历经危难。当时，由于西医教育兴起，教育行政部门重视西医院校，对于国医学院根本不予承认，妄称中医学"不属于科学范围，故未编入大学学系"。以孔先生为首的中医界人士多次呼吁，要求最高教育将国医学术纳入大学学系中，与西医学术等量齐观，以保国粹，但均无济于事。因此，凡在国医学院学习四年毕业者尚不能正式行医，必须经政府考试取得开业执照后才能行医。虽然如此艰辛，但由于师生的共同努力，学院终于坚持下来，并有所发展。

1937年孔先生为《北平国医学院同学录》题词时说："承同人推选为本院院长……幸同仁热心赞助，各生亦自知竞进，七年以事，幸能存在，五衷窃慰，国医从此或可少存一线之生机也。""七七事变"以后，伪政府企图接管北平国医学院，受到师生们的抵制，于是他们假冒伪善，软硬兼施，威逼利诱达数年之久，仅校址就被迫三迁，伪政府还蓄意扰乱教学秩序。在不得已的情况下，萧老因年迈告退，孔先生又坚持数年，直至1943年毅然停办，表现出其高尚的民族气节。

学院前后历经十四年，共计招生十三班（届），毕业十一班（十二、十三班未毕业，仅发给肄业证书）。学员来自北京、天津、上海及河北、山东等地，计700余人，培养了大批高级中医人才。虽然学院是首次创办，缺乏成熟的经验，但是办学、入学、讲课、考试等教学程序，都按正规化大学要求。首先，必须是高中毕业或同等学历，经考试合格后方能入学。学制为四年，毕业后跟师实习一年。每天上午四节课、下午三节课，一节自习，每星期六下午由名中医讲临床经验。每学期有期中、期末两次考试，均记入成绩册，并公布评分结果。毕业时每科通考，及格后颁发毕业证书。每年的前三名学员可以部分减免学费，以资鼓励。

为了保证教学质量，学院聘请当时在京名医耆宿为师。课程设置比较完善，而且突出中医特色。先后曾在校任教者有：赵树屏讲授《中国医学史》；孔仲华讲授古文课；周福堂、韩纪元、李卓如、任广毅讲授《伤寒论》《难经》；任广毅、宗馨吾、潘蔼阳、左季云讲授《金匮要略》；曹养舟、殷佩之、韩一斋讲授《内经》；金书田系清皇族后裔，不但通晓《内经》《难经》，更擅长《温病》，讲授《中医诊断学》，南派名家张菊人、刘润甫也曾讲授《温病学》；孟仲三讲授过《中药学》《法医学》。临床科的教师有儿科名家瞿文楼、妇科姚季英、针灸科焦永云、马龙骧等名医。

从历史文献记载看，课目还有西医的解剖学、细菌学、内科学、日语、书法等，据早年学员回忆："当时有解剖学和内科学，但不是主科，以学中医为主。"此外还开设过名医专题讲座，如马龙骧主讲中风、类中风，姚英广主讲中医杂病治疗经验等，都比较受欢迎。

总之，北平国医学院是京都首创的中医高等学府，从学制、教师、课程、管理等方面，称得上是一所民办的正规化中医高等教育机构。在中医高等教育史上占有重要的地位。

二、学院的特色和主要经验

1. 注重中医传统的教学体系

学院的课程设置、教学内容，特别是孔、萧两位的教育思想，充分表明从总体上突出中医学术体系和注重传统的教学思想。所使用的教材都是根据中医经典著作，由各位教师编写，校方铅印，发给学员，其他参考书如《千金方》(《备急千金要方》，下同)《本草备要》《医宗金鉴》等由学员自购。

从收集到的教材分析，孟仲三编写的《药物学讲义》，全书约 16 万字，分总论、分论。总论阐明药能治病之原理、辨药先须辨性、药之入气分与入血分，以及药之气味色和其部位的关系。对每味药的论述也较详细，如甘草，先述其于《神农本草经》分类为上品、别名山草；继述其产地、气味、主治，并选录各家对甘草的论述摘要称"学说"；再列宜忌、炮制、用量及处方举例；最后列甘草梢、甘草头分别叙述。约计 2500 字，侧重于实用性与理论性的结合，在讲课时还出示实物标本。

除了重视中医基础理论外，对于临床教学更为重视，萧、孔两位均亲自带学生实习。萧氏曾言："非学校医院并设，使学习与临床互有经验，不易取得良好效用。"当时曾招收少量外地学员，可以住校，实习时孔氏待学员如亲人，对侍诊者到时留饭，体现了"师徒如父子"的亲密关系，具有浓郁的传统师承教学的色彩。

2. 多层次办学、因人施教

由于当时社会的需要，学院采取多层次招生方式，因人施教。共分为三种班次，即研究班、医科班、预科班。研究班又称速成班，招生的对象为曾学过中医（包括自学），对中医理论有一定的基础，年龄偏大者，学制为两年；医科班（相当于现在的医疗系本科班）所招收的学员文化水平整齐，年龄较轻，学制为四年；预科班即专修班，学制也是四年，但其文化水平偏低，未达到医科班要求。上课时间同级混班上课，但对各种班次要求不同，特别是在考试命题上难易有别。学院共招收过 13 个班。根据收集到的 1937 年《同学录》所载学员名单，计有 148 名。男 125 人，女 23 人，年龄在 15 ～ 39 岁。有详细分班记载者 102 名，其中研究班 15 人，医科班 45 人，专修班 42 人。

3.重视医德、善于启发教育

萧、孔两氏均为京都名医，医德高尚，深受同道与患者爱戴。萧氏诊病心正意诚，以治病救人为己任，为人正直，不图私利，谦虚恳直，尊重同道，为学院师生称道，谱写了北京中医高等教育极有意义的历史篇章。

上篇　医论选粹

论中医学与中医教育

人生于天地之间，受时气之侵，感情欲之触，不能无病。病则赖之以生者，医也。是以古今中外当国者，莫不重之。医之活人，何分中西，其存心一也，第其理法不同耳。中国医学相传始于岐黄，见诸《黄帝内经》，凡疾病之情理悉备，迄今数千年，无出乎《黄帝内经》之外者。

余少习医学，数十年未能穷其理，可以见古人之哲理竟不能背，而治法未备。自伊尹作汤液，以后历代相发明，方药始备。人寿几何，虽行其道，终身未能尽，遂时遂事，遂用遂学，靡有底止，是中国之文化无旧而日新。

自清末欧风东渐，中国数千年之文化丧失迨尽，而不能亡者，其理其法，用之得当，功效立见。然学者喜新弃旧，实则中西皆未达也。中国医学岂不危乎！

今逢毛主席洞察其旨，将发扬数千年之文化，幸何如之，愿努力发挥，以期理法臻于至善，达于全球，使病者有所依，然必先从教育人才始。

*此篇录自孔伯华先生于 1954 年给毛主席的一封信

评人论著

一、刘河间之医学成就

　　刘河间为金代著名医学家，名完素，字守真，自号遍玄处士，约生于公元 1110 年，即宋大观四年。由于他的学术成就和拯民疾苦，后世尊仰他为金元四大家之一。从他的为人杰出，联系到古文中"人杰地灵"之名句，所以后人乃以其出生地河间名之，代代相因，闻名于世。

　　当其时正是《和剂局方》(《太平惠民和剂局方》，下同) 盛行之际，医者惯用辛燥，但当疾病流行，治之无效。河间通过研究《黄帝内经》，鉴于"世态居民有变"以致时人素质与古不同，并根据其寒能胜热、辛凉解表等临床实践经验，提出"六气皆从火化"之卓论，从而将《素问·至真要大论》"病机十九条"中之火与热两病的范围大力地精辟阐发 (见《素问玄机原病式》)，指出火与热为导致多种证候的原因 (从"六气皆从火化"推衍而出)，总结出有关热性病的治疗原则。其用心亦良苦矣。后世尊其为寒凉派之倡导人。说者多以为刘氏之立论，是为了矫正当时医者滥用辛燥温补而实施无效产生流弊的医疗作风。但余则曰未必尽然，主要是在于此公洞烛病机，为解除民众疾苦，有不得不如此者，观其自述"余非自炫，此一时，彼一时……"一语，则显然明矣。

　　刘河间颇重视五运六气学说，他甚至认为："不知运气而求医，无失者鲜矣。"他如此重视五运六气，是因为运气有助于识病之法，所以他说："夫医者，唯以别阴阳虚实，最为枢要，识病之法，以其病气归于五运六气之化，明可见矣。"他反对机械地用五运六气来固定疾病，认为这种脱离客观事实的研究方法是"矜己惑人而莫能彰验"，致使"圣经妙典日远日疏"。

　　他认为疾病虽然变化多端，但其变化机理皆可用五运六气加以概括。因此，他把"病机十九条"中之五脏诸病归纳为五运主病，如"诸风掉眩，皆属肝木；诸痛痒疮疡，皆属心火；诸湿肿满，皆属脾土；诸气膹郁病痿，皆

13

属肺金；诸寒收引，皆属肾水"。其他诸病，分别归纳为风、热、湿、火、寒，并增加了一条"诸涩枯涸，干劲皴揭，皆属于燥"，从而使之成为六气为病之一类，这样运用五运六气作为疾病分类，系统分明，纲举目张，洵为有所发明、有所创新，非积学有得者不能也。

刘河间的学术成就影响了朱丹溪，因为朱丹溪受业于刘河间之再传弟子罗知悌，得其真传，故提出"阳常有余，阴常不足"之卓论，发明"相火"之根源，同为金元四大家之一，后世尊之为保阴派之倡导者。丹溪之卓论为明清温热学派之形成起到了奠基的作用，促进了中医学的发展，厥功甚伟。

二、朱丹溪之"阳常有余、阴常不足"说

"阳常有余、阴常不足"，是朱丹溪提出的高论。他以"人受天地之气以生，天之阳气为气，地之阴气为血"等论点，与人身阴阳男女之常相联系，与人身脏器阴阳心肾之常相联系而创立，他还发现了"相火"的根源，谆谆诫人勿妄动相火。

余从医多年，颇有同感，并且临证应用，行之有效，窃喜古人先获我心，常事推究，丹溪之言固善，但感到必须先有阳常有余、阴常不足之人，然后方能发生阳常有余、阴常不足之病。以人身阴阳男女之常而论，如《素问·上古天真论》中所言："丈夫八岁，肾气实，发长齿更。二八，肾气盛，天癸至，精气溢泻，阴阳和，故能有子。""女子七岁，肾气盛，齿更发长。二七而天癸至，任脉通，太冲脉盛，月事以时下，故有子。"又男子"七八，肝气衰，筋不能动，天癸竭，精少，肾脏衰，形体皆极。八八，则齿发去。肾者主水，受五脏六腑之精而藏之，故五脏盛乃能泻。今五脏皆衰，筋骨解堕，天癸尽矣。故发鬓白，身体重，行步不正，而无子耳"。女子"七七，任脉虚，太冲脉衰少，天癸竭，地道不通，故形坏而无子也"。丹溪本此而又以《素问·太阴阳明论》"阳者，天气也，主外；阴者，地气也，主内。故阳道实，阴道虚"为论据，与当时受《和剂局方》影响，滥用辛燥之流弊之现实相结合，从而悟出"动气皆是火"的道理，提出"气动皆属火"的主张，从而发现了相火之根源，创立"阳常有余、阴常不足"之卓论。

然余则认为，以人体之阴阳消长自然生机而论，倘能顺时自保，阴阳两无所伤，似未必皆能引致"阳常有余、阴常不足"之害。何以言之？夫人身之阴阳消长，固然伏有一种"阳道实，阴道虚"的自然生机，但如果人能顺

时自保，"春夏养阳、秋冬养阴"，使真阴真阳完实无伤，则阴阳平衡，气血协调，卫固荣守，脏腑安和，阴气固守于内以养精，阳气致密于外以养神，内外皆养，精神以安，虽大风苛毒弗之能害也，何患阳常有余、阴常不足之有哉。夫上古之人，嗜欲不能劳其目，淫邪不能惑其心，阴阳皆无所伤，其民故曰朴。后世以降，去道幽远，以酒为浆，以妄为常，饮食不节，起居失常，逆于生乐，醉以入房，欲竭其精，耗散其真，不知持满，不知御神，违逆时序，自戕其根，如斯则天地四时不相保，与道相失，五脏内伤，故尔人多阳常有余、阴常不足之人，病多阳常有余、阴常不足之病。此法施之，效验彰明，医以愈病为能事，凡施之有效之法，即为良法，后人自当永宝用之。而明代张介宾氏，脱离现实，崇尚清谈，立《真阴论》《大宝论》等篇，反驳朱丹溪"阳常有余、阴常不足"之论，其说虽辨，但无视疗效之现实，而自逞胸臆，未免失之无谓也，为智者所不取。

庸岂知近今之人，不知持满养精，不知克制心神，一味损耗真阴，阴虚则阳亢；人生主阴之脏为肾，与肾同源之脏是肝，肾肝均寄有相火，其系上属于心，君火一动，相火随之，相火动则肝肾之阴即伤，阴虚则阳亢，凡此势必皆足以造成阳常有余、阴常不足，此自然之理也。夫阳常有余，火也；阴常不足，热也，只不过有其虚与实耳。更加之意淫于外、五志之动皆为火，于是形成热火相加之体而生热火相加之病。丹溪有鉴及此，主张保存阴液，投治类皆灵验，足证恰中病情。何世态居民有变，闭目而不见；治效如响斯应，充耳而不闻；竟效盲人之论古，信口而嗷嗷为哉！

三、吴又可与"温病"识略

吴氏名有性，字又可，延陵人（今江苏吴县），生于明末清初年代，大约生活在公元1561年至1661年之间。他是我国有创新贡献的一位温病学家。

据《明史·五行志》记载，从嘉靖元年至万历十六年（1522～1588年），在这六十六年当中，瘟疫大流行即有八次之多，遍及大江南北。又如崇祯十四年（1641年），华北一带瘟疫流行，阖门传染，至五、六月间益行猖獗。越二年（1643年），京师大疫，从二月开始流行，长达八个月之久。

吴又可深入观察明末崇祯年代瘟疫流行之后，著述《温疫论》，提出个人在温病学方面的新看法。关于"温病学说"，吴氏认为，温疫病的发生，既不是由于四时不正之气，亦不是由于外感伏邪，而是人体感染了一种"戾气"。

他说："夫温疫之为病，非风、非寒、非暑、非湿，乃天地间别有一种异气所感。"同时他还特别强调提出：这种"戾气"不是虚无缥缈的，而是物质的一种形式。他说："夫物者，气之化也，气者，物之变也。"这样肯定了"气即是物，物即是气"。他反对厚古薄今、墨守古法的医疗作风，在他的著作里指出："守古法，不合今病，以今病简古书，原无明论，是以投剂不效，医者彷徨无措，病者日近危笃，病愈急，投医愈乱。不死于病，乃死于医。"在这种注重实学、厚今薄古的观点指导下，他便努力认真地观察、研究温病之病因、病证和传播路径，从而进一步认识到不是所有的温病都是感受同样一种"戾气"，而"戾气"是有许多种，故又称为"杂气"。他认为："为病种种，是知气之不一也。"并且还明确区分了伤寒与温病在病因上不同，"伤寒感天地之正气，时疫感天地之戾气"。并指出"戾气"之可以防治，"夫物之可以制气者，药物也"。就这样苦心孤诣撰写《温疫论》，创新发明"戾气"学说，丰富了病因学说，为中医学尤其是温病学的发展，作出了卓越的贡献。

惜乎，吴氏泥于邪在募原半表半里，立"达原饮"而创表证九转之说，前后不符，未免白圭之玷也。

四、《素问》求解

1. 名称意义

考"素问"之名，当起于汉晋之间，其所以名"素问"之义有二：一曰素者本也，问者黄帝问于岐伯也。方陈性情之源，五行之本，故曰"素问"，此全元起之说也。或曰有形者生于无形，故有太易，有太初，有太始，有太素。太易者未见气也，太初者气之始也，太始者形之始也，太素者质之始也。气形质具，而疴瘵萌生，故黄帝问此太素而曰素问。此解之义甚明，较全元起说为近也。

2. 名称由来

《黄帝内经》为最古之第一部医书，但汉以前未之见志。考《汉书·艺文志》载《黄帝内经》十八卷，无"素问"之名。后汉张仲景所著《伤寒论》序文中有《素问》九卷之记载。公乘阳庆所有者，仅《内经》一部分，不曰"内经"而称"脉书"。晋·皇甫谧《甲乙经》（《针灸甲乙经》，下同）序称《针经》九卷、《素问》九卷，皆为"内经"，与《汉书·艺文志》十八篇之数合，足证"素问"之名，起于汉晋间矣。

3.《黄帝外经》附谈

内者对外之词，有"内经"自必有"外经"。《汉书·艺文志》载有《黄帝内经》《黄帝外经》，又有扁鹊《内外经》等，惜《黄帝外经》今不传矣。以《庄子》内外篇例之，犹可得其想象，庄子成序云："内以待外，立名内则谈于理本，外则语其事迹。事虽彰著，非理不通，理既幽微，非事莫显。"又《黄帝内经》有"上经""下经""揆度""奇恒"之语。《素问·病能论》曰："《上经》者，言气之通天也。《下经》者，言病之变化也。"亦一例也。准此，《黄帝内经》即为论患病原理之书，《外经》当为论治病方法之籍。董汲撰《脚气总论》一书，分上下两卷，上卷概论脚气病之原理，下卷为方四十有六，详其治法也。以后证前，亦一例也。

4. 文字政事

汉兴，改秦之制，广收篇籍，大开献书之路，孝武帝建藏书之策，置写书之官。又河间献王、淮南王亦竞求遗书。意《黄帝内经》必于此时出世，一时内、外经并出，且至三家之多。然人守师说，彼此互异，则必曾经校勘，有所损润，是以《黄帝内经》文字，古今不伦，其古者甚古，如"《太始天元册》文曰：太虚寥廓，肇基化元"等十四句，绝似太公《阴符经》(《黄帝阴符经》，下同)、老子《道德经》。《黄帝内经》中凡类此之文字，皆饶有古意。但其劣者又极劣，如岐伯对黄帝云："此所谓圣人易语，良马易御。"此岂古代封建专制社会，臣下对君王之所宜有。其平易通顺者，又类似《礼记》中坊记、乐记诸篇，一若西汉人之手笔。然则，总观今日《黄帝内经》之文字，当有春秋以前、战国、秦汉三种也。因此可知并非一人之手笔，亦非一时之产物，很可能是始自春秋、战国时期，历秦而迄西汉之末、东汉之初这段年代里，经过多数医家辛勤劳动，长期履践而成书。

5. 肝脾质疑

《素问·刺热论》第一节云："肝热病者，小便先黄，腹痛多卧，身热……"第三节云："脾热病者，先头重颊痛、烦心、颜青、欲呕、身热……"此两节肝、脾两字，似是错置，肝病下所言之名证多皆类脾，脾病下之所云多皆类肝，虽《甲乙经》不言为错，但吾不能无疑也。故出之，希读时加以探研，求得甚解。亦愿借此而质诸高明。

6. 张王注误

《素问·生气通天论》云："风客淫气，精乃亡，邪伤肝也。因而饱食，筋脉横解，肠澼为痔。因而大饮则气逆。因而强力，肾气乃伤，高骨乃坏。"王注："风气通于肝也。风薄则热起，热盛则水干，水干则肾气不营，故精乃无也。亡，无也。"张注："精乃亡为出精。"此种注释，令人不能无疑。鄙意以为：风邪来客，淫于气分，精为之消亡，肝已伤矣。不知自摄，又因饱食，肠胃乃伤而病肠澼，复不慎又因大饮而致气逆，又因强力而伤肾气，坏高骨而病加深矣。若王冰之云"精乃亡为精无"，张隐庵谓为"出精"，似觉未妥，甚矣，立说之难也。

7. 智慧可钦

我国古书为历史时代所限，皆言"天圆地方"，独《黄帝内经》谓地为圆形。自今视之，地球形圆，当然童稚皆知。然由今视昔，在两三千年前即能观察至此，这在世界史上亦是一项难能可贵之突出发现。古人此种智慧，实堪令人钦佩，而后人之未进深究或竟漠置不学，宁无愧于古人乎？亦殊令人可惜。当然，书中佛道家、唯心思想，驳杂亦复不少，学者不可兼收并蓄，此则另当别论也。

8. 体例已非

《黄帝内经》文字既为复杂，古劣又甚悬殊，其理论亦有不能首尾贯通，以其既非出于一人手笔，又非一时代之产物。但法则不移，主旨一贯，故相互发明，理应缀合。观今《黄帝内经》篇次除"气运"七篇之外，余篇皆不衔接，其非原书体例可知也。

9. 王冰补注

《隋志》所载《黄帝内经》只八卷，全元起所注已亡其第七，王冰为宝应中人，乃自谓旧藏之本补足此卷。宋·林亿等校正，谓《天元纪大论》以下卷帙独多，与《素问》余篇绝不相通。疑即张仲景《伤寒论》序文所称《阴阳大论》之文，王冰取以补所亡之卷也。

10. 注释论衡

《黄帝内经》各家注释，以王冰为善，兹为证述。《黄帝内经》："揆度奇恒，道在于一，神转不回，回则不转，乃失其机。"王冰注曰："血气者，神气也。《八正神明论》曰：血气者，人之神，不可不谨养。夫血气应顺四时，递迁囚王，循环五气，无相夺伦，是则神转不回也。回，却行也，然血气随王，不合却行，却行则反常，反常则回而不转也，回而不转，乃失生气之机矣。夫木衰则火旺（王），火衰则土旺，土衰则金旺，金衰则水旺，水衰则木旺，终而复始，循环不已，此之谓回而不转也。然反天常轨，生之何有也。夫血气者，人之神，其意盖谓血气旺则神旺，血气衰则神衰，是血气之标著为神，在理可通。云递迁囚王者，盖谓血气之在五脏者，有顺序变化之常轨，循环五气者，依五行相生之气而行，环转不已。无相夺伦者，谓次序不得凌乱，如是谓之神转不回，逆则为回而不转。"此之解释，甚为明当。其释行所不胜曰逆日，木见金脉，金见火脉，火见水脉，水见土脉，土见木脉。例如脾病而见肝脉，则为回而不转之脉象，即其病为逆。其释行所胜曰从日，木见水火土脉，火见金木土脉，土见金火水脉，水见金火木脉，如是者，皆可胜之脉。此释令人于临诊时，除去克贼之脉，即晓然于从逆之理也。若张隐庵谓相生而传为顺，相克而传为逆，使人临诊时，若何辨其为相生而传，相克而传？隐庵注释之不瞭处，不止此也。

较之王冰、张介宾相去远甚矣。且其称大热而甚，寒之不寒是无水也；大寒而甚，热之不热是无火也。无火者，不必去水，宜益火之源，以消阴翳；无水者，不必去火，宜壮水之主，以镇阳光。遂开明代薛己诸人探本命门之一法。余意以王冰可谓深于医理者矣。是故《黄帝内经》一书，后之注者，鲜能及焉，名之为经，可谓至当矣。而冰之注，排抉隐奥，多所发明，其为释《黄帝内经》之功臣无疑矣。

11. 医通于易

欲读《黄帝内经》，必参以《易经》，盖医通于易也。此谓医理通于哲理，非谓通于卜休咎也。易理既明，其于《黄帝内经》了如指掌矣。兹就所及，为之胪述如次。

《周易乾凿度》之言曰，易有太易、太初、太始、太素。太素者，质之始也，素问者，言质也，质可见者也，其不可见者不及也。故以易理言，精气运在太极之前，游魂远在太极之后，精气游魂不可见，而《黄帝内经》不言。《易经·系辞》曰，能知鬼神之情况，而《黄帝内经》不问鬼神之情况。虽然《黄帝内经》与《易经》其言惟异，其理无异也，是谓之通。

易理剥之极，一阳来复，即《黄帝内经》所谓寒极生热，热极生寒，阳胜阴复，阴胜阳复，物极必反，其理一也。

易坎为水，中—画满为阳；离为火，中– –画虚为阴。《内经》曰：凡阳经必以阴经为中见，阴经必以阳经为中见。例如少阴之中见为太阳，厥阴之中见为少阳，所谓阳中有阴，阴中有阳，其理一也。

易乾之初九潜龙，勿用阳气潜藏也，上九亢龙，有悔其道穷也，与《黄帝内经》之亢则害、承乃制之理，若合符节。

《黄帝内经》常言：少壮老病已，生长化收藏，孰令致之，则亦时序为之也。《易经》则曰：法象莫大乎天地，变通莫大乎四时，然则万事万物，莫不有其变化，其变化莫不由于四时递迁，而少壮病已孰为之，生长收藏孰致之，则亦时序为之也。是故舍生之论有雌雄，雌雄——阴阳也；时序有昼夜寒暑，昼夜寒暑——阴阳也；人事有善恶动静，动静善恶——阴阳也。阴阳——太极也，其理一也。《黄帝内经》言五行甲子，而《易经》惟言四时。《黄帝内经》以四时配五脏，时有四而脏有五，故以六月为长夏以配脾。四时有风寒暑湿火变化，则立六气之说以属之于天。四时有生长化收藏变化，则立五行之说以属之于地。五行六气皆所以说明四时者也。

《黄帝内经》即根据四时，其所言脏腑亦以四时为法则，顺四时者不病，逆四时者病。其或春行夏令，夏行秋令，气候不齐，不齐亦病。饮食男女亦自有顺四时之道，不顺则病。脏腑循四时之顺序，或因喜怒哀乐失节而乱其序，乱其序亦病。不幸犯克贼之时序则病甚，正气不支，至其不胜之时日则死矣。圣人知之，故为"不为"，乐恬淡顺时云者，谓不犯不乱，使吾身脏腑之气与天地运行之气，合而为一矣，能一者不病，不能一则病。但不病之体有强弱，身有之病有虚实，故用则又当一分为二，不可执一。故曰揆度奇恒，道在于一，运机灵敏，用在于二。然则《黄帝内经》之理论与《易经》之理论同，余故曰：明于《易经》则《黄帝内经》了如示诸掌矣。

五、《难经》考

1.《难经》之意义

《难经》者，何以为难也？黎泰辰《虞庶注难经》序云：世传黄帝八十一难经，谓之难者，得非以人之五脏六腑隐于内，为邪所干，不可测知，唯以脉理究其仿佛耶？若脉有重十二菽者，又有如按车盖，而若循鸟羽者，复考内外之证参校之，不亦难乎？杨玄操序谓：黄帝有《内经》二帙，帙各九卷，而其义幽赜，殆难穷览，越人乃采摘英华，抄撮精要，二部经内凡八十一章，勒成卷轴，伸演其道……名为《八十一难经》，以其理趣深远，非卒易了故也。观此二者，其义判矣！《难经》既为八十有一章，而经之当难者，未必谨此义也，古人因经设问，可得此数耳。

2.《难经》之注释

备览《难经》诸家注释，感觉每人各有不同。冯氏、丁氏伤于凿；虞氏伤于巧；李氏、周氏伤于任；王、吕晦而舛；杨氏、纪氏大醇而小疵。唯近世谢氏之说，殊有理致源委（见《难经汇考》）。袁氏著《难经本旨》佳处甚多，蕲水庞安常有释难数万言，惜乎无传。元·滑寿采摭此十一说，融会诸家，独出炉冶，辨论既属精赅，考证亦甚详审，诚学者之津梁也。

3.《难经》之纲要

《难经》八十一篇，词若甚简，然荣卫度数，尺寸位置，阴阳王相，脏腑内外，脉法病能，与夫经络流注，针刺腧穴，莫不尽赅。今观一难至二十一难皆言脉。二十二难至二十九难论经络流注、始终、长短、度数、奇经之行，及病之吉凶也。其问有云脉者，非谓尺寸之脉，乃经隧之脉也。三十难至四十三难，言荣卫、三焦、脏腑、肠胃之详，四十四、四十五难，言七冲门，乃人身资生之用，八会为热病在内之气穴也。四十六、四十七难，言老幼瘩寐，以明气血之盛衰，言人面耐寒以见阴阳之走会。四十八难至六十一难，言诊候病能、脏腑积聚、泄利、伤寒杂病之别，而继之以望、闻、问、切，医之能事毕矣。六十二难至八十一难，言脏腑荣俞，用针补泻之法。

全书本《黄帝内经》设为问答，发为八十一难，去古未远，其言亦深，文析精微，词致简奥，非好深思而心悟其意者，固难能邃晓之也。对远古上中下三部九候之繁复脉学，一变简化为独诊寸口，倡导创始，功甚伟焉。

4.《难经》不失为古本

《难经》为战国时秦越人所撰。越人即扁鹊，事迹俱载于《史记》本传，《难经》八十一篇，《汉书·艺文志》不载，隋唐志始载《难经》二卷，吴太医令尝注之。是则其文当出于三国之前，广书今不传，唐·张守节注《史记·扁鹊仓公列传》所引《黄帝内经》，悉与今合，足证今书犹古本矣。

六、《神农本草经》之我见

1.《神农本草经》之考证

《神农本草经》简称《本草经》或《本经》，是我国现存最早的第一部药学书，总结了当时之治病用药经验。该书分序录一卷，上品一百二十种、中品一百二十种、下品一百二十五种，各一卷，共四卷，药物共计三百六十五种。顾名思义，著者当为炎帝、神农，我国历史有"神农教民稼穑，宣药疗疾"，又有"神农尝百草，日遇七十毒"等记载，似无疑义矣。然根据传说，我国之文字发明，是创自黄帝之史官仓颉："见鸟兽蹄迒……初造书契，仓颉之初作书，盖依类象形，故谓之文，其后形声相益，即谓之字。"如果据此而推，轩辕以前之神农时代，尚无文字，何能记载诸药而著述？原诸药之发明，必然是经过若干人次、若干年代，连续尝试，反复总结，反复试验，长期积累，逐渐肯定某药性温而祛寒，某药性寒而清热，某药涩肠而止泻，某药降逆而止呕等，口传心授，辗转相因，父教子学，世代相积，以迄于桐雷，始著为编简。关于"神农教民稼穑，宣药疗疾"，容或有之，亦绝无记载可言。至于"神农尝百草，日遇七十毒"，不过传说而已，难以令人置信也，无非后人故神其事，虚构渲染耳，此一说也。按书中所载之郡县名称，俱为后汉时代制度之规定，若此则不难想象，似为仲景、元化诸人之所记，后人假记神农之名，企博重信，得以传世，由于仲景深得《本经》之奥，药味运用，悉出《本经》，于是更不能不令人有此设想也，此又一说。

2.《神农本草经》之实效

医药古籍，多半皆由失而复得，重加整复而来，固需考古以求其原貌。然为业医计，则考古而不能邃于古，应侧重求其是否实效，以便于利物济人，以《本经》而论，由于年代久远，早已散佚，幸被历代各家本草之引文所保存，经过多数学者摘择整复，接近回其旧观，又经多少人加以考证，非云品列异位，即谓卷帙参差，众说纷纭，相互疵议。唯对于所记载各药之药性疗能极为确切，皆有同感。余即深深感到，欲尽诸药之能，必须依据《本经》；欲尽诸药之用，必须参酌仲景《伤寒论》。因为广大中医过去是这样从事着，现在仍然这样从事着，对他们的病人进行全面治疗，并且还获得明显疗效，这是最雄辩不过的事实，故常以用药必须吃透《本经》，澈晓其个性疗能，更参《伤寒论》用之之法，才能做到有的放矢，药不虚发，恰中肯綮，病无遁形，勉诸学子。

七、《伤寒杂病论》之识用体验

1.《伤寒杂病论》之成书

唐《名医录》云："南阳人，名机，仲景乃其字也，举孝廉，官至长沙太守。始受术于同郡张伯祖，时人言，识用精微过其师。所著论，其言精而奥，其法简而详，非浅闻寡见所能及。"此中"所著论"即指《伤寒杂病论》，诚然是一部博大精深、理法兼备之医学不朽著作。关于《伤寒杂病论》之成书，读《伤寒杂病论·自序》可以看出，此书之成是张仲景出于有感而发。其家族原有二百余口，由于当时疾疫流行，自建安元年（196 年）起，不到十年时间，因疾疫而死亡者有三分之二，伤寒竟十居其七，这不能不使仲景悲痛关心，"感往昔之沦丧，伤横夭之莫救"，胸怀极大愤慨，"乃勤求古训，博采众方"而著成《伤寒杂病论》，并垂示后人，"虽未能尽愈诸病，庶可以见病知源，若能寻吾所集，思过半矣"。

2.《伤寒杂病论》之博大

中医之辨证论治，在汉代以前尚属早期而不甚完备，对于证候认识，知病达药，均较简单，自张仲景集汉代以前之大成，著成《伤寒杂病论》，中医学辨证论治之特点，方始更为明显。所以说仲景所著《伤寒杂病论》不但是方法俱备之全书，而且法外有方，方外有法，统赅百病，是一切疾病辨证论治之总则，此乃仲景立法垂教之本旨也。《伤寒杂病论》一书所体现辨证论治理论，以及所收载方药，不仅将中医学历来之病因学说、脏腑学说、经络学说，以及四诊两纲六要之辨证方法，统统联系起来，并且总结出汗、吐、下、和、温、清、补、消八种治疗方法，使中医学辨证施治的理论得到较完整的体现，时至今日，仍具有现实意义和良好疗效。当然，亦有受时代和一方之隅的局限及世态、居民有变等古今之异，倘不知有变，原方照搬，而出现古方今病之不相能者，是咎在后人而无关仲景也。

3.《伤寒杂病论》之特点

《伤寒杂病论》所云之伤寒，义即《素问·热论》所载："今夫热病者，皆伤寒之类也。"伤寒即是热病，热病亦即伤寒，可泛指一切热性病而言。《难经·五十八难》云："伤寒有五，有伤寒，有中风，有湿温，有热病，有温病。"此说明伤寒之义甚广，指若干种伤寒，其皆可称为伤寒。盖伤寒是病之因，热病是病之状，以此辨证，所以成为中医学辨证论治自成体系之经典著作。其取法严格，施行精细，何为太阳证，何为少阴证，何为桂枝证，何为麻黄证，丝毫不苟，因此，仲景反对"各承家技，始终顺旧，省疾问病，务在口给，相对斯须，便处汤药"。同时，他还反对人们平时不重视医药，一旦患得难治之病，就会手足失措，不得已去祷求巫觋"降福治疗""降志屈节，钦望巫祝"的迷信行为。

《伤寒杂病论》之内容，主要为立六经提纲，分证候归类，亦即将病的证候分为太阳、阳明、少阳、太阴、少阴、厥阴六大类，便于辨证，决定治疗，如论中所指太阳病、阳明病之类，即此义耳。但仲景所称之病，实际乃证候之类群也，此皆《伤寒杂病论》之特点，为后世著作之所不能及者。

4.《伤寒杂病论》之小议

《伤寒杂病论》分经论治，凭证立方，条文颇多朴实，极少虚玄色彩，此亦后世医书之所不及。然而书中亦有不少荒谬而不可解处，先哲前贤虽亦多疑非仲景原文，但千百年来依然未加修正。如"太阳病欲解时，从巳至未上"一句，巳是上午十一时左右，未是下午三时左右。此文于道理难通，于事实亦无验证，无稽之谈，不可信也。各篇均有类似条文，均应作如是观。又如"病有发热恶寒者，发于阳也，无热恶寒者，发于阴也。发于阳者七日愈，发于阴者六日愈，以阳数七，阴数六故也"。用阳数七、阴数六来解释七日愈、六日愈，完全无稽，因七日愈、六日愈即根本难以令人置信也，虽有的注家以水火之成数为说牵强附会之，亦无说服之力，令人不敢苟同。再如烧裈散，取妇人胯裆烧灰作药，以治阴阳易，虽《神农本草经》对此亦有"解箭毒并女劳复"的记载，但在今天看来，此乃属于荒谬而应予淘汰者。凡古书之言，事实有验，理尚难明者，自应存疑待考。若实无验证，理又不通者，则宜削减，勿使滋惑。况仲景书，本极平易明白，此等处绝非仲景原文也。

5.《伤寒杂病论》之析疑

《伤寒杂病论》已有一千八百余年的历史，唯张仲景原著《伤寒杂病论》十卷，几经兵燹，早已散失不全。经晋·太医令王叔和集而传之，其编次 36 卷，为王叔和所规定，已非仲景之旧观。后又经宋·林亿为之校正，分为《伤寒论》十卷、《金匮要略》八卷，今见本《伤寒论》即林亿所校者，又非叔和所集之原貌矣。况又屡经前贤修撰注释，有时难免羼入己意，代远辗转传抄，难免注语错入正文，故有的词意难以畅通，条文不相衔接。后人多以"颠倒错乱，窜乱讹夺"而责之叔和，论欠公允，倘非叔和集撰，《伤寒杂病论》恐早已散佚无存，宋·林亿则无从校正。足见《伤寒杂病论》之得传，叔和不为无功也。至于造成《伤寒杂病论》之现有情形，完全在于漫长的封建社会，工业不振兴，科学不发达，印刷乏术，纸业不丰，更加之战乱频起，兵燹迭经，与前人之集撰、校正、注释者无关；并且他们之存心济人、爱护中医学之共同心愿是可以想象的。《伤寒杂病论》为医方之祖，是我国医学领域的宝贵权威巨著，为今之计，可以不必论孰为仲景原文，孰为叔和增句，只要对辨证施治有利，即研究继承而发扬之，否则即摒弃不用而姑置之，此既有利于中医学术，又有利于济益广大人民。未悉明达，以为然否？

八、论《甲乙经》

1.《甲乙经》之谧旧

经凡一百二十八篇，为晋·皇甫谧所撰。其中十二经脉络脉支别篇、病形脉诊篇、针灸禁忌篇、五脏传病发寒热篇、阴受病发痹篇、阳受病发风篇各分上下，经脉篇、六经受病发伤寒热病篇各分上中下，是以实为一百二十八篇矣，句中夹注多引杨上善《黄帝内经太素》、孙思邈《备急千金要方》、王冰《黄帝内经素问注》、王惟德《铜人图》参考异同，其书皆在谧后，盖宋·高保衡、孙奇、林亿等校正所加，非谧之旧也。

2.《甲乙经》之价值

考《隋志》有《明堂孔穴》，《唐志》有《黄帝内经明堂》《黄帝十二经脉明堂五脏图》《黄帝明堂》等，并有杨上善《黄帝内经明堂类成》、杨元孙《黄帝明堂》，第多已散佚，今幸俱赖《甲乙经》存其精要，且节章分明，寻省较易。今《甲乙经》与《黄帝内经》并行，不可偏废，盖有由矣。

九、《褚氏遗书》概识

书为褚澄所撰，澄为南北朝时期南齐之医学家，是书分为受形、本气、平脉、津润、分体、精血、除疾、审微、辨书、问子十篇。其大旨发挥人身气血之奥。李时珍、王肯堂俱采用之。于《灵枢》《素问》之理，颇有发明，其论寡妇僧尼必有异乎妻妾之疗，实发前人之所未发。其论吐血、便血，饮寒凉百不一生，人多认为是千古之龟鉴。余则以为若单恐留瘀，此说未尝不可，若当热邪迫血妄行之证，倘再以热加之，岂不鼎沸耶？

十、方书论述

神农深明药性，《本草》有经而未有方也。《素问》《灵枢》剖析医理，洞烛病机，而药疗之方仅一十有二。商周远古，如俞跗、和、缓皆以良医名世，亦未有方传也。扁鹊受长桑君之禁方而传于世者，只《难经·八十一难》及虢太子之尸厥耳。而其为"带下医""小儿医""耳目痹医"均未悉所用诸方也。仓公受公乘阳庆之禁方，可晓者唯莨菪子汤、苦参汤而已，其他火齐汤、下气汤、阳剂刚石、阴剂柔石，亦未悉其所驭之方。唯伊尹者，悯生民之疾苦，作汤液本草行世，宋元间人尚及见之，后则散佚矣。

逮夫仲景氏出，著《伤寒杂病论》，后经晋·王叔和编次，宋·林亿为之校正，分《伤寒杂病论》为二，即今所传《伤寒论》《金匮要略》也，乃辨证论治、广医诸病之书。病有千端，治法万变，莫不统寓于六经之中。相传《伤寒论》之一百一十二方、《金匮要略》之二百六十二方，仲景集汉代以前汤药之大成，本诸伊尹《汤液经》，但古史之可考资料无多，代远年湮，几经兵燹，错简颠倒，散失不全，前贤修撰编次，已非原貌；辗转传抄，注语混入正文。鲁鱼亥豕，在所难免。然医方汤液始开先河焉。

葛稚川之《肘后备急方》有方无论，虽经后世人之增删，大旨精切，本意未失，不用难得之药，足见普济之心。唐有思邈孙真人，著《千金方》（《备急千金要方》和《千金翼方》）六十卷，凡诊治之诀、针灸之法，以至导引养生之术，无不周悉，可谓尽古今方书之要。其卷首以大医望人，以习业精诚谆谆致意，以《翼方》翼《要方》，犹恐有阙疑，诚不愧真人之称矣。

司马王焘，撰有《外台秘要》四十卷，皆先论而后方，其论多《巢氏病源》及诸家论辨，各冠其篇；其方则多古来秘授，计分伤寒、火行温病、黄疸、疟疾、霍乱呕吐、心痛、心腹痛、寒疝、痰饮、胃反噎鲠、咳嗽、肺痿、肺气、上气咳嗽、消渴、消中、癖及痃气、积聚癥瘕、胃痹、奔豚、骨蒸、传尸、鬼疰、鬼魅、中风、风狂、诸风、虚劳、脚气、水病、眼疾、耳鼻牙齿唇口舌咽喉病、瘿瘤疬瘘、痈疽发背、痢痔病、阴病、九虫、淋并大小便难病、中恶、蛊注、自缢、暍死、坠堕、金疮、恶疾、大风癞疮，采药丸散酒，解诸毒，面脂，头膏，妇人、小儿、乳石、明堂灸法，虫畜伤人及六畜疾等一千一百有四门，且所引巢氏《诸病源候论》一书，深密精邃，后人无及，可谓综合万有，旁烛无遗，集枢密之大要，为方书之大宗也。

至宋王衮所撰《博济方》，方药多他书所未备，虽不尽可施，亦足为触类旁通之助，惟好奇异，往往杂以方术家言，例如论杏仁则云彭祖、夏姬、商山四皓炼杏为丹，王子进服四十年而腾空之类，殊为妄诞，不足信也。

沈括所撰《良方》以经验之方，出于博通物理之手，尤非他方书之所能及。

陈直之《寿亲养老新书》，自饮食调治至简妙老人备急方，节宜之法甚备，其所征引方药类多奇秘，于高年颐养之法，为益非浅也。

　　王贶所撰《全生指迷方》，于每证之前，非惟详其病状，且一一论其病源，其脉论及辨脉法诸条，皆明白晓畅，凡三部九候之形，病证变化之象，以及脉证相应不相应之故，无不辨其疑似，剖析微芒，可为诊家之枢要。

　　李迅有《集验背疽方》，方前系以论说，如诊候之虚实，治疗之节度，无不斟酌轻重，辨析毫芒，使读者了如指掌，其中五六连翘汤、内补十宣散、加料十全汤、加减八味丸、立效散等，皆可谓纯粹无疵，足称良剂。至如忍冬丸为乳痈发背神方，其方只是金银花一味，用药易而收效宏，于穷乡僻壤不易延医者，尤为有益，洵疡科中之善本也。

　　董汲之《脚气治疗总要》为治疗脚气之专书，分上下两册，十卷十二篇，大旨谓脚气必由于风湿，风湿兼有冷热，皆本原肾虚。阴阳虚实病之别也，春夏秋冬治之异也，高燥旱湿地之辨也，老壮男女人之殊也，说赅备矣。其下册有方四十六首，独活汤、木杏散、传信方、防风粥、桑枝煎专治风者也；天麻、茴香、乌蛇、趁痛等丸专治湿者也；薏苡仁汤、海桐皮散治兼风湿；独活寄生汤、石楠丸、牛膝丸治风湿夹虚；金牙酒则治风湿瘴疠；八味丸、肾沥汤治虚；神功、麻仁等丸治实；属阴者兼冷，木香饮子治其偏于阴也；属阳者兼热，红雪治其偏于阳也；绛宫丸、白皮小豆散治其属于半阴半阳而兼淋闭者也；松节散、食前丸、食后丸、橘皮丸，治寻常之法也；三仁、润肠、五柔等丸，治老人血枯等法也；天门冬大煎，则为总治之法也；淋、炸、煠、蒸、熨五方则为外治之法也；而以针灸法为始，可谓探源得要矣。考脚气即《素问》所谓"厥疾"，至唐始有脚气之名，然李暄、苏敬诸家之书，今多失传。独汲此书，颇为详尽周密；其《旅舍备要方》，简易而要；其杂伤五方，古书不少概见，今亦罕传；盖古所谓禁方，用之则神验，至求其理，则扁、和有所不能解者，即此类也。至于小半夏汤、五苓散两方，本于后汉张仲景，今以半夏汤治湿痰，仍其本法。至五苓散本治伤寒汗出不解及有水气之病，今书中引为通行利水之剂，殆亦变通用之欤。如河间益元散，本双解半表半里之伤寒，而后人取以医暑欤。其中暑一方，似即李杲清暑益气汤之蓝本，其无比香薷散与后局方稍有出入，盖亦本古方为加减耳。然云两脚转筋疼痛，而反去主治之木瓜，则不可解矣。

　　小儿一门，大概与同时钱乙《小儿药证直诀》相出入，第以柔脆之肠胃而多用腻粉、朱砂诸峻药，抑或古人气厚，服之无妨，后来似有未可概施者也。

奉敕编纂者，则有《圣济总录纂要》。宋代崇盛医学，搜罗至富，就所采录古来专门授受之方，尚可以见其大略，其每类冠论一篇，亦皆词简而理明，均堪足资参考者也。至《太平惠民和剂局方》分十四门，兼附《用药总论指南》三卷，皆抄撮《图经本草》者。是书盛行于宋元之间，至朱震亨《局方发挥》出，而医学始一变也。然历代相传禁方多载于是，其间差伪良多，且以牛黄清心丸一方言之，凡用药二十九味，寒热相杂，殊不可晓，或言此丸迄朱砂、蒲黄八味而止，自干山药以下凡二十一味，乃虚实门中山芋丸，盖当时抄录之误也。

夏子益则有《卫生十全方》三卷，于诸证方药论说，无不略具，其中如肝胀离魂，眼见禽虫飞走及眼赤浑身生斑，毛发起如铜铁，鼻中毛长五尺，口鼻腥臭水流有铁色虾鱼等证，皆罕见之奇病，而治法甚为平近，盖本于相传禁方，不主寻常之轨辙。他如"奏功散"之治翻胃，"交加散"之治产后中风，率皆平正简当，则固非徒矜新异者矣。

陈良甫则有《妇人良方大全》，书分八门，首调经，次求嗣，次胎教，次妊娠，次坐月，次产难等，每门数十证，总二百六十余论，论后附方。按妇人专科始唐·咎殷《产宝》，其后有李师圣之《产育宝庆集》，陆子正之《胎产经验方》，大抵卷帙简略，流传亦鲜。良甫采摭诸家，提纲挈领，于妇科证治详尽无遗矣。

王肯堂之《六科准绳》，乃集明代以前医学之巨著，内外妇儿，伤寒杂病，理论方药，灿然大备，考方稽论无过于是书之赅备者，可谓博大精深矣。

吴又可著《温疫论》，系经过当时温疫流行之体验履践，识得既不像古人所云由天地四时不正之气所形成，又不似由外感伏邪之构疾，而是因为人体感受天地间特有的一种"戾气"以致病，因而创立"戾气学说"彻底澄清，为医学大放光彩。惜乎泥于邪在募原半表半里，立"达原饮"而创表证九转之说，前后不符，未免白圭之玷。清代叶天士、吴鞠通各有发明，亦较完善。尤清初杨栗山之《伤寒瘟疫条辨》，宗吴又可取瑜去瑕，独具卓见，悉将依违两可之论一扫而空，并叙及历验三十余年，伤寒仅四人，温病不胜屈指，立方药以济众，其功非浅。

陈修园之《南雅堂医书全集十六种》，鉴于古医之深奥难懂，而从事医学普及，著有《医学三字经》《医学实在易》《医学从众录》等，都极浅显易明，颇为可取。

方书浩繁，他之未及，盖所谓论述者，论而无述，论为空谈，述而有论，是非乃见，故春秋必以事书也。

十一、读书余论

嘉同学诸子请问对医学经典诸书之评议，惟据管见所窥作读书余论，为诸导扬先路耳。

《灵枢》，疑为王冰伪记，然不可废。

《灵枢》，考汉、隋、唐志皆不载，或谓：疑为王冰以《九灵》更名为《灵枢》。或又谓：《九灵》尤详于针，故皇甫谧名之为《针经》，乃一经而二名。唯倘果为一经而二名，则唐志不应别有《针经》十二卷。然则《灵枢》不及《素问》之古，宋元人固已言之矣。余观《灵枢》之文义浅粗，与《素问》之言多不类。因此，又似窃《素问》而铺张之，其为王冰所伪记，似更无疑。况其中"经水"一篇，黄帝时并无此名，必王冰特据所见而妄为臆度之者。

然与《素问》并观，其意旨互相发明，无或驰背，盖冰颇嗜《内经》，深明医理，是以书虽伪记，而言则缀合古经，具有源本，虽其抵牾罅漏赝记，显然不可废也。

十二、巢氏《诸病源候论》概识

书为隋代巢元方等奉诏所撰，第六卷解散病诸候，为服寒食散者而作，惟六朝人有此证，非唐以后语，其为旧本无疑，惟其书但论病源，不载方药，诸症之末，多附导引法，考《隋志》有导引图，或即其说而编入欤？王焘《外台秘要》多引此书。盖汉以来，经方脉论，存者尚多，又衰巢众长，共相讨论，故其言深密精邃，非后人之所能及。

《黄帝内经》以次，自张仲景、王叔和、葛洪数家书外，此为最古，究其旨要，可谓研求逆则变生，变生则病之气血败乱纷扰者之津梁矣。

十三、韩祗和撰《伤寒微旨论》之原委及得失

按《九灵山房集》称，自东汉·张机著《伤寒杂病论》，晋·王叔和、宋·成无己、庞安常、朱肱、许叔微、韩祗和、王宾之流，皆互相阐发。祗和乃北宋名医，以伤寒为专门者。《伤寒微旨论》一书，凡十五篇，间附方

论，大抵皆推阐张机之旨而能变通于其间。其"可下篇"不立汤液，惟以早下为大戒，盖为气质羸弱者言，然当以脉证相参，知其邪入阳明与否，以分汗下，不宜矫枉过直，竟废古方，此其偏也。至如"辨脉篇"，据《伤寒例》"桂枝下咽，阳盛则毙，承气入胃，阴盛乃亡"之义，以抵杨氏之谬。"可汗篇"分阴盛阳虚、阳盛阴虚、阴阳俱盛三门，则俱能师张氏而神明其意也。又如汗下和三法，分案时候辰刻而参之以脉现病情，乃因张机正伤寒之法而通之于春夏伤寒，更通之于冬月伤寒，亦颇能察微知著。又如以阳黄旧之汗温太过，阴黄旧之过下亡津，则于《金匮要略》发阳发阴之论，研析精微，不特伤寒之黄，切中窍要，即杂病之黄，亦可例推之矣。

十四、《黄帝明堂灸经》与《铜人腧穴针灸图经》比观

古法多针灸并言，抑或言针以概灸，《灵枢》之称《针经》是矣。自王焘《外台秘要》始力言误针之害，而西方子所撰之《明堂灸经》，举凡针法针穴，俱删不录，惟主灸法一门，意此书之言灸不言针，未始非王焘之志也欤。按《齐东野语》："铜人……以精铜为之，腑脏无一不具，其外腧穴，则错金书穴名于其旁，凡背面二器相合，则浑然全身。以试医者，其法外涂黄蜡，中实以汞，俾医工以分析寸，按穴试针，中穴则针入而汞出，稍差则针不可入矣。"其器颇为奇巧，惜其不传。而《铜人针灸经》略存其梗概，其制唯有正背左右人形，而不及《明堂灸经》之兼及侧伏之较为详密耳于兹可见，远在千载之前我国之工精匠巧，考核之履践明严。同时又对只以一己之偏见，使《明堂灸经》之针法针穴不传，大为痛惜之感。

论临证要则

一、论治病必求其本

《素问·阴阳应象大论》曰："治病必求于本。"此乃善为医者之圭臬也。所谓本者乃根也源也，故曰"治病必求于本"，为坚守不可移易之法规。世上未闻有无根之木，无源之流，浚其源而流自清，溉其根而枝乃茂，此自然之理。人之有本，犹树木之有根，水流之有源，一旦遇疾，"求其本"而治之，其支流末疾，将不治而自治矣。倘不求其本，不知病之所在，模棱两可而治之，恐轻则虽有治病之名，永无必愈之效，重则病未必除而命先尽矣。

人之一身，其本有二，先天之本在于肾，后天之本在于脾；先天之本以生之，后天之本以养之；故肾为生气之源，脾为运化之主。先天之本，禀受系之；后天之本，肌体形之。肾又为五脏之本，由此可知，肾为本中之本也（此古人之所未道及，乃孔师独具只眼之卓见）。肾中有阴有阳，阴阳即是水火。肾阴曰真阴，真阴即真精；肾阳曰真阳，真阳即真气。二者完实，则阴平阳秘，精神乃治；二者损伤，则阴阳离决，精神乃绝，故肾不可伤，伤则失守而阴虚，阴虚则无气，无气则死矣。脾亦不可伤，伤则中虚而气败，气败则百药难施焉。治先天之本，则有水火之分，水不足者，养阴滋液，壮水之主以制阳光；火有余者，清凉退热，益火之源以消阴翳。治后天之本，则有脾胃之别，脾之劳倦伤者，扶脾益气，勿忘化湿；思虑伤者，实脾养血，勿忘缓结。胃之饮食伤者，消积导滞而不伤正；胃之寒热伤者，温寒清热，各适其中。

此外，"安谷则昌，绝谷则亡"是辨胃气之真谛。著之脉曰"有胃气则生，无胃气则死"，是指不论任何脉象，皆应含一种"和缓悠扬"，但得"真脏脉"是谓无胃气，如《素问·平人气象论》有云："平人之常气禀于胃，胃者平人之常气也。人无胃气曰逆，逆者死。"本之为言，推而广之，如《素问·六节藏象论》中所言："心者，生之本，神之变也……肺者，气之本，魄之处也……肾者，主蛰，封藏之本，精之处也……肝者，罢极之本，魂之居也……脾胃大肠小肠三焦膀胱者，仓廪之本，营之居也……"此皆人资之以为生者，盖五脏协调而血生，六腑安和而气至，故亦皆为求本之所当详察者也。

二、论祛邪与扶正

邪之与正，二者并重，扶正可以祛邪，祛邪亦即安正，是互为因果者也。孰先孰后，必须因人、因地、因时而施，不可先有主见。固然经有"邪气盛则实，精气夺则虚"之明训，示人正气之虚，是由于被邪劫夺，倘不被劫夺，正气无由致虚，其所以被劫夺者，系由于邪气之盛，主要原因在于病邪，若直捣巢穴，扫灭邪氛，使病邪不再劫夺正气，其病自愈，亦即祛邪为重也。初病急病，诚可以一扫而瘥，但久病缓病，其人虚象毕露，则当顾其正气，所谓养正邪自除，亦即扶正当先也。盖病有久暂不同，缓急之异，则祛邪与扶正之治，须在灵活，有宜急祛其邪而后调其正者，有宜先固其正而后徐退其邪者；有宜寓攻于补者，有宜攻补兼施者；似此轻重先后，当随证制宜，凡病皆应如此，则可不致拘执有偏耳。

三、论知时变则不庸

兵刑杀人，显而易见，然用药误人杀人，医者尚不自知，较之兵刑杀人者更为险毒，尤有过而无不及者也，实可痛恨！吴鞠通氏早有鉴于斯，并于《温病条辨》自序中曰："呜呼！生民何辜不死于病而死于医，是有医不若无医也，学医不精，不若不学医也。"朱彬氏亦有"其死于病者十二三，死于医者十八九"之论。临床中所见热病无汗，而庸医妄称是足太阳表证，投以麻黄汤，服之汗出不止而殒者不鲜。更见风温、湿温证，动辄柴胡、升、桂、细辛、姜、附之风药升提，使伏热邪气不惟不能荡散，反陷入心包，无不神昏厥逆而毙，虽有急以局方至宝丹、清营汤、紫雪丹等湔涤中宫而幸存生命者，亦不过百人中之一二人而已。近又尝闻有人终日研究仲景之在汉时用药圭铢，折合今日分量若干，而照拟之于临床，孰不知《伤寒论》乃后汉方书，未必能与今日完全臻合，此因天时、地理、人体皆有变异。数十年来遍历大江南北，罕见因寒而伤之真伤寒病，盖阴阳循环，皆天地气运使然也。《黄帝内经》曰："必先岁气，毋伐天和。"按今之甲子，运行后天，湿土主事，四序反常，阳亢阴虚，湿热彰盛，故辛温滋腻之品，实用之在所必慎；至中元甲子，后四十年，阴阳始能渐次互转；下元甲子，虽主阳虚，而辛腻之味仍须审慎酌裁。朱震亨氏宗经皆以阐出"阴常不足，阳常有余"之说，非偶然或偏于一面而立，实有至理存焉。夫茫茫尘世，疾患难测，医者若因所学不精，则不能随机应变，治之必乏于术矣，或殒其生，或待其毙，生民不惟不能生，而反成害民者也。年复一年，枉死者何只几千万计，重可伤矣，宁无惧哉！

四、论两纲六要不能平列

辨证论治，全凭纲要。纲者两纲，曰阴、曰阳；要者六要，曰表、里、虚、实、寒、热。徐灵胎言之甚详，亦即张景岳之所谓"两纲六变"者也。人之疾病，千变万化，但总不外乎阴阳。故医者临证，必须先审阴阳，因证脉与约皆有阴阳，阴阳既明，治自无差。

证之阴阳，简言之则在表为阳，在里为阴；热者为阳，寒者为阴；在上为阳，在下为阴：属气为阳，属血为阴；动者为阳，静者为阴；多言为阳，少言为阴；喜明为阳，欲暗为阴；阳微者不能呼，阴微者不能吸；阳者不能俯，阴者不能仰。

脉之阴阳，则浮、大、动、滑、数皆为阳，沉、涩、微、缓、迟皆为阴。

药之阴阳者，则升散为阳，敛降为阴：辛热者为阳，苦寒者为阴；行气分者为阳，入血分者为阴；性动而走者为阳，性静而守者为阴。

其间且有错综现象，阴中有阳，阳中有阴，二者相间，彼此多少，疑似之间，更须明辨。若再进而求之，则疾病之部位有表里，正邪之消长有虚实，疾病之征象有寒热。其问亦有复杂现象，如由表入里，由里达表，寒热错综，虚实互见，亦须审慎辨识。总之，表、实、热三者，可赅于阳；里、寒、虚三者，可赅于阴。

故阴阳者，医道之总纲领也；六要者，病变之关键也。医者既须提纲挈领，又要把握关键，则病无遁情，了如指掌矣。

然每见今之医者，开口辄言八纲，而将阴、阳、表、里、虚、实、寒、热八者平等齐观，此岂非将无所不包之阴阳贬为局限乎！若谓八纲虽然平列，而阴阳自是万物之纲纪，变化之父母，依然不失其为总纲，然则既是如此，而又偏将两纲六要平列成为八纲，岂非不伦不类乎，故余认为，凡说八纲者，乃人云亦云，习焉不察也。

或曰："两纲六要之说，本诸灵胎，乃谓阴阳足以赅括表、里、寒、热、虚、实，病之表、里、寒、热、虚、实能明，则阴阳亦寓于其中矣。广义之说，固然如此，但狭义言之，阴乃指肾脏之水，人体之真阴；阳乃指命门之火，人体之真阳。八纲平列，亦有其理，不见阳明热极，白虎加人参是清热以救阴，大承气是急下以存阴乎？少阴寒盛之附子汤，用附子以壮阳，四逆汤用姜附以回阳乎？《经》云阴平阳秘，精神乃治。曷未思之耶？"按阳明热极，有有积、无积之分。脉洪大者，为有热无积，其里不实宜白虎，若白虎证因热伤津液而来，心下痞硬者，则白虎加人参；若见有便闭、少腹硬满或硬痛、潮热、谵语、脉沉实或沉而滑疾有力者，为有热有积症，属里实，宜大承气。此仲景之大法，据表、里、寒、热、虚、实以辨证论治者也。至于少阴寒邪鸱张，身疼痛、手足寒、骨节痛、脉沉，乃君火里虚，皆以附子汤主之；手足厥冷、吐利、小便复利、下利清谷、脉微欲绝者，宜四逆汤，此亦仲景之大法，据六要以辨证论治者也，当然皆与阴阳有关，因阴阳为总纲领也。若阴阳平列为两纲，只赅肾水命火，此诚贬阴阳为局限矣。要知辨证论治，独恃阴阳亦未尝不可，盖以总纲所包括极广，不过亦必顺序而分之部位、邪正趋势、征象变化，方能得出结果。是以表、里、寒、热、虚、实亦在其中矣。事实如此，岂能取而平列之。必须从阴阳两纲之下而划分六要，则辨证之法斯备。惟两纲相联，六要互系，两纲六要之间均密切关联，两纲包容六要，六要上属两纲，明乎此则足应万变。故统言八纲，为吾所不取。

五、论脉

诊脉之时，必静气凝神，手按之，心致之，三部九候反复而摩审之，使精神完全灌注于指端，则脉之性状自然显于指下。倘心有官营，气有妄动，则其体难辨，指下难明矣。《黄帝内经》云："持脉之道，虚静为保。"洵不诬也。

关于三部九候专诊寸口，其法概本《难经》，至今仍之，此与《素问·三部九候论》之"一者天，二者地，三者人，因而三之，三三者九……"之法有异。仲景当时即有"握手不及足"之叹。可见此法不行久矣。

至七诊之法，说亦不同，有以"独大、独小、独疾、独迟、独热、独寒、独陷下"为七诊者；有以"浮、中、沉、上、下、左、右"为七诊者；又曰："七诊者，一静其心，存其神也；二忘外意，无思虑也；三均呼吸，定其气也；四轻指于皮肤之间，探其腑脉也；五稍重指于肌肉之际，取其胃气也；六再指重于骨上，取其脏脉也；七详察脉之往来也。"盖一谓脉之变化，一谓脉之诊法，一谓持脉之道也。

"脉贵有神"，或曰："有神即是有力。"然历诊所得有力者，不尽有神，有神者不在有力。此"神"字之悟，要赖平时工夫。无病之脉，自是有神，神乃缓和之意，亦即有胃气也，人尽知之，然医之所诊，乃有病之脉；迟寒数热为病脉之最著者，迟数与缓大相径庭，既迟数矣，何能寓缓，但迟数之中亦贵有神，亦是有胃气生，此缓字又应何求？殊不知缓重和而非拘至也。既明重和，则各脉之贵乎有神，不难揣测。无论何脉，只审其有和无和，和少和多，以此权度，病情即可了如指掌矣。至旧诀以脉之浮、芤、滑、实、弦、紧、洪为七表，以沉、微、迟、缓、濡、伏、弱、涩为八里，以长、短、虚、促、结、代、牢、动、细为九道，个过以臆别其性属，无甚深义，且不无可议。

无论病程久暂，体质强弱，性别男女，邪气盛衰，切其脉，或多或少总有弦象，且多兼数。余尝思其故，盖以诸病多生于郁，郁而不舒则不遂肝木条达之性，于是肝病，故脉多见弦，郁未有不病火者，火未有不由郁者，是以脉弦而多兼数也。张石顽《诊宗三昧》、徐洄溪《脉诀启悟注释》，皆有病脉多弦之同样记载，足见前人亦均有此种情形，爰录之以志同感。

论脏腑及脏腑病

一、心病说

心者一身之主，其大如拳，位于胸中两肺之间，主宰一身之血液循环，端赖以营养五脏六腑，灌溉四肢百骸，有生之来，心动不能片刻停止，如停止不还则死焉。《素问·灵兰秘典论》曰："心者，君主之官，神明出焉。"《素问·六节藏象论》曰："心者，生之本，神之变也。"盖皆指脑而言。心象火，王于夏，与小肠合，小肠为腑而主表，心为脏而主里；手少阴是其经。在声为笑，在变动为忧，在窍为舌，在志为喜。其脉如钩而洪大（《千金方》云：夏时万物洪盛，垂枝布叶皆下垂如曲，故名曰钩。其脉气来盛去衰，故名曰钩）。《诸病源候论》曰："心气盛为神有余，则病胸内痛，胁支满，胁下痛，膺背膊腋间痛，两臂内痛，喜笑不休，是心气之实也，则宜泻之；心气不足，则胸腹大，胁下与腰背相引痛，惊悸，恍惚，少颜色，舌本强，善忧悲，是为心气之虚也，则宜补之。"《备急千金要方》曰："凡心病之状，胸内痛，胁支满，两胁下痛，膺背肩胛间痛，两臂内痛，虚则胸腹大，胁下与腰臂相引而痛。心脉急甚为瘛疭，微急为心痛引背，食不下。缓甚为狂笑，微缓为伏梁（心之积，曰伏梁）上下行，时唾血。大甚为喉介，微大为心痹引背，善泪出。小甚为善哕，微小为消瘅，滑甚为善渴，微滑为心疝引脐少腹鸣。涩甚为喑，微涩为血溢，维厥，耳鸣癫疾。心脉搏坚而长，当病舌卷不能言。其濡而散者，当病消渴自已。"

夫心之所以能主宰循环，营养脏腑，灌溉四肢百骸者，其唯元气是赖也。元气充沛则血循常度，否则心气衰，血流迟滞，水气泛溢，窜逆横流，则为水肿。聚液成痰，则上干清道（纳清气吐浊气之道路也）。滞塞气机，则为喘急，彼西医以为喘急水肿有属心脏病者，盖有由也。

究其实，中医并非如是简单而别有说焉。盖饮入于胃，全赖脾气之运，肺气之宣，肾气之化，心阳之蒸，方始游溢精气畅行无阻，此人体气化之奥秘也。倘气化一旦失调，则水气蓄溢失常，泛流全身，水肿遂作。唯有阳水阴水之不同，阴水乃由于形伤肺，寒湿伤脾，虚寒损背，心阳不振，有以致之。阳水则由火盛刑金，郁热侮土，以及过燥耗阴而成。若喘急者，以痰热内蕴，肺气壅闭，元气虚怯，宿寒留饮，心阳衰微，大气下陷，肾不纳气，上盛下虚，均可致之。由此可知，水肿与喘急，虽责之心者，亦不可徒治之心，反是敢断言难奏厥功也。凡此皆心脏病之大端，其中以心力衰沉、元气失振、相因而成者为多，惟在审清病原，依证施治，方克有济。

又俗称心跳一病，证为动悸不宁，心居包络之内，邪不得遂入而伤之。《经》云：诸邪之在于心者，皆在于心之包络。故心不易受邪也。至其跳动，人自有生之始，心即跳动不休，直迄于死，然常人并不感自心之跳，如自觉心跳则为病矣。夫心跳之原因不一，有因水气者，有因肝气者，有因正虚者，有因邪盛者。医者，应审其缓急，辨其虚实，望其夭泽，切其盛衰，即可判定病因何在，去其所犯。虚则补之，实则泻之，热则清之，自不难应手而愈。昔传，楚武王以心荡而卒，人叹为盈之所致，若然是其脏腑之逆气，集满于中，使心失所主而致动荡耶，抑因其频年战伐，日益骄盈，嗜欲过度，精血耗亏，以致营卫不和脏腑不通，坐是而殒其生耶，此固为危急之症，然设若当时医治得法，调盈济虚，未必即尽。乃以竟终不得良医而殁，实为遗憾。此又心跳病较甚者之一例也。

《经》云心者为君火，肾者为相火，得乎既济庶保健康，如精气不充，生化迟滞，心肾不交，火气炎上，则失眠烦乱之症生焉。若心气不足，其人则畏，合目欲眠，善忘怔忡，舌强气喘，多由于思虑太过，有以致之。他如心风（心经受风也。《素问·风论》以夏丙丁伤于风者为心风，按此病多见自汗恶风、唇赤嗜卧、健忘惊悸等症）、心痹（心气闭塞也，因脉痹日久，复感于邪所致。《素问·五脏生成》论之甚详）、心痛（一般心痛，多为胃或心包，其痛虽爬床搔席，但面不青，肢不厥；若真心痛，为猝然大痛，无声，手足青过节，冷如冰，法在不治）、心劳（由劳心耗血所致，宜审虚寒实热），或因体弱性怯，忧郁满闷而起，或由感受疫疠，风湿侵袭而生，是在临时辨证知源，审因论治，不可离于法，亦不可泥于法。须知人是有机活体，具有气化相因，勿等同机械视之，始不致误人之性命耳。

二、肝病论

《素问·六节藏象论》曰："肝者，罢极之本，魂之居也，其华在爪，其充在筋，以生血气。"夫肝为气血之海，足厥阴是其经。气王于春，其脉弦长曰平，反之则病。虚而弦为太过，病在外，太过则令人善忘，忽忽眩冒。实而微则为不及，病在内，不及则令人胸胁胀满。"病机"有云："诸风掉眩，皆属于肝。"大凡肝气实，则病两目赤，胁下痛引少腹，令人善怒，或胸胁暴痛，不可反侧，腰痛不可俯仰，嗌干，面赤，丈夫癀疝，妇人少腹肿痛，其气逆则头痛耳聋，左颊赤，胁胠满，小便难，头晕目眩，为肝气盛，血有余也，实则泻之。肝气虚则目䀮䀮无所见，耳无所闻，两胁拘急，筋挛，不得太息，爪枯，面青，令人善恐，如人将捕之。其气逆则头痛，耳聋不聪，颊肿，为肝气虚血不足也，虚则补之。肝中寒者，则两臂不举，舌本燥，多太息，胸中痛，不能转侧。肝中热者，则喘满多怒，目痛，腹胀，不嗜食，所作不定，睡中惊怖，目赤，视不明。肝热病者，小便先黄，腹痛多卧，身热，热争则狂言及惊，胁满痛，手足躁动，不得安卧。肝虚冷者，则胁下坚痛，目盲臂痛，发汗如疟状，不欲食，胸满，洞泄，妇人月水不来，气急。肝虚热者，则口苦，筋痿，阴痛，神志不宁，或淋漓下血，咽嗌不利，胸高痞塞。肝风之为病，多风恶风，善悲善怒，色微苍，嗌干。肝痹之为病，多饮数溺，上引少腹如怀妊，夜卧则惊。

肝与胆相表里，若阳浮于上，热积胸中，阳气上燔，则发为黄疸。黄疸者，目先黄。《素问·平人气象论》曰："目黄者曰黄疸。"《灵枢》曰"目黄者，病在胸"是也。又肾劳胞热，溺黄赤，身黄额黑，两足如烘，腹胀便溏，日晡发热之女劳疸，乃病亦生于肝。

更有西医所谓肝硬变者，其证两胁臌胀，右上腹刺痛，胸脘闷楚，食后尤甚。面目发黄或色赤黑，渐则腹隆，成为臌胀。水液聚而不化，其腹大筋起，不能转侧者，为单腹胀；其腹胀身皆大，胸锁肩背赤痕红缕者，为血肿。脉象弦滑者吉，弦细不良。研究者每因久治不愈，辄曰此症难医。殊不知此乃肝瘀，恚怒不节，气逆伤肝是其因，瘀滞硬变是其果。盖肝伤瘀滞，则疏泄难通，瘀滞既久，则络塞不达，络塞则硬化生矣。原即由此循序渐进而来，故痞满臌胀、刺痛闷楚诸症，随之次第相继发生。胆为肝之表，肝既硬固，胆则受阻，胆阻则黄疸生焉。肝为气血之海，体阴而用阳，本为刚脏，益病益强，迄于硬化，则不得行其职矣，以致血失所藏，气失所统，水气泛溢，臌胀遂成。常予以疏肝化瘀，调气达络，则肝可逐渐软，臌可逐渐消，水气轻减，血气宣通，诸症亦随之而愈矣。

三、脾病论

脾象土而主肉（脾属土，主肌肉），藏意而恶湿（脾藏意与志，湿伤肉故恶湿），寄在中央（中央黄色，入通于脾，故曰寄在中央），养于四旁（脾气散精以滋养南心北肾西肺东肝，故曰养于四旁），王于四季，正王于长夏，为统血之脏，又主四肢，思为其志，胃为其表，心为其母，足太阴是其经。饮食不节，劳倦，皆伤于脾；木气太过，肝气过亢，克伤于脾；甘虽生之，过反伤脾；忧愁不解，亦足伤脾；脾伤则病遂乘之。巢氏《诸病源候论》曰：脾气盛为形，有余则病腹胀，溲不利，身重苦饥，足痿不收，胻善瘈，脚下痛，是为脾气之实也，则宜泻之。脾气不足，则四肢不用，后泄，食不化，呕逆，腹胀肠鸣，是为脾气之虚也，则宜补之。华元化曰：脾病则面色萎黄，实则舌强直不嗜食，呕逆，四肢缓；虚则多癖，喜吞酸，痢不已。其脉来似水曰太过，病在外；如鸟之距曰不及，病在内。太过令人四肢沉重，语言謇涩；不及则令人中满不食，乏力，手足缓弱不遂，涎引口中，四肢肿胀，溏泄不时。

夫脾经受湿，郁热发黄；脾经受寒，病苦注泄；脾太过则令人四肢不举，不及则令人九窍不通。尤于土败木贼，湿气留滞，七情内伤，六淫外袭，饮食失节，房劳致虚，脾土之阴受伤，转运之官失序，遂致胃虽纳谷，脾不运化，阳自升而阴自降，乃成天地不交之否，于是清浊相混，隧道塞壅，气留血滞，郁而不行，胀满遂作，湿气内停。至如饮食过饱，脾为主伤，脾伤则气馁，气馁则湿停，湿停则痰生，故丹溪有云：实脾土，燥脾湿，乃治痰之本。脾病多为湿困，虽有内外二因，然治法大抵以实脾土为主，第燥脾湿亦即寓于其中矣。

又如怒气上逆，则脾气为伤，脾乃统血之脏，伤则所统之血皆错乱而妄行，故凡木贼土败之血证，治则必先柔肝，使脾脱木贼，血自归原。脾胀者，善哕，四肢烦悗，体重不能胜衣，卧不安。盖脾主四肢，寒气乘之则真阳不运，故善哕而肢体疲重，夜卧不安，治宜扶土渗湿。脾热者，鼻先赤，头重颊痛，心烦，颜青，欲呕，身热，热争则腰痛不可俯仰，腹满泄，两颔痛。

脾咳者，咳则右胁下痛，阴阴引肩背，甚则不可以动，动则咳剧。脾风者，多汗恶风，身体怠惰，四肢不欲动，色薄微黄，不嗜食，诊在鼻上其色黄。脾瘅者，四肢懈惰，发咳呕汁，上为大塞，口中甘。凡此皆必审其脉，当泻则泻，当补则补，治得其宜，如桴应鼓。

又有所谓震颤病者，亦属木气太过凌脾使然；以脾主四肢，四肢者诸阳之末，木气鼓之故动，《经》云风淫末疾者此也。其头动而手足不动者，因头乃诸阳之会，木气上冲故也。如散于四末，则手足动而头不动焉。病有先水泻而后脓血者，古称贼邪，所谓脾传肾也，此脾先虚而积滞继至，故每较难愈。若先脓血而后水泻者，古称微邪，所谓肾传脾也，乃积滞既去已无邪，故每易医。疟病一月不瘥，当结为癥瘕象块，名曰疟母，病为痰夹食血，人谓证伏于肝，其实在脾，治以《金匮》鳖甲煎丸，殊为有效。脾为五脏之至阴，性恶寒湿，如寒湿之气客于脾，致清浊不分，水入肠间，虚莫能制，故洞泄如水随气而下，所谓濡泄者，亦类是也，法当祛湿利小便。至于腹隆濊愤失血（腹隆起而胀满），乃怒气上逆，脾气凌伤，隧道壅滞，统血无权，血道易决也。是以濊愤腹隆，最易出血，其原在肝，其证在脾，脾脱木贼，可使已矣。

四、肺病解

人生大害，莫甚于病，人生痛苦亦莫甚于病，故谚云"人生惟有疾病苦"，洵不诬也。受痛苦，耗资财，损体气，犹其次焉者也，甚则危及生命，可不惧哉。然善养生者，嗜欲不能劳其目，淫邪不能惑其心，饮食有节，起居有常，阴平阳秘，精神内守，病安从来。不过群处气交之中，寒暑阴阳之所播荡袭于外，七情六欲之所戕贼伤于中，善养生者能有几人？疾病之来，实所难免。要知病固可惧，应是防患未然，常存戒心，但不幸而罹之，则徒惧无益反有害也，必须早期医治，促其早愈。今之人则多未然，尤其对于肺病，更尤其对于肺病中之肺痨，一闻其名，即惶惶焉不知所措，不辨是否，不问轻重，即如大难之临头，辄谈虎而色变，病本无何，每因此而变重；病本可救，常由是而危亡。似此不知误人几许，吾恕焉忧之，因作肺病解。

肺为五脏之华盖，象金而王于秋，鼻为其窍，肺气通于鼻，与大肠合，大肠为腑主表，肺为脏主里，手太阴是其经。寒伤肺气，忧伤肺精。巢氏《诸病源候论》曰："肺气盛为气有余，则病咳喘上气，肩背痛，汗出，尻阴股膝髀腨胻足皆痛，是为肺气之实也，则宜泻之。肺气不足则少气，不能报息（使呼吸相应也），耳聋嗌干，是为肺气之虚也，则宜补之。"《备急千金要方》曰："其气来毛（肺气应右手关前寸口，平时肺脉微短涩如毛，秋以肺气为本）而中央坚，两傍虚，此谓太过，病在外。其气来毛而微，此谓不及，病在中。太过则令人气逆而背痛，愠愠然。不及则令人喘，呼吸少气而咳，上气见血，下闻病音。"

夫肺伤则其人劳倦，咳嗽吐血，肺水则身肿溺难，时时鸭溏。肺胀则虚满喘咳，其目如脱（目失如欲脱出之状）。肺火则毛窍如刺，或如蚊咬。肺中风者，口燥而喘，身晕而重，冒（郁闷昏冒）而肿胀。肺中寒者，喘咳上气，寒热多惊，其人吐浊涕，至其喘而两胠（胸胁两旁当臂之处谓之胠）满，口中辟辟燥（辟辟乃口干舌燥极之形容词），咳即胸中隐隐作痛，咳吐脓血，脉数而滑，或口干不渴，喘满咽燥，时时恶寒，吐如米粥者，乃为肺痈。咳而唾涎沫，身冷咽燥，内烦唇焦，咳出干沫，小便不利，大便下如豚脑者，乃为肺痿。

以上均为肺病，非若晚近之所云肺病专指肺痨言也。如医人辨证明确，有风则散，有热则清，遇寒则温，遇湿则燥，气实则泻，气虚则补，果能药证相投，何患不效如桴鼓，虽肺病也，何惧之有。即一般人所最畏惧之肺痨，每年死于此病者，不知凡几，果若有病早医，听从医嘱，但放宽心，善为将养，当亦不难痊愈。反之，如心存惴惴，怀抱杞人之忧，每日惶惶长兴涸鲋之叹，纵长期卧床不稍一动，所有补品同时并加，亦未必能副痊愈之望。盖身虽息而神不安，表虽静而里实动，欲望向痊其可得乎？须知肺痨并非不治之证，更非不能根治之证。其咳嗽气短，晡热颧红，痰中带血，初起之肺痨也，益阴肃肺，调气降逆，可以指日霍然。即渐就尪羸，身热惊悸，骨蒸盗汗，痰咳气喘，男子遗精，女子不月之肺痨较重者，清肺利膈，豁痰养阴，双扶脾肾，亦能迅速就愈，毋庸惧也。只要解除畏惧心理，抱定愉快精神，则确能就痊，可使必已。不然，则将药石无灵，良医弗能为力也。此病家不可不知者。

五、肾病说

《素问·灵兰秘典论》曰："肾者，作强之官，伎巧出焉。"盖以肾藏志，有志然后思达，欲达必须作强，作强捷径始生，于是伎巧之道因而出焉。《素问·六节藏象论》曰："肾者，主蛰，封藏之本，精之处也。其华在发，其充在骨。"意在肾，王于冬，冬三月是为闭藏，当即主于蛰，亦即封藏之本也。肾者主水，受五脏六腑之精而藏之，故为精之处也。又《素问·上古天真论》曰："女子七岁，肾气盛，齿更发长。""丈夫八岁，肾气实，发长齿更……三八，肾气平均，筋骨劲强……五八，肾气衰，发堕齿槁。"于是可知发之长为肾气盛，发之堕为肾气衰，故其华在发。肾在体为骨，肾气平均，则筋骨劲强，故其充在骨。肾气云者，乃上吸真元、下入丹田之精气也。全身诸气咸利赖之，足少阴是其经。巢氏《诸病源候论》云："肾气盛为志有余，则病腹胀飧泄，体肿喘咳，汗出憎风，面目黑，小便黄，是为肾气之实也，则宜泻之。肾气不足则厥，腰背冷，胸内痛，耳鸣，苦聋，是为肾气之虚也，则宜补之。"

夫强力举重，久坐湿地，强力入水，皆伤于肾；恐惧不节，盛怒不止，皆伤于志，志乃肾所藏，伤志亦即伤肾焉。肾恶燥，燥盛则精竭涸，凡此皆肾致病之由。诸寒收引，皆属于肾，肾病者，少腹腰脊痛，胻（脚胫也）酸腹胀，背膂（脊也）筋痛，两胁支痛，小便闭，凡此皆肾病之候。肾热颐先赤，腰痛胻酸，苦渴数饮，身热，热争（正气与热邪交争）则项强，足下热，不欲言。其热之实者，多见舌燥咽肿，心烦嗌干，胸胁痛，喘咳汗出，小腹胀，腰脊强急，体重骨热，小便黄赤，足下热痛，四肢黑，耳聋，左手尺中脉实。其热之虚者，每轻按不热，着骨炙手，亥子尤甚；嗜卧，善怒，面黑，耳鸣，口干咯血，饥不欲食，少腹气急而痛，二便不调，骨痿不起，四肢不收，厥逆，手足青黑，足下热。

肾中寒者，色黑气弱，腰痛，耳聋，膝下拘痛，甚则昏不知人。至于肾气之虚，则病变百出，如头痛缠绵，发折，头面浮肿；项后两大筋紧而痛，甚则牵及脊背。脉见虚细而数者，乃肾虚头痛也，法宜育阴，慎勿燥散；目系紧，眼涩痛，但无赤脉者，乃肾虚目痛也，应大滋肾肝；耳似蝉鸣，永无休止，令人心烦，妨碍听闻，脉来尺大软，乃肾虚耳鸣也，宜沉潜益阴；昏昏重听，口燥便干，手足心热，体惫色黑，两尺脉大，乃肾虚耳聋也，宜阴中重用鲜九节菖蒲根、活磁石。其肾虚腰痛者，则绵绵不休，乏力痿软，面漆腰胀，不能久立，多由房劳伤肾也；肾虚遗精者，系斫丧太过，肾气不藏，重则入寐即遗，衰虚盗汗，法当益精壮水之中重用黄柏、砂仁。每五鼓天明，必二三次泻，腹满肠鸣，发稀黄萎，此为肾泻，宜温肾填阴，勿徒固涩。肾虚身肿，当见小便不行，或量少黄赤，脉来细数，宜益阴达络，不可行水疏风。更有所谓肾水者，目裹微肿如卧蚕，胕肿，腹大，足胫肿，小溲赤短，甚或身肿庞然，西医谓为肾脏炎，治不得法往往转归慢性，则迁延难愈。庸岂知辨明虚实，基于固阴化湿调水，虚宜补而行水，实用泻以解毒，则可效如桴鼓，治医者安得不察。

六、心包络病辨

《灵枢·邪客》曰："诸邪之在于心者，皆在于心之包络（包络为心主之宫城，入心之邪，包络必先当之）。包络者，心主之脉也（独取其经于掌后锐骨之端，其余脉出入屈折，皆如手少阴心主之脉，故云）。"《灵枢·胀论》曰："夫胸腹，脏腑之郭也。膻中者，心主之宫城也（心为君主之宫，包络护其外，犹如心主之宫城，兹谓膻中有如是者，然舍心包外无克以当之，故知膻中者当即心包络也，况《素问·灵兰秘典论》曰：膻中者，臣使之官，喜乐出焉。贴近君主，方称臣使，其为心包，当更明）。"于此可知，膻中即是心包，论据允相符合，且不少先贤先我道及之矣。但仍有少数学者认为膻中是膈，包络居膈之中（膈是胸膈，包络居膈之中，本属极是，然膻中若果是包络之卫，对膻中者，心主之宫城句又当作何解释耶），包络是心主外卫，膻中是心包外卫，似此截然二事者，为吾所不敢赞同也，以其与内景不牟耳。

盖心肺充填于胸膈之中，心包络之表与肺脏相密接，并再无隙地可名，膻中以作心包之外卫者矣。若此，膻中非心包而何，故包络又名心主。《素问·灵兰秘典论》曰："膻中者，臣使之官，喜乐出焉。"据膻中为心主之宫城，入心之邪皆在包络，二者体功相同，可知膻中、心包异名而同物也。复据包络为心主之脉，犹代心以布令然。膻中为臣使之官，亦代心以宣令者；二者职司相同，显是包络、膻中同物而异名焉。手厥阴是其经。

心忧者，包络之火不宣。过喜者，包络之火太盛。包络充裕则心主安然。包络不充则怔忡惊悸，心嘈心跳，诸证生焉。故治心病者，多为先养心包；要知心包虚，必苦心烦，手心热，心憺憺大动（憺憺动摇也，憺憺大动谓心胸脘动甚不安）；虚则补之，当以补养心血，偏重营阴为治。心包实必苦心痛，面黄，目赤，臂肘挛急，腋肿，甚则胸胁支满；实则泻之，当以疏泄心气，兼事活血为治。更有热毒稽留，心神烦乱者，亦为实候；好忘多惊，梦寐飞扬，并属虚证。心包咳者，咳时心胸隐隐作痛。心包火者，心部时时疼痛不宁。凡此每皆有罢极无力以动，吸息不足续气之共同证候。至于"温邪上受，首先犯肺，逆传心包"者（此十二字乃温热论治发凡而起例者，王氏揭之篇首，吴氏本著条辨），则热势鸱张，神昏谵语，非犀羚辈及清宫、至宝、安宫、紫雪等，不为功也。

七、胆病说

《素问·灵兰秘典论》曰："胆者，中正之官，决断出焉（习认为正直果断乃有胆有识，古人对胆之职司曰中正之官，决断出焉者，犹是义耳，可见此种说法，从古已然）。"《素问·六节藏象论》曰："凡十一脏，取决于胆也（即认为刚直果断皆出于胆，其他十一脏之职司无复如是者，故曰凡十一脏皆取决于胆）。"《难经·三十五难》曰："胆者，清净之腑（六腑除胆之外，均受秽杂，独胆则否，故曰清净）也。"《甲乙经》曰："胆者，中精之腑（认为胆贮精汁，故曰中精之腑），五脏取决于胆，咽为之使（足少阳经脉循颈入缺盆，缺盆穴在肩上横骨陷中，内达咽之部位）。"并曰："心胁痛，不能反侧，目锐眦痛，缺盆中肿痛，腋下肿，马刀侠瘿，汗出，振寒，疟。"巢氏《诸病源候论》称其胆气盛为有余，则病腹内冒冒上冲之意，不安，身躯习习（习，《说文》为数飞也，如《礼记·月令》鹰乃学习，是以此习习二字应体会为似鸟学飞之势，亦即洒洒恶寒之动作表观），是为胆气之实也，则宜泻之。气不足，其气上溢而口苦，善太息，呕宿汁（呕出之液体，为胃中宿存，非新饮之水），心下憺憺（憺憺谓动摇感），如人将捕之，嗌中介介（介介谓似有物介居其间者，犹言咽喉不利也），数唾，是为胆气之虚也，则宜补之。

夫胆虚则寒，寒则恐畏，头眩，不能独卧。胆实则热，热则惊怖，精神不守，卧起不宁。胆热多睡，胆寒无眠。关上脉阳微者胆虚，阳数者胆实。胆火盛则目黄，口苦，坐卧不宁。胆实热则左关上脉见阳实，证为腹中气满，饮食不下，嗌干头疼，洒洒恶寒，胁痛多睡，易怒，口苦，耳聋，善太息，胸胁痛不能转侧，面若积尘，体无膏泽。《灵枢·经脉》论之极详，其治则宜泻肝清热。胆虚寒则左关上脉见阳虚，症为头眩，痿厥，足趾不能摇，蹙不能起，僵仆，目黄，失精（无神之谓），眈眈，易恐善惊，不得眠，寒热往来，至其治则宜温胆补虚）。咳而呕胆汁者，病名胆咳。病有口中苦者，病名胆瘅。胆胀之病，为胁下胀痛，口中苦，善太息。胆黄之病，其黄由渐而剧，困倦昏沉，其人必曾被大惊大恐，证属多危。《备急千金要方》云：胆有病则眉为之倾，病患眉系倾者七日死。西医有病名胆石症者，身目发黄，腹胁剧痛，不能反侧，彻背彻胸，恶寒战栗，易恐易惊，发热呕吐，脉象弦数，右季肋每多癥积可掬，常治以解郁疏肝利胆降逆，往往覆杯顿觉轻松，渐渐其石可归溶化。

八、胃病说

《灵枢·五味》曰："胃者，五脏六腑之海也，水谷皆入于胃，五脏六腑皆禀气于胃。"《素问·玉机真脏论》曰："五脏者皆禀气于胃，胃者五脏之本也。"《素问·五脏别论》曰："胃者，水谷之海，六腑之大源也。五味入口，藏于胃以养五脏气……"于以知胃乃人生之根本，胃气壮，则五脏六腑皆壮，身体各部亦无不皆壮；胃气弱，则五脏六腑皆弱，身体各部亦无不皆弱。所以《素问·平人气象论》有云："平人之常气禀于胃（平人之常气，即所谓有生之正气，乃受气于谷，谷入于胃，五脏六腑皆以受气，故曰平，其所以平，赖有此气之禀于胃耳），胃者平人之常气也，人无胃气曰逆，逆者死。"《难经·十五难》亦云："胃者，水谷之海也，主禀。四时皆以胃气为本，是谓四时之变病，死生之要会也。"足阳明是其经。《素问·痿论》云："阳明者，五脏六腑之海，主润宗筋（宗筋乃前阴毛际之竖筋，为诸筋之会），宗筋主束骨而利机关也。"又谓阴阳总宗筋之会，会于气街而阳明为之长（长，主也，乃阳明之所主），阳明虚则宗筋弛（弛则不能束骨利关节矣）。总此以观，胃乃重要脏器，宜如何慎宝之，自不待言。然人恒漠视，弗自珍重，外（因）则恣贪口腹，饮食不节，忽略卫生；内（因）则不自惩忿，激扰肝阳，动来侮土，遂致胃病丛生，此其大端也。他如寒暑失和，风湿偏盛，劳妄作，起居乖常，亦均足害胃致病者。要知发热，堪召胃弱，正虚能致胃衰，既不慎始，且继以渐，似此种种，不胜枚举。

夫胃中热则消谷，令人心悬善饥；胃中有火则多见齿痛龈宣，腮颊颐肿。因此火之与热，治各不同。胃中寒则腹胀，水谷不化，并脘痛而泛冷涎，手足冷，呕吐，脉迟涩者，必久呃不已；然胃气虚者，亦皆手足厥冷。因此冷与厥冷，自有不同，临证必须详察。再有胃气不和，亦每发呃逆，其与胃寒之呃逆，必须明辨。尤于胃气不和之呃逆中，又有胃阳虚肝木上犯者，或胃气逆而气机不畅者，一宜柔肝，一宜调气，二者不可同日而语也。更如胃病之喜按拒按，虚实攸分，食后痛与食前痛，症各有别，证候既有所区分，治法自不容混淆。其小舌肿烂疼痛不堪者，乃过食炙煿热物，毒结胃经，久郁升发之症，胃脉应现沉而洪大，治则宜辛凉育阴。胃反呕逆，朝食暮吐者，系胃气无余，若谷不得下者，乃食道之梗阻。胃泄是饮食不化，色黄，虚宜健胃，实则荡涤之，风乘湿邪则淡渗和中。胃疸是食已如饥，胁胀，面目瘦黄，虽胃热喜饮，但小溲短而赤黄。胃疭者，善饥而不能食，食而支满腹大。胃风者，颈多汗，恶风，食饮不下，膈塞不通，腹善满，失衣则膜胀，食寒则泄，形瘦腹大，如腹中鸣者，病本于胃，泄且胀者，肠热胃寒。胃脉实者必胀，胃脉虚者必泄。倘血盛气壮脉反沉细者，乃为逆常，必热聚胃口而不行，当胃脘为痛，其胃痛剧烈彻背彻胸，如烧如割，吐如切䐑（音勘，凝血也，切䐑，谓切碎之凝血也），每因痛而畏食，常吞酸而痞满，大溲棕褐，体气萧瑟（衰微瑟缩貌），西医辄称之为胃溃疡，第治每鲜效。夫吐物既如切䐑，胃壁宜有溃疡，惟胃壁坚韧，豚胃人食必费力咀嚼而后下，胡为而易致破溃耶？《内经》云："肝在志为怒，怒则气逆，甚呕血。"可知肝阳过强则胃气被遏，胃气愈遏则肝阳愈强，肝阳强则酸生甚，胃气遏则韧自韦，其所以易致破溃者，职是故耳。殊不知破虽在胃而其原在肝也。倘徒治胃而不治肝，乃舍本逐末，安望其痊？治医者不可不察也。

九、小肠病说

《素问·灵兰秘典论》曰："小肠者，受盛之官，化物出焉。"盖食入于胃，消化之后，小肠受承之以分清浊，摄精华，出糟粕，水液残渣之下行为溲为便者，皆必经过于小肠。于以知受感化物是其职司也。其象火，王于夏，手太阳是其经，为心之腑。

肠义为畅，必畅行无阻，方得其乎，否则为病。《灵枢·邪气脏腑病形》曰："小肠病者，小腹痛，腰脊控睾而痛，时窘之后，当耳前热，若寒甚，若独肩上热甚，及手小指次指之间热，若脉陷者，此其候也。"《诸病源候论》曰："其（指小肠）气盛为有余，则病小肠热。焦竭干涩，小腹膜胀，是为小肠之气实也，则宜泻之。小肠不足，则寒气客之，肠病惊跳不言，乍来乍去，是为小肠气之虚也，则宜补之。"

夫小肠病多与胃病相类似，所以多见口疮、痔疮、控睾疝气诸症。实则嗌痛、颔肿，肩如拔，臑似折，节弛肘废或涩痛（茎中涩痛），尿血；虚则遗溺，耳前热，面白苦寒。若小肠有气则小腹痛，小肠有血（盖指充血而言，非血流肠内之有血）则小便涩，小肠有热则茎中痛。至于左手寸口脉浮而微，乃小肠经虚寒也，当病颅际，偏头痛，耳颊痛，宜补虚散寒治之。左手寸口脉实而大，小肠经实热也，当病寒热往来，汗不出，心中烦满，身重，口中生疮，宜清凉泄热治之。其癃闭淋沥，赤白带浊，证系小肠之火。肠鸣激动，䐜胀腹痛，证是小肠之风（风犹气也）。小肠泄者（《难经》所云），溲而便脓血，少腹疼痛，是火乘湿邪为病。小肠咳者，咳而辄矢气，气咳齐出，乃心咳不已之传来者。少腹䐜满，引腰而痛，为小肠气胀。少腹控睾，痛彻心肺，乃小肠冷虚。苟受承之气（小肠本身之正气）已亏，化物之司不禁，则为泄利也。倘饱食暴急奔走，饮食起居乖常，浊气火毒壅结，则为肠痈焉。尤宜各察虚实，详参脉证，通闭解结，反之于平，当无不差也。

十、大肠病说

《素问·灵兰秘典论》曰："大肠者，传道之官，变化出焉。"盖谓其转化糟粕也。大肠为肺之府，故肺病久则易转入大肠。其象金，王于秋，手阳明是其经。喜温而恶寒，是其常也，反之则病。《灵枢·邪气脏腑病形》曰："大肠病者，肠中切痛而鸣濯濯。冬日重感于寒则泄，当脐而痛，不能久立……"巢氏《诸病源候论》曰："其（指大肠）气盛为有余，则病肠内切痛，如锥刀刺无休息，腰背寒痹挛急，是为大肠气之实，则宜泻之。大肠气不足，则寒气客之，善泄，是大肠之气虚也，则宜补之。"古人对大肠病之属实属虚，宜补宜泻，所论详且尽矣。

夫大肠热则出黄如糜，或便下肠垢，脐下皮冷；大肠寒则鹜溏滑泄，易瘦疾饥，小腹切痛。第有虚实之别，若大便秘闭，舌焦口渴，腹中胀痛，甚而喘咳，面赤身热，咽喉肿痛，梗阻，脉来右手关前实者，乃大肠实热也。其溏泄无度，完谷不化，泄白无良，久则胸喘口渴，唇干倦怠，目急善惊，脉来右手关前虚者，乃大肠虚寒也。更有所谓大肠泄者，《难经·五十七难》有云："大肠泄者，食已窘迫，大便色白，肠鸣切痛。"大肠咳者，系因肺咳不已，大肠受之，咳而遗矢也（《备急千金要方》曰：肺前受病移于大肠，序日咳不已，咳则遗矢便利）。又大肠痧为邪在大肠，少腹疼痛不止，此症小便如常者轻，二便一闭者重。大肠痹乃大肠痹结，数饮而出不得，此症时发飧泄者轻，喘争腹胀者重。至于风干大肠，多见下血；血壅大肠，恒作鼻衄。总之，大肠之为病，寒则泄，热则结；寒则溏，热则垢（利下肠垢）。以寒热之轻重不同，治法亦因之各异。实胀痛，虚善满，实切痛，虚胸喘，更参人体之强弱，脉息之虚实，察理精而运机敏，始克奏捷功也。

十一、膀胱病说

《素问·灵兰秘典论》曰："膀胱者，州都之官，津液藏焉，气化则能出矣。"夫州都云者，盖谓其为水汇潴留之处也；以官称之者，乃言其职司以蓄以泄也；至于津液藏焉，气化则能出矣之义，即巢氏所云，五脏五腑之津液悉归于膀胱，气化分入血脉，以成骨髓也，而津液之余者，入胞则为小便。其象水，王于冬，为肾之府，足太阳是其经。

《诸病源候论》曰："其（指膀胱）气盛为有余，则病热胞涩（以小便不通为胞之涩，胞即脬），小便不通，小腹偏肿痛，是为膀胱气之实也，则宜泻之。膀胱气不足，则寒气客之，胞滑（胞通脬，以小便数而多为胞之滑），小便数而多也，面色黑，是膀胱气之虚也，则宜补之。"

第膀胱病有因寒因热之不同，如小腹苦满，胞转，小便不利，或以手按之即欲小便而不得，令人发狂等，皆属热证。如湿痰上溢而多唾，小便淋沥之类，皆属寒证。更有虚寒实热，务须明辨。脉见两尺中神门以后阳虚者，乃膀胱经之虚寒也，其病当苦脚中筋急，腹痛转筋，恶风偏枯，腰痛耳聋，外踝后痛。两尺中神门以后阳实者，乃膀胱经实热也，其病当苦逆满腰痛，胞转便闭，头眩头痛，脊强，虚寒者宜温宜散，实热者宜泻宜清。

小便不利，小腹作痛，胀满胞闭，乃膀胱之火；头痛眼眩，目泪恶心，筋骨不利，是膀胱之风。膀胱咳者，咳而遗尿；膀胱胀者，满而气癃。热遗于膀胱，则少腹胀重，癃闭，溺血，气滞结于膀胱，则腰折尻痛，项拔背强。气冷兼虚则多唾，带浊，甚则房事举而无力。血热夹郁则鼻衄，淋痔，甚则囊（肾囊）茎肿如被吹。苟忧郁气下，热蓄膀胱，水液煎蒸，聚为砂石，留碍水道，痛不可胜，必砂石出而后小便利，病名石淋，西医称为膀胱结石，治宜疏郁清热，溶荡砂石，则水道浚通，小便自利，砂石亦遂溶解矣。又有所谓肾结石者，疗效同卓。

十二、三焦病辨

统观古人对三焦之论大别有三。

1. 有关体功者（对机体之功能）

三焦职司气化，腐熟水谷，行水道路，如《灵枢·本输》曰："三焦者，中渎之腑也（如人身之沟渎然，行水道路之义耳），水道出焉，属膀胱，是孤之府也。"是六腑之所与合者。《灵枢·营卫生会》曰："上焦出于胃上口，并咽以上，贯膈，而布胸中，走腋，循太阴之分而行，还至阳明，上至舌，下足阳明，常与营俱行于阳二十五度，行于阴亦二十五度，一周也，故五十度而复大会于手太阴矣。"又曰："中焦亦并胃口，出上焦之后，此所受气者，泌糟粕，蒸津液，化其精微，上注于肺脉，乃化而为血，以奉生身，莫贵于此，故独得行于经隧，命曰营气。"又曰："下焦者，别回肠，注于膀胱而渗入焉。故水谷者，常并居于胃中，成糟粕，而俱下于大肠而成下焦……"《灵枢·五癃津液别》曰："津液各走其道，故三焦出气，以温肌肉，充皮肤，为其津，其流而不行者为液。"《素问·灵兰秘典论》曰："三焦者，决渎之官，水道出焉。"

至于何禀何生兼及治则，《难经·三十一难》曰："上焦者，在心下，下膈，在胃上口，主内而不出，其治在膻中……中焦者，在胃中脘，不上不下，主腐熟水谷，其治在脐旁。下焦者，当膀胱上口，主分别清浊，主出而不内，以传导也，其治在脐下一寸。故名曰三焦，其府在气街。"

2. 有关经脉者

手少阳是三焦经，乃十二经之一，如《灵枢·经脉》曰："三焦手少阳之脉，起于小指次指之端，上出两指之间，循手表腕，出臂外两骨之间，上贯肘，循臑外上肩而交出足少阳之后，入缺盆，布膻中，散络心包，下膈，遍属三焦；其支者，从膻中上出缺盆，上项，侠耳后直上，出耳上角，以屈下颊至𬺈（音拙，又音古，颧也）；其支者，从耳后入耳中，出走耳前，过客主人前，交颊至目锐眦。"

3. 有关内景者

三焦有名无器，却有其形，如《灵枢·营卫生会》曰："上焦如雾，中焦如沤，下焦如渎，此之谓也。"《灵枢·本脏》曰："密理厚皮者，三焦、膀胱厚；粗理薄皮者，三焦、膀胱薄。疏腠理者，三焦膀胱缓；皮急而无毫毛者，三焦膀胱急。毫毛美而粗者，三焦、膀胱直；稀毫毛者，三焦、膀胱结也。"《灵枢·决气》曰："上焦开发，宣五谷味，熏肤（熏蒸温煦皮肤使营生机，犹体温然）、充身、泽毛，若雾露之溉，是谓气……中焦受气取汁，变化而赤，是谓血。"《难经·三十八难》曰："所以腑有六者，谓三焦也。有原气之别焉，主持诸气，有名而无形，其经属手少阳，此外腑也，故言腑有六焉。"

由于以上各论不同，所以后人对三焦议论纷纭，莫衷一是。多数学者认为三焦有名无形，但亦有人认为确有其物，如清代唐容川以人之网油为三焦（如大网膜、小网膜及肠系膜等）。近代医者，又有以人之淋巴管为三焦者。虽各有其说，但论者咸谓与《内》《难》之旨均有未臻恰合。

盖三焦云者，乃上中下三部气化之攸分也。焦意象火，属阳为热，满腔有此气化布护，则各受气器官，能升清降浊，腐熟水谷，化其精微，出其糟粕，通调水道，焦干水谷，以及熏肤、充身、泽毛。如《金匮要略·脏腑经络先后病脉证》所说："腠者，是三焦通会真元之处，为血气所注……"乃是造化出纳之无穷奥秘，必须有此气化功能，始克成为活人躯体，非视人脏腑如机件死物者之所得而知也。至于《金匮要略·脏腑经络先后病脉证》所云："吸而微数，其病在中焦……在上焦者，其吸促，在下焦者，其吸远……"系指躯体部位，脐上膈下为中焦，膈上为上焦，脐下为下焦而言。温热家之所谓三焦，乃为划定疾病深浅界限之所由分。今人以心肺为上焦，脾胃为中焦，肝肾为下焦，乃以脏腑之居位高下所区别，与《内》《难》所论之三焦不可同日语也。对《内》《难》所论之三焦，认为有名无形之说，似较允当。

其为病也，巢氏《诸病源候论》云："三焦气盛为有余，则胀气满于皮肤内，轻轻然而不牢，或小便涩，或大便难，是为三焦之实也，则宜泻之。三焦之气不足，则寒气客之，病遗尿或泄利，或胸满，或食不消，是三焦气之虚也，则宜补之。诊其寸口脉迟，上焦有寒；尺脉迟，下焦有寒；尺脉浮，客阳于下焦（客阳犹阳邪也）。"夫三焦有火，常令人头眩，体倦，手足心热。三焦有寒，常令人血凝痿痹，冷败泣流。三焦实多耳鸣喉痹，耳后连目锐眦痛，头面赤热，肩臑作痛。三焦虚，每腹胀痞满，少气短气而中寒，甚则溺窘。耳时鸣，其少腹肿不得小便者，名曰三焦约。咳而腹满，不欲饮食者，称为三焦咳。

又《金匮要略·五脏风寒积聚病脉证并治》云："上焦竭善噫……上焦受中焦气未和，不能消谷，故能噫耳。下焦竭即遗溺失便，其气不和，不能自禁制……"是为三焦竭。又曰："热在上焦者，因咳为肺痿；热在中焦者，则为坚；热在下焦者，则尿血，亦令淋秘不通。"是为三焦热。更须勤求古训，脉证详参，则思过半矣。

十三、命门病辨

《灵枢·根结》曰："太阳（经脉也）根（起）于至阴（穴名，在足小趾之外侧），结于命门（指睛明穴言）。命门者，目也。"《灵枢·卫气》曰："足太阳之本，在跟以上五寸中，标在两络命门。命门者，目也。"《素问·阴阳离合论》曰："太阳根起于至阴，结于命门，名曰阴中之阳（以太阳位于少阴之地，故曰阴中之阳）。"此三说之命门，皆指两目而言，盖以命门者藏精光照之所，则两目也云（启玄子注）。

《难经·三十六难》曰："肾两者，非皆肾也。其左者为肾，右者为命门。命门者，诸精神之所舍，原气之所系也。男子以藏精，女子以系胞，故知肾有一也。"此乃为配合脉诊而立说耳，故与《灵》《素》之为经脉起迄而立论者，又一义焉。

明代张景岳云："命门为五脏六腑之本，为元气之根，为水火之宅。五脏之阴气，非此不能滋；五脏之阳气，非此不能发。"清代周学霆云："命门……此坎为水，一言尽之，盖坎阴包乎阳，一言水而火在其中矣。"唐宗海谓两肾之间，有油膜一条，贯于脊背，名曰命门。陈修园据《黄庭经》"上有黄庭下关元，后有幽阙前命门"之句，遂谓人之所由成胎及胎所从出处为命门。又有以两肾中间为命门者，盖以十四椎下为命门穴也。

夫命门为精神所舍，原气所系，人身以命门为本，古今之理论皆然，唯论命门，则不一其处，致使后学莫所适从，殊为憾事。庸岂知《灵》《素》之所以谓命门为目者，乃指目之睛明穴而言，因太阳为水火生命之源（阳施正气，万物以生，推之人身，亦若乎是），而经气出于此耳。《难经》之左肾右命门者，盖以论脉之书，意在便于配和脉诊也。不然通考《灵》《素》，两肾并未尝有所分言，征诸内景，肾为牝脏，左右相同，功能并无二致，岂《难经》作者安能不知，矧《难经》系基于《灵》《素》所阐述者哉。

滑伯仁《难经本义》注曰：命门其气与肾通，则亦不离乎肾。其所以如是言者，抑或谓肾间原气（即动气）生命攸关，不可不重也。介宾之言意亦在此。养葵赵氏论命门乃人身之君，意亦在此。至于周氏所云，乃导引家语，明澈以求，容有未安。唐容川云油膜一条中系属火云者，亦未免有失允当。因征古证，今此条油膜其能舍精神系原气者，从无依据也。陈修园谓读《黄庭经》云"上有黄庭下关元，后有幽阙前命门"，方悟其处，女者可以手扪而得，俗名产门，在男者于泄精时，自有关阑知觉，此司人之性命处也。此种说法诚支离较甚。其所谓成胎出胎之处，在先天论固"两精相搏，合而成形，常先身生"之谓精之说，呱呱坠地，躯壳始生（犹言躯体由产道娩出，始有生命于人世），胎无从出，则无生命，但医对命门之重，乃事关后天之舍精神，系原气处耳。男茎（陈氏所谓成胎之因）、女阴（陈氏所谓出胎之处），岂如是耶。

然则命门究在何处？据《难经·三十六难》张世贤注云："命门者，一身精神纳藏之处，原气维系之所；原气者，即肾间动气也。"张氏虽最后仍顺解为肾止有一，然从肾间动气四字则可知其所指两肾中间之动气为命门也。前贤之主此说者，颇不乏人，尤其孙一奎氏（号生生子，著《赤水玄珠》）所谓命门乃两肾中间之动气，非水非火（一般皆认为命门为真火之宅，则非火之句可商），乃造化之枢纽，阴阳之根蒂，五脏六腑之本，十二经之根，可谓先获我心。盖两肾中间，透气一缕，性命实寓于其中。其为病也，风则肘臂挛急，腋下肿红；气则胸满支结，胁不畅舒；热盛五心烦而目赤，善笑，溲便艰难，虚衰四肢酸软而眩晕，耳鸣，精力不足；血亏面黄而心下崩（心下崩，数溲血也）且烦；冷极阴痿而肢体厥且痹也。

论温湿病

一、伤寒与温病之辨

伤寒、温病两证为大，初起又颇有相似之点，近以西医学说，二证更相混淆。然受病之脏腑不同，病因亦寒热各异。《黄帝内经》云："太阳为开。"太阳者，膀胱也。太阳为巨阳，充盈于表而为外卫，邪气来袭为之阻拒不能入，病何由来，若膀胱之气不充，则寒邪乘虚而入，是为伤寒之始病。

肺主皮毛，亦为一身之表，肺气清肃，表里调和，邪亦不能袭。若膀胱有热，外达于表，则毛孔开张，一经邪袭，则肺气闭塞，热不得外达，蕴化为温。由是观之，一寒一热，一脏一腑，一实一虚，医家偶或不慎，或不详二病之理，互相误治，轻者致重，重者则不可收拾，司命者必当详察明辨，洞悉二证之源，方不致错误。每见中医闻西医云此病是伤寒，亦随云是伤寒，殊不知西医之伤寒与温病本不分也，西医所谓热病，亦伤寒化热，非真正初起即病热者，不可不知。

中医学所谓伤寒者，病发自古，又有仲景之专书，以启后人。温病发明较晚，除吴鞠通、王孟英辈辨证立法，皆不如仲景《伤寒论》之详确，余以学识浅薄，何敢立言，但就余之心得及经历之所恒见，公之于世，使学者易知二证之区别。

二、论温热病之传变

余览《温热经纬·外感温热篇》王孟英氏注云："凡温病初感，发热而微恶寒者，邪在卫分；不恶寒而恶热，小便色黄，已入气分矣；若脉数舌绛，邪入营分；若舌深绛，烦扰不寐，或夜有谵语，已入血分矣。"于此可知叶氏所指营卫气血，乃是说明外感温病轻重时期之不同，病势浅深之不同，其意并非病邪真入营、入卫、入气、入血也，要在示人以辨明表、里、浅、深及治疗缓、急、先、后之门径耳。此外，吴鞠通氏之三焦论治，乃将一切温病分属于三焦，自谓："伤寒六经由表入里，由浅入深，须横看……"彼之三焦论治是"由上及下，亦由浅入深，须竖看，与《伤寒论》为对待文字，有一纵一横之妙"，惟察《温病条辨》内容，概指心肺属上焦，脾胃属中焦，肝肾属下焦。就其辨证用药而细析之，其所指之上焦温病、中焦温病、下焦温病者，亦不过是说明温病之轻重深浅而已，非病邪果真严格据于上焦、中焦、下焦也。观夫上焦所现之症，中焦亦有之，中焦所用之药，下焦亦用之，界限之混淆不清，可以知之矣，此等处必须灵活着眼，参机应变，勿拘执也。

三、温疫证治

自进绥鼠疫盛行之时，言治疫者，实繁有徒，大旨皆宗《鼠疫抉微》一书而来，其他或采前人治温诸方，终有纯驳不一之憾。是篇为外城官医院医官杨德九、陈世珍、陈舒、张汉卿、孔繁棣诸君，出其学术经验共相讨论，由孔执笔而成，精神活泼，非同时言治疫者所可等论。警察总监吴炳湘深为嘉许，附刻于《鼠疫抉微》之后，惟未列方，读者尚以为憾，今采其论证论治之文，略加修正，并将在大同治疫经验之方及加减法，附后以备参考。

鼠疫又名百斯笃，又名黑死病，又名黑眼疫，又名黑温疫。

按：鼠疫既有黑眼疫、黑温疫之名，其为温疫中一种疫明矣。

鼠疫之原因，由直接排泄物、分泌物、唾滴物或鼠、昆虫等自皮肤或自呼吸道传染。

按：是疫之原因所生，大抵由空气中含有一种异气，亦曰杂气，或人、畜排泄一种不洁之气，吸受而入，遂成是疫。西医所论此疫本非专指于鼠，不过以鼠之为物昼伏夜出缺见日光，潜居阴秽之地，易染疫气，穴垣穿屋，日历多家，较之他物易于传播耳。方今战争几遍全球，国内用兵亦经多时，马革裹尸，血流成渠；加之去秋大水为灾，入冬地气闭塞，一旦初阳上升，乖戾不正之气随在皆可感触，苟卫生不能表里兼至，即无传染之影响，亦恐不免。执此以观，则今流行时疫，又岂仅鼠疫之为患使然耶？

鼠疫之潜伏期为二至七日。

按：人之禀赋不同，虚实各异，其人实者则发病迟，其人虚者则发病速。《黄帝内经》曰："冬不藏精，春必病温。""藏于精者，春不病温。"虚实之不同，于此可见。

鼠疫之症状：恶寒或战栗，头痛眩晕，烦渴倦怠，恶心呕吐，颜面蒸红，眼球结膜充血，皮肤灼热，舌被厚苔，因精神之发扬，致有暴躁谵语，间歇性痉挛，终乃心脏麻痹及虚脱之症而遂至死亡。

按： 凡见以上所云现症，或见表病，或表里三焦俱病，中医方书论之最为确切。夫人之初受疫病，由呼吸而于肺胃，酝酿抑郁，升腾莫制，遂发头痛恶寒、呕吐恶心诸现象；失治则邪气愈炽，弥漫三焦，充塞表里，又有烦渴面红目赤苔厚诸下症；至于痉挛谵语等状，或为燥屎谵语，或系温病中之两厥阴同病，最为危候。其虚脱一语，殊难附会，盖热病最易伤阴，前人言之已详，故谓阴虚脱则可，谓之虚脱实非确当，且病之表里不清，三焦层次不明，何足与言治疫哉。

鼠疫患者之痈疽。

按： 温疫之痈痛，即系温毒入于血分，中医方书谓之发颐、蛤蟆瘟、疙瘩瘟等，本属常有之病，不足为怪，但疽之一字则名称大误矣。何者？阳为痈而阴为疽，是证既纯属阳毒，焉有成疽之理？症状不同，治法迥异，岂可以阴阳不分、痈疽并列，含混而语哉。

鼠疫患者之肺炎。症见恶寒战栗，热候在四十度、四十一度为弛张热，咯痰为血状含有鼠疫菌，头痛呕吐，意识清爽，时或谵妄，筋惕肉瞤，呼吸迫促而困难，胸痛咳嗽作捻发音，不明之支气管呼吸音及浊音，声音震荡强盛，脾脏肿大。

按： 肺为华盖，在各脏腑之上，此症脏腑均已燔灼，上蒸于肺，化源闭塞，清不升，浊不降，故有痰血、呼吸迫促等状。至所述谵妄肉瞤，乃系两厥阴病象，而独以肺炎名之，似觉未甚妥善，盖不知肺为受病之处，而非发病之源也。

鼠疫患者之脉搏频数，至数达一百及至一百二十。

按： 中西医诊脉虽各不同，然西医谓之数，中医亦谓之数，其理既同，其为大热之症可知。

西医治疗鼠疫患者，将其置于隔离病室清洁之，消毒衣服，其用药为东西某氏之血清、兴奋剂、酒精剂等，并饮之以白兰地酒、赤酒、牛乳、鸡蛋、肉汁等类。

按： 病室之清洁固属当然。至于隔离，则病之轻者知为死症而忧虑愁烦必至加重；其重者则动作需人，若无人看护且置之僻远之地，人无生趣，是不啻促之死也。至所用药，血清以清血则可，然尚不知此药为何性，名尚不差。若酒精等则以热治热，而又益以白兰地酒、鸡蛋、肉汁等物，犹之火上浇油，尤为此病所不宜。故谓非病之不中治，乃治之不中病，所以愈治而愈不治也。

鼠疫之证既论之于前矣，然欲治其病，必立其法，欲立其法必认其证，证若不明，何足言治。兹将考之于古、验之于今者，辨其名，详其因，认其证，察其脉，观其象，立其法而救疗焉。

一曰辨名：古书所载，只名曰温役。张子培解温字为热，的当无疑。杨栗山谓："役者，温病传染，如人之行役也。"后人温字为瘟，役字为疫，古文并无是二字也。且温之为病，古人罕有发现之者，非阙也，即以汉时论之，地广人稀，空气清洁而不杂，是以病多伤寒，虽仲师之圣，亦以救时为要务，温之为病未尝多见，故不暇穷其源。或谓后世失其传，然不可考矣。刘河间始稍有发现之，然亦非全璧。近世张子培、王潜斋虽详论之，仍多未当。吴又可著《温疫论》，以温病本于杂气，非风、寒、暑、湿、燥、火之病，为医界大放光明，惜乎泥于邪在募原半表半里而创为表证九转之说，前后不符，未免白圭之玷。杨栗山宗之，著《寒温条辨》（即《伤寒瘟疫条辨》，下同），取瑜弃瑕，独具卓见，悉将依违两可之论一扫而空，立方药以济众，其有功于后世岂浅鲜哉。且谓历验三十余年，伤寒仅四人，温病不胜指屈。栗山时当清初，其言如此，今之地犹昔之地也，人数则几倍之，干戈几遍全球，暴尸流血，民多夭折，物多疵疠，加之旱涝失常，其为杂气流行天地之间，中于人者，即温也。若推而言之，虽鸡猪牛马所中者，其传染于人，无异鼠疫之生，非必自鼠，其传染于人，亦不独为鼠。其症状又皆同于温，同人等历验其治法亦如温，由是观之，即瘟疫之一种，则实名之温役而已。

二曰详因：夫温病既知为杂气，而非风、寒、暑、湿、燥、火六气所生矣，其因不已明乎？试更详论之。若栗山云："六气之病，四时错行之气也，皆自气分而传入血分。温病得天地之杂气，邪毒内入，由血分而发出气分。"一彼一此，已昭然若揭。至《黄帝内经》谓："冬伤于寒，春必病温。"又云："冬不藏精，春必病温。"其意深切，后之学者当体会此意，于伤阴二字大为注意。热本伤阴，阴足者尚可支持，以待救治；阴亏者，一遇此证为热蒸灼阴，液既竭，未有不死者。故治法不能不用凉下者，为保存阴分作釜底抽薪之策也。

三曰审脉：凡温病脉见洪长滑数者轻；重则脉沉，甚则闭塞。凡温病脉见洪长滑数而含和缓者易治，兼弦者难治。凡温病脉见沉涩小急、四肢厥逆、通身如冰者危，凡温病脉见两手闭绝或一手闭绝者危。凡温病脉见沉涩而微，状若屋漏者死。凡温病脉见浮大而散，状若釜沸者死。

按：温疫大致虽同，必切脉辨证，互参虚实以施治。有脉与证相应者，则易于识别，若脉与证不相应，切宜审查缓急，或该从病，或该从脉以定从违，夫脉原不可一途而取，须以神气形色声音证候彼此相参，权衡安范，方为尽善，所以古人望闻问切四者不可缺一。以上皆杨栗山先生《寒温条辨》论证论脉最为精确之言，与现在我辈所见之脉往往相同，故仅述之而不别作论说焉。

四曰审证及察象：凡温病有阳证而无阴证，此昔贤所共认，而非余等之私言，亦医家所共知者。如发热恶寒，头痛，目痛，身痛，鼻干，不眠，胁痛寒热而呕，潮热谵语，詈骂不认亲疏，面红唇燥，舌苔黄，胸腹满痛，能饮冷水，身轻易动，常欲开目见人，喜言语，声响亮，口鼻之气往来自如，小便或黄或溷浊或短数，大便或燥秘或胶闭或夹热下利或热结旁流，手足自温暖，爪甲白红活，此阳证之大略，医者不难辨认。至于阳证似阴，乃火极似水真阳证也。盖伤寒温病热极失于汗下，阳气亢闭郁于内，反而见胜己之化于外，故凡阳厥轻则手足逆冷，凉过肘膝，剧则通身冰冷如石，血凝青紫成片，脉沉伏涩，甚则闭绝。以上脉证悉见纯阴，犹以为阳证何也？及察内证，气喷如火，谵语烦渴，咽干唇裂，舌苔黄黑或生芒刺，心腹作痛；大便燥结或胶闭，或夹热下利，或热结旁流，或下血如豚肝，再审其转矢气极臭者是也。粗工不察，但见表证脉体纯阴即投温补，祸不旋踵。大抵阳证似阴，即假阴也，此与阳盛格阴例同，王太仆所谓身寒厥冷其脉滑数，按之鼓击指下，非寒也。窃谓温病火闭而伏，多见脉沉欲绝，不尽滑数鼓击，要在审证察象则无遁情。杨栗山辨之，词简理明，医家当奉之为指南者也。

五曰治法：盖温病得天地之杂气，由口鼻吸入，直行中道，流布三焦，散漫不收，去而复合，病入血分，故郁而暴发，亦有因外感或饥饱劳碌，或焦思气恼触动而发者，一发则邪气充斥，奔迫下行极而上，上行极而下，即脉闭体厥，从无阴证，皆毒火也。治法急以逐秽为第一务。上焦如雾清而化之，兼以逐秽；中焦如沤，凉而下之，兼以解毒；下焦如渎，决而逐之，兼以养阴；恶秽既通，乘势追拔，勿使潜滋。所以温病非泻即清，非清即泻，原无多方，识其轻重缓急而救之，或该从证，或该从脉，且勿造次，则治温之能事毕矣。

温疫之经验方：生石膏五钱，重可加至三四两，连翘三钱至五钱，金银花三钱至五钱，菊花三钱，知母三钱至五钱，炒栀子三钱至六钱，黄芩三钱至五钱，黄连二钱或三四钱，薄荷一钱至二钱，大青叶三钱至六钱，牡丹皮二钱至四钱，川贝母三钱至五钱，玄参四钱至三四两，竹叶四钱，霜桑叶三钱，生大黄二钱至三四钱。

上方需根据病情以定取舍。

加味应用法：胸痞者，加糖瓜蒌五钱至一两，必要时玄明粉拌。口渴者，原生石膏、玄参加量一两至三四两。目赤者，加龙胆草、青黛三钱至五钱。舌苔黄白或腻黄白、大便结者，加生大黄四五钱。大便不通或夹热下利，或大便脓血，或热结旁流者，加玄明粉或芒硝二钱至四五钱。溺黄短者，加车前子三钱至五钱，溺赤或不通者，加滑石三钱至五六钱。身有疙瘩腮肿者为发颐，头面肿者为大头瘟，加青黛三钱至五钱，蒲公英五钱至一两。谵语者，加羚羊角或犀角一钱至二三钱，或紫雪丹一钱至二三钱。神呆神昏者则热入心包，加安宫牛黄丸一粒至二粒。若舌卷囊缩，手足瘛疭，病已危笃，法所不治，间亦有得愈者，则非大剂一日三剂不可，略一迟疑则无及矣。

此皆素日经验得来，观者幸勿讶其药剂之太凉太重而延误，则病人之幸也。

（此篇录自《传染病八种证治晰疑》卷之二）

四、论外感温热病因

夫外感温热病者，必先赖于体内之郁热伏气而后感之于天地疠气淫邪而成，况乎六淫之风、寒、暑、湿、燥，五气皆可化火，然又皆附于风。风者四时皆有，善行而数变，百病之长也。然则《素问·生气通天论》有云："肉腠闭拒，虽有大风疴毒，弗之能害……"是以内因之郁热伏气乃外感温热发病之本也。叶香岩曰："温邪上受，首先犯肺，逆传心包。"此说既本诸经旨而又有所阐发。盖因郁热伏气轻者，则温邪上受，首先犯肺，此时病邪在表，投以辛凉解表之轻剂即可迎刃而解。若郁热伏邪气盛，或初感解之未当，及误治误补使邪内陷者，即可逆传心包，此时病已入里，投以辛凉祛邪之重剂即可效如桴鼓。

若邪为湿固，热深厥亦深者，临证中反见阴象，此热极似寒之假寒也。倘辨证不清，误用热药，必使立毙，然则只设凉化寒凝之品，不惟温热不得解，反使邪愈加闭固，轻者废，重则不治，此时必施以辛凉清热、渗化湿邪之法，佐芳香辛散之味，以攘开其湿邪外围，不使湿热相搏而直捣其巢穴，则固邪易解，热退厥除，病可瘥也。

五、温病与湿温

夫温疫之为病，是一种有传染力的急性热性病。不以年岁四时为拘，一年四季皆有，但由于季节不同，而有多寡轻重耳。其发病较急，热象较盛，传变较快，容易化燥伤阴。《素问·热论》有"凡病伤寒而成温者，先夏至日者为病温，后夏至日者为病暑"的说法，盖由于发病季节不同，四时主气有异，以及发病流行特点等，故学者按时推病有风温、温热、温疫、温毒、冬温、暑温、湿温、温疟、秋燥、伏气温病、晚发等，其病界分明，治法有别者固不少，但病界并非太清，治法并无大别，徒滋扰乱心思者，抑或有之。尤其吴氏《温病条辨》，自认为与仲景《伤寒论》分庭抗礼，然霍乱之寒霍乱、暑温之阴暑尽包括之，究未跳出《伤寒论》之范畴也。唯温病之轻重，取决于邪热亢盛之浅深与阴津损耗之大小，叶天士之卫、气、营、血辨证施治，乃说明温病之轻重浅深所表现之阶段有别，并非病邪之真入卫入气、入营入血也。吴鞠通之三焦分证，亦说明温病之轻重浅深，而并非病邪果真踞于上焦、中焦、下焦之意，皆足以羽翼仲景者，此等处慎勿拘执。

温病之原因，吴又可氏发明：非风非寒，非暑非湿，亦非四时交错之气，乃天地间别有一种戾气（或称杂气）所感。是气也，所至无时，因其无形可求，无象可见，来而不知，感而不觉，人恶得而知其气，但能传染于人，若其年气来历，不论强弱，触之即病，沿村阖户，众人相同。但亦有因于时间不同，季节有异，其发病极不相同者，此因天地间之杂气种种不一，一气自成一病，众人有所触之者，各随其气而为诸病焉。

温病之应注意者，为有湿无湿，如有湿又当审其为兼夹湿或湿温，因证治各殊也。

兼湿者，除温病热证之外，而兼有肌体倦怠、身肢烦疼、胸脘痞闷、不思饮食、恶心呕吐，时而腹胀满、大便溏或泻利等。如体内有湿邪留滞，则必身重体痛，骨节烦疼。湿邪留滞肌肉和关节者，四肢必困倦。湿在上而阻遏清阳者，则头重如裹，且昏如蒙，失聪或聋，口中和，舌苔白腻。脾为湿困，输布失调，津不上承则口渴；湿停体内者，则口渴而不喜饮，或多饮即呕，或欲热饮（此人体自欲借热化湿之本能）。津不下达则水道无以通调，膀胱无以行水，必小便减少尿液混浊。湿邪在表可芳香宣透，以开逐之，使湿从表出。湿在里、湿重于热可化气渗湿，佐以清热。热重于湿则清热为主，佐以化湿。湿热并重者，则清热化湿同时兼顾，唯不可养阴生津，恐甘寒有伤脾胃又助湿邪也。不可妄汗，恐阴阳俱伤，黏着之湿邪不去，反致气血两虚也。不可妄下，恐攻下更伤脾阳，误致中气下陷而洞泻，或致损伤阴络而便血也。

如为湿温，乃湿之重浊阴邪与温病之热邪交并，湿热合邪之杂气相感，殊难速解也。病势虽缓慢而病程则延长，且变化较多，但往往不离中焦脾胃之部。本病多发生于夏秋之间，其初起先有恶寒，头身重痛，胸痞苔白；转属气分则但热不寒而多汗出，或午后体热增高。由于人身中元气之盛衰不同，阴脏阳脏之有异，亦常会出现湿重于热与热重于湿的两种不同见证，亦湿邪之特性使然也。湿重于热者，如身热留恋，汗虽出而热不除，肢体倦怠，渴不引饮，或喜热饮，身重目蒙，胸痞泛恶，口中黏腻，大便溏薄，苔白腻而滑，脉濡细而缓，呈现一派外有表邪、内停湿阻、热为湿郁、湿重于热的证候。法当化湿为主，清热为辅，可用芳香化浊，甘淡渗湿，冀其表里之湿能从内外分解，俾湿去则热无所据，随清热为辅之剂，顺流而自清矣。

热重于湿者，如湿温壮热不退，口渴自汗，脘腹痞满，烦闷呕逆，溺赤便秘，舌苔腻黄，脉息濡数或洪大而长，此乃湿热之邪随热化而归聚于阳明，胃热熏蒸，中焦受阻。法宜苦寒清热为主，佐以淡渗化湿。如湿与热两相并重者，可照上述而合参之。

又如湿温病在营血，痰热蒙蔽心包，发痉肢厥，神昏谵语者，法宜清心宫之痰热，祛浊秽而醒心神，更如大便下血不止，有去血过多，气失依附之危者，急宜固脱益气。此外，湿热之邪，郁而不解，欲从外透而出现白㾦者，法宜清气化湿、透热。

湿温之脉，有时阳濡而弱，阴小而急，如视为虚寒，投以温补则误矣。此皆应予注意者。虽不能尽愈诸疾，倘能熟复斯言，庶不致病者日进危笃，医者彷徨失措。如能抛除旧规，别寻新径，提高疗效，则更善矣。

六、湿热何其多

数十年来，阅历所见，病人中湿邪兼热致病者，十常八九，此非所谓温病中之湿热证，乃湿热合邪所致之其他疾病也。如外感者，发热头疼，身重而痛，渴而不喜饮，多饮便欲呕，胸脘痞闷，杳不知饥，小便减少，色呈黄赤，苔色黄腻或白腻，脉象弦数或濡数，不必悉具，则湿热之征了如指掌。内伤者，无论何病，每皆兼有，脘闷胸痞腹胀，渴不引饮，难思食，四肢倦怠不举，头昏目蒙耳聋，小便量少黄赤，大便溏薄或秘燥，肝脾二经见症尤多，脉息微而缓或者弦而数，略加掇举，则湿热之象毕具。治病之法，总视目前之现证现脉，所见皆湿热，此即不能不令人引起注意之，至于纯由湿热引致之湿热发黄、湿热下痢、湿热痿躄、湿热遗精、湿热眩晕、湿热带下等，则更无论矣。

湿热何其如此之多？殆天地之气运使然欤。按今之甲子，运行后天，四序反常，阳亢阴虚，湿热弥盛，抑或有之，故辛温滋腻之品，用之在所必慎，抑或"世态居民有变"，阴常不足，阳常有余，火热交并之体，湿从阳化使然欤？尝究心此道。

大湿热有自外入者，有自内生者。地土卑下，阴雨时多，气候潮湿，天气炎热，夏秋季节郁闷熏蒸，最适于湿热合邪，构成致病因素而侵犯人体。如摄生不慎，雨中冒淋，久着湿衣，涉水行泥，雾露之气，久居湿地，酷暑搏聚，则湿热之邪外入矣。湿又寄旺于四季，这说明一年之中湿邪可以常有，为害于人实多。又如恣食生冷，脾气乃伤，贪饮酒醪，嗜好茶茗，以多饮快食为尚，则湿自内生，从阳化热而成湿热。正如清代医家薛生白所云："太阴内伤，湿饮停聚，客邪再至，内外相引，故病湿热。"此之谓也。

以上乃面对病人，辨证求因，审因论治所得之实况，从而求其所以。研究之结果，其致病之因，受病之处，治病之法，显豁有据，无可游移。由此可知，古今之人，素质不同，故古方今病不相能也，疗病必须自为家法，古方照脱，十不效一，职是故耳。丹溪曰："古方新病，安有能相值者，泥是且杀人。"旨哉斯言。

湿之与热，一为阴邪，一为阳邪，二者相合，形成湿热而胶滞，黏腻淹留，稽滞不去，蕴热缠绵，因而造成病情繁复，历程延长，蕴热稽留，变化多端，于湿温一病，最为明显，湿热合邪，伤人甚广，一般既可有肌表征候，如头重体沉、寒热自汗、关节疼痛、四肢倦怠等症；亦可出现脏器证形，如胸闷腹满、呕恶黄疸、溏泄下痢等症。总之，口中黏腻，小便黄赤，湿热即明。治依两邪而立法，"热者清之，湿者化之"，倘只顾治湿，则湿去津伤，内热愈炽；若只顾治热，养阴则更助湿浊，黏着而不去，既须两相并举，又分孰重孰轻，随证变通，不可一执。

论杂病

一、痢疾证治

痢证古名滞下，又名肠澼，又名大瘕泻，后人名之曰痢，以其利而不利也。其证治仲景早已发明，论虽不多，然皆示人以要义，后世不察，或未尽得其义，乃以一己之见立说，或主温，或主凉，或主发汗，或主利水，使古人之法不得明于后，良可慨矣。盖仲景之书，无不意深旨切，其言虽简而意自赅，要在学者神而明之，非谓古方外无以治是证也。类如仲景治下利用四逆汤及桃花汤者，是痢之虚寒者也，主温者，即本乎此。又如治下痢用白头翁汤及葛根黄连黄芩汤者，是痢之湿热者也，主凉者即本乎此。要在医者审证立方不失古人之旨，未有不应手而愈者。但仲景治利之法仅存要义，而后人又每以偏见立说，未能详备，反使学者徒滋疑虑，无所适从。兹将痢证之寒热虚实，噤口、奇恒、休息分别论治，一病一法，对证下药，庶无束手之虞矣。

《素问·太阴阳明论》云："故犯贼风虚邪者，阳受之；食饮不节起居不时者，阴受之。阳受之则入六腑，阴受之则入五脏。入六腑则身热不时卧，上为喘呼；入五脏则膜满闭塞，下为飧泄，久为肠澼。"是即后世谓之痢疾者也，人以内伤水谷，不能运化，留滞胃肠而成痢。是固有不可治者，然必有他因，其可治而误治者亦有之，其实此病为易治之病。兹先述不可治者之因，而后分虚实寒热等证治，俾阅者胸中了然。

肠澼身热则死，是病为肠胃受病，伤于内者多，因表病者间或有之，即身热可无害。而内伤者更见身热，所谓内外俱困，阳无所依，是以不治。

肠澼下白沫脉浮者死。痢下白沫，里气不能守，中宫无主，是以脉现浮象，不可为也。

肠澼下脓血脉悬绝者死。脉之有悬绝，是气血殆尽之象，气血殆尽，未有不死者矣。

肾移热于脾，传为虚，肠澼死，不可治。肾家之热所以能移于脾家者，则脾之虚可知，脾虚无能制水，则肾热上蒸，脾肾俱伤，是以死也。

以上所述死证，固有未尽者，然或内外皆困，或脾肾并损，或腐肠溃胃，是皆痢之无可挽回者，而险证如此亦不多见。至于寻常下痢，只要辨明虚实寒热，治之得当，未有不应手奏效者，更详述于后。

痢病之原因多属湿热，是以发于秋夏者居多。证属于脾，然肝主疏泄，肺主二便，肺气清肃，气机通畅，肝气条达而不下迫，脾家虽有湿有滞，亦不致成痢。故痢初起，责在肝、脾、肺三经，肝气既郁，肺气亦不清肃，湿滞在脾，是内有湿邪而作痢。伤于气者则痢白，伤于血者则痢赤。脉来滑数，后重里急，其痢白当清肺气，轻者银菊散，重者白虎汤去粳米加杏仁、厚朴、白芍、黄芩，如小便不利加桑皮、地骨皮、滑石以利水；有表邪而发寒热者，则加葛根以升发之。肺主二便，肺气既清，病当愈。是以白痢在气分，万不可用血分之药，导之入血，使变赤白，致轻者反重矣。

银菊散（治白痢之轻者）

金银花三钱，白菊花三钱，连翘二钱，生白芍三钱，杏仁三钱（去油尖），桔梗一钱，栀子三钱（炒黑），木香一钱，牛蒡子一钱，甘草一钱。

白虎汤（治白痢之重者）

生石膏五钱或一两，甘草一钱，黄芩三钱，白芍三钱，杏仁三钱，厚朴一钱，有表证发寒热者加葛根三钱，小便不利者加桑白皮三钱，地骨皮四钱，滑石四钱。

若痢既变赤或初病即赤者，是湿滞热邪已伤血分，肝气遂下迫，是当引肝气上达，兼为清热导滞，宜白头翁汤或金花汤主之。

白头翁汤

白头翁五钱，黄柏三钱，黄连三钱，秦皮三钱。

金花汤

黄连三钱，黄芩三钱，黄柏三钱，栀子三钱，杏仁三钱，槟榔二钱，当归三钱，地榆三钱，赤芍二钱，荆芥炭一钱，生地三钱，青蒿三钱，甘草一钱。

下痢无论赤白，中有实者，腹中坚，舌苔黄厚，口渴，心下坚拒按，三部脉皆平或滑实，或有燥屎谵语，实邪在中，蕴酿纠结，不泻其实病不已，当用大小承气汤急泻之，轻者当归芍药汤加味主之。

当归芍药汤加味

当归三钱，生白芍一两，大黄三钱，枳实二钱，莱菔子四钱，广木香二钱，车前子三钱（布包），知母三钱，黄芩三钱，厚朴三钱，槟榔三钱，滑石四钱。其滞气甚者，可佐香连丸。

小承气汤

大黄四钱，厚朴二钱，枳实一钱。

大承气汤

大黄四钱，厚朴三钱，枳实三钱，芒硝三钱（和入药内服）。

下痢喉痛，气呛喘逆者，名曰奇恒，以其异于常痢也。火逆攻肺，有即时败绝之象，最为危险，病至是者多死。仲景云急下之，宜大承气或加竹叶石膏汤，间有生者。

大承气加竹叶石膏汤

生石膏一两（先煎），大黄四钱，厚朴三钱，枳实三钱，竹叶三钱，杏仁三钱，芒硝三钱（和入药内）。

口痢者，下痢热灼津液，舌干咽塞，食不得下，是赤痢之险者，若夫其治迟不得救，则肠胃腐烂而死。喻嘉言之仓廪汤、朱丹溪之石莲汤，似是而非，准于救治；际此津液干枯、胃火炽盛，非生津清热不能有效，宜救胃煎及开噤汤主之。

救胃煎

生石膏四钱至一两，生地三钱，生白芍三钱，黄连二钱，黄芩三钱，天花粉三钱，杏仁三钱，肥玉竹三钱，麦冬三钱，炒枳壳一钱，苦桔梗二钱，厚朴一钱，生甘草一钱。

开噤汤

党参三钱，麦冬三钱，天冬三钱，生石膏五钱或加至一两（先煎），炒栀子三钱，黄连二钱，黄芩二钱，黄柏二钱，大生地四钱，生白芍三钱，当归三钱，杏仁三钱，枳壳一钱，槟榔一钱，甘草一钱，花粉三钱，白头翁三钱。

以上二方，升津液清热，服后舌上津液渐复，则渐能饮食，可谓开噤之奇方。唐容川先生自谓悟出切实之理，大声疾呼，为世之患噤口痢者觅得生路，有功后世，岂浅鲜哉。

下痢既久，实邪渐化，治之失宜，或体气虚，或久痢伤肾，虚象既现，脉来微弱，则不能专持痢无补法，若但攻伐，虚虚之祸立见。不过痢症至此者少，即有之，亦须详辨，是否真虚，有无实邪，虚实寒热相似之际，极当审察，若果属虚寒，始可按下列之法治之。

桃花汤

（以下二方，皆治久痢虚滑、无腹痛后重之主方）赤石脂一钱，糯米五钱，炒黑干姜一钱，煎汤服。

乌梅丸

乌梅十枚（去核），黄连三钱，黄柏一钱，人参一钱，桂枝一钱，细辛一钱，黑附子一钱（炮黑），当归一钱，花椒一钱，干姜二钱。

共为细末，将乌梅在饭上蒸熟，捣和诸药，加蜜为丸，如梧桐子大，每服三十丸，米饮送下。

下痢愈后时复，或逾年而复发者，谓之休息痢。是瘀流于内，有虚实之别，实者攻下为法，或服清宁丸，或当归龙荟丸；虚者则调中益肾，兼化瘀积，宜归脾丸加槟榔、枳实、厚朴、生牡蛎，为丸久服之。

痢病既愈，壮者轻者固可自复，弱者重者难免伤脾。自复者无待调理，而伤脾者不为诊治，恐终有他患，是以宜养脾阴，不可助胃阳。盖胃阳盛则多食而伤脾，脾阴强则运化之力健，宜养脾阴以为善后。

归地养荣汤

当归三钱，生地三钱，山药三钱，麦冬三钱，杭白芍三钱，桑叶三钱，莲子心三钱，荷叶三钱，石斛三钱，肥玉竹三钱，甘草一钱，生薏米四钱，熟薏米四钱。

滞下一症，东西医亦列为传染病之一者，名之曰赤痢。观丁氏福保赤痢原文，所论赤痢之病状暨原因，与中国方书所谓痢疾相符，但轻重混合，未能分晰，虽谓之为一种原虫寄生于腹，流行传染，害人生命，然又自谓医者之意见尚未一定，而隔离看护同于温疫，且食肉汁、鸡蛋、牛乳、酒类，百人中死七十人之多，亦云惨矣。是病中国数千年前已经发现，其治法迄今而大备，治愈者多而死者少。兹就张石顽、陈修园、杨粟山、唐容川诸人所著，准之于古，验之于今者，分别虚实寒热，述出证治，条列于前，以备参考，其庶几乎。

（此篇录自《传染病八种证治晰疑》卷之九）

二、答王静斋关于肺痨病之问

甲戌之秋，孔君伯华应津沽某公之请，与之盘桓数日，对于肺痨病偶然谈及。余问之曰：细阅吾兄家庭医药常识稿，所谈肺病原理，由于风、寒、暑、湿、燥、火六气所伤，綮中肯要。但只言病理，未列治法，有失世人期望。以吾兄之聪颖，及三十年之阅历，定有心得，何妨公之于世，普度群生。余治此病多矣，对于用药未敢自信，尚望吾兄明以教我。

伯华语余曰：近来不论男女，一闻肺病，即谈虎色变，青年学子尤甚，盖其受欧化熏染故也。夫肺病者，即肺脏有病之谓也。其病分寒、热、虚、实、风、火、燥、结、气、痰、郁、痹、肿胀、喘促、痨瘵、上损、硬伤、咳嗽、唾血、咯血、衄血、痈疽、蓄水之别，非一病之名词足以概括之。治法有清、化、宣、解、补、泻、反、正之分，因症施治，无一定成法。观西医之内科全书中，肺病亦有若干名词。如肺炎、气管炎、肺脏癌、肺气肿、肺结核等，不下二十余种，分为急性、慢性。急性者，自得病至死仅数月；慢性者，自得病至死可两三年。

此病又分为三期，初觉咳嗽，即中医所谓始受风寒，或胃热上冲、熏蒸肺络，肺初肿时，为第一期；迨至咳嗽、唾血、日晡作热、食少气促，即中医所谓风热郁塞、肺叶肿胀之时，为第二期；饮食小进、面色黑黄、枯白、浮肿或脚腿肿、自汗、盗汗、微微气喘、大便溏泻、不能侧卧、咳嗽不停、身热、吐涎、气短，即中医所谓肺叶肿溃或焦枯之时，宗气衰而生化之源断绝矣，邪盛阻塞气道，制节之气不能下行，肝脾胃等脏不能受气以行血，血则上溢，或吐，或咯，或便血，此为第三期。病名虽多，但只言病状，不辨病原，动以肺病之词骇人听闻，并无根本治法，只凭天然空气疗养，使之不受刺激，不令劳动，不提气御神。住医院中或一两年或三五年，作长久之静养。观其色，察其形，似已无病，及至出院，多有不及数月，终不免一死者。

况住院之举，在富贵之家尚可，贫寒之家则不能也。中医治法，当清化其源，用除邪扶正之法，尚可补救。若只持病久必虚之偏见，泥古不化，治以参芪地胶滋补之品，是速其死期也。盖肺叶虽被伤损，然燥热在内，再用此等药以补之，徒增邪助热，于正气有何益哉。故曰：若欲补正须先除邪，邪退正气自复矣。余所以未列治法者，以治法不一也。观吾子所论咳嗽吐血与结核性病理甚详，而所举之小青龙、麻杏石甘汤小甚妥当。但麻黄辛热，须少用，至多不能过半分一分，仅用以搜肺经所郁之风寒而已，若多则肺受其害矣。须重用生石膏，去其从化之热，热不能上冲，其咳自愈。所谓肺结核者即是肺肿，如生疮然，先肿而后溃。若有失血，则肺之嫩皮破，须用犀黄丸数分消其肿，生其肌，根本愈矣。再加紫雪丹以开之，使浮游之火散，而他脏自安其位矣。

余又问曰：石膏治阳明之实热，以及温病之邪热。紫雪治少阳与心包之实热。犀黄丸治痈疽之毒则可，治肺病之虚热则不可。且发热与骨蒸，阴阳之间又有不同，吾子亦主此药，无乃误乎？况世俗之医，多畏此等药如虎，治愈尚可杜若辈之口，一有危险，则将借此毁谤之矣。

伯华曰：不然。余行道三十余年，岂不知热有阴、阳、虚、实、真、假、格、束之别，而敢用此法贻误性命乎。且肺痨亦有真假之辨，不能一概而论。先就真肺痨言之。观其人先天禀赋不足之气象，即可断定此人必患肺病而亡。若其人所处境遇顺者，或能脱过。若家室贫寒，日处逆境，心思败乱，虽将其培于参芪地黄之中，亦难幸免。盖草根树皮可以疗病而不能补其将绝之真源也。此病之得，亦多因风寒。《经》云"风雨寒热，不得虚邪，不能独伤人"，此之谓也。

其发热为骨蒸，交六阴时则剧，两颧红如大拇指一点，此心阳将绝之兆。干咳无痰，或唾涎沫，或大便鸭溏，诊其脉则细疾而软。所以古人之书，多以滋补气血、填精益髓之剂，以延长病者之寿命耳，余见此症者服参芪、地黄、龟鹿等药而死者不知凡几。况真肺痨于其初受感冒之时，先以辛散解之，清凉化之，使邪不留经，亦能痊愈，并非绝无治法。

再以假肺痨论之。其人平素气充体实，或受风寒，或受感冒，邪既郁，脉必闭，不但不见浮数，反涩小而缓，身亦不热，头亦不痛，但只咳嗽。此风热闭郁于内（西医谓肺炎之时），治法摘奸发伏。若医生不识其症，误认为虚，用滋腻之剂补邪于内，必从阳明而化燥，胃火上攻，肺被热蒸，久则肿胀，气道不通，咳嗽愈急，伏则不得安卧。血被火炼，热无定时或恶寒以后发热，类似疟疾。此乃肺部肿腐（即如皮肤生疮恶寒发热者然），阴阳搏激之时，气盛者阳时作热，气弱者阴时作热，风火交煽，使之恹恹难动，饮食不进，类以真肺痨矣。

热时满面发红，间有不红者，得汗则解；口中作渴，诊其脉则数大洪滑，或涩或迟而腺体宽大，不但症为纯阳，而且胃亦大热。吾子以为此热，实耶？虚耶？欲救其急，非用釜底抽薪法不可，只要大便未见溏利，即用石膏治阳明胃热而清通肺气；紫雪治肝胆浮热，使君火自明；犀黄丸治肺中之腐肿，其谁曰不宜，若扬汤止沸，则火炎又起矣。若不用此重镇清化之品，难熄此炎上之火，其蕴蓄之风邪何以能出，肺肿何以能消？余用此治之者，是治蕴藏风热之坏病，而非治阴火之痨瘵也。况此症之患未有不发热、潮热、微热者，间有身不热者，甚至有恶寒肢厥者，皆是郁热之故，一腔热火，耗其真阴，阴愈虚而热愈重。风邪在内，补之则更助热，肺被熏蒸，势必肿烂而死矣。

以西医肺病之名而论，皆是炎字。以 X 光照之，则云肺肿，肺烂，即是肺热之明证。抑阳益阴治之，俟其风息阳降，脉静热退，再用滋润清补之法，加以饮食养料以养之。气血足则病自愈，何必负薪救火，以速其死也。余治此病，每用石膏后，则病者饮食骤增，盖胃热已减，未有不觉饿者，即此亦可证明为实热无疑。同道诸君，若不分真假虚实，一见肺痨即认为虚，泥古方之成见而不知变计；病家惊恐之余，闻医者遵古方治病，似乎近理，遂一意从之，致使高明之医，不能售其木，使病者怀恨以终，殊属可惜。余之论断，同道诸君必谤为妄诞不经之谈，绝不以为然也。近来患假肺痨者，百中有九十八九。患真肺痨者，百中不准有一二耳。

余近治二人，经某医用补药后，饮食已断；服余方药五六剂，但饮食不增。嗣经他医评判，曰余方太凉，前医之方太补，令彼治之，则立方敷衍了事，致病家心中惴惴不安而不敢服真治病之药，坐以待亡，不知此人诚何心也。希望养生家一遇可靠之医，不必计药之寒凉，亦不可信人之毁誉。服药稍觉轻减，即一心服之，决不间断，又不可因服十剂、二十剂不见大效，即再更医。倘后医不识此症，再误用补剂，势必不治，不可不慎。盖病根已固，非数十剂不能肃清其根源也。肺居至高之位，平淡而无味之品，以气化之，欲以少数之药治愈，岂可得乎。余曰诚哉斯言也，特援笔记之，以为养生家之参考可耳。

前山东督军张君少卿，病患咳嗽吐血症，已一年余矣。壬申夏，延余诊治。诊八六脉皆数，舌色黄糙，口干，大便燥，面色黧黑，每早起必吐血数口。观其平日所服之方，即六味、四君、龟鹿二仙等，愈服愈重。余谓体虚阴燥，痰湿胶闭，水不涵木，浮阳上逆，若一味滋腻，不啻抱薪救火，病岂能减。即以清燥养荣、潜阴制阳之法，服药三十余剂，血止咳减，面色已黄亮，元气将次恢复。值其至戚丧，请其回籍祀土，余力阻弗听。时值炎夏，长途跋涉，甫至家，即吐血数口。迨其公事毕，则旧病复作，外县延医又难，误服桂麻四君之类，不数剂，则大口吐血数次而亡。盖久病初愈，阴分素亏，胃火燥烈，沿途辛苦，误用燥烈伤阴之药，不啻用火自焚，信然。

同寅曹君秋潭，辛未秋患吐血，误用补剂，愈重。延余诊视，其脉洪大作热，咳嗽吐血，面目黑瘦。余即用龙牡石膏知柏之属，服药五十余剂而愈。

辛未夏，族侄惠恩年二十二岁，在天津业商。初患咳嗽，一误于滋腻，旋即吐血；再误于升提，而血则大口吐之。西医诊查，则谓肺病已成。余诊其脉，细濡已达七至。日晡潮热，咳嗽吐血，面目黑黄，大便燥。余即用龙牡石膏、黛蛤散、紫雪丹之属，服至数十剂而愈。

甲戌仲春，有挚友杨君简之之女幼甫，年十九。初患风热，误服补剂，以致发热，时热时止，饮食减少，西医则谓肺病已成。余诊其脉细急，即用桑菊饮加石膏，服七十剂而愈。丙子初夏，其姊病，复受感染，肺痨又作。仍以前方加龙牡、鳖甲、知母、紫雪之属。服至二百余剂痊愈。

（此篇摘自《养生医药浅说》，系戊寅初秋稷门王静斋记于津沽）

三、中风说

风为百病之长，善行而数变，其发暴者称曰中风。《素问·风论》对五脏风证之论甚详，于疠风（风寒之邪，客于脉中而不去，营卫交伤，故名疠风。系针对荣气热胕、鼻柱坏败之疠，而作进一步申述者）、脑风（风气客于风府，循脉而上者为脑风）、目风（风入于头，干太阳之目系者为目风）、漏风（饮酒中风者为漏风）、内风（入房中风者为内风）、泄风（风邪久客肌腠，阳气外驰为泄风）等杂风，亦各有专说。然关于中风，则仅言风中五脏六腑之俞，亦为脏腑之风，各入其门户（指入经入络入腑入脏而言），所中则为偏风（谓偏入于身形之一部，或左或右或上或下者，为偏风），只不过两述其名而已，似此风证与中风混同泛论者，盖示人以大纲也。

仲景著《金匮要略》阐发经旨云："夫风之为病，当半身不遂，或但臂不遂者，此为痹，脉微而数（微为血虚，数为热盛，其人必血舍空虚而气分热炽），中风使然。"又云："寸口脉浮而紧，紧则为寒，浮则为虚。虚寒相搏，邪在皮肤。浮者血虚，络脉空虚，贼邪不泻，或左或右，邪气反缓，正气即急，正气引邪，㖞僻不遂。邪在于络，肌肤不仁；邪在于经，即重不胜；邪入于腑，即不识人；邪入于脏，舌即难言，口吐涎。"于是不特中风之分为中经中络、中腑中脏已明，且对类似（中风）之痹（证）、骨伤之痿证，均加详辨，殊为严谨，洵句句金针，惜人多忽之。

金元之后，论中风者则渐紊乱。刘河间主火盛，则以火为本，以风为标。李东垣主气虚，则以气虚为本，以风为标。朱丹溪主湿盛生痰，则以痰为本，以风为标。薛立斋、赵养葵则主真水竭，真火虚，肝郁脾伤。此外，又有真中类中之分，以及中脉之别，各执己论，聚讼纷纭，后人则茫然失据，患者则十不救一，良可慨也。

夫中风者，乃谓风之伤人，如中矢石，猝倒无知，牙关紧闭，痰涎壅塞，口眼歪斜，舌强肢瘫危在顷刻之症也。至其未发之先，所有之头眩眼花，手指舌尖发麻，或卧中耳内突突作响等，乃中风之前兆也。转醒之后，或半身不遂，或全躯瘫痪，或瘖不能言，或食不能下等，皆中风之后遗症也，均不得混称中风。西医指之为脑溢血、脑栓塞，统称之曰脑血管意外，固有由也。第中医对于何以被风所中，亦未始无据，盖凡是中风必先有痼疾潜伏于脏腑，或肝动热生，或气火相郁，或积食化痰，或瘀塞经络，或气虚上浮，此等伏邪害伤空窍，一遇外邪，触而即发，险象迭出，甚至无可挽回者，职是故耳。此证在危急之顷乃邪中空窍，火发风生，风必夹木势乘侮脾土，脾气不行，则聚液成痰。治必息风伐其木势，镇坠杀其火威，并予清金涤痰，育阴除热，始能救危亡，促其速醒。倘骤施散风，其正气愈虚，则邪气愈固；若妄加温补，则邪愈闭而陷愈深，即使幸而不死，亦必经络阻塞，肢体凝重，康复难矣。至其清苏，脉证好转，散风达络，活血益气，则其时矣，运用得宜，不唯转危为安，且能速复轻健，此中关键不可不知也。至遗尿为肾绝，手撒遗矢为脾绝，开口望天为心绝，眼合为肝绝，鼾声痰漉为肺绝，皆法在无救者。更有猝倒危急之顷，取嚏催吐，亦在所非宜。确属内热壅闭，安宫至宝有得救者。

论方药

一、医方总论

语有之："运千刃者，可以发硎；操千曲者，可以听声。"医方亦何独不然乎？古之时，方不如医，后之世，医不如方。甚矣，医方之并重也。夫自古以来，《内》《难》尚矣。唐宋而还，著者凌杂。而医之门户分于金元，其后未支委分，入主出奴，或师师意，各逞家技而守一义，或武断而执一偏，不知"治病必求其本"，如节庵尽易成书，伯仁全翻脉诀，庸岂知刘完素之主张泻火，乃有鉴于"世态居民有变""六气都从火化"而来。朱震亨之主张滋阴，是洞察到"阳常有余"即火、"阴常不足"是热而然。竟致介宾攻完素之过，震亨讥从正之偏，非党同以伐异，则聚众而纷纭。

厥后，方书日汇，剽窃为能，或则以某药某方能治某病而不知有变，懵然不察其所以然。悲夫，法日繁，理愈晦，此后世之所以多夭折者矣。是故不患人之不知医，患在多知医而究不知医；不患人之不知方，患在多知方而究不知方也。何则？医无定法而法有定理，法不可尽而皆可通，理不可穷而尽可明也。知医而不知方，谓之瞑蹈；不知医而知方，谓之剽窃；剽窃与瞑蹈，其偏废一也。

是故方者矩也，医者意也，方无尽而通之以矩，医无穷而守之以意。方者防也，防于未然，范于已然。医者易也，变而通之，神而守之。方者法也，医者理也，明其理而后用其法，法无不当；知其法而后参以理，理以益明。虽然，世代推迁，风气殊尚，陈辙可以不稍易乎？曰可变者惟法，不易者惟理，时有古今也，地有南北也，禀有厚薄也，体有强弱也，法虽不可成守，而理则无所殊也。是以考古者，无以别裁则多歧而必至于误施，有所专主又慎防胶执而偏固，所谓左右佩剑，均未协中，推其所以左右之故，盖于理有所未明，于法有所未谙也。理已明矣，法已谙矣，则多歧胶执之弊即无，畸左偏右之失自泯。医之为道，无更他有焉。且方之相反者，或适相成；医之相攻者，又实相救；是在学者之参酌会通，取长补短，折中于《内》《难》之奥旨，斯为善矣。

二、石膏药性辨

石膏是清凉退热、解肌透表之专药，一般皆谓其味辛凉，实则石膏之味是咸而兼涩；一般皆认为其性大寒，实则石膏之性是凉而微寒。凡内伤外感，病确属热，投无不宜。奈何今之医者不究其药性，误信为大寒而不敢用。尝因医家如此，故病家见方中用石膏，亦畏之如虎。如此谬误流传，习而不察之弊，乃余所大惑而不能解者也。直如摒玉液而弃金丹，致令病人不起，良可慨也。尝详考其性，亲尝其味。《神农本草经》谓其性微寒，且宜于产乳，主治口干舌焦不能息，是真识石膏者；《金匮要略》《伤寒论》用石膏凡十一方，乃从而广之，是真识石膏者。

按张仲景之用石膏，是从烦躁、渴、喘、呕吐四处着眼以为法。如小青龙汤证，心下有水气、肺胀、咳而上气、脉浮、烦躁而喘，即加用石膏；大青龙汤之用石膏，亦是在于有烦躁；白虎加人参汤之用石膏，是在于大烦渴不解，舌上干燥而烦；竹皮大丸证之用石膏，是在于中虚烦乱。以上是据有烦躁而应用石膏之法。盖阴气偏少，阳气暴胜，其暴胜之阳或聚于胃，或犯于心，烦躁乃生，石膏能化暴胜之阳，能解在胃之聚，故烦躁得治。

白虎加人参汤症曰大渴，曰大烦渴不解，曰渴欲饮水，白虎汤证虽未明言渴而言里有热，渴亦在其中矣。以上是据有渴证而应用石膏之法。盖温热之邪化火伤津，津液不能上潮则口渴，石膏能泻火润燥，故渴得治。

越婢加半夏汤之治其人喘、肺胀，使半夏与石膏为伍，以奏破饮镇坠之效；小青龙汤加石膏以治烦躁而喘；木防己汤用石膏在于其人喘满；麻杏石甘汤用石膏在于汗出而喘。以上是据有喘证而应用石膏者。盖此四证之喘，皆为热在于中，气则被迫于上，用石膏化其在中之热，气自得下而喘自治矣。

竹叶石膏汤证之欲吐，竹皮大丸证之呕逆，以上是据呕吐而应用石膏之法。盖此二证之呕吐，是因热致虚，因虚气逆所致，用石膏热解气自平，呕逆亦遂自止也。遵仲景法，投无不效。

石膏一药，遇热证即放胆用之，起死回生，功同金液，能收意外之效，绝无偾事之虞。若用之鲜少，则难奏其功，俗流煅用则多流弊。近人张锡纯之石膏解所云良非虚语，日人吉益东洞之石膏辨误诚属箴言。余宗先圣之大法，参后贤之精议，据临证之所验，请石膏之疗能：其体重能泻胃火，其气轻能解肌表、生津液、除烦渴、退热疗狂、宣散外感温邪之实热，使从毛孔透出；其性之凉并不寒于其他凉药，但其解热之效，远较其他凉药而过之；治伤寒之头痛如裂、壮热如火尤为特效，并能缓脾益气，邪热去，脾得缓而元气回；催通乳汁，阳燥润、乳道滋而涌泉出；又能用于外科，治疗疡之溃烂化腐生肌；用于口腔而治口舌糜烂；胃热肺热之发斑发疹更属要药；其他卓效难以尽述，惟气血虚证在所当禁。

三、关于药用金箔之我见

——1953 年答中央卫生部问

世界各国皆知金为贵重之物，而其贵究在何处？仅知其可用于铸货币、造饰物，又可用制照相术上之配剂及陶瓷器之颜料等化学工业，却不知其在医药上之重要性。金之用于医药者，在我国已有两千余年历史，且在实践中有其显著之功效，按历代名医所论金之用于方药，其效自可明矣。唐代刘禹锡云：“仅按药性论之，黄金屑、金箔亦同，主小儿惊伤五脏风痫失志。镇心、安魂魄。”杨损之云：“生者杀人，百炼者乃堪服，水银合膏饮即不炼。”日华子云：“金平无毒，畏水银，镇心益五脏，添精补髓，调利血脉。”《太平惠民和剂局方》以书中有金箔之丸散居多，如牛黄清心丸、至宝丹、紫雪丹等皆以金箔为衣，或煮水取汁，且有显著之功效。汇以上诸说，金之用于医药已明焉，后世赖之而不为淘汰，是乃先贤之经验造化。况余数十年之经验用药，当以古方所有金箔之丸药，不可枚举。余之意见，药用金箔，当不可废。况政府正值提倡我国医药，大力发扬之际，岂可任意毁坏古人之成方，鄙意如斯，尚希公平是幸。

（时任卫生部顾问）

下篇　医案存真

内科病案

一、温热病

滑女　三月二十四日

热邪深陷，神昏谵妄欲狂，口渴引饮，服清疏之品略转，而证仍实，脉伏数，拟重剂辛凉芳通。

生石膏一两	莲子心二钱	金银花六钱
知　母三钱	生鳖甲钱半	地骨皮二钱
白僵蚕三钱	黄　柏三钱	鲜芦根一两
薄　荷二钱	龙胆草三钱	川黄连二钱
桃　仁二钱	杏　仁二钱	鲜九节菖蒲四钱

安宫牛黄丸一粒（分化）

连服三剂痊愈。

[按] 春温重症，气营两燔，昏谵欲狂，大渴引饮，用清凉重剂白虎汤合清营涤热开窍之安宫牛黄丸，再配以龙胆草、黄柏、黄连、僵蚕、莲子心、生鳖甲、鲜菖蒲等，内清外透，三剂而获效。

杨男　四月初八日

滞热在中，兼感时邪，头痛颇剧，项后结肿，口渴，神迷，舌苔厚垢，右胁亦痛，脉大而数，亟宜辛凉芳香解之。

生石膏一两	辛　夷三钱	银　花五钱
酒川军一钱	鲜芦根一两	鲜茅根一两
知　母三钱	瓜　蒌一两	连　翘三钱
白僵蚕三钱	薄　荷二钱	龙胆草三钱
栀　子三钱	甘中黄三钱	荷　叶一个

鲜九节菖蒲根五钱　　安宫牛黄丸一粒（分化）

[按] 温毒时邪，神识不清者，以安宫牛黄丸取效最捷。菖蒲根开窍，辛夷清肺通脑，僵蚕化痰解毒，更有助于项后结肿之散消。

吕男　八月初十日

伏暑内发，外为邪束，头部偏痛，发热口渴，饮水不适，思食冷物，脉象伏数，宜清疏芳解。

鲜茅根一两	鲜芦根一两	辛　夷三钱
桑寄生六钱	青竹茹三钱	生石膏六钱
薄　荷钱半	忍冬花五钱	忍冬藤五钱
僵　蚕三钱	全瓜蒌六钱	龙胆草三钱
地骨皮二钱	杭菊花三钱	荷　叶一个
焦栀子三钱	广藿梗三钱	紫雪丹五分（分冲）

二诊：上方加石决明一两、酒川军五分（开水泡兑）、玄明粉八分（分冲）。

[按] 伏暑久蕴，新邪引发，发热口渴喜凉，脉伏数，一派里热之象。清透之中更用白僵蚕以息风退热，广藿梗引伏暑外达，谨防伏热内壅而有厥闭之变。

孙妇　六月三十日

热实于中，兼为邪袭，寒热颇盛，口渴谵语，头痛亦甚，舌赤苔白，脉洪数，亟宜清解凉化，佐以芳通。

鲜芦根一两	鲜茅根一两	莲子心二钱
薄荷叶钱半	冬霜叶三钱	龙胆草三钱
知　母三钱	焦栀子三钱	石决明六钱
忍冬花四钱	川黄柏三钱	地骨皮三钱
荷　叶一个	紫雪丹四分（分冲）	

[按] 头痛属肝阳上亢者加石决明平肝潜阳。

王男　七月十八日

二诊：暑湿热盛，寒热呕逆，口渴，脘次跳动颇甚，入夜谵语神昏，头痛颇重，脉大而数，服芳清之品热减而未复，拟清疏凉化芳通。

生石膏八钱	旋覆花二钱	竹　茹一两
龙胆草三钱	鲜芦根一两	藿　香三钱
莲子心二钱	知　母三钱	瓜　蒌一两
川黄柏三钱	代赭石三钱	益元散四钱
荷　叶一个	安宫牛黄丸一粒（分化）	

三诊：前方药连进，证象已转。第肝胃两阳并盛而上犯，头晕呕逆，饮冷等象未除，脉已较缓，然弦数未退，再依前议加减。

生石膏八钱	鲜竹茹一两	旋覆花三钱
代赭石三钱	地骨皮三钱	石决明八钱
龙胆草三钱	知　母三钱	全瓜蒌一两
鲜茅根一两	黄　柏三钱	薄荷叶钱半
辛　夷二钱	鲜荷叶一个	鲜九节菖蒲四钱
羚羊角粉二分（冲）		

服药后痊愈。

[按] 暑多夹湿，初用益元散，取其清心祛暑、利湿，既而湿化热盛，肝胃并盛，则加羚羊角粉、生石决明以清肝镇逆，头剧痛伴昏谵，为热伏神明，用安宫、辛夷配荷叶取效。

刘男　六月初八日

湿热为暑袭，闭于中焦，运化遂阻，表里之气不畅，周身疲顿，面色黑滞，脉象滑伏不和，治宜清化芳通。

广藿梗三钱	冬桑叶二钱	佩兰梗三钱
青竹茹六钱	青连翘三钱	莲子心一钱
西瓜翠衣二两	苏子霜钱五分	知　母三钱
栀子炭三钱	鲜苇根一两	薄荷叶钱五分
益元散五钱（布包）		

韩妇　七月二十五日

暑湿困脾，胃纳呆滞，大肠燥秘，舌苔垢腻，脉象滑实而数大，亟宜清化和中。

| 炒谷芽三钱 | 炒稻芽三钱 | 铁石斛三钱（劈，先煎） |

云苓皮四钱	炒秫米四钱	大腹绒一钱半
台乌药二钱	厚朴花一钱	炒内金三钱
炒枳壳二钱	知　母三钱	藿　梗三钱
清半夏二钱	西瓜翠衣一两	
瓜蒌仁四钱	玄明粉六分（同拌）	

[按] 湿重于热，故以芳化为主，又以铁石斛、知母养胃阴，以防芳燥伤阴。

宁妇　六月二十三日

产后气郁湿盛，兼感外邪，寒热气逆窜痛，脉大而弦滑，舌苔白腻，亟宜清疏和解兼畅气机。

鲜苇根一两	莲子心二钱	地骨皮三钱
大腹绒二钱	广藿梗三钱	竹　茹六钱
川郁金二钱	台乌药三钱	冬桑叶三钱
知　母三钱	苏子霜钱五分	盐橘核四钱
益元散四钱（布包）		

二诊：六月二十五日。产后感邪，前方服而未解，寒热依然，脘痞气逆，便秘，脉数，再为清疏凉化，降逆润肠。

鲜苇根一两	郁李仁三钱	大腹绒钱五分
乌　药三钱	杏仁泥三钱	旋覆花二钱（布包）
代赭石二钱	地骨皮三钱	枳　实二钱
冬桑叶三钱	炒栀子三钱	薄　荷钱五分
瓜　蒌八钱		

[按] 产后气郁加橘核、乌药之属。

窦妇　七月初七日

暑湿肝热郁阻中焦，肺家之气不得下行，脘次痞满，气逆于中，头晕耳鸣，腰部酸疲，脉象弦滑而大，当清芳化抑。

鲜竹茹六钱	川牛膝三钱	旋覆花二钱（布包）
代赭石二钱	炒稻芽三钱	石决明六钱（生研，先煎）
地骨皮三钱	知　母三钱	藿　梗三钱

川郁金钱五分　　　　天竺黄二钱　　　　莲子心钱五分

鲜荷叶一个　　　　　紫雪丹三分（分冲）

[按] 气逆于上，以石决明、旋覆花、代赭石、川牛膝抑化下潜之。

潘妇　六月十七日

湿困中土，运化不和，纳物不香，精力疲顿，膀胱亦为湿热所郁，小便不畅，脉象滑大而数，亟宜清通和化以畅中焦。

莲　心三钱　　　　　盐知母三钱　　　　鲜石斛四钱（劈，先煎）

盐黄柏三钱　　　　　竹　茹五钱　　　　鲜苇根八钱

炒稻芽三钱　　　　　橘　核四钱　　　　黛蛤粉六钱（布包）

炒桑枝六钱　　　　　西瓜翠衣一两　　　益元散四钱（布包）

[按] 黛蛤粉有清热利湿散结之功，开下焦膀胱湿热之郁甚效。

王妇　六月十九日

湿热暑袭，闭于气分，周身疲楚，兼作呕吐，脉大而数，右部兼滑，亟宜芳香疏化。

广藿梗三钱　　　　　鲜竹茹八钱　　　　知　母三钱

冬桑叶三钱　　　　　小川连钱五分　　　吴　萸二分（泡水炒）

陈　皮钱五分　　　　厚　朴七分　　　　鲜苇根一两

清半夏二钱　　　　　莲子心二钱　　　　鲜荷叶一个

益元散四钱（布包）

李男　七月二十四日

内蕴湿热，外感暑湿，袭于肌表，蒙蔽清窍，头痛如裹，周身疲倦酸痛，午后潮热，呕恶脘闷，小溲短赤，大便溏泄，舌苔白腻，脉浮濡而数。亟宜辛凉芳化之法。

生石膏六钱　　　　　鲜芦根一两　　　　忍冬花六钱

薄荷叶钱五分　　　　广藿香三钱　　　　鲜佩兰三钱

鲜荷叶一个　　　　　滑石块四钱　　　　龙胆草二钱

白通草钱五分　　　　焦栀子三钱　　　　青竹茹四钱

小川连钱五分　　　　地骨皮三钱　　　　西瓜翠衣一两

王男　七月十二日

湿热暑湿，闭于气分，上灼喉痛，曾作热而口渴，舌赤糙，脉大而滑数，亟宜清疏凉化之。

鲜苇根八钱　　　　鲜竹茹六钱　　　　枯黄芩三钱
怀牛膝三钱　　　　冬桑叶三钱　　　　忍冬花四钱
薄荷梗钱五分　　　板蓝根三钱　　　　栀子炭三钱
地骨皮三钱　　　　知　母三钱　　　　西瓜翠皮一两
益元散四钱（布包）　六神丸三十粒（分二次吞服）。

［按］六神丸清热解毒、消肿止痛，治喉痹、乳蛾、烂喉、丹痧、牙痛、腮肿甚效。

章妇　六月十五日

右脉已渐缓，左关脉尚大而有力，肝热未除，脾家已和，第仍有湿滞未化，舌苔厚而腻，再依前方增减。

鲜苇根六钱　　　　小川连八分　　　　广藿香钱五分
冬桑叶三钱　　　　炒稻芽三钱　　　　瓜蒌皮三钱
知　母三钱　　　　青竹茹五钱　　　　合欢花三钱
莲子心钱五分　　　　　　　　　　　　益元散四钱（布包）
鲜枇叶四两（去毛布包）　　　　　　　鲜荷叶带梗尺许

［按］荷叶带梗，通气行水，化湿之力更强。

高男　六月十七日

湿困中土，曾发浮肿，近日邪袭，相搏于中而作呕吐，大便燥秘，脉象滑数，当调中清化。

云苓皮三钱　　　　厚朴花三钱　　　　大腹绒三钱
清半夏二钱　　　　炒稻芽三钱　　　　炒枳壳三钱
广藿梗三钱　　　　火麻仁三钱　　　　橘　核三钱
益元散四钱（布包）　鲜荷叶一个带梗尺许

祝男　九月十八日

热蓄于中，兼感时邪，闭于气分，神昏谵语，肢逆冷痦，口渴，脉伏数，亟宜清疏芳解。

生石膏八钱　　　　广藿香三钱　　　　连　翘三钱

僵　蚕三钱　　　　鲜芦根一两　　　　冬桑叶三钱

知　母三钱　　　　薄　荷钱半　　　　杏仁泥三钱

全瓜蒌六钱　　　　通　草一钱　　　　鲜九节菖蒲根四钱

苏合香丸一粒（分化）

二诊：九月二十二日。外邪解后，神形已转，头晕、口渴烦急不除，咳嗽多痰，大便未畅，下滞物，脉尚数大，舌苔黄厚，再从前方加减之。

生石膏一两　　　　小川连二钱　　　　桃　仁二钱

杏　仁二钱　　　　银　花五钱　　　　石决明六钱

白僵蚕三钱　　　　全瓜蒌八钱　　　　连　翘三钱

鲜芦根一两　　　　全蝉衣三钱　　　　知　母三钱

桑　叶三钱　　　　藕一两　　　　　　鲜九节菖蒲四钱

安宫牛黄丸一粒（分化）

连服三剂痊愈。

[按]　秋温初起，外邪袭闭，昏谵，肢逆冷，用苏合香丸，佐鲜菖蒲根以芳香化开，疏络别邪，继用安宫以清涤伏热。

邵男　八月初二日

秋温，初未得解，邪遂深陷，神昏谵妄，势将发狂，口渴饮冷，壮热便秘，脉大而数，亟宜辛凉芳化降热（病后经二旬，曾服误药八剂）。

生石膏二两　　　　白僵蚕三钱　　　　龙胆草三钱

鲜芦根一两　　　　酒大黄钱半（开水泡兑）

鲜茅根一两　　　　薄　荷二钱　　　　莲子心二钱

甘中黄三钱　　　　忍冬花五钱　　　　全蝉衣三钱

竹　茹八钱　　　　生知母四钱　　　　生黄柏四钱

全瓜蒌四钱　　　　滑石块四钱　　　　鲜九节菖蒲根四钱

紫雪丹五分（加玄明粉八分同冲入）

安宫牛黄丸一粒（分吞）

二诊：加生石决明六钱、川郁金钱半，旋覆花、代赭石各钱半，车前子三钱，川牛膝三钱。

三诊：去酒大黄、玄明粉。

[按] 秋温深陷，气营两燔，壮热口渴，昏谵欲狂，便秘脉数大，曾因误药，业经两旬。治在气营两清，宣透苦降。薄荷、蝉衣、茅根、芦根、金银花、连翘，辛凉清透，使邪从外解；瓜蒌、酒军、玄明粉使邪从下夺；僵蚕配甘中黄清热解毒之力专；郁金、菖蒲根、紫雪、安宫同用能清宫开窍，芳化醒神，诸法合用而奏功。

李男　八月初十日

时邪束缚，寒热头痛，服药未当，遂致神迷谵语，大便自利，脉伏数，宜清芳疏解之。

生石膏八钱	地骨皮三钱	薄荷叶钱半
知　母二钱	川黄柏三钱	白僵蚕三钱
上川连三钱	忍冬花五钱	炒栀子三钱
盐橘核三钱	鲜荷叶一个	六一散四钱（布包）
苏合香丸一粒（分和入）		安宫牛黄丸一粒（分和入）
鲜九节菖蒲根四钱（和凉开水捣汁兑）		

二诊：加䗪虫三枚、辛夷三钱、石决明六钱、局方至宝丹一粒（分化），去苏合香丸。

[按] 秋温误药，热邪深陷，昏谵自利，脉伏数，乃温邪传心包之重症，且热结旁流，大便作泻。在大剂辛凉重剂之治则下，更用莲心、川连以清心火；川连配六一散、炒橘核利湿止泻；安宫、局方至宝、苏合香丸配生石决明清芳开窍，镇肝息风；用䗪虫、辛夷引诸药上行，活血通络醒神。

孙男　九月初十日

热实邪袭，以服辛燥之品，致内陷心包络，神昏口渴，头痛身疼，发热不甚，大便燥秘，舌苔厚腻，脉滑大而数，宜从阴分而清化之。

生石膏一两	地骨皮三钱	全瓜蒌一两
冬桑叶三钱	鲜芦根一两	鲜茅根一两

焦栀子三钱	青竹茹八钱	薄荷叶钱半
生鳖甲钱半	莲子心二钱	白僵蚕三钱
郁李仁二钱	杭、滁菊各三钱	鲜荷叶一个
龙胆草二钱半	安宫牛黄丸一粒（和人）	

二诊：加甘中黄三钱、酒军一钱（后煎）、䗪虫两枚。

[按] 内热外感，最忌辛燥阳药，误入则热陷心包，导致神昏谵语，口渴便燥。阳明热实，再上扰心神，则邪势更旺。气营两清是当务之急。方中生鳖甲入阴分以搜邪；全瓜蒌、郁李仁，冀其润下通便，不应，二诊加入酒军之苦降。安宫清热开窍，甘中黄清热解毒，䗪虫治血通络，以助入脑醒神。

李男　九月初一日

温邪深陷，闭热于中，遂致神迷不语，大便自利，舌苔黑，唇焦，证象险要，姑予芳通清化开窍，希冀得转。

生石膏一两	白僵蚕三钱	生牡蛎五钱
地骨皮四钱	桑寄生一两	鲜芦根一两
鲜茅根一两	上川连钱半	栀子炭三钱
生鳖甲二钱	生山甲（用替代品，下同）三钱	莲子心二钱
盐知母三钱	盐黄柏三钱	䗪虫三个
薄荷钱半	忍冬花四钱	桃仁钱半
杏仁钱半	藕一两	鲜荷叶一个
鲜九节菖蒲根六钱	局方至宝丹一粒（和化）	

二诊：加车前子三钱（布包）、辛夷三钱。

[按] 神迷不语，舌黑唇焦，热邪深陷厥阴，亟防风动痉厥，步入险途。重剂清热解毒自不待言，而芳通开窍醒神，使热邪内清外透尤属至要。方中生牡蛎、生鳖甲育阴潜阳，具二甲复脉之意。䗪虫、辛夷配局方至宝丹芳通开窍醒神，更加生山甲、桃杏仁、鲜藕从血分经络中搜剔邪热，以冀病情出险入夷。又按有三甲散之意。

杨男　八月二十六日

时邪束缚，寒热头痛，入夜较甚，神志迷离，舌赤苔白，脉大而数，兼作咳嗽，亟宜清肃芳解。

鲜芦根一两	鲜茅根一两	杏仁泥三钱
青竹茹五钱	知　母三钱	地骨皮三钱
生石膏六钱	冬桑叶三钱	莲子心钱半
薄荷叶钱半	炒甜葶苈三钱	六一散四钱（布包）
川　柏三钱	上川连钱半	鲜九节菖蒲四钱
龙胆草三钱	忍冬花四钱	紫雪丹四分（分冲）

二诊：加旋覆花二钱、代赭石二钱、板蓝根三钱。

霍妇　七月二十日

温邪深陷，头晕，耳聪不清，大便自利，口渴喜饮，津液已伤，脉象数实，宜清心疏解。

生石膏八钱	地骨皮三钱	青竹茹五钱
知　母三钱	鲜芦根一两	莲子心二钱
白僵蚕三钱	川　柏三钱	上川连二钱
薄荷叶钱半	忍冬花四钱	菊　花三钱
鲜荷叶一个	六一散四钱	龙胆草钱半
鲜九节菖蒲根四钱	局方至宝丹一粒（研分四角）	

［按］黄连清心止泻。

王男　九月二十六日

实热在中，外为邪束，迄未得解，遂致里陷，神志不爽，夜寐谵语，大便燥结，舌赤苔黄，脉弦滑而数大，亟宜清凉芳解。

生石膏一两	青连翘三钱	薄荷叶钱半
川黄柏三钱	鲜芦根一两	鲜茅根一两
忍冬花四钱	肥知母三钱	白僵蚕三钱
霜桑叶三钱	焦栀子三钱	莲子心二钱
滑石块四钱	川郁金二钱	鲜九节菖蒲根四钱
杏仁泥二钱	酒　军一钱	玄明粉一钱（开水泡兑入）
安宫牛黄丸一粒（分吞）		

［按］阳明腑实，熏蒸心包，神迷谵语，清凉芳解药中佐酒军。玄明粉以泻实热，釜底抽薪之法也。

王男　九月二十二日

时邪解之不当，寒热呕逆，口渴自利，耳聋，脉滑而细数，当辛凉芳化，以通表里。

鲜芦根一两	通　草一钱	川郁金二钱
冬桑叶三钱	栀　子三钱	小川连二钱
莲子心钱半	茵　陈二钱	滑石块四钱
生石膏一两	知　母三钱	薄荷叶钱半

苏合香丸一粒（分服）

[按] 表闭未解，里热又盛，苏合香丸温开，白虎连栀等清里，亦是解表清里之又一法门。

万男　九月十九日

湿热内陷，神志虽清，渐有迷离之状，六脉细弦而滑数，舌苔白腻，日晡发热，亟宜从阴分导邪外出。

生鳖甲钱半	地骨皮三钱	盐橘核五钱
知　母三钱	生石膏五钱	栀子炭三钱
白通草二钱	桑　皮三钱	青蒿梗钱半
莲子心一钱	鲜芦根一两	川　柏三钱
小川连三钱	苏合香丸一粒（分六角服）	

刘男　九月十九日

滞热在中焦，时邪解之不透，表里并实，寒热头痛，口渴胸满，大便秘结，脉大而数，亟宜表里兼治。

生石膏一两	薄荷叶钱半	全瓜蒌一两
鲜芦根一两	龙胆草三钱	莲子心一钱
冬桑叶三钱	地骨皮四钱	肥知母三钱
连　翘四钱	酒　军钱半	桃仁泥钱半
杏仁泥钱半	玄明粉六钱（分二次和入）	

紫雪丹五钱（分二次和入）

黄女　九月二十九日

湿热郁于阴分，湿邪痰涎均盛，咳嗽频频，日晡潮热，口渴大饮，大便不畅。盖邪郁已久，收效较缓，拟本前方稍事增减之。

鲜芦根一两	鲜茅根一两	杏仁泥三钱
旋覆花三钱	滑石块四钱	生石膏八钱
淮小麦一两	代赭石三钱	莲子心钱半
生鳖甲钱半	地骨皮三钱	焦栀子三钱
生知母三钱	生黄柏三钱	生桑皮三钱
青竹茹五钱	藕一两	车前子二钱（布包）
苏子霜二钱	安宫牛黄丸一粒（分两剂药内和入）	

[按] 湿热郁于阴分既久，日晡热、口大渴，非一般清凉疏解所能尽图者，用安宫清心涤透郁热，始可奏功。

穆男　八月初七日

时邪重症，寒热头痛，腹痛甚，欲作呕逆，舌苔白腻，脉象滑数大，亟宜清芳疏化（师云：此病腹中痛甚，多有下血者，此例亦恐伴有此症）。

生石膏八钱	白僵蚕三钱	焦栀子三钱
薄荷叶钱半	鲜芦根一两	鲜茅根一两
嫩桑枝八钱	冬桑叶三钱	台乌药三钱
盐橘核三钱	地骨皮三钱	赤小豆六钱（布包）
竹茹六钱	湖丹皮钱半	盐知母三钱
盐黄柏三钱	忍冬花三钱	广藿梗三钱
上川连钱半	莲子心钱半	鲜荷叶一个
鲜菖蒲根四钱	首乌藤一两	
局方至宝丹一粒（分三次和入）		

[按] 秋温重症，寒热头疼甚，腹痛亦剧，伴发呕逆，如有大便下血者，则更危笃。生石膏、焦栀子、僵蚕、地骨皮、盐知母、盐黄柏、莲子心，清心涤热解毒；茅根、芦根、薄荷叶轻清芳化；乌药、橘核辛温以治腹痛；藿梗、竹茹和胃止呕；小豆、牡丹皮清热利湿，凉血化瘀，以防热瘀大肠而下血；菖蒲、局方至宝芳开凉透，共奏辛开疏泄、和化解毒之功。头痛剧烈者，

孔师常配用局方至宝丹，疗效颇佳。

方男　八月初八日

热实于中，解之未当，邪热深陷于阴分，发热口渴，呕逆谵妄颇重，服前方未转，再为清解凉化，从阴分中引邪透解。

生石膏一两	板蓝根三钱	上川连二钱
青竹茹八钱	鲜茅根一两	鲜芦根一两
忍冬花四钱	白僵蚕三钱	莲子心二钱
生鳖甲钱半	辛　夷二钱	地骨皮三钱
薄荷叶钱半	生知母三钱	生黄柏三钱
蝉　衣三钱	桃　仁二钱	鲜九节菖蒲根三钱
杏　仁二钱	局方至宝丹一粒	

进男　九月二十七日

肝象热盛，湿痰郁阻，兼有外感，闭热于中，四肢厥逆，日晡潮热，大便自利，脉弦数，亟宜清疏，柔肝豁痰。

鲜芦根一两	焦栀子三钱	上川连钱半
天竺黄二钱	生石膏五钱	石决明六钱
莲　心二钱	嫩桑枝六钱	青竹茹六钱
荷　叶一个	地骨皮三钱	薄荷叶钱半
杏仁泥三钱	白僵蚕三钱	忍冬花四钱
知　母三钱	鲜九节菖蒲根四钱	苏合香丸一粒（分两剂药和入）

[按] 石决明柔肝。

袁男　八月二十九日

湿热外感，兼作滑泻，初未得解，邪陷阴分，午后潮热，日久不解，舌苔白腻，脉象弦数，亟宜从阴分解化之。

生鳖甲钱半	莲子心钱半	知　母三钱
连　翘三钱	白茅根八钱	龙胆草炭钱半
川　柏三钱	桑　叶三钱	荷　叶一个
车前子三钱	竹　茹五钱	地骨皮三钱

炒栀子二钱　　　　　滑　石四钱　　　　　薄　荷钱半

藕一两

二诊：加生石决明六钱、全瓜蒌八钱、紫雪丹四分（分冲）。

［按］邪陷阴分久不解，故以生鳖甲配莲心、胆草炭、炒栀子从阴分以泻之。用鲜藕以凉血清透。滑泄乃湿热流入大肠，寓热结旁流之意，用车前子、生滑石块渗利分消，且全瓜蒌之缓润，紫雪丹之凉透，均放手用之，使邪热有出路，虽不止泻而泻自止。

董男　十二月十日

热实于中，兼为时邪所袭，寒热口渴，便秘谵语，舌苔黄糙，脉大而数，热象颇炽，治以辛凉芳解。

生石膏一两　　　　僵　蚕三钱　　　　地骨皮三钱

大青叶三钱　　　　鲜芦根一两　　　　莲子心二钱

青竹茹一两　　　　龙胆草三钱　　　　全瓜蒌一两

知　母三钱　　　　薄荷叶二钱　　　　银　花五钱

酒　军一钱　　　　郁李仁三钱　　　　紫雪丹六分（分冲）

二诊：证象渐愈，第余热未清，入夜仍有发热、汗出口渴，肝胃两阳未清，再为变通前方。

生石膏一两　　　　龙胆草三钱　　　　瓜　蒌一两

玄明粉一钱　　　　知　母三钱　　　　石决明一两

白僵蚕三钱　　　　银　花五钱　　　　川　柏三钱

生鳖甲钱半　　　　地骨皮三钱　　　　藕一两

莲子心二钱　　　　鲜茅根一两　　　　竹　茹一两

紫雪丹六分（分冲）

服药数剂即愈。

［按］冬温阳明热实，未逆犯心包者，重在清化、苦降、涤透，孔师常用紫雪丹配酒军、玄明粉以清透涤降。如有昏谵热伏，则必用安宫、鲜菖蒲、莲子心、甘中黄等以芳开清透。

王妇　十月初五日

初患外感未得净解，渐至邪陷阴分，日晡潮热，周身不适，脘次痞痛，脉象弦滑而数，宜从阴分中清化之。

生牡蛎四钱	生鳖甲钱半	淮小麦一两
板蓝根两钱	桑寄生一两	地骨皮三钱
旋覆花三钱	代赭石三钱	栀子炭三钱
石决明一两	鲜芦根一两	鲜茅根一两
忍冬花一两	盐知母三钱	盐黄柏三钱
莲子心钱半	荷 叶一个	鲜九节菖蒲根四钱
紫雪丹四分（分冲）		

孙女 十二月十四日

热蓄于中，兼感时邪，表里闭塞，势将发颐，呼吸气促，须防有赤疹，脉大而数，宜清热芳透。

杏仁泥三钱	板蓝根三钱	生石膏（研，先煎）四钱
知 母三钱	全瓜蒌五钱	白僵蚕三钱
蝉 衣二钱	忍冬花二钱	青连翘三钱
薄荷叶二钱	竹 茹四钱	鲜苇根二钱
鲜茅根二钱	六神丸二十粒（分吞）	

姜男 八月初六日

湿热素盛，外感邪袭，发为大头天行，发热时冷，思食冷物，胸膺不畅，大便时秘，舌苔厚腻，脉象滑大而数，急宜清疏芳解。

鲜芦根一两	鲜茅根一两	杭、滁菊各三钱
白僵蚕三钱	大腹绒二钱	忍冬花四钱
薄荷叶钱半	地骨皮三钱	生知母三钱
生黄柏三钱	冬桑叶三钱	莲子心三钱
焦栀子三钱	大青叶三钱	鲜九节菖蒲根四钱
川牛膝三钱	竹 茹六钱	生滑石块四钱
鲜荷叶一个	生石膏四钱	梅花点舌丹一粒（分化药内）

二诊：加炒茵陈钱半、生石决明六钱、龙胆草三钱、蒲公英四钱。

[按] 僵蚕配梅花点舌丹解毒散结消肿，鲜九节菖蒲芳开，治大头瘟效佳。

梁男　八月初五日

温毒上受，头面浮肿，头痛肌热，大渴喜饮，思食凉物，舌赤苔白，脉数大而实，宜清化败毒。

生石膏两个	忍冬花六钱	荷　叶二钱
知　母三钱	鲜芦根一两	鲜茅根一两
蒲公英六钱	青竹茹一两	川　柏三钱
龙胆草三钱	大青叶三钱	杭菊花四钱
瓜　蒌八钱	郁李仁三钱	白僵蚕三钱
鲜荷叶一个	酒　军钱半（开水泡兑）	
玄明粉钱半（分冲）	梅花点舌丹四粒（分吞）	

二诊：加石决明六钱、辛夷三钱、首乌藤一两、紫雪丹四分（分冲）。

梁男　八月三十日

热蓄于中，兼有邪袭，寒热，面部右颧际赤肿，口渴，舌赤苔黄，脉大而数，宜辛凉疏解。

生石膏六钱	蒲公英三钱	地骨皮三钱
青竹茹五钱	鲜茅根一两	鲜芦根一两
忍冬花四钱	龙胆草三钱	白僵蚕三钱
冬桑叶三钱	旋覆花三钱	代赭石三钱
薄荷叶钱半	莲子心钱半	生滑石块四钱
鲜九节菖蒲根四钱		

二诊：加焦栀子三钱（茵陈二钱同炒）、紫雪丹四分（分冲）。

梁男　九月初二日

湿热上蒸，时邪外遇，头面肿大，寒热兼作，口渴喜饮，舌苔白腻，脉象弦滑数大，宜辛凉疏化败毒。

生石膏一两	蒲公英四钱	青连翘三钱
薄　荷钱半	桃　仁三钱	杏　仁三钱
忍冬花五钱	龙胆草三钱	冬桑叶二钱
鲜苇根一两	鲜芦根一两	白僵蚕三钱

莲子心二钱	生知母二钱	生黄柏二钱
生滑石块四钱	川牛膝三钱	全瓜蒌八钱
鲜荷叶一个	焦栀子三钱	地骨皮三钱
藕一两	玄明粉钱半	梅花点舌丹四粒（分吞）

[按] 大头瘟乃时行温毒蕴结于上，以致头面焮肿，治宜清热败毒，透邪外泄，毒热盛而腑实者，须加大黄、玄明粉苦寒泄热，上病下取，毒从下泄。梅花点舌丹功能消肿散瘀，解毒，治痈疖红肿有效，孔师每于此症辄用之，口服2～4粒与汤剂同服，取效甚捷。

白男　六月十一日

湿热内蓄，兼为湿邪所袭，身热口渴，头肿发颐，大便秘，舌苔白腻，脉弦滑，宜清疏芳凉透解。

生石膏六钱	鲜芦根一两	薄荷叶钱半
龙胆草二钱	盐橘核四钱	焦栀子三钱
瓜　蒌六钱	忍冬花四钱	生知母三钱
生黄柏三钱	连　翘三钱	莲子心二钱
旋覆花三钱	代赭石三钱	蒲公英四钱
大青叶三钱	地骨皮三钱	鲜荷叶一个
紫雪丹四分（冲）		

章男　十月十三日

肝肺胃三经并热，上灼项肿，牵及头部，幸无外感寒热，第左关脉盛大，拟清疏凉肝内消之。

鲜芦根六钱	鲜茅根六钱	蒲公英四钱
薄　荷一钱	全瓜蒌六钱	龙胆草二钱
青连翘三钱	炒栀子三钱	地骨皮三钱
忍冬花四钱	忍冬藤四钱	青竹茹五钱
僵　蚕三钱	川牛膝三钱	荷　叶一个
辛　夷二钱	生知母三钱	生黄柏三钱
六神丸二十粒（分吞）		

[按] 发颐俗称痄腮，亦称蛤蟆瘟，乃风温热毒或夹痰湿互结，并发少

阳之经而成，治宜清泄风热。若温毒较重，非清热败毒以清化内消不能收功。此症孔师多加用六神丸，该药清凉解毒，消肿止痛，一般习用于咽喉肿痛，此则扩而用之，效果甚佳，或酌加紫雪散以助清热除瘟之效。

六神丸系上海雷允上所制，疗效可靠。

石男 四月十一日

肝肺胃三经并热，兼感外邪未得解，遂致热结项间，发为结肿，痛楚，兼有寒热，脉右寸、两关并大而数，舌苔黄垢，大便少，当清疏苦降，使结自消。

生石膏五钱	龙胆草二钱	全瓜蒌六钱
杜牛膝三钱	冬桑叶三钱	蒲公英五钱
栀子炭三钱	肥知母三钱	青连翘三钱
忍冬花五钱	青竹茹五钱	滑石块三钱
薄荷叶钱半	酒 军五钱	六神丸三十粒（分二次吞下）

高男 五月初三日

时邪愈而未复，口渴，便秘，肌热灼手，舌苔垢糙，脉大而数，再以辛凉苦降芳通。

板蓝根四钱	鲜苇根一两	生石膏两半（研，先煎）
知 母三钱	川 柏三钱	薄 荷二钱
地骨皮三钱	龙胆草三钱	连 翘三钱（带心）
忍冬花五钱	全瓜蒌一钱（与玄明粉一钱拌）	
酒 军一钱五分（开水泡兑）		
安宫牛黄丸一粒（分四角，每服一角）		

二、外感

傅妇 六月十五日

内蓄湿热，兼感邪袭，经治解之未净，头晕，微有潮热，口不清爽，脉弦滑，宜清凉和化。

生石膏六钱	薄 荷钱半	嫩桑枝六钱

知　母三钱	川黄柏三钱	全瓜蒌八钱
莲子心二钱	鲜芦根一两	杏仁泥二钱
滑石块四钱	龙胆草三钱	地骨皮三钱
苏子霜钱半	川牛膝三钱	鲜荷叶三钱
紫雪丹四分（冲入）		

左男　五月二十九日

内蓄湿热，兼感邪袭，致头痛形冷，胸膺闷损，不思纳物，脉象弦滑，亟宜清凉疏解。

生石决明一两	旋覆花三钱	代赭石三钱
龙胆草三钱	知　母三钱	川　柏三钱
鲜芦根一两	嫩桑枝一两	辛　夷三钱
川牛膝三钱	炒枳壳三钱	地骨皮三钱
薄荷叶钱半	莲子心二钱	银　花四钱
鲜荷叶一个	小川连一钱	紫雪丹四分（冲）

于男　六月十九日

湿热内蓄，兼感邪束，经治解之未当，致身热形冷，溲赤便秘，脚部时发浮肿，脉弦滑，宜清疏和化。

生石膏六钱	薄　荷钱半	焦栀子三钱
忍冬花四钱	鲜芦根一两	竹　茹四钱
嫩桑枝六钱	生知母三钱	生黄柏三钱
地骨皮三钱	莲子心二钱	桑　叶三钱
滑石块四钱	川牛膝三钱	紫雪丹四分（分冲）
杏仁泥三钱	甜葶苈三钱	全瓜蒌八钱（玄明粉一钱拌）
荷　叶一个	川草薢三钱	犀黄丸一钱（分吞）

刘男　十月初四日

湿热内蓄，兼感时邪，寒热头痛，口干思冷，周身痛楚，舌苔白厚而腻，脉大而滑数，亟宜辛凉疏解，以通表里。

生石膏八钱	薄荷叶钱半	知　母三钱

方通草一钱	鲜茅根一两	鲜芦根一两
焦栀子三钱	川　柏三钱	嫩桑枝六钱
冬桑叶三钱	地骨皮三钱	酒　芩三钱
全瓜蒌八钱	竹　茹五钱	连　翘三钱
辛　夷三钱	紫雪丹四分（分冲）	

[按] 初冬时感初起，即寒热头痛，口干思冷，盖湿热蕴蓄在中，热邪偏盛，是以脉大而滑数。故以生石膏、知母，川柏、酒芩辛甘苦寒以清热解毒；鲜芦根、鲜茅根、桑枝、连翘、竹茹、地骨皮、薄荷辛凉疏解；通草甘淡以淡渗化湿，则白腻之苔得化；辛夷辛散以治头痛；更用紫雪丹以清里热，使表里透达，热清湿化也。地骨皮为治骨蒸劳热之要药，用之于时感是孔师之经验，举凡外感高热，或形冷身热，辄常用之，同其他辛凉之味配伍，退热之功颇为确切，不为骨蒸潮热所局限也。

高男　八月初九日

湿热在中，为时邪所袭，寒热头痛，周身酸痛，口渴，舌苔厚腻，脉滑数而大，亟宜清解芳通。

生石膏一两	薄荷叶钱半	知　母三钱
地骨皮三钱	鲜芦根一两	鲜茅根一两
青连翘三钱	酒　芩三钱	嫩桑枝八钱
冬桑叶三钱	忍冬花五钱	莲子心二钱
龙胆草二钱	大青叶三钱	荷　叶一个

[按] 湿热外感，治以辛凉清解。银翘散、桑菊饮、白虎汤三方化裁使用，是孔师之常法。此例加用莲子心、龙胆草、大青叶、荷叶，何也？盖伏邪兼感，心肝并热，且湿热多从热化，故用莲子心、龙胆草苦寒直折心肝之火，大青叶着重清热解毒，荷叶清阳以清头目。

宋妇　八月二十九日

湿热在中，前方服后尚未得化，又因新感所袭，伤风形冷，尚未大热，口干津短较盛，脉大而数，亟宜清解疏火。

鲜芦根一两	板蓝根三钱	薄　荷五分
青竹茹六钱	紫苏梗钱半	知　母二钱

杏仁泥二钱	栀子炭三钱	酒　芩三钱
忍冬花四钱	天竺黄三钱	鲜荷叶一个
鲜冬瓜皮一两		

[**按**] 前感湿热未化，又加伤风新邪，口干已甚，津液被劫。鲜芦根配重用竹茹加冬瓜皮，具清热生津利湿之效，薄荷配紫苏梗、鲜荷叶轻清宣透，对伤风头痛、咳嗽鼻塞甚效。用酒芩、天竺黄，意在清肺化痰。

郭妇　八月初十日

湿热兼外感，遂致寒热，入夜尤甚，头身痛楚。舌苔白腻，脉象滑大而数，宜清解芳化。

生石膏八钱	薄荷叶钱半	莲子心二钱
全瓜蒌八钱	鲜芦根一两	鲜茅根一两
忍冬花五钱	知　母三钱	龙胆草二钱
杏仁泥三钱	地骨皮三钱	竹　茹六钱
焦栀子三钱	六一散四钱	鲜荷叶一个
紫雪丹四分（分冲）		

[**按**] 此例寒热夜甚，热在阴分，必须清透外达。湿热未尽，当芳化渗利，故上用薄荷、鲜荷叶清芳宣透，下用六一散淡渗利湿。

刘妇　九月初九日

湿热内蓄，肝家气郁，兼有外感束缚，头不清爽，寒热并盛，舌苔白腻，脉滑大而数，亟宜清疏芳化。

鲜芦根一两	茵　陈二钱	辛　夷二钱
地骨皮三钱	冬桑叶三钱	龙胆草二钱
炒栀子二钱	薄　荷钱半	青连翘三钱
知　母三钱	竹　茹六钱	盐橘核三钱
生滑石块四钱	鲜荷叶一个	

[**按**] 此例湿盛肝热，治在湿热分消。茵陈、生滑石、盐橘核配炒栀子、龙胆草以清肝热脾湿，使之下行；芦根、桑叶、薄荷、连翘、辛夷轻清辛凉，透邪于外；知母、竹茹清热益阴，竹茹又能化痰止呕。孔师常用小量茵陈配滑石、栀子清三焦湿热，每多良效。

徐男 七月二十七日

热蓄于中，兼感时邪，服药未当，迄未得解，寒热未除，口渴喜饮，舌苔黄燥，脉象滑数而大，亟宜清疏凉解。

生石膏一两	莲子心二钱	龙胆草钱半
青竹茹五钱	鲜芦根一两	鲜茅根一两
焦栀子三钱	全瓜蒌四钱	滑石块四钱
忍冬花四钱	青连翘三钱	生知母二钱
生黄柏二钱	冬桑叶三钱	鲜九节菖蒲根三根
藕一两	鲜荷叶一个	紫雪丹四分（分冲）

[按] 此例热蓄时感，延日未解，又失于辛温药误，是以寒热未除，口渴喜饮，苔黄而燥，脉滑数大，里热极盛，非重剂清化疏通不可。生石膏、莲子心、龙胆草、栀子、生知母、生黄柏、紫雪丹甘苦寒以清内热，芦根、桑叶、金银花、荷叶等以清疏宣达，藕有清解宣透之功，用鲜九节菖蒲根者，意在芳化湿邪，通窍豁痰，用滑石不仅利湿，且具甘寒清热之功。

李男 九月初九日

热实于中，兼为邪袭，寒热头晕。口渴思冷，舌苔白腻厚，脉象弦数滑大，亟宜辛凉清解。

生石膏八钱	忍冬花五钱	薄荷叶钱半
鲜茅根一两	鲜芦根一两	龙胆草三钱
全瓜蒌六钱	青连翘三钱	青竹茹八钱
滑石块四钱	知 母三钱	酒黄芩三钱
鲜荷叶一个	紫雪丹四分（分冲）	

[按] 热实时感，口渴嗜冷，脉弦滑数大，在辛凉重剂中重用竹茹和全瓜蒌，亦甘寒清润、直解蕴热之法也。

王男 八月十八日

热邪内束，兼感时邪，解之未当，烦热汗出，头疼不爽，口渴喜饮，脉大而数，治宜清解芳化。

生石膏八钱	薄荷叶钱半	知 母三钱

焦栀子三钱	鲜芦根一两	龙胆草三钱
竹　茹八钱	全瓜蒌八钱	冬桑叶三钱
地骨皮四钱	连　翘三钱	杭菊花三钱
鲜荷叶一个	紫雪丹四分（分冲）	

裘男　八月十一日

湿热内蕴，兼为邪袭，解之未当，日晡发热，头晕颇盛，脉大而滑数，右寸关较盛，咳嗽亦剧，宜清疏凉化。

生石决明一两	苏子霜二钱	旋覆花三钱
代赭石三钱	知　母三钱	白蒺藜三钱
地骨皮三钱	川　柏三钱	杏仁泥三钱
焦栀子三钱	龙胆草二钱	薄　荷钱半
鲜荷叶一个	紫雪丹四分（分冲）	

[按] 日晡发热，邪已入阴分，头晕盛，肝胃两阳并盛而上犯，故用生石决明、白蒺藜、旋覆花、代赭石加龙胆草、川柏、栀子、知母、紫雪丹，平肝清热以净阴分，杏仁泥、苏子霜、地骨皮、薄荷、鲜荷叶清疏宣透以止咳肃肺。

钱男　八月十四日

时邪束缚，初未得解，渐入阴分，日晡发热，精神疲顿喜睡，夜汗出，时或咳嗽，脉大而滑数，亟宜清疏凉化解之。

生石膏八钱	生鳖甲钱半	焦栀子三钱
薄荷叶钱半	鲜芦根一两	龙胆草二钱
生知母三钱	生黄柏三钱	青连翘三钱
嫩茵陈二钱	地骨皮三钱	莲子心二钱
全瓜蒌八钱	滑石块四钱	大腹绒二钱
鲜荷叶一个	淮小麦一两	紫雪丹四分（分冲）

徐男　六月十二日

肝家热邪太重，湿困兼有时感，头晕，身倦不支，胃不思纳，舌苔白腻，脉取弦大，宜以清平和中芳解。

鲜芦根一两	旋覆花三钱	代赭石三钱
知　母三钱	炒秫米三钱	全瓜蒌八钱
薄　荷七分	青竹茹六钱	杏仁泥三钱
川　柏三钱	滑石块四钱	杭菊花三钱
嫩桑枝八钱	清半夏三钱	川牛膝四钱
鲜荷叶一个	藕一两	苏合香丸一粒（和入）
紫雪丹四分（冲入）		

[按] 此例肝热脾湿，时值暑令，暑中夹湿，湿热并盛，芦根、薄荷、杭菊花、杏仁泥、鲜荷叶以清宣芳透；秫米、清半夏分化中焦湿邪；滑石、牛膝、川柏清利湿热使之下行。妙在紫雪丹以清肝家郁热，苏合香丸宣通周身经络，且能化浊通窍，则热郁湿困之头重、肢体困倦随之消失矣。

宋男　三月二十五日

感受时邪，为肝热所闭而作冷，湿邪亦重，头作痛楚，饮食不健，大便微燥，脉取弦数而大，亟宜清渗以解表。

石决明一两	旋覆花三钱	生赭石三钱
生知母三钱	生黄柏三钱	生栀子三钱
嫩桑枝八钱	鲜芦根一两	全瓜蒌四钱
辛夷花三钱	云苓皮四钱	忍冬花五钱
青竹茹六钱	滑石块三钱	龙胆草一钱
薄荷叶一钱	炒秫米三钱	藕一两
紫雪丹四分（冲入）		

田男　八月初九日

时邪束缚，肝胃并热，气机郁阻，表里两实，口干便秘，耳聋多梦，脉大而数，右胁际痛楚颇甚，亟宜清平芳化之。

生石膏一两	忍冬花五钱	全瓜蒌八钱
生知母三钱	生黄柏三钱	鲜茅根一两
鲜苇根一两	地骨皮三钱	川牛膝三钱
青连翘三钱	石决明八钱	龙胆草三钱

焦栀子三钱　　　　　青竹茹八钱　　　　　鲜九节菖蒲根四钱

鲜荷叶一个　　　　　郁李仁钱半　　　　　紫雪丹四分（分冲）

二诊：加南薄荷一钱、大腹绒钱半、炒透常山二钱、旋覆花钱半、代赭石钱半。

[按]此例及以下三例，均属肝胃并热而兼感，舌赤，苔黄或糙，脉多滑大数，里热颇盛，毫无湿象。故用药以清热平肝疏解为主，生石决明、生石膏、龙胆草、生知柏、炒栀子等，治中分别选用。紫雪丹为必用之药，取其直清里热。薄荷、芦根、辛夷、荷叶辛芳清透，疏解外邪。此四例均无湿阻，故生滑石、六一散、车前子、茵陈等利湿伤阴之味，无一例使用，足证孔师治温治湿辨证精详，立法准确，泾渭分明。

孔男　四月二十八日

初因外感，解之未净，近因肝胃热重，头痛，身肢无力，腰酸，脉象滑数，亟宜清柔疏解。

生石决明一两　　　　旋覆花三钱　　　　　代赭石三钱

薄　荷钱半　　　　　盐知母三钱　　　　　盐黄柏三钱

杜仲炭三钱　　　　　生石膏八钱　　　　　地骨皮三钱

龙胆草三钱　　　　　杭、滁菊各四钱　　　忍冬藤一两

鲜芦根一两　　　　　嫩桑枝一两　　　　　辛　夷三钱

川牛膝三钱　　　　　莲子心二钱　　　　　鲜荷叶一个

藕一两　　　　　　　紫雪丹四分（分冲）

申男　九月二十二日

肝阳上犯，兼感邪袭，发热，头部左半侧偏痛，胃脘不适，脉弦数盛于左关，亟宜清疏凉化柔肝。

石决明六钱　　　　　莲　心二钱　　　　　焦栀子三钱

辛　夷三钱　　　　　鲜芦根一两　　　　　鲜茅根一两

青竹茹五钱　　　　　地骨皮三钱　　　　　知　母三钱

龙胆草三钱　　　　　薄荷叶钱半　　　　　杭菊花三钱

银　花五钱　　　　　荷　叶一个　　　　　旋覆花二钱

代赭石二钱　　　　　紫雪丹四分（分冲）

朱女 九月初六日

肝家热盛，兼感外邪，发热甚于午后，思食凉物，舌赤苔黄，脉大而数，亟宜清疏芳解。

生石膏八钱	鲜芦根一两	青竹茹五钱
知 母三钱	石决明六钱	地骨皮三钱
冬桑叶三钱	川 柏三钱	龙胆草三钱
薄荷叶钱半	白僵蚕三钱	炒栀子三钱
鲜荷叶一个	杭菊花三钱	忍冬花四钱

紫雪丹四分（分冲）

张妇 五月二十六日

湿热内蓄，兼感邪束，经治未得疏解，形冷，表里之气不畅，周身皮肤作窜，时发鼻衄，脉滑大，宜以清疏芳解。

生石膏六钱	旋覆花三钱	代赭石三钱
杏 仁三钱	川牛膝三钱	鲜芦根一两
生侧柏三钱	焦栀子三钱	生知母三钱
生黄柏三钱	薄 荷钱半	嫩桑枝一两
莲子心二钱	辛夷花三钱	滑 石四钱
银 花四钱	龙胆草三钱	鲜荷叶一个
血余炭三钱	地肤子三钱	鲜茅根一两

苏合香丸一个（和入）

[按]"热伤阳络则衄血"，湿热邪束，肺失清疏，故用生石膏、茅芦根、栀子、生知柏、莲心等加生侧柏、血余炭清热肃肺，凉血止血；嫩桑枝、地肤子、滑石块活络疏化利湿，加苏合香丸芳通宣络之力更强，以通达周身表里之气机，则鼻衄、身肤走窜诸疾得以消失。

阎男 八月二十三日

肝脾湿热上犯肺络，发为鼻衄，兼有外感，发热思冷，夜间咳嗽，多痰，亦湿热上犯，脉滑而数，亟宜辛凉疏化。

生石膏八钱	杏仁泥三钱	旋覆花三钱

代赭石三钱	血余炭三钱	石决明一两
生知母三钱	生黄柏三钱	川牛膝三钱
生桑白皮三钱	鲜芦根一两	炒葶苈三钱
地骨皮三钱	荷　叶一个	藕一两
薄　荷一钱	焦栀子三钱	瓜　蒌八钱
紫雪丹四分（分冲）		

[按] 鲜藕性清凉，有凉血止血作用。鼻衄重，伴外感发热恶冷者，孔师每重用生石膏加紫雪丹，效颇佳。

齐女　八月初五日

湿热内蓄，兼感时邪，初未得解，发热头痛，兼发鼻衄，舌苔白腻，脉象滑大而数，宜辛凉解之。

生石膏八钱	忍冬花四钱	地骨皮三钱
生知母三钱	生黄柏三钱	鲜芦根一两
鲜茅根一两	青连翘三钱	莲子心二钱
竹　茹六钱	冬桑叶三钱	焦栀子三钱
白僵蚕三钱	薄荷叶钱半	鲜荷叶一个
紫雪丹四分（分冲）		

王男　四月二十六日

湿热郁阻，兼感寒邪，以致咳嗽，肩背痛楚，舌根白腻，脉滑数，亟宜清渗疏化之。

鲜芦根一两	旋覆花三钱	桑　皮三钱
桑　叶三钱	知　母三钱	鲜九节菖蒲三钱
甜葶苈三钱	威灵仙三钱	竹　茹三钱
忍冬藤三钱	杏仁泥三钱	清半夏钱半
广陈皮钱半	乌　药三钱	生赭石三钱
苏合香丸一个（研入）		

[按] 肺蕴湿热，寒束于外，咳嗽、肩背痛楚，治宜清肺疏化，以肃肺令。杏仁泥、桑皮、甜葶苈、清半夏、广陈皮、知母、竹茹、芦根化痰肃肺，以止咳嗽，用鲜九节菖蒲取其芳化豁痰，以助清疏之力，忍冬藤、乌药配合

苏合香丸疏络芳通，以治肩背痛，有利于肺气之宣达。旋覆花、生赭石镇逆化痰，肃肺理咳。

孙男　四月二十六日

湿热内蓄，兼感邪束，身热咳嗽，经治气促胸闷，时或急躁汗出，脉滑数，亟宜清疏芳解。

生石膏五钱	旋覆花三钱	代赭石三钱
莲子心钱半	知　母三钱	川黄柏三钱
萆　薢三钱	鲜芦根一两	嫩桑枝六钱
竹　茹五钱	杏　仁三钱	滑　石三钱
薄　荷钱半	地骨皮三钱	忍冬花三钱
牛　膝三钱	鲜荷叶一个	

武男　五月二十一日

内蓄湿热，兼因邪束，致咳嗽形冷，肝家亦旺，头晕痛，脉弦滑，亟宜清疏肃肺。

生石决八钱	旋覆花三钱	代赭石三钱
薄　荷钱半	知　母三钱	黄　柏三钱
胆　草三钱	鲜荷叶一个	鲜芦根一两
杏仁泥三钱	炒甜萆薢三钱	牛　膝三钱
桑　叶三钱	地骨皮三钱	莲　心二钱
滑　石四钱	菊　花四钱	藕一两
炒莱菔子四钱	紫雪丹四分（分冲）	

［**按**］薄荷、芦根、桑叶、杏仁、鲜荷叶、菊花清宣疏化肺络。知母、黄柏、龙胆草、莲子心苦寒直清里热。炒莱菔子、地骨皮、甜萆薢、旋覆花、代赭石化痰肃降肺气。鲜藕清凉，配牛膝引肺热下行。用紫雪合生石决，以镇肝涤热，从阴分清化之。

杨男　九月二十一日

湿热外感，肺令失肃，肌热头晕痛楚，咳嗽伤风，脉象滑数大，亟宜清疏肃肺。

鲜茅根一两	鲜芦根一两	杏仁泥三钱
栀子炭三钱	僵 蚕三钱	冬桑叶三钱
地骨皮三钱	薄荷叶钱半	知 母三钱
全紫苏钱半	忍冬花四钱	杭菊花三钱
生桑皮三钱	全瓜蒌八钱	生滑石四钱
酒 芩三钱	荷 叶一个	鸭梨皮一两
紫雪丹四分（四分）		

[**按**] 全紫苏是叶、梗、子合用，取清宣肃化之用；鸭梨皮润护，止咳而生津。

吴男 五月三十日

外邪解之未当，表里之邪不畅，咳嗽头痛，微有潮热，午后较重，脉滑数，宜清凉疏解。

生石膏六钱	薄 荷钱半	苏子霜钱半
知 母三钱	地骨皮三钱	鲜芦根一两
杏仁泥三钱	杭菊花三钱	川黄柏三钱
辛夷花三钱	嫩桑枝六钱	莲子心二钱
金银花四钱	牛 膝三钱	全瓜蒌一两
鲜荷叶一个	藕一两	紫雪丹四分（分冲）

曲男 十月初九日

湿热内蓄，兼为风邪袭闭，肺令失肃，咳嗽，痰不易出，舌苔白腻，脉弦数，宜清肃疏化。

鲜芦根一两	生桑皮三钱	杏仁泥三钱
苏 梗钱半	苏 子钱半	全瓜蒌八钱
川牛膝三钱	冬桑叶三钱	旋覆花三钱
代赭石三钱	薄荷叶钱半	鲜九节菖蒲根四钱
生滑石块四钱	鲜杷叶四钱（去毛布包）	
黛蛤粉八钱（布包，先煎）		

[**按**] 黛蛤粉即海蛤粉加青黛，有清热豁痰之功。孔师常配石斛，以治肺燥津伤、咳痰难出者，多效。

秦男 九月二十三日

旧有湿痰喘症，近以外邪所袭，遂发哮喘，形冷而不发热，涎沫上泛，舌苔白腻，脉象滑数，亟宜清疏渗化。

生石膏八钱	旋覆花三钱	代赭石三钱
青竹茹六钱	知　母三钱	嫩麻黄五厘
莲子心钱半	川　柏三钱	冬桑叶三钱
杏仁泥三钱	地骨皮三钱	炒葶苈三钱
荷　叶一个	生滑石块四钱	苏合香丸一粒（和入一半）

二诊：九月二十四日。加黛蛤粉一两、石决明一两、嫩桑枝八钱、竹沥水三钱、鲜菖蒲根四钱。

[按] 麻杏石甘汤为治外感咳喘效方，孔师未用甘草，防其甘缓腻膈也。五厘麻黄取其轻宣，配石膏之辛寒，有肃肺化痰之功。苏合香丸宣通窍络，加竹沥水豁痰清肺，共奏止咳定喘之效。

赵女 八月初一日

湿热内蓄，兼为风袭，初未得解，渐致肺阴伤、燥气盛，干咳无痰，气阻喘促，甚则欲厥，脉滑数，亟宜清宣豁痰。

生石膏八钱（麻黄二厘同先前）		旋覆花三钱
代赭石三钱	杏仁泥三钱	薄荷梗一钱
鲜石斛六钱	全瓜蒌八钱	焦栀子三钱
青竹茹八钱	肥知母三钱	黛蛤粉一两（布包）
甜葶苈三钱	清半夏钱半	鲜九节菖蒲根三钱
地骨皮三钱	紫雪丹四分（分冲）	

二诊：加石决明六钱、郁李仁二钱半、淮小麦一两、酒军五分（开水泡兑）、玄明粉五分（分冲）。

三诊：连进前方药，症虽减而谵语不退，肌肉跳动甚于腿部，大便泻甚。前方去酒军、玄明粉，加䗪虫二枚。去紫雪丹，易以安宫牛黄丸一粒（分吞）、桑寄生五钱。

[按] 阴伤肺燥，干咳无痰，治在清润宣豁，药用石斛、黛蛤粉、竹茹、瓜蒌、鲜菖蒲根。喘促、谵语欲厥，肝肺热盛，邪陷心包，在肃肺豁痰法中，

加生石决明、䗪虫、紫雪、安宫以镇抑开窍，通脑醒神。

杨妇　八月初十日

肝胃两阳并盛，兼为邪袭，肌热口苦喉痛，周身不适，舌赤苔白，脉大而数，宜清疏凉化芳解之。

鲜芦根一两	龙胆草三钱	川牛膝四钱
知　母三钱	生石膏一两	地骨皮三钱
莲子心钱半	川　柏三钱	板蓝根六钱
忍冬花五钱	青竹茹五钱	薄　荷钱半
冬桑叶三钱	桑　枝六钱	杭菊花三钱
瓜　蒌八钱	鲜荷叶一个	六神丸三十粒（分吞）

二诊：加蒲公英四钱、酒川军一钱（开水泡兑）、玄明粉八分（分冲）、紫雪丹四分（分冲）。

[**按**] 咽喉痛为风热之邪袭于肺胃，上蒸所致，治以宣肺清火解毒为主，六神丸必用。肌热加紫雪散；喉作痒加蝉衣、黛蛤散，以轻散风热兼能宣痰；肿痛甚、痰多，碍于饮水者，加大黄、玄明粉以泄实热。

朱女　八月二十一日

湿热内蓄，兼为邪束，寒热肢冷，喉间肿痛，舌苔白腻，入夜谵语，脉大而滑数，亟宜清解凉化之。

生石膏六钱	地骨皮四钱	薄荷叶钱半
生知母三钱	生黄柏三钱	鲜芦根一两
鲜茅根一两	忍冬花四钱	蒲公英四钱
全瓜蒌六钱	龙胆草三钱	板蓝根四钱
川牛膝三钱	焦栀子四钱	莲子心二钱
鲜荷叶一个	六神丸三十粒（二次吞下）	

复诊：八月二十二日。喉间肿痛颇甚，碍于饮水，痰多，大便不行，故加酒黄芩七分、玄明粉八分（二味开水泡兑）、白僵蚕三钱。

附喉痛漱方：西瓜霜五钱、薄荷一钱、生青黛三钱、食盐五分、生石膏一两、乌梅片一分、硼砂一钱、玄明粉一钱、甘草一钱，共研细粉，开水泡，去渣冷漱。

郑妇　八月三十日

孕将近产，为外邪所袭，头痛綦重，身热喉痛，湿热上蒸之象颇盛，脉象滑实而数，亟宜辛凉疏化。

生石膏六钱	莲子心二钱	胆　草三钱
辛　夷三钱	鲜芦根一两	鲜茅根一两
板蓝根四钱	薄　荷钱半	川　芎五分
蒲公英四钱	忍冬花四钱	竹　茹五钱
白　芷五分	菊　花三钱	生知母三钱
生黄柏三钱	桑　叶三钱	天仙藤三钱
鲜荷叶一个	藕一两	

[按] 有病病受之，妊娠外感治同常人。湿热甚重，清解亦即安胎。

吴女　八月二十一日

热蓄于中，兼为邪闭，发热喉肿，舌苔厚腻，脉大而数，右寸关为盛，经为热迫下行，腹痛烦急，宜辛凉清疏内消。

生石膏八钱	蒲公英四钱	川牛膝三钱
生知母三钱	生黄柏三钱	鲜芦根一两
忍冬花三钱	台乌药三钱	全瓜蒌六钱
板蓝根四钱	薄荷叶钱半	栀子炭三钱
龙胆草炭钱半	生滑石块四钱	藕一两

六神丸三十粒（分吞）

[按] 腹痛烦急，用台乌药。

周妇　十月十一日

适届经期，腰腹胀痛，前方当继服，因内热邪袭，项间肿痛，口干头疼，脉大而数，先予清解凉化。

鲜芦根一两	鲜茅根一两	龙胆草三钱
花　粉三钱	蒲公英三钱	冬桑叶三钱
嫩桑枝六钱	地骨皮三钱	薄荷叶钱半
忍冬花五钱	连　翘三钱	台乌药三钱

荷　叶一个

[按] 经期腹痛，复感外邪，先予解表，急则治其标。

黄妇　八月二十九日

脾家湿热蕴蓄，外受风束，遂致牙龈作肿，咳嗽喉痒，清涕声重，面目发痒，舌苔白腻，脉象滑数，亟宜清疏芳化。

鲜芦根一两	板蓝根四钱	忍冬花四钱
杭菊花三钱	冬桑叶三钱	地骨皮三钱
莲子心钱半	川牛膝三钱	白僵蚕三钱
地肤子三钱	焦栀子三钱	盐知母一钱
生黄柏一钱	青竹茹六钱	生滑石块四钱
鲜荷叶一个		

二诊：加蝉衣五分、黛蛤散六钱（布包煎）、杏仁泥二钱、紫雪丹四分（分冲）。

李妇　八月初八日

肝热脾湿，兼有邪袭，气机失畅，发热，脘次痛疼，头部晕楚，脉象弦数，宜清平疏化，兼调气机。

石决明六钱	杏仁泥五钱	川朴花钱半
台乌药三钱	川郁金三钱	薄荷叶钱半
焦栀子三钱	青竹茹一两	鲜芦根一两
地骨皮三钱	旋覆花三钱	代赭石三钱
广藿梗三钱	小川连钱半	炒吴萸三分
知　母三钱	炒龙胆草钱半	鲜九节菖蒲根四钱
鲜荷叶一个	紫雪丹四分（分冲）	

二诊：加嫩桑枝八钱、生石膏一两、冬瓜皮一两、大青叶三钱、全瓜蒌八钱（玄明粉一钱拌）。

[按] 外感而兼脘腹满痛者，邪热内壅气分，阳明、少阳二经气机阻滞，治宜于清宣法中佐以理气化滞、芳通苦降之剂。如郁金、乌药、藿梗、杏仁、炒稻芽、木香、厚朴、枳实、橘核之属。寒热往来伴发右胁痛者加旋覆花、代赭石、丝瓜络、郁金、桃仁、杏仁以活络疏肝，肝热脾湿，外邪轻微，清

平疏化并进，亦表里双解法也。

蔺妇　六月二十一日

湿热内蓄，兼感邪袭，以致身热，脘次胀满不运，纳后较重，大便秘，脉数大，宜清疏和中。

鲜芦根一两	旋覆花三钱	代赭石三钱
乌　药三钱	知　母三钱	黄　柏三钱
地骨皮三钱	炒莱菔子四钱	生枳实二钱
莲子心二钱	牛　膝三钱	鲜荷叶一个
薄荷叶钱半	川厚朴钱半	煨木香钱半
炒稻芽三钱	藕一两	瓜　蒌一两
紫雪丹四分（冲）		

[**按**] 此案外邪夹有宿食，故清疏解表外，更用莱菔子、炒稻芽、枳实等消导和中。

姚妇　五月二十八日

湿热盛，外感新邪，头晕身痛中满，饮纳皆差，舌苔白腻，大便秘结，脉弦滑而数，宜清疏芳解。

鲜芦根一两	地骨皮三钱	知　母三钱
全瓜蒌六钱	嫩桑枝一两	忍冬花四钱
川黄柏三钱	莲子心二钱	薄荷叶钱半
青连翘三钱	滑　石四钱	杭菊花三钱
旋覆花三钱	代赭石三钱	广藿梗三钱
鲜荷叶一个	紫雪丹四分（冲）	

刘男　八月二十一日

热蓄于中，时邪外袭，头晕痛，口渴喜饮，发热形冷，脘次结满，大便燥秘，舌苔黄厚，脉大而数，亟宜清疏芳化。

生石膏八钱	薄　荷钱半	焦栀子二钱
冬桑叶三钱	青竹茹一两	忍冬花四钱
白僵蚕二钱	杭菊花三钱	生知母三钱

生黄柏三钱	杏仁泥二钱	莲子心二钱
鲜荷叶一个	鲜冬瓜皮一两	郁李仁二钱半

紫雪丹四分（加玄明粉八分）二次冲服

二诊：加生石决明八钱、辛夷二钱、广藿梗三钱、大青叶三钱、酒军一钱（开水泡兑）。

李男　九月二十六日

湿滞在中，兼感外邪，形冷发热，头腹作痛，大便秘，脉弦数，亟宜疏解和化。

鲜芦根一两	鲜茅根一两	台乌药三钱
忍冬花四钱	橘　核四钱	地骨皮三钱
炒莱菔子四钱	薄荷叶钱半	知　母三钱
黄　柏三钱	白僵蚕三钱	大腹绒钱半
冬桑叶三钱	辛　夷三钱	荷　叶一个
上川连钱半	龙胆草钱半	广木香八分

吴妇　八月十一日

湿热内蓄，兼为时邪所袭，寒热往来，右胁中脘作痛，舌苔垢厚，脉大而数，先予清解芳化。

生石膏一钱	全瓜蒌八钱	连翘壳三钱
生知母三钱	生黄柏三钱	鲜芦根一两
鲜茅根一两	川郁金三钱	台乌药三钱
地骨皮三钱	桃　仁三钱	杏　仁三钱
旋覆花三钱	代赭石三钱	丝瓜络三钱
焦栀子三钱	薄　荷钱半	鲜荷叶一个
川牛膝三钱	紫雪丹四分（冲）	

［按］右胁痛，故用郁金。

脱妇　八月十四日

湿热在中，兼感时邪，寒热相搏，呕吐泄泻，腹中绞痛，潮热身冷，脉大而弦数，筋络抽痛，亟宜辛凉芳解。

鲜芦根一两	大腹绒二钱	广陈皮二钱
川草薢三钱	广藿梗三钱	台乌药三钱
青竹茹八钱	滑石块四钱	杏仁泥三钱
盐橘核五钱	厚朴花二钱	肥知母三钱
车前子三钱	清半夏钱半	鲜冬瓜皮一两

苏合香丸一粒（和一半）

[按] 湿热相搏，时邪袭扰，气机升降失司，逆成挥霍燎乱之势，吐利交作，脘腹绞痛。治以鲜芦根、广藿梗、酒黄芩、薄荷、半夏、陈皮、竹茹，清芳解表，和胃降逆；杏仁泥、大腹绒、厚朴花、乌药、橘核和中理气，以畅气机；生滑石块、车前子、川草薢、鲜冬瓜皮，清热利湿，分清泌浊。苏合香丸芳化宣通。

王男 九月九日

热实于中，兼感邪袭，解之未当，呕逆思冷，大便自利，头昏而热，舌苔垢腻，脉大而滑数，亟宜清疏芳化。

生石膏一两	薄荷叶钱半	酒黄芩三钱
鲜芦根一两	全瓜蒌六钱	青连翘二钱
青竹茹一两	广藿梗三钱	清半夏钱半
滑石块四钱	知 母三钱	陈 皮二钱

紫雪丹四分（分冲）

二诊：加焦栀子三钱、莲子心钱半、地骨皮四钱。

陈妇 八月十六日

湿热在中，兼感邪袭，寒热相搏，呕逆泄泻，形冷肢逆，周身酸楚，舌苔垢糙，脉滑大而数，亟宜芳香和化。

鲜芦根一两	小川连钱半	炒吴萸三分
大腹绒钱半	厚朴花钱半	冬桑叶三钱
青竹茹八钱	滑石块四钱	台乌药二钱
广陈皮三钱	清半夏二钱	盐橘核三钱
莲子心二钱	薄 荷钱半	苏合香丸一粒（分和）

杨妇　八月二十日

湿热内蓄，兼感时邪，相搏于中，吐利交作，脘腹绞痛，兼有肝热抽搐，筋络拘急，脉象弦滑，亟宜清芳宣化。

鲜芦根一两	乌　药三钱	大腹绒二钱
川黄连钱半	炒吴萸一分	广藿梗三钱
陈　皮二钱	嫩桑枝五钱	川厚朴钱半
青竹茹六钱	法半夏二钱	薄荷叶钱半
盐橘核三钱	生滑石块四钱	苏合香丸一粒（分二剂药和入）

[按] 热邪动肝，抽搐拘急，用嫩桑枝清通达络。

杨男　八月十六日

湿热内伏，兼为邪袭，相搏于中，吐利交作，兼有寒热口渴，脉大而数，先予芳香和化。

鲜芦根一两	法半夏钱半	小川连二钱
炒吴萸二分	薄　荷钱半	冬桑叶三钱
川厚朴钱半	炒枳壳二钱	乌　药三钱
广藿梗三钱	大腹绒二钱	盐橘核四钱
知　母四钱	竹　茹八钱	陈　皮钱半
六一散四钱	紫雪丹四分（分冲）	

路男　八月二十三日

湿热内蓄，外为邪袭，头痛，滑泄腹痛，午作发热，口渴喜饮，脉弦滑而数大，宜清疏凉化，佐以芳通。

生石膏八钱	地骨皮四钱	肥知母三钱
忍冬花四钱	鲜芦根一两	鲜茅根一两
莲子心二钱	冬桑叶三钱	川黄柏三钱
薄荷叶钱半	龙胆草炭二钱	青连翘三钱
滑　石四钱	鲜荷叶一个	车前子三钱（布包）
上川连钱半	辛　夷三钱	
苏合香丸一粒（分两剂药加入）		

郑男　八月十八日

湿热内蓄，兼为邪袭，相搏于中，呕吐频剧，入夜烦急不寐，舌苔白厚，脉象弦滑数大，亟宜芳香疏化。

鲜芦根一两	旋覆花三钱	代赭石三钱
厚　朴钱半	青竹茹八钱	广藿梗三钱
陈　皮钱半	大腹绒三钱	苏子霜钱半
清半夏三钱	生桑皮二钱	川牛膝三钱
生滑石块四钱	左金丸钱半（布包）	
紫雪丹四分（分冲）		

二诊：加全瓜蒌八钱（玄明粉钱拌）、苏薄荷钱半、鲜荷叶一个。

刘妇　六月初八日

内蓄湿热，兼感邪袭，以致往来寒热，身肢头部疼痛，脉弦滑，亟宜清柔疏解。

石决明六钱	薄荷叶钱半	地骨皮三钱
生知母三钱	生黄柏三钱	鲜芦根一两
莲子心二钱	焦栀子三钱	生滑石四钱
嫩桑枝六钱	龙胆草三钱	金银花五钱
川牛膝三钱	辛　夷三钱	荷　叶一个
小　麦一两	紫雪丹四分（冲入）	

褚男　六月初一日

肝胃热重，兼因邪束，以致头晕，往来寒热，中满，脉弦滑而数，宜清柔疏解。

石决明八钱	旋覆花三钱	代赭石三钱
薄　荷钱半	生石膏六钱	金银花四钱
嫩桑枝一两	莲子心二钱	知　母三钱
黄　柏三钱	鲜芦根一两	地骨皮三钱
辛　夷三钱	川牛膝三钱	川厚朴二钱
杏　仁三钱	鲜荷叶一个	藕一两

紫雪丹四分

[按] 上两案均有往来寒热，疏解外，佐清柔，石决明即以柔肝也。

康男 十月十七日

外感束缚，解之未透，邪渐内伏，咳嗽汗出而反发热，脉大而数，六脉皆伏，治当清疏凉解之。

鲜苇根一两	僵 蚕三钱	薄荷叶钱半
大青叶三钱	杏仁泥三钱	枯黄芩三钱
青连翘三钱	知 母三钱	紫苏梗钱半
栀 子三钱	地骨皮三钱	紫雪丹四分（分冲）

鲜九节菖蒲根三钱（和凉开水捣汁冲入）

吴女 八月十八日

初以内蕴湿热，兼外邪客之，风热相搏，遂致头胀痛，咳嗽鼻塞声重，咽痛口渴，思冷饮，发热而微恶风，痰涎壅盛，大便秘，小便赤，舌苔黄腻，脉浮数。亟宜辛凉清解以肃肺络。

鲜芦根一两	金银花三钱	生石膏一两（先煎）
连 翘三钱	杏仁泥三钱	薄荷叶钱半（后煎）
苏子霜钱半	条黄芩二钱	板蓝根三钱
辛夷花二钱	鲜荷叶一张	全瓜蒌（玄明粉一钱拌）六钱

紫雪丹六分（冲服）

二诊：八月二十日。据述服第一剂药后，寒热之象随汗解，再服则头痛、咳嗽、咽痛均安，大便已下，鼻塞亦通，惟液黄黏而盛，舌苔垢腻，脉尚弦滑，此滞热未清，肺胃仍未清肃之征也。再进清热导滞之法。

条黄芩二钱	鲜石斛五钱	生石膏六钱（先煎）
青竹茹四钱	焦栀子三钱	川黄柏三钱
生滑石块四钱	莱菔子四钱	鲜 藕二两
生知母三钱	全瓜蒌五钱（玄明粉二钱拌）	
枳 实二钱	黛蛤粉（布包，先煎）五钱	
莲子心钱五分	苏子霜二钱	

三、疟疾

王妇　八月二十一日

湿热内蓄，为时邪所闭，咳嗽寒热，午后即发，状如疟，舌苔白腻，脉象滑数，两关并盛，宜清疏芳化。

鲜芦根一两	杏仁泥三钱	枯黄芩三钱
肥知母三钱	嫩茵陈二钱	焦栀子三钱
地骨皮三钱	龙胆草炭二钱	冬桑叶三钱
紫苏梗钱半	莲子心二钱	忍冬花四钱
全瓜蒌六钱	紫雪丹四分（分冲）	

二诊：加生石膏六钱、石决明六钱、酒军七分（开水泡兑）。

[按] 酒军开水泡兑，是只取其气而不用其味也。

孙男　七月十二日

暑湿内伏，初兼时感，往来寒热。西医针后，病渐止而湿热郁阻未除，遂致复，状颇类疟，胃弱未复，湿邪渐深陷，脉象弦滑而伏数，舌苔白腻，当从阴分导之外达。

生鳖甲钱半	橘　核四钱	地骨皮三钱
嫩青蒿三钱	炒透常山钱半	桑　叶三钱
栀子炭三钱	陈　皮钱半	清半夏三钱
知　母三钱	鲜芦根一两	川黄柏三钱
生滑石块五钱	苏合香丸一粒（分二角，每煎化合一角）	

[按] 生鳖甲、青蒿、地骨皮入阴分，导邪外达。

王女　十二月十一日

温邪内蕴，湿邪较盛，初兼外邪，未解渐成疟，寒热一日一作，黎明汗出遂解，六脉弦滑而数，宜从阴分清化之。

生鳖甲三钱	青蒿梗三钱	杏仁泥三钱
地骨皮三钱	炒常山三钱	青连翘三钱
旋覆花二钱	代赭石二钱	大腹绒二钱

知　母三钱	川黄柏三钱	龙胆草钱半
大青叶三钱	郁李仁二钱半	薄　荷钱半

紫雪丹四分（分冲）

二诊：十二月十三日。加生石膏四钱、生枳实钱半。

三诊：十二月十六日。湿热化疟，一日一作，迁延较久，服药转轻，尚不能止；又以食后动肝，气食交滞，脉仍弦数，气遏较甚，再为变通前方。

生石膏六钱（先煎）	石决明六钱（生研，先煎）	
地骨皮四钱	旋覆花三钱	代赭石三钱
川柴胡五分	生枳实二钱	槟榔炭一钱
六　曲二钱	山楂三钱	竹　茹八钱
大青叶三钱	清半夏二钱	盐知母三钱
盐黄柏三钱	火麻仁三钱	落水沉香二分
生鳖甲三钱	安宫牛黄丸一粒（分四角）	

孙男　九月十三日

寒热，湿邪较盛，发为疟，头痛蒙重，寒重热轻，左关脉独大，右脉滑数，当分解泻肝，清化湿邪。

石决明六钱	炒透常山钱半	生石膏八钱（先煎）
生鳖甲钱半	地骨皮三钱	炒大腹绒钱半
青蒿梗二钱	栀子炭三钱	生滑石块四钱
川黄柏三钱	知　母三钱	辛　夷三钱
薄　荷钱半	紫雪丹三分（加玄明粉三分，分和）	

[按] 左关脉独大，肝旺可知。

翟男　十月二十七日

初患时感，未得疏解，渐转成疟，寒热有时，甚于午后，脉弦大而数，宜清芳疏解之。

鲜茅根一两	鲜芦根一两	辛　夷三钱
嫩白芷五分	冬桑叶三钱	生石膏六钱
薄　荷钱半	焦栀子三钱	大青叶二钱
生鳖甲钱半	僵　蚕三钱	嫩茵陈钱半

龙胆草二钱　　　　忍冬花六钱　　　　炒透常山三钱

全瓜蒌八钱　　　　荷　叶一个　　　　生知母三钱

生黄柏三钱　　　　酒　军一钱（开水泡兑）

紫雪丹四分（加玄明粉一钱，分冲）

[**按**] 时感失疏成疟，寒热定时，甚于午后，邪伏阴分温疟也。治用芦根、茅根、白芷、辛夷、桑叶、薄荷以芳化清透，生鳖甲清阴分伏热。炒透常山佐茵陈以清半表半里之湿热，而除寒热之交作，龙胆草、知母、黄柏、大青叶、酒军、玄明粉、紫雪丹清火解毒退热。性专力宏。

周男　十月二十九日

疟发三阴，形冷而不作热，亦不喜饮，间日一作，舌苔白腻，脉弦滑，宜疏化湿邪。

嫩茵陈三钱　　　　枯黄芩三钱　　　　云苓皮四钱

连　翘三钱　　　　焦栀子三钱　　　　焦槟榔一钱

炒秫米四钱　　　　金银花三钱　　　　川朴花钱半

鲜芦根三钱　　　　青竹茹六钱　　　　清半夏钱半

陈　皮钱半　　　　藿　梗三钱　　　　知　母三钱

地骨皮三钱　　　　炒透常山三钱　　　滑石块四钱

[**按**] 三阴疟，形冷而不热，不欲饮，舌苔白腻，湿重可知，截疟七宝饮化裁。

马男　十一月初六日

曾患疟，愈后脾胃转输尚未恢复，近以饮食失调，遂致中满形冷，口渴喜饮，脉弦数实，亟宜旋转中焦以和中。

法半夏三钱　　　　广陈皮钱半　　　　鲜芦根一两

山楂炭钱半　　　　炒莱菔子五钱　　　杏仁泥三钱

上川连二钱　　　　川厚朴钱半　　　　青竹茹一两

焦麦芽三钱　　　　肥知母三钱　　　　川黄柏三钱

大腹绒钱半　　　　生枳实钱半　　　　焦六曲二钱

旋覆花二钱　　　　代赭石二钱　　　　荷　梗尺许

苏合香丸一粒（分四次服）

[按] 疟后食复，滞热在中，药用宣和化滞多效。羊肉热补气血，温热病最忌，此属温疟犯忌致复，孔师对治外感温热病或阴虚肝旺证，大都切嘱勿食羊肉，以免助热滋邪，有碍清解。

孙妇　六月二十三日

暑湿郁阻，发为疟，间日一作，寒热相等，脉象弦滑而数大，亟宜分化疏解之。

桑　叶二钱	地骨皮三钱	生鳖甲钱半（先煎）
大腹绒钱半	鲜芦根一两	薄　荷钱半
炒常山二钱	青蒿梗二钱	生滑石块四钱
知　母二钱	清半夏三钱	莲子心钱半（朱拌）
酒黄芩三钱	瓜　蒌六钱	大青叶三钱
紫雪丹四分（分冲）		

赵女　六月十九日

湿郁已久，每届夏令即感不适，兼有痛经，往来寒热，状如疟，此湿邪陷于阴分所致也。脉弦滑而数，左关盛于右，当从阴分导之外出。

生鳖甲钱半	炒常山钱半	青蒿梗二钱（同炒，先煎）
旋覆花钱半	代赭石钱半	盐知母三钱
盐黄柏二钱	冬桑叶三钱	生海蛤六钱（布包，先煎）
滑石块四钱	地骨皮三钱	大腹绒二钱
台乌药三钱	橘　核二钱	吴　萸二分（泡水炒）
小川连钱半	赤小豆四钱	生牡蛎四钱（包，先煎）
川牛膝三钱	紫雪丹三分（分二次冲入）	

章女　十一月二十三日

大疟止后，湿热随血分而下达，经停半月而复下血块，腰腹痛楚，脉象弦滑而数，再以前方增减。

青蒿梗三钱	赤小豆四钱	生鳖甲三钱（先煎）
桃　仁二钱	杏　仁二钱	湖丹皮钱半
制香附三钱	血余炭三钱	川牛膝三钱

桑寄生五钱　　　　川黄柏三钱　　　　藕一两

杜仲炭三钱（盐水炒）

［按］此疟后调经之法。

四、中风

赵男　除夕

年逾六旬，素患肝阳偏盛而多痰，头晕目眩，手大指次指麻木。今晚在进餐之时，卒然昏仆于地，不省人事，痰涎壅盛，醒后即见口目㖞斜，音瘖不语，善哭笑，左半身不遂，舌苔垢，舌心黑，大便秘结，小溲短少，脉象弦大而浮数，此为风湿中络，邪闭心包所致，亟宜豁痰开窍，息风通络。

川郁金四钱　　　　桑　枝一两　　　　竹沥水一两（分冲）

苏子霜钱半　　　　天竺黄五钱　　　　辛　夷二钱

青竹茹六钱　　　　桃　仁一钱　　　　杏　仁一钱

莲子心二钱　　　　龙胆草三钱　　　　全瓜蒌一两

鲜芦根一两　　　　鲜苇根一两　　　　金银花六钱

麻　黄一分　　　　生石膏八钱（同先煎，去沫）

犀　角二分（分冲）　羚羊角二分（分冲）

鲜石斛一两（先煎）　鲜荷叶一个（带梗尺许）

安宫牛黄丸一粒　　苏合香丸一粒（每次各半粒）

鲜九节菖蒲根一两（洗净兑凉开水捣汁，兑入）

二诊：进前方药后，证象略减，闭者渐开，肌腠略和，痰出颇多，㖞斜减轻，欲言而舌謇语涩，吐字不清，善烦躁而哭，内风夹痰上犯清窍，肝阳未戢所致，舌脉同前。《经》曰：风淫于内，治以甘寒。

仍服原方药加石决明一两（生研先煎）、黛蛤粉一两（布包同煎），一剂。

三诊：进服攻风祛痰之剂，邪势顿开，络脉渐和，舌歪言謇均转，左肢虽能稍动，但仍不遂，饮水易呛，痰涎仍盛，烦躁渐平息，悲泣已渐少，舌苔仍黑垢，较前稍润，小溲短赤，大便七日未更衣矣，再依前方稍事变通，佐润下之品，以存阴液。

天竺黄一两　　　　桃仁泥三钱　　　　麻　黄二分（先煎，去沫）

杏　仁三钱　　　　连　翘三钱　　　　苏子霜钱半

胆南星一钱	白蒺藜三钱	桑寄生一两
威灵仙四钱	火麻仁三钱	鲜石斛一两（先煎）
龙胆草三钱	全瓜蒌一两	石决明两半（生研，先煎）
川牛膝三钱	滑石块四钱	旋覆花四钱（布包）
代赭石四钱	独　活五分	鲜九节菖蒲根三钱
清宁片三钱（开水泡兑）		局方至宝丹一粒（分化）
苏合香丸一粒（分化）		

四诊：口目已正，舌强渐转，遂能语，唇音较正，舌音尚迟，大便下黄褐色球状燥屎，小溲较前通利，臂能举，腿渐能伸屈，精神颇佳，舌上黑苔已少，第包络热邪阻窍之象已退，而络脉犹未和也，脉浮数，左寸关较盛，亟宜柔润通络之品。

川郁金三钱	麻黄二分	生石膏八钱（同先煎，去沫）
代赭石三钱	海风藤四钱	石决明一两（生研，先煎）
威灵仙四钱	生知母三钱	生黄柏三钱
生山甲三钱	天仙藤四钱	秦　艽二钱
川牛膝三钱	桑寄生一两	苏地龙四钱
独　活五分	清半夏三钱	全瓜蒌一两
火麻仁三钱	广陈皮二钱	车前子三钱（布包）
小木通一钱	灯心草一钱	旋覆花三钱（布包）
局方至宝丹一粒（分化）		苏合香丸一粒（分化）

二剂

五诊：连进前方药，症已大转，左肢已渐恢复，腿部仍不良，二便已畅，纳物较佳，舌黑垢苔退变滑薄，语言仍较缓涩，肝阳渐平，脾家尚困，前进滑凉，然柔润之功尚须偏重，免致劫烁津液，此外切忌劳倦、食伤等。

鲜石斛两半	生龙齿五钱	威灵仙五钱
络石藤四钱	鲜地黄五钱	生山甲三钱
苏地龙三钱	海风藤四钱	珍珠母两半
桑寄生一两	桃仁泥二钱	旋覆花三钱（布包）
川牛膝四钱	代赭石三钱	川郁金三钱（生白矾水浸）
生芪皮五钱	化橘红钱半	火麻仁二钱

肥玉竹三钱　　　　　秦　艽一钱　　　　　牛黄清心丸一粒（分化）

三剂

六诊：进服前方药，诸症均好转，喝僻、语言皆正，湿痰得宣化之后，目下卧蚕已收，惟臂不能高举，行路无力，神疲欲寐，脉较平匀而缓，邪势已去，元气未复，再依清滋益气、通经达络之品。

生牡蛎六钱　　　　　北沙参三钱　　　　　桂枝尖五分

穞豆衣五钱　　　　　珍珠母一两　　　　　生山甲三钱

合欢皮四钱　　　　　生黄芪三钱　　　　　生海蛤一两

桑寄生一两　　　　　火麻仁五钱　　　　　秦　艽五分

淡苁蓉五钱　　　　　苏地龙三钱　　　　　川牛膝六钱

玳　瑁（现用替代品，下同）一钱

虎潜丸一钱（分化）　大活络丹一粒（分化）

四剂

牟男　七月二十日

素患手指麻木，卒为风邪所中。《经》云"厥气走喉而不言"。陡然舌强，语瘖，右手不用，足软无力，咳而痰壅，舌中苔垢、边缘赤，脉浮而弦，先予芳香辛凉开窍，以驱风邪。

麻黄一分五厘　　　　天竺黄三钱　　　　　生石膏八钱（先煎，去沫）

广藿梗三钱　　　　　桃　仁二钱　　　　　杏　仁二钱

桑寄生八钱　　　　　竹　茹六钱　　　　　滑石块四钱

莲子心二钱　　　　　鲜菖蒲根四钱　　　　磁朱粉三钱（先煎）

威灵仙三钱　　　　　蝉　衣三钱　　　　　苏合香丸一粒（分化）

二剂

二诊：七月二十三日。前方药进服两剂，诸恙渐轻，痰咳均少，声音渐出而仍不成语，手已渐用，寝食二便如常，舌赤苔腻。风中心脾，舌络仍强，脉象同前，亟宜解语汤加减之。

桂枝尖五分　　　　　连翘心三钱　　　　　生石膏六钱（先煎）

羌　活七分　　　　　鲜石斛六钱　　　　　口防风三钱

蝉　衣二钱　　　　　橘　红钱半　　　　　明天麻七分

桑寄生八钱　　　　　生甘草五分　　　　　菖　蒲三钱

天竺黄三钱	威灵仙四钱	竹沥水三钱
羚羊角一分	牛黄清心丸一粒（分化）	

三剂

三诊：风邪已渐平息，言语已恢复，第阴分本属不足，肝脾更是虚馁，足肢仍是困疲，不良于行，脉细弦，再依培气固本之法。

生石决明一两（研，先煎）		熟地黄三钱（砂仁五分拌）
干百合五钱	附　片五分	淡苁蓉两半
龟　甲三钱	桂枝尖七分	独　活五分
全当归三钱	桑寄生一两	伸筋草五钱
茯　苓五分	生黄芪一两	杜仲炭三钱
鸡血藤五钱	土炒杭芍二钱	吉林清水人参二钱（另煎兑入）

三剂

金男　七月十八日

痰中，迁延失治，症延较久，左半身经络为痰所困麻不不仁，左关脉较盛大，六脉皆滑实而数，治以通络涤痰。

桃仁泥三钱	杏　仁三钱	生鳖甲三钱
络石藤三钱	瓜　蒌三钱	法半夏三钱
桑寄生一两	莲子心一钱	木　通三钱
广陈皮二钱	威灵仙三钱	鲜九节菖蒲根一两
生滑石四钱	天仙藤三钱	竹沥水四钱（分冲）
苏合香丸一粒（分化）		健步虎潜丸钱半（分化）

马男　六月初八日

去岁痰中，今春身体始渐恢复，近日左半身又逻不遂，周身发赤疹，舌苔白腻，脉滑大而数，寸关盛于尺脉，盖湿热又为贼风所闭，亟宜开窍逐风，化湿达络。

麻　黄三厘	川　芎五分	生石膏四钱（先煎，去沫）
云苓皮三钱	广陈皮钱半	桃　仁钱半
杏　仁钱半	桑寄生五钱	法半夏三钱
莲　心钱半	全当归一钱	威灵仙三钱

广藿梗三钱	知　母三钱	天竺黄三钱
川牛膝二钱	苏子霜钱半	生滑石块四钱

竹沥水三钱（分冲）　苏合香丸一粒（分化）　牛黄清心丸一粒（分化）

一剂

二诊：六月初十日。进前方药后，风象较减，伤风亦解，第湿痰过盛，舌苔退未及半，尺脉已复，左脉大于右，肝家之热较盛，再依前方加减之。

淡苁蓉四钱	朱拌莲心钱半	旋覆花二钱（包）
麻　黄三厘	桃　仁二钱	生石膏四钱（同先煎，去沫）
杏　仁二钱	天竺黄三钱	川　芎六分
代赭石二钱	全当归钱半	桑寄生五钱
法半夏三钱	威灵仙三钱	生山甲钱半
豨莶草四钱	知　母二钱	六　曲三钱
滑石块四钱	苏子霜钱半	牛　膝三钱

竹沥水四钱（和入）　苏合香丸一粒（分化）　牛黄清心丸一粒（分化）

一剂

三诊：六月十一日。风象较减，痰涕渐浓，咳嗽头脑震痛，舌苔白腻较薄，第经络痛楚，左半身仍不能动，脉象已较平缓，再变通前方。

麻　黄三厘	生鳖甲钱半	生石膏四钱（先煎，去沫）
生山甲钱半	当　归钱半	豨莶草三钱
天竺黄三钱	川　芎六分	威灵仙三钱
桃　仁二钱	杏　仁二钱	辛　夷钱半
生海蛤六钱	桑寄生三钱	旋覆花二钱（布包）
代赭石二钱	木　瓜三钱	焦六曲三钱
法半夏三钱	台乌药三钱	川牛膝三钱
藕一两	苏子霜钱半	竹沥水三钱（分冲）
牛黄清心丸一粒（分化）		大活络丹一粒（分化）

一剂

四诊：六月十二日。病象均减，第左半身尚无动机，筋络痛楚减，气仍未达，湿痰之象尚实，气不能行亦难望复，再予清透渗化之品，试以益气之品消息之。

麻　黄三厘	当　归钱半	生石膏四钱（先煎，去沫）

123

桑寄生五钱	杜仲炭钱半	石决明六钱
川 芎六分	淡苁蓉四钱	威灵仙四钱
川牛膝三钱	生鳖甲二钱	生山甲二钱
桃 仁钱半	台乌药三钱	生海蛤三钱
首乌藤六钱	莲子心二钱	旋覆花二钱（包）
生箭芪一钱	稻 芽三钱	麦 芽三钱
代赭石二钱	法半夏三钱	竹沥水三钱
藕一两	牛黄清心丸一粒	大活络丹一粒（各服半粒）

五诊：六月十三日。睡眠渐安，经络仍阻，助气之品服后，左手肿痒发赤，风湿遏于皮肤，不能畅达于表，舌苔仍薄而白，脉息左大于右，再为疏化豁痰达络。

麻 黄三厘	当 归一钱半	生石膏四钱（先煎，去沫）
威灵仙三钱	淡苁蓉八钱	生鳖甲三钱
生山甲三钱	川 芎三分	桃 仁二钱
杏 仁二钱	首乌藤六钱	石决明六钱
莲子心二钱	生箭芪三钱	地肤子三钱
生海蛤二钱	杜 仲一钱半	桑寄生一两
盐知母三钱	盐黄柏三钱	代赭石二钱
稻 芽三钱	麦 芽三钱	旋覆花二钱（布包）
滑 石三钱	竹沥水四钱	藕一两

苏合香丸一粒（分化）大活络丹一粒（分化）

六诊：六月十四日。左臂稍有动机，尚未通畅，风邪遏于皮肤者渐解，大便亦下，脉息大而有力，舌苔薄白，再重用通络化湿法。

麻 黄二厘	桑寄生一两	生石膏四钱（先煎，去沫）
杜 仲三钱	淡苁蓉八钱	石决明六钱
威灵仙三钱	地 龙三钱	盐知母三钱
盐黄柏三钱	生鳖甲三钱	生山甲三钱
桃 仁二钱	杏 仁二钱	木 通三钱
地肤子三钱	滑石块四钱	莲子心二钱
焦稻芽三钱	焦麦芽三钱	首乌藤五钱
生黄芪八钱	代赭石二钱	旋覆花二钱（布包）

竹沥水三钱　　　　　　藕　节一两　　　　　　苏合香丸一粒（分化）

活络丹一粒（分化）

七诊：六月十六日。原方加伸筋草四钱、炒枳壳钱半。

八诊：六月十七日，左半身稍有动机，大便微燥，风象渐息，热象亦平，第舌苔微有黄色，胃气尚燥，脉息颇平，再增减前方。

麻　黄二厘	桃　仁二钱	生石膏五钱（先煎，去沫）
杏　仁二钱	淡苁蓉一两	杜　仲三钱
石决明六钱	桑寄生一两	苏地龙三钱
木　通三钱	生鳖甲三钱	生山甲三钱
威灵仙三钱	伸筋草三钱	知　母三钱
黄　柏三钱	炒枳壳二钱	莲子心二钱
火麻仁二钱	首乌藤一两	生黄芪一两二钱
代赭石二钱	藕一两	旋覆花二钱（布包）
滑石块四钱	竹沥水四钱（分冲）	
苏合香丸一粒	大活络丹一粒（各服半粒）	

九诊：六月十八日。左半身动机尚迟，大便已畅下，心包络痰热未清，舌强尚未减，舌苔尚属黄糙，阳明仍热，脉象如前，再为变通前方。

麻　黄二厘	桑寄生一两	生石膏五钱（先煎，去沫）
威灵仙三钱	豨莶草四钱	石决明六钱
台党参二钱	大　云一两	伸筋草三钱
生山甲三钱	生鳖甲四钱	生箭芪一两四钱
杜　仲三钱	苏地龙三钱	旋覆花二钱（布包）
代赭石二钱	竹沥水三钱	苏合香丸一粒（分化）
首乌藤一两	藕一两	活络丹一粒（分化）

十诊：六月十九日。原方加焦六曲三钱、竹茹六钱、牛黄清心丸一粒（分化）。

十一诊：六月二十日。补剂有效，病家自觉筋络迟滞，进步未速，大便仍未下而神厥，舌苔均好，脉息无变化，再增益气之品，以冀速效。

麻　黄二厘	生芪二两二钱	生石膏五钱（先煎，去沫）
桑寄生一两	宣木瓜三钱	石决明六钱
党　参三钱	威灵仙三钱	苏地龙三钱

生山甲三钱	生鳖甲四钱	杜　仲三钱
淡苁蓉一两	盐知母三钱	盐黄柏三钱
炒枳壳二钱	莲子心二钱	竹　茹八钱
首乌藤一两	山萸肉三钱	牛黄清心丸一粒
代赭石二钱	藕一两	旋覆花二钱（布包）
竹沥水三钱	六　曲三钱	活络丹一粒（各服半粒）

十二诊：六月二十二日。原方党参改四钱、生芪改三两，加当归钱半、南红花二钱半、再造丸一粒（分化）。

十三诊：六月二十四日。病象均逐渐减，左半身动机较强，但胃家热未清，牙龈无力，脉象左大于右，舌苔薄黄，再依前方加减。

麻　黄二厘	杜仲炭三钱	生石膏五钱（先煎，去沫）
苏地龙三钱	六　曲三钱	石决明六钱
南红花三钱	盐知母三钱	盐黄柏三钱
莲子心二钱	生山甲三钱	生鳖甲五钱
首乌藤一两	醋竹茹二钱	枳　壳二钱
当归身三钱	生箭芪四两	党　参四钱
桑寄生一两	淡苁蓉一两	代赭石二钱
威灵仙三钱	竹沥水四钱	旋覆花二钱（布包）
牛黄清心丸一粒	再造丸一粒（各服半粒）	

十四诊：六月二十五日。原方加鲜石斛四钱、桃杏仁各二钱。

十五诊：六月二十六日。连进前方药，证象均好转，经络较通，左半身上肢能抬举，第惟有晨间目仍糊，脾湿肝热蒸腾于上也，大便二日未下，大肠稍有燥意，脉象弦滑，舌苔薄黄，再依前方变通之。

嫩麻黄二厘	生箭芪四两	生石膏五钱（先煎，去沫）
淡苁蓉一两	知　母三钱	黄　柏三钱
石决明八钱	台党参五钱	桑寄生一两
莲子心二钱	生山甲三钱	生鳖甲五钱
山萸肉三钱	威灵仙三钱	杜　仲三钱
伸筋草四钱	全当归三钱	南红花三钱
神　曲三钱	桃　仁二钱	杏　仁二钱
火麻仁三钱	首乌藤一两	稻　芽三钱

竹沥水四钱　　　　　藕一两　　　　　　牛黄清心丸一粒

苏合香丸一粒（各服半粒）

十七诊：六月二十九日。原方加鹿角胶一钱、桂枝尖一分。

刘女　七月初六日

痰中经络，日久风邪未除，口歪语謇，右半身不适，手指麻木，脉弦滑而数，舌赤苔白，亟宜平肝息风，豁痰通络。

麻　黄三厘	生山甲钱半	生石膏五钱（先煎，去沫）
竹　茹六钱	桃　仁二钱	石决明六钱（生研，先煎）
杏　仁二钱	威灵仙三钱	口防风三钱
天竺黄三钱	桑寄生六钱	全当归一钱
苏地龙三钱	莲子心钱半	牛黄清心丸一粒（分化）
竹沥水三钱	豨莶草三钱	苏合香丸一粒（分化）

二诊：七月初十日。进前方药后，证象略减，惟有经络尚未调达，肢木腿沉，行路不便，口歪渐轻，语言发謇，脉两关弦滑，舌赤苔白，再依前方加减。

麻　黄二厘	生石膏八钱（先煎，去沫）	
代赭石二钱	杭菊花四钱	旋覆花二钱（布包）
石决明六钱	川郁金三钱	双钩藤三钱
明天麻三钱	桃　仁二钱	杏　仁二钱
九节菖蒲三钱	地　龙三钱	全瓜蒌一两
生山甲三钱	桑寄生一两	威灵仙三钱
生　芪五分	全当归钱半	竹沥水三钱（分冲）
苏合香丸一粒	活络丹一粒（各服半粒）	

金男　四月二十四日

旧患痰中经络，近以针后为风邪袭于经络，左目斜视，筋络恐为重伤，脉象数大，亟宜豁痰达络。

麻　黄三厘	当　归一钱	生石膏六钱（先煎，去沫）
豨莶草五钱	威灵仙三钱	石决明一两（生研，先煎）
川　芎五分	白僵蚕三钱	白蒺藜三钱

桑寄生一两	辛　夷三钱	忍冬藤一两
全瓜蒌八钱	青竹茹八钱	桃　仁二钱
杏　仁二钱	地骨皮三钱	磁朱粉三钱
代赭石三钱	川牛膝三钱	旋覆花三钱（布包）
杭、滁菊各三钱	盐炒玄参二钱	荷　叶一个
藕一两	紫雪丹四分（分冲）	

卢妇　四月初六日

客冬痰中之后，未得治愈，心包络痰涎尚盛，神志迷离，舌苔白腻，脉象洪滑而数，亟宜开窍涤痰。

云苓皮四钱	青礞石四钱	桑寄生八钱
竹　茹八钱	炒秫米四钱	海浮石五钱
威灵仙三钱	知　母三钱	清半夏三钱
石菖蒲三钱	莲子心二钱	瓜　蒌五钱
川郁金三钱（用生白矾水浸）		牛黄清心丸一粒（分化）

吴男　二月二十四日

痰中重复之后，迄未大转，经络未畅，夜寐仍差，言语謇涩，大便仍秘，心胃不和，气机郁阻，脉象弦滑而实，亟宜清宣和中达络。

珍珠母一两	桑寄生一两	青竹茹三钱
雅　连钱半	石决明一两	莱菔子三钱
知　母三钱	莲子心二钱	旋覆花三钱（布包）
代赭石三钱	首乌藤一两	鸡内金三钱
稻　芽三钱	谷　芽三钱	全瓜蒌八钱（元明粉一钱拌）
白蒺藜三钱	藕一两	小郁李仁二钱
威灵仙三钱	九节菖蒲根一钱	

索女　五月十一日

肝郁湿热，入于经络，右半身筋络麻木，手指作胀，足跟痛，头晕脑胀，项背不适，舌强语謇，口渴喜饮，舌赤苔白，脉象弦缓，亟宜平肝息风，渗湿达络。

生石决明八钱	郁　金三钱	威灵仙三钱
代赭石三钱	菖　蒲一钱	旋覆花三钱（布包）
忍冬藤八钱	桑寄生一两	双钩藤四钱
地　龙三钱	茯神木四钱	生海蛤八钱
桃仁泥三钱	杏仁泥三钱	仙露半夏三钱
苏合香丸一粒（分化）		

二诊：加滁菊花四钱，生知母、生黄柏各三钱，滑石块四钱，首乌藤三钱，藕片一两。

吉男　九月初九日

气血不和，湿痰郁阻，左半身不遂，肢麻腿沉，头不清爽，舌强，语言发謇，胁际作痛，舌苔白腻，脉象弦大而实，亟宜涤痰达络，兼调气血。

当归身二钱	川郁金二钱	旋覆花三钱（布包）
代赭石三钱	天仙藤三钱	川　芎三分
威灵仙三钱	台乌药三钱	桑寄生一两
桃　仁二钱	杏　仁二钱	竹　茹五钱
滁菊花五钱	藕一两	苏合香丸一粒（分化）

张男　十二月十八日

脾家湿盛，郁于经络，左半身麻木不遂，舌苔白腻，不喜饮水，脉象弦滑，亟宜渗化柔肝达络之法。

麻　黄五厘	桃　仁二钱	生石膏八钱（先煎，去沫）
杏　仁二钱	法半夏三钱	豨莶草四钱
桑寄生一两	云苓皮三钱	广陈皮钱半
生知母三钱	生黄柏三钱	威灵仙三钱
滑石块四钱	竹　茹三钱	川牛膝三钱
藕一两	苏合香丸一粒（分化和入）	

二诊：十二月二十二日。进前方药后，经络较畅，麻木微减，头不清爽，脉弦滑，舌苔薄白，再依前方加减。

| 麻　黄五厘 | 桑寄生一两 | 生石膏八钱（先煎，去沫） |
| 桃　仁二钱 | 杏　仁二钱 | 知　母三钱 |

生黄柏三钱	天竺黄三钱	石决明一两（先煎）
法半夏三钱	豨莶草三钱	生山甲钱半
苏地龙三钱	威灵仙三钱	广陈皮二钱
滑石块四钱	茯神木三钱	藕一两
青木香三钱	竹沥水三钱	苏合香丸一粒（分化和入）

梁女　七月十二日

年逾五旬，肝胆内风旋动，邪居上焦已久，昨晚昏睡不醒，鼾而喉中多痰，右半身不遂，面红如醉，唇青，舌紫苔褐而糙，小溲自遗，脉象弦大有力，左寸关尤盛，亟宜芳香宣窍，以开心包。

嫩麻黄一分	胆南星一钱	生石膏六钱（先煎，去沫）
全　蝎二枚	滑石块五钱	川郁金三钱
双钩藤五钱	龙胆草二钱	青竹茹六钱
天竺黄四钱	白蒺藜五钱	莲子心二钱
鲜荷叶一个		竹沥水一两（分四次兑入）
局方至宝丹一粒（分化）		苏合香丸一粒（分化）
鲜九节菖蒲根一两（用凉开水捣汁兑入）		

二剂

二诊：七月十五日。神识渐醒，明昧不定，舌謇语涩，目歪斜，唇舌转为红润，苔白糙褐，面红稍退，脉弦数而滑大，风邪未息，肝阳未戢，胸膺时有烦热闷损之征，再依前方稍事加减。

麻　黄一分	川郁金三钱	生石膏六钱（先煎，去沫）
全　蝎二枚	鲜苇根一两	天竺黄四钱
双钩藤五钱	鲜荷叶一个	生石决明一两（研，先煎）
白蒺藜五钱	胆南星一钱	莲子心二钱
鲜菖蒲一两	苏子霜二钱	青竹茹六钱
滑石块四钱	龙胆草三钱	犀角尖二分（另研兑入）
竹沥水一两（分冲）	局方至宝丹一粒（分化）	苏合香丸一粒（分化）

三诊：七月十八日。进前方芳香宣窍之剂，闭者已开，神志已清，右臂已能转动，惟有经络尚未调达，言謇，面红赤，大便不通，脉弦而数，风邪痰势渐去，再依通络除热润导之法。

麻　黄一分	银　花六钱	生石膏一两（先煎，去沫）
银　藤六钱	秦　艽五分	旋覆花四钱（布包）
鲜石斛一两	嫩桑叶三钱	嫩桑枝六钱
代赭石四钱	独　活五分	地骨皮三钱
鲜茅根一两	鲜芦根一两	杭菊花四钱
龙胆草三钱	火麻仁五钱	威灵仙四钱
栀　子四钱	川黄柏三钱	川牛膝四钱

全瓜蒌一两（玄明粉一钱拌）　　　苏合香丸一粒（分化）

局方至宝丹一粒（分化）

三剂

四诊：七月二十一日。言謇、喎斜均好转，大便下而未畅，小溲仍较短赤，腿肢已能伸屈，仍是软弱无力，手指渐用而未灵活，胸热已除，精神颇佳，脉数左手弦盛。《经》云：肝为刚脏。肝阳上越已久，津液被夺，经络久失濡养。再以柔肝为主，兼调肝脾，可向愈也。

鲜生地一两	生龙骨五钱	生牡蛎五钱
生知母三钱	生黄柏三钱	珍珠母两半（生研，先煎）
紫贝齿三钱	淡苁蓉五钱	鲜石斛一两（先煎）
火麻仁五钱	润玄参五钱	桑寄生一两
云　苓三钱	龙胆草二钱	粉丹皮五钱
威灵仙三钱	当归尾三钱	羚羊片二分

活络丹一粒（分化）

三剂

王女　四月十一日

肝阳亢盛，胃家又实，聚液成痰而流入经络。左腿麻木，头眩目花已年余之久，更因失治，火势遂盛，入春以来证象加剧，左手持陶有时不能自主，呆笑，或语謇不清，大便秘，脉弦滑而数，舌赤苔黄，亟投镇坠深化潜阳之剂，免致仆中。

石决明一两（生研，先煎）	旋覆花三钱（布包）
代赭石三钱	鹅枳实三钱	刺白蒺藜三钱
生知母三钱	生黄柏三钱	明天麻五分

梧桑寄生一两	炒莱菔子三钱	全瓜蒌六钱（玄明粉一钱拌）
川牛膝三钱	灵磁石三钱	竹叶卷心二钱
龙胆草三钱	滑石块四钱	威灵仙四钱
朱茯神五钱	菖 蒲三钱	苏合香丸一粒（分化）
金礞石二钱	天仙藤四钱	紫雪丹四分（分冲）

江女 四月十七日

肝火夹痰，脾湿久困，脉络壅塞不畅，迁延数月，经医未能治愈。近因嗔怒之后，肝阳暴动，陡然而风动中络，舌謇不语，左臂不遂，两腿麻木，二便俱少，舌苔白腻，脉弦滑而数，亟宜豁痰息风，镇肝宣窍。

麻 黄二分	天竺黄三钱	生石膏八钱（先煎，去沫）
藿 梗三钱	瓜蒌皮五钱	川郁金五钱
龙胆草三钱	老苏梗三钱	生铁落四钱（先煎）
胆南星五分	栀 子五钱	黛蛤粉一两（包）
嫩桑枝一两	白蒺藜三钱	银 花三钱
银 藤三钱	肥知母三钱	鲜九节菖蒲四钱
鲜荷叶一个	酒黄芩三钱	羚羊片二分（冲入）
竹 茹四钱	猴枣二分（研细，冲服）	苏合香丸一粒（分化）

二剂

二诊：四月十九日。所闭者一剂即开，证象大转，今日已能言语而且清利，臂肢已渐和，惟有麻木尚存，出痰颇多，然胸膺仍觉不畅，溲如茶，大便下燥屎，且伴裹痰液，状如胶质，痰热未清，气机尚滞，是以经络未得通畅，脉弦滑而数，再依前方稍事变通。

麻 黄二分	金礞石二钱	辰 砂七分（冲）
桑寄生八钱	酒 芩三钱	白蒺藜三钱
竹 茹四钱	代赭石三钱	海风藤四钱
灯心草钱半	川郁金四钱	威灵仙四钱
口防风四钱	川黄柏三钱	滑石块四钱
川牛膝四钱	秦 艽一钱	龙胆草三钱
黛蛤粉五钱（包）	旋覆花三钱（布包）	
石决明八钱（先煎）	生石膏八钱（先煎，去沫）	

局方至宝丹一粒（分化）　　　　　竹沥水五钱（冲入）
磁石粉三钱
二剂

盛男　五月十三日

老年阴亏，肝阳妄动，右肢偏枯，神识不清，惯然欲寐，舌强而短，语謇不清，脉细弦而不匀，姑从复脉汤加减，固其欲脱。

麦门冬二钱　　　　炙甘草二钱　　　　花旗参钱半（另煎兑入）
生地黄五钱　　　　桂枝木一钱　　　　血琥珀五钱（冲入）
吉林清水人参三钱　　龟鹿二仙胶二钱（烊化）
二剂

许女　七月二十日

年近四旬，茹素，旷居十余载。心劳积久，独阴不长，脂液不充，脾阴大亏。前患不寐，心下悸，怔忡，饮食不为肌肤，诸证经医调治，无效。昨日向午之际，卒然舌謇语瘖，足痿不用，第心肾不交，肾脉不营舌络所致，脉象濡，舌赤苔白，姑拟地黄饮子加人参服之。

耳环石斛三钱　　　五味子二十粒　　　石菖蒲二钱
淡苁蓉六钱　　　　巴戟天五钱　　　　麦门冬三钱
云茯苓五钱　　　　熟地黄钱半　　　　制附片五分
生箭芪一两　　　　远志肉二钱　　　　上官桂一钱
吉林清水人参一钱
二剂

李男　七月初九日

土虚木胜，痰困于中，风火在内旋动已久。仆中之后，卒然神昏，痰壅，舌卷不语，左半身不遂，面红，舌苔垢腻，脉左寸关位弦大而数，右手脉伏，大便秘结，小溲不自禁而黄，亟宜清宣芳化。

麻　黄三分　　　　忍冬花五钱　　　　生石膏一两（先煎，去沫）
胆　星五分　　　　海浮石五钱　　　　川郁金四钱
藿香梗三钱　　　　竹　茹六钱　　　　滑石块四钱

连翘心二钱	莲子心二钱	鲜芦根两半
鲜苇根两半	炒栀子三钱	鲜菖蒲根一两
灵磁石二钱	辰　砂七分	竹沥水五钱（冲）
鲜荷叶一个	局方至宝丹一粒（分化）	苏合香丸一粒（分化）

二诊：七月十二日。昏睡已苏，神识未清，时明时昧，舌謇语声含混，口眼㖞斜，痰涎壅重，脉左寸关位仍盛，余详前方，无庸赘叙，再依前方加减。

原方减连翘心、白蒺藜、滑石块，加石决明一两、双钩藤四钱、全瓜蒌一两（玄明粉七分拌）、礞石滚痰丸一钱半。

三诊：七月十五日。进服前方药后，风邪渐息，痰热之象亦随之减轻，大便下物质黏而腐臭，小溲已转为清利，口眼㖞斜、舌謇皆有好转，脉弦而滑，两关较大，肝胃两阳尚盛，气机虽有略和，经络仍未调达，再予平肝通络，柔润和中。

麻　黄二分	石决明一两	旋覆花四钱（布包）
威灵仙四钱	滑石块四钱	生石膏八钱（先煎，去沫）
代赭石四钱	川牛膝四钱	生知母三钱
生黄柏三钱	桑寄生一两	清半夏三钱
鲜菖蒲五钱	青竹茹八钱	全瓜蒌一两
陈　皮二钱	火麻仁五钱	龙胆草三钱
独　活五分	玳　瑁二钱	牛黄清心丸一粒（分化）

苏合香丸一粒（分化）

四诊：七月十八日。经络渐和，右臂已能举，口目仍不甚正，喜笑之时显而易见，神识已恢复如常，阳明热邪尚未清肃；欲食厚味，纳量已安，脉弦而数，两关未平，再依清胃、通络、化痰。

麻　黄二分	桑寄生八钱	生石膏一两（先煎，去沫）
莱菔子四钱	代赭石四钱	旋覆花四钱（布包）
生山甲二钱	威灵仙三钱	天竺黄三钱
白蒺藜三钱	甜葶苈三钱	川郁金五钱
川厚朴二钱	鹅枳实二钱	瓜　蒌一两
龙胆草三钱	络石藤四钱	犀　角一分（研）

猴枣一分（研）　　　牛黄一分（研）　　　羚羊角一分（研）

活络丹一粒（分化）

五诊：七月二十一日。诸象大转，手足渐能屈伸，但仍腿软无力，不良于行，久坐则感麻木不仁，寐食二便皆已正常，脉弦而滑，舌苔薄白，再以活血通络法。

生海蛤一两　　　　明天麻五分　　　　旋覆花三钱（布包）

桑寄生八钱　　　　桃仁泥二钱　　　　石决明两半（生研，先煎）

代赭石三钱　　　　威灵仙四钱　　　　生山甲三钱

苏地龙三钱　　　　枳　实三钱　　　　天仙藤四钱

合欢皮四钱　　　　焦栀子四钱　　　　苏　木钱半

川牛膝四钱　　　　宣木瓜四钱　　　　火麻仁四钱

独　活一钱　　　　白花蛇一具　　　　活络丹一粒（分化）

三剂

常女　九月十七日

仆中之后，经医误治，迁延半载，已成痿痹，下肢不能用，左腿肌肉渐脱，左手亦拘挛不能伸屈，饮纳皆差，大便燥结，舌络亦不甚和，语謇不清，《经》云：虚则痿躄，坐不能起。脉细而带弦象，姑予滋阴养荣，通络和脉，以培土益肝而强肾。

当归尾五钱　　　　生黄芪八钱　　　　熟地黄一两（砂仁五分拌）

金毛狗脊三钱　　　淡苁蓉一两　　　　火麻仁五钱

生牡蛎一两　　　　北细辛一钱　　　　败龟甲三钱

苏地龙三钱　　　　鸡血藤一两　　　　杜仲炭五钱（盐水炒）

阿胶珠三钱　　　　枸杞子三钱　　　　山萸肉三钱

金沸草钱半　　　　白花蛇一具　　　　酒浸川牛膝四钱

再造丸一粒（黄酒一盅温化分服）

三剂

张男　八月初六日

客春曾患中痰而发右半身不遂多时，经医调即渐复，但步履仍蹒跚，日前不慎又为风束，症复，幸不剧，中闷气促，痰涎壅盛，皮肤色呈灰白，双目下透露卧蚕，皆属湿邪痰蓄象征，右半身觉沉重，饮纳二便如常，两脉弦大，亟宜清豁涤痰，疏活达络。

生石膏八钱	桃杏仁各二钱	威灵仙四钱
旋覆花三钱	嫩麻黄半分	黛蛤粉八钱（包）
莲子心二钱	代赭石三钱	天竺黄三钱
桑寄生八钱	甜葶苈子三钱	地　龙三钱
川牛膝三钱	生知母三钱	生黄柏三钱
豨莶草三钱	天仙藤三钱	竹沥水三钱（分冲）

苏合香丸一粒（分化）

吴男　五月初十日

痰咳减后，盖为邪闭，热不外达，遂致风生自里，目睛斜视似不能见，口噤不语，六脉大而缓，右有伏象，治以开窍息风。

代赭石七分	麻黄梢二厘	生牡蛎三钱
朱麦冬二钱	桑寄生五钱	当归身一钱
灵磁石三钱	旋覆花七分	青竹茹三钱
知　母二钱	桃　仁钱半	杏仁泥三钱
朱莲心一钱	川郁金钱半	川　芎三分
生石膏三钱（研，先煎）	石决明四钱（生研，先煎）	
鲜九节菖蒲根三钱	炒赤芍钱半	苏合香丸一粒（分化）

葛男　五月初四日

肝郁湿痰，风邪中络，左半身麻木不利，舌苔黑，脉弦滑数，宜清柔豁痰达络。

嫩麻黄一分	威灵仙三钱	络石藤三钱
川牛膝三钱	石决明八钱	清半夏二钱
生知母三钱	生黄柏三钱	桑寄生八钱
豨莶草三钱	苏地龙三钱	苏合香丸一粒（分化）
生石膏六钱（先煎，去沫）		

二诊：五月初七日。加天麻三钱、生山甲三钱、首乌藤一两。

三诊：五月初十日。头仍发胀。加朱莲心二钱、牛黄清心丸一粒（分化）。

四诊：五月十二日。连进前方药，证象好转，惟有湿痰尚盛，语言不清，经络尚未尽畅，左半身麻木，脉象滑数，舌赤苔白，再依前方加减之。

原方加天竺黄三钱、甜葶苈三钱、秦艽三钱、牛黄清心丸一粒（分化）、大活络丹一粒（分化）。

五诊：五月十六日。进服前方药后，经络较畅，上肢能举，语言清晰，脉弦滑而数，舌赤苔腻，再依清透、豁痰、达络之法。

生石膏八钱	桑寄生八钱	天竺黄三钱
知　母三钱	嫩麻黄一分	威灵仙三钱
防风三钱	川黄柏三钱	桃　仁钱半
杏　仁钱半	天仙藤三钱	竹沥水三钱（分冲）
苏地龙三钱	牛　膝三钱	活络丹一粒（分化）

王男　七月十一日

肝热湿痰，注于经络，兼感风束，以致右半身不遂，胸闷，脉象滑数，亟宜清疏达络。

生石膏六钱	旋覆花三钱	赭　石三钱
桃　仁二钱	杏　仁二钱	生知母三钱
生黄柏三钱	嫩麻黄一分	朱莲心钱半
龙胆草二钱	石决明八钱	威灵仙三钱
川牛膝三钱	宣木瓜三钱	桑寄生六钱
苏地龙三钱	银　花六钱	银　藤六钱
独　活五分	苏合香丸一粒（分化）	

二诊：七月十三日。原方加伸筋草三钱、法半夏三钱。

郝女　九月二十三日

六脉弦滑而起，三五不调，湿痰过盛，已成类中。左半身不遂，头晕脑胀，语言不清，胸闷有痰，心中烦急不适，脉弦，两关并盛兼滑，舌赤苔白，姑予通窍豁痰，滋柔达络。

石决明八钱	桃　仁二钱	杏　仁二钱
朱莲心钱半	竹　茹四钱	桑寄生一两

络石藤三钱	威灵仙三钱	川郁金二钱（白矾水浸）
黛蛤粉三钱	地肤子三钱	龙胆草钱半
首乌藤八钱	白鲜皮三钱	天仙藤三钱
知　母二钱	川黄柏钱半	鲜荷叶一个
牛黄清心丸一粒（分化）		苏合香丸一粒（分化）

范男　十一月二十六日

痰中心络，舌强语謇，迁延较久，治之未能得宜，脉滑伏而实，姑予豁痰开窍，以通心胃。

生石膏六钱	旋覆花二钱	代赭石二钱
知　母三钱	丝瓜络一钱	黛蛤粉一两
嫩麻黄三厘	玉　竹二钱	海浮石五钱
鲜竹茹一两	炒葶苈三钱	玄　参三钱
板蓝根二钱	鲜九节菖蒲根四钱（和凉开水捣汁冲入）	
紫雪丹四分（分冲）		

金妇　七月十八日

痰中经络，半身麻痹，言语迟滞，头晕烦急，大便自利，脉弦滑而大，亟宜辛凉疏化，涤痰达络。

麻　黄二厘	杭菊花三钱	生石膏五钱（先煎，去沫）
陈　皮二钱	桃仁泥二钱	杏仁泥三钱
川　芎一钱	桑寄生五钱	龙胆草二钱
当　归一钱	竹　茹六钱	威灵仙三钱
知　母三钱	小川连钱半	竹沥水三钱（分冲）
鲜荷叶一个	清半夏三钱	苏合香丸一粒（分两剂药内合入）

赵妇　十一月初七日

风痰闭于经络，似有类中象，尚不甚重，第痰涎较实，舌苔极垢，脉象滑大而实，亟宜疏化涤痰。

知　母三钱	麻黄梢四厘	生石膏六钱（先煎，去沫）
桑寄生一两	龙胆草二钱	旋覆花钱半（布包）

甜葶苈二钱	代赭石二钱	黛蛤粉六钱（布包）
当　归一钱	桃仁泥三钱	青竹茹一两
全瓜蒌八钱	炒赤芍三钱	威灵仙三钱
竹　沥三分（和）	苏合香丸一粒（分四角，每服一角）	

陈男　九月十一日

痰滞逐渐清楚，筋络尚有未净处，脏腑则恢复过半，第痰去中空，气血不能即充，且虚则易阻遏不畅。脉息仍较常人为数，拟滋益气血，兼豁余痰。

云　苓三钱	杭白芍三钱	桑寄生一两
威灵仙三钱	当归身一钱	代赭石二钱
陈　皮三钱	炒稻芽三钱	知　母三钱
川牛膝三钱	郁李仁钱半	竹　沥三钱（冲）
生牡蛎四钱（先煎）	生鳖甲三钱（先煎）	黛蛤粉一两（布包，先煎）
干百合三钱	旋覆花钱半（布包）	珍珠母一两（研，先煎）
局方至宝丹一粒（分十角服）		

张女　十月十三日

据述眼鼻均好，惟右半身仍不能活动，不能屈伸自如。经水仍不调，行时腹不痛，脉见弦滑，当从本治。

全当归五钱	川　芎二钱	明天麻二钱
生　地四钱	桑寄生五钱	通　草二钱
续　断二钱	赤　芍三钱	炒灵脂三钱
茯　苓三钱	盐泽泻三钱	甘　草一钱
茺蔚子二钱		

［按］孔师治中风，效果卓著。常嘱余辈："中风发病颇急，盖早有前因，致于口眼㖞斜、舌謇不语、半身不遂、神昏或呆痴、或喜哭、或喜笑、或吐字不清、或发热、或多痰涎，种种症状之不同，轻重深浅之各异，皆乃其果。前贤论之甚为精详，尤以朱丹溪氏火气痰郁之说立论更当。闭者宜开，此病宜开者最多，宜于固气以回阳救逆而欲脱者甚鲜，此数十年临证之验耳，不可不察。"

是以吾师对此病之治疗经验及特点可概括为：前期多用芳香开窍、清心通脑之法；中期多用柔肝潜阳、疏通经络之法；痊愈恢复期始适度用滋阴、助气、活血、补血之法。对于初起时之前期者，开窍药用鲜菖蒲根捣汁冲服，苏合香丸、安宫牛黄丸、局方至宝丹，以及辛夷、麻黄佐生石膏之少量妙用，皆于前人之基础上更有发明，收效更捷，常曰："此病不可贻误，用药不当，后患无穷。"又曾见孔师曾以独参汤治脱，以生脉散加附子至一两治脱，皆奏奇功。此不仅精于辨证认证，更精于用药用量，唯惜无该证之存案也。

五、口眼㖞斜

王男　十一月十七日

感受风邪，口向左歪，肝热亦重，症延月余，舌苔白腻，脉取浮弦而滑，宜祛风达络。

生石膏一两	全　蝎二枚	青竹茹六钱
生知母三钱	生黄柏三钱	麻　黄四分
防　风一钱	旋覆花三钱	石决明一两
杏　仁三钱	枯黄芩三钱	辛　夷三钱
清半夏三钱	双钩藤三钱	磁　石三钱
龙胆草二钱	僵　蚕三钱	蝉　衣三钱
薄　荷一钱	桑寄生六钱	威灵仙三钱

苏合香丸一粒（分吞）

王男　六月十八日

贼风袭络，口眼㖞斜，初起未予和解，电疗后，徒使血燥筋强，通之更属不易，脉象浮滑兼弦，姑予清通疏化，以达经络。

桑寄生六钱	桃仁泥钱半	麻黄二厘
生石膏六钱（先煎，去沫）		杏仁泥三钱
桂枝尖三分	净地龙三钱	全当归三钱
知　母三钱	生鳖甲三钱	炒威灵仙三钱
赤芍药三钱	丹　皮一钱	龙胆草钱半
鲜荷叶一个	紫雪丹三分（分冲）	

马男　六月二十九日

痰湿素盛，肝家热实，汗出当风，逆于筋络，口眼㖞斜，脉浮滑而细数，亟宜疏风达络，清平肝胃。

鲜竹茹一两	龙胆草钱五分	生石膏五钱（研，先煎）
丝瓜络一钱	桑寄生五钱	桂枝尖五分
全当归三钱	威灵仙三钱	忍冬花一两
桃仁泥三钱	杏仁泥三钱	真川芎一钱二分
净地龙三钱	知　母二钱	鲜荷叶一个
紫雪丹四分（分冲）		

［按］口眼㖞斜为常见中风门中之"类中"者也，孔师指出："类中多在经络，肝阳搏击之内风所致，来也速，治之亦速，然用药不当则口目难正，积留日久，不唯难愈，且易再发。"从师随诊遇此类病证，常用川芎、桂枝尖、麻黄之类以达孙络，以通微末；以苏合香丸芳开之，取效颇捷。

六、抽搐

福男　三月初二日

春分节后，胃气较差，而醒化中焦尚未得效，渐致血液下行，阴分大伤，经络失养，抽搐又复增重，脉弦硬而数大，再以滋填益气之品治之。

鲜茅根一两	炙生麻半分	磁朱丸五钱
花旗参钱半	陈　皮二钱	铁皮石斛五钱
大　蓟三钱	小　蓟三钱	枳　壳钱半
生龙齿六钱	生牡蛎八钱	川柴胡一分
桑寄生五钱	谷　芽四钱	莲　子三钱（朱拌）
川草薢三钱	血余炭三钱	寸　冬三钱（朱拌）
生　地四钱	盐芡实三钱	金毛狗脊三钱
藕一两	北五味子五分	
羚羊角一分、珍珠粉二分（分装胶囊吞服）		

陈男　四月二十一日

惊邪伤肝，热入经络，四肢抽搐，日无宁时，服药渐安，过食动热，病即复甚。再依前议，兼为平胃降滞。

石决明一两	桑寄生一两	龙胆草三钱
茯神木三钱	生鳖甲钱半	旋覆花二钱
代赭石二钱	醋炒竹茹一两	宣木瓜三钱
生石膏一两	生枳实钱半	滴乳香一钱
忍冬藤一两	知　母二钱	川黄柏三钱
首乌藤五钱	羚羊角一分半	酒　军五分（开水泡兑）
磁朱丸八钱（先煎）	玄明粉五分（冲入）	
局方至宝丹一粒（分四角，每服一角）		

陈男　七月初二日

惊邪动肝，热入经络，脾家亦为热困，周身四肢抽搦不安，延日较久，脉大而弦硬，亟宜镇肝达络。

生石决明一两	竹　茹一两	旋覆花钱半（布包）
络石藤三钱	生净鳖甲钱半	代赭石二钱
莲子心二钱	威灵仙一两	龙胆草二钱
梧桑寄生一两	胆南星二钱	地骨皮四钱
忍冬藤一两	知　母三钱	川黄柏三钱
山　甲一钱	首乌藤四钱	鲜荷叶筋一具
羚羊片一分半（另煎兑）		磁朱丸四钱（先煎）
牛黄抱龙丸一粒（分吞）		

马男　六月二十八日

肝胆胃三经并热，月前曾发晕厥，近则复作，口流涎，四肢抽搐，夜寐梦多，脉象弦滑，右关盛，宜清平抑化。

代赭石三钱	滑石块四钱	生石决明一两（先煎）
生知母三钱	生黄柏三钱	双钩藤四钱（后下）
鲜菖蒲四钱	灵磁石三钱	辰　砂一钱（先煎）
龙胆草三钱	川牛膝二钱	旋覆花三钱（布包）

全　蝎二枚　　　　　桑寄生六钱　　　　　朱拌莲心二钱

焦栀子三钱　　　　　威灵仙三钱　　　　　鲜荷叶一个

牛黄抱龙丸二粒（和入）

傅男　四月十一日

旧有肝热抽搐之患，多食则复，近则复发较甚，脉象弦数，宜清芳柔肝豁痰。

石决明一两　　　　　旋覆花三钱　　　　　青竹茹八钱

知　母三钱　　　　　龙胆草二钱　　　　　川郁金三钱

代赭石三钱　　　　　焦六曲二钱　　　　　莲子心钱半

广陈皮钱半　　　　　桑寄生二钱　　　　　天竺黄二钱

豨莶草四钱　　　　　枳　壳钱半　　　　　九节菖蒲三钱

十香返魂丹一丸（分四角）　　　　　苏合香丸一粒（分和化）

马女　六月十一日

阴分不足，湿邪较盛，肝胃两阳并炽，食入不堪消化，筋络热郁失养，拘急抽动，脉弦滑而数，治以滋柔清化，兼和中焦。

代赭石一钱　　　　　川郁金钱半　　　　　石决明八钱（生研，先煎）

知　母三钱　　　　　首乌藤一两　　　　　陈　皮钱半

桑寄生六钱　　　　　络石藤三钱　　　　　炒稻芽四钱

桔　梗三钱　　　　　鲜　藕一两　　　　　醋炒竹茹五钱

生牡蛎五钱（布包，先煎）　　　　　旋覆花钱半（布包）

益元散四钱（布包）

［按］抽搐之证，多因惊恐而来，又以幼婴多患此，常有得之于母胎中所受惊恐骇惧。轻者为惊抽，重则成痫，磁朱丸最宜服用。

七、厥闭

王男　八月十三日

肝热痰郁，邪入心包络，心悸怔忡，甚则闭厥，痰涎上犯，遗尿口渴，烦躁易怒，不能用心，或遇饱皆能致复，脉弦数，先予滋柔芳化。

石决明一两	川郁金三钱	辛　夷三钱
桑寄生八钱	白蒺藜三钱	旋覆花三钱
代赭石三钱	莲子心二钱	鸡内金三钱
九节菖蒲三钱	生枳实钱半	川厚朴一钱
盐知母三钱	盐黄柏三钱	砂仁米三钱（盐水炒）
合欢皮四钱	焦六曲三钱	鲜荷叶一个
胆　草钱半	生石膏八钱	藕一两
生珍珠母八钱	玄明粉一钱（二次化入）	
救苦还魂丹一粒（分六角，每次一角）		

李男　十月二十三日（朝鲜族）

旧有惊仆动肝（因坠马而患此症）致成闭厥，数年一发，今岁已发二次，肝胆积热，痰闭清窍所致，按脉左关弦数不均，宜清柔和化。

石决明一两	桑寄生八钱	旋覆花三钱
代赭石三钱	白蒺藜三钱	龙胆草钱半
宣木瓜三钱	川牛膝三钱	莲子心二钱
盐知母三钱	盐黄柏三钱	磁朱粉二钱（布包）
川郁金二钱（生白矾水浸）		十香返魂丹一粒（分和）

李男　九月二十日

肝家气郁脾湿，多发眩晕，厥闭有年，时发时止，按脉弦大而滑数，两关并盛，亟宜解郁柔肝，豁痰化湿。

生石决明一两	旋覆花三钱	代赭石三钱
陈胆南星钱半	知　母三钱	白蒺藜三钱
青　皮二钱	陈　皮二钱	川黄柏三钱
鲜竹茹一两	川楝子三钱	龙胆草二钱
瓜　蒌一两	九节菖蒲二钱	清半夏三钱
荷　叶一个	竹沥水三钱（分冲）	紫雪丹四分（分冲）

杨妇　十一月十七日

肝肾热郁气逆，并发闭厥，转后喉紧下牙骨颤动，肾水不能上润。有风生自里之势，脉关尺弦数而实大，宜滋水柔肝，兼清中焦之湿邪。

生牡蛎四钱	旋覆花二钱	代赭石二钱
玄参心三钱	竹 茹八钱	石决明一两
川贝母三钱	生桑皮三钱	川牛膝三钱
地骨皮三钱	瓜蒌仁五钱	知 母三钱

藕一两

杨女 七月初九日

痰湿素盛，肝家热郁，旧有闭厥之患，迄未根除，昨又复发，苏后出痰颇多，脉象弦滑而数大，亟宜滋抑豁痰开窍并用。

刺白蒺藜三钱	龙胆草二钱	生石膏八钱（研，先煎）
桃仁泥二钱	杏仁泥二钱	生石决明一两（研，先煎）
莲子心钱五分	青竹茹八钱	梧桑寄生五钱
知 母三钱	络石藤三钱	磁朱丸四钱（先煎）
薄荷叶一钱（后煎）	竹沥水五钱（两次冲服）	

苏合香丸一粒（分六角，每服一角）

二剂

[按] 厥分寒热，闭主不通，此言其常也，故《经》曰"阳气衰于下则为寒厥""阴气衰于下则为热厥"。然仲景有"伤寒脉微而厥"为脏病，温病有"逆传心包而痉厥"。扁鹊医虢太子有尸厥之记。因痰、因气、因食、因蚘皆能成厥，且妇人有血厥之患，儿有惊厥之疾，阳气劳张可成煎厥，大怒之发足至薄厥。孔师常曰：细观叶氏案最为精详，本"和阳以救阴"为治厥之要领。

曾随师见于临床，因于气闭而欲成卒死者，以苏合香丸灌服，可救危亡于顷刻之间。此方合成其性为温平，其气为香软，方中诃子、白术之伍佐极妙，诸药配合，温平香软可得同气相求，邪气去、正气复，闭则通顺。温病又有内闭外脱之险候，百死一生，安宫牛黄丸一粒，与苏合香丸一角并进，继之以清宫、清络，半日内得生者，取洋参一两，浓煎送珍珠粉二分服后，视其病之转化，多从专翁大生膏法以救之，活人无算。且嘱吾辈："读书最忌盲信，扶危全凭胆识。王孟英一代名医，可法者清灵透剔。然后期温病主治远不胜天士、鞠通，至于叶氏（叶霖）两评鞠通书，诸多要害处更不可轻信。

如其对《温病条辨》十六条注有：'非加大黄不可'句，使后之学者孟浪以从，误表面反蝥黑，血从上溢，吐粉红血水，药难追命。非实践家所敢为者，而鞠通之书，虽有尚待后人完善之处，然必将为后学所知。读医书去看病是一回事，又是两回事，深得师丞，教益良多，步步领入，启之发之，若长桑可授业于越人，仲景序云：'勤求古训，博采众方'，然宗族之夭亡始为其叹，皆真知确见者也。"

八、神志病

吴男　九月十一日

肝家热郁，湿痰较盛，上犯心包络，以致烦躁，夜不成寐，脉弦数兼滑，亟宜镇逆、柔肝、豁痰。

生石决明两半	旋覆花四钱	代赭石四钱
地骨皮三钱	黛蛤粉一两	白蒺藜三钱
焦栀子三钱	桑寄生五钱	龙胆草三钱
莲子心二钱	夜交藤两半	生知母三钱
生黄柏三钱	辛　夷三钱	鲜九节菖蒲根五钱
天竺黄三钱	海浮石四钱	鲜荷叶一个
十香返魂丹一粒（分和）		

王女　八月二十八日

肝家抑郁，心为邪扰，神志迷离，言笑失常，兼有经行未畅，脉象弦大数，亟宜镇抑解郁。

石决明两半	旋覆花三钱	赭　石三钱
莲　心三钱	焦栀子三钱	白蒺藜三钱
龙胆草三钱	川牛膝三钱	桃　仁三钱
杏　仁三钱	延胡索二钱	川郁金三钱（生白矾水浸）
生知母三钱	生黄柏三钱	鲜九节菖蒲四钱
瓜　蒌六钱	竹　茹五钱	紫雪丹五分（分冲）
十香返魂丹一粒（分吞）		

李男　七月十六日

肝家热郁，痰涎亦盛，气机失调，神志渐失常度，大便燥秘，舌苔厚腻，脉象弦数兼滑，亟宜清化豁痰，解郁柔肝。

生石决明一两	旋覆花三钱	代赭石三钱
青竹茹八钱	川牛膝三钱	鲜九节菖蒲四钱
首乌藤一两	地骨皮三钱	海浮石四钱
川萆薢三钱	滑石块四钱	磁　石四钱（先煎）
天竺黄三钱	生枳实二钱	盐知母三钱
龙胆草二钱	川郁金三钱（生白矾水浸）	
生黄柏三钱	郁李仁三钱（玄明粉一钱拌）	

十香返魂丹一粒（分吞）　　　　　紫雪丹四分（分冲）

局方至宝丹一粒（分化）　　　　　安宫牛黄丸一粒（分化）

苏合香丸一粒（分化）

宋男　十月初一日

肝家热因气郁，心包络为痰热所闭，神志呆痴，懒于言语，脉象弦数兼滑，亟宜清柔解郁，开窍逐痰。

生石膏八钱	九节菖蒲三钱	川郁金三钱（生白矾水浸）
肥知母三钱	石决明八钱	旋覆花三钱
代赭石三钱	首乌藤八钱	青竹茹五钱
白蒺藜三钱	莲子心三钱	地骨皮三钱

礞石滚痰丸三钱（布包煎）　　　　紫雪丹五分（分冲）

李妇　十月十四日

湿痰肝郁，由来已久，渐致神昏迷离，不得安寐，兼有结痞，脉弦数，宜柔肝豁痰解郁。

石决明两半	龙胆草炭三钱	灵磁石四钱（先煎）
荆三棱七分	生龙齿五钱	生牡蛎八钱
首乌藤两半	朱拌莲心三钱	蓬莪术七分
白蒺藜三钱	柏子霜三钱	旋覆花二钱

代赭石二钱	青竹茹六钱	生枳实二钱
川牛膝三钱	郁　金三钱（生白矾水浸）	桑寄生三钱
鲜九节菖蒲根四钱	十香返魂丹一粒（分两次吞服）	

武妇　十一月初八日

伤感动肝，痰涎乘虚，精神渐致迷离，肝胆心包络皆为热郁，六脉弦滑而数，当镇肝开郁，兼涤痰涎。

代赭石二钱	竹　茹一两	生灵磁石五钱
胆南星钱半	龙胆草钱半	梧桑寄生六钱
知　母三钱	石菖蒲二钱半	辛　夷二钱
荷　叶一个	朱拌莲心二钱	旋覆花二钱（包）
礞石滚痰丸四钱（布包）	全瓜蒌一两（玄明粉一钱拌）	
生石决明一两（先煎）	十香返魂丹一粒（分二次吞服）	

黄男　九月十三日

湿热气郁，肝脾失调，由来已久，渐波及心肾，神形渐失常度，面色黄滞，饮食不为肌肤，二便俱秘，脉弦滑而数，舌心黄腻，拟化湿解郁，兼调肝脾。

珍珠母一两	茵　陈钱半	旋覆花一钱（布包）
郁李仁三钱	黛蛤粉三钱	栀　子三钱
代赭石一钱	九节菖蒲一钱	盐橘核三钱（炒研）
莲子心钱半	炒麦芽三钱	炒稻芽三钱
桑白皮三钱	盐知母三钱	生黄柏三钱
十香返魂丹一粒（分六角服）		

韩男　十二月二十三日

湿痰肝郁，闭于经络，渐至神迷，酒家湿热较实，脉来弦滑而数，亟宜清热豁痰解郁。

生石膏八钱	全瓜蒌八钱	旋覆花三钱
代赭石三钱	鲜苇根一两	川郁金二钱
青竹茹一两	莲子心二钱	肥知母三钱

黛蛤粉一两　　　　　龙胆草二钱　　　　　陈　皮二钱
鲜九节菖蒲根三钱　　十香返魂丹一粒（分化）

马男　十二月十五日

肝家热因气郁，痰涎为之渐动，闭于心包，神志渐失常度，烦躁善怒，脉象弦滑而数，左关较盛，亟宜解郁降热。

石决明一两　　　　　旋覆花四钱　　　　　代赭石四钱
全瓜蒌八钱　　　　　忍冬花六钱　　　　　生石膏八钱
九节菖蒲二钱　　　　竹　茹六钱　　　　　龙胆草三钱
莲子心二钱　　　　　川郁金二钱（生白矾水泡）　川黄柏三钱
十香返魂丹一粒（分二次服）

孟男　十二月十四日

脾湿痰盛，肝家热邪牵及少阳，惊悸恐惧时作，所服药多腻补，脾困呕吐，头痛并作，脉象弦滑而数，左关较盛，宜清化镇抑以安之。

云苓皮四钱　　　　　九节菖蒲二钱　　　　旋覆花三钱
代赭石三钱　　　　　广陈皮二钱　　　　　炒秫米四钱
法半夏三钱　　　　　生枳实二钱　　　　　小川连钱半
川郁金三钱　　　　　石决明八钱　　　　　鲜竹茹一两
川牛膝三钱　　　　　荷　叶一个　　　　　十香返魂丹一粒（分化）

吴男　十二月十二日

烦劳太过，肝家之热上扰心经，失眠复作，神志烦乱，肝热气盛，脉象弦大而滑数，左关较盛，亟宜清滋和化，涤痰安神。

生石膏八钱　　　　　龙胆草三钱　　　　　旋覆花三钱
代赭石三钱　　　　　盐知母三钱　　　　　盐黄柏三钱
石决明两半　　　　　川牛膝三钱　　　　　朱拌莲心二钱
地骨皮三钱　　　　　鲜竹茹一两　　　　　竹沥水三钱（分冲）
犀　角一分　　　　　羚羊角一分
百　合五钱（苏叶一钱同炒布包）　　　　　白蒺藜三钱
全瓜蒌五钱（玄明粉一钱拌）　　　　　　　首乌藤两半

磁朱粉五钱（布包） 十香返魂丹一粒（分二次和入）

滕男 十一月十七日

惊邪入心，治之未当，肝家抑郁，神志不清，舌干津短，脉左弦伏而右数大，拟滋镇解郁，通灵以消息之。

鲜石斛八钱	旋覆花三钱	代赭石三钱
胆南星二钱	川黄连钱半	石决明一两
生枳实二钱	川黄柏三钱	莲子心三钱
青竹茹一两	知　母三钱	陈　皮二钱

十香返魂丹一粒（分化）

顾妇 八月二十四日

产后激怒动肝，复以阴虚，遂致血瘀痰凝，神志不清，喜啼烦躁，业经日久，舌苔白腻，脉象弦滑而数，亟宜清滋抑肝。

全当归二钱	旋覆花三钱	代赭石三钱
天竺黄二钱	茯　神三钱	淮小麦二两
炒枳壳钱半	朱拌莲心三钱	焦栀子三钱
青　皮钱半	竹　茹一两	川郁金三钱（生白矾水浸）
川楝子三钱	黛蛤粉八钱（布包，先煎）	

鲜九节菖蒲根四钱　生石决明钱半（先煎）　十香返魂丹一粒（分吞）
二诊：加生石膏八钱、龙胆草二钱。

李妇 六月十九日

肝郁湿痰，旧有神志迷离之患，近又复作，脉象弦数而实，盛于左关，亟宜解郁豁痰。

石决明一两	川郁金三钱	天竺黄二钱
竹　茹一两	生石膏八钱	旋覆花二钱
代赭石三钱	全瓜蒌一两	龙胆草三钱
胆南星一钱	枳　实三钱	朱拌莲心二钱
黛蛤粉一两	白蒺藜三钱	鲜九节菖蒲根三钱
竹　沥三钱	川牛膝二钱	十香返魂丹一丸（分化）

牛黄清心丸一丸（分化）

陈男　六月初十日

肝家热郁日久，心肾不交，以致头晕，神志迷离，夜不得眠，多梦，脘次满闷，舌苔白腻，脉弦滑，宜柔肝解郁。

龙胆草二钱	生知母三钱	清半夏钱半
朱拌莲心二钱	辛　夷三钱	磁石粉钱半
广陈皮钱半	代赭石三钱	去刺白蒺藜三钱
首乌藤两半	牛　膝三钱	桑寄生六钱
鲜荷叶一个	藕一两	辰　砂钱半（先煎）
生石决明一两（研，先煎）		旋覆花三钱（布包）
川郁金三钱（生白矾水浸）		鲜九节菖蒲根六钱
十香返魂丹一粒（分化）		

秦男　四月二十日

急热伤肝，以致阳火上升，痰迷心窍，神志不清，失眠甚剧，饮纳皆如常，脉弦滑左关盛，亟宜镇肝安神以透窍。

生石决明两半（先煎）		旋覆花五钱（布包）
清半夏三钱	龙胆草二钱	桑寄生六钱
朱莲心二钱	厚朴花钱半	橘　核三钱
茯　神三钱炒	远　志一钱	杏　仁三钱
生知母三钱	生黄柏三钱	牛　膝二钱
藕一两	首乌藤两半	鲜九节菖蒲四钱
竹沥水五钱	代赭石四钱	十香返魂丹一粒（分化）

王男　七月十一日

客岁曾因肝郁，患发神志不清，迄今虽又发而不剧，言语较多，夜寐亦差，取脉弦大，宜清抑芳化。

生石决明两半（研，先煎）		旋覆花四钱（布包）
竹　茹四钱	辛夷花三钱	广陈皮二钱
沉香曲二钱	干菖蒲二钱	川牛膝四钱

首乌藤两半	枯黄芩三钱	杏　仁三钱
莲子心二钱	合欢皮四钱	川郁金三钱（生白矾水浸）
桑寄生六钱	川黄柏三钱	代赭石三钱
鲜荷叶一个	荷蒂十枚	十香返魂丹一粒（分化）

张妇　六月初八日

肝家热因气郁，发为失眠，邪入心包络，痰湿相合，遂生疑虑，六脉弦盛而数大，当凉肝涤痰，兼畅气机。

生石决明一两	胆南星二钱	旋覆花二钱（布包）
青竹茹八钱	朱茯神二钱	酒制胆草三钱
知　母三钱	川黄柏三钱	栀　子三钱
首乌藤两半	朱莲心二钱	磁朱丸四钱（先煎）
十香返魂丹一粒（分二次和入）		

何妇　三月二十七日

湿痰肝热，气机郁阻，疑思横生，尚能镇定。证属初起，有木来乘土之势，纳物遂差，舌苔白腻，治当滋抑、豁痰、解郁为法。

陈　皮二钱	黛蛤粉一两	炒枳壳钱半
竹　茹五钱	炒稻芽五钱	川郁金二钱（生白矾水浸）
朱莲心钱半	胆南星钱半	代赭石二钱
首乌藤一两	厚　朴七分	鲜石斛四钱（劈，先煎）
旋覆花二钱（布包）	十香返魂丹一粒（分四角，每服一角）	

马男　八月十一日

肝家抑郁，痰入心包络，由来已久，神志失常，呆滞不欲言，舌苔白腻，足部浮肿，时或烦躁，脉大而滑实，治以涤痰芳通解郁为先。

鲜石斛六钱（劈，先煎）		旋覆花钱半（布包）
黛蛤粉一两（布包）		川郁金三钱（生白矾水浸）
川黄连二钱	竹　茹五钱	白蒺藜四钱（去刺）
代赭石二钱	栀子炭三钱	橘　核三钱

鲜茅根一两	朱莲心二钱	紫雪丹四分（分冲）
知　母三钱	陈　皮二钱	竹　沥三钱（分冲）

周妇　十一月初四日

伤感动肝，夹痰入于心包络，神志失常，哭笑无时，服攻痰之药渐转，肝郁尚不能除，神志尚不能复，拟滋化解郁，兼养肝安神为法。

生牡蛎五钱	小川连二钱	旋覆花二钱（布包）
代赭石二钱	竹　茹五钱	生龙齿四钱（布包，先煎）
炒枳壳二钱	杏仁泥三钱	朱莲心二钱
龙胆草二钱	炒稻芽四钱	川郁金二钱
知　母三钱	陈　皮二钱	十香返魂丹一粒（分四角）

胡妇　五月二十九日

前三年曾患精神失常，愈后近二月，又因气而重作，哭笑无常，语言杂乱，失眠便秘，脉弦数而实，宜镇肝开窍。

生石决明两半	郁李仁三钱	杏　仁三钱
莲子心三钱	菖　蒲三钱	生磁石四钱
辰　砂钱半	旋覆花三钱	瓜　蒌一两（玄明粉一钱拌）
代赭石三钱	天竺黄三钱	川黄连钱半
龙胆草三钱	乌　药二两半	龙　骨二钱
清半夏三钱	郁　金三钱	荷　叶一个
藕一两	十香返魂丹一粒（分化）	

庞男　七月十八日

肝木乘脾，运化遂差，饮食不为肌肤，精力渐疲，言语时或错乱，气机为阳邪所郁。脉来弦细，右寸关较弱，左关独盛，先为滋柔，兼益脾肺。

鸡内金三钱	合欢皮三钱	灵磁石四钱（先煎）
干百合五钱	炒山药三钱	炒谷芽三钱
炒稻芽三钱	朱茯神三钱	朱莲心二钱
代赭石一钱	知　母三钱	旋覆花一钱（布包）
藕一两	川黄柏二钱	去刺白蒺藜三钱

生甘草五分　　　　　　　芡实米三钱（砂仁二钱用盐水炒）

生珍珠母八钱（先煎）　生石决明八钱（先煎）

张男　六月二十日

脏腑热郁痰实，神乱失常，大肠燥秘，舌苔白腻，脉弦滑而数，当解郁降热，通窍豁痰。

鲜苇根一两　　　　　　川郁金三钱　　　　　龙胆草二钱

生枳实钱半　　　　　　胆南星二钱　　　　　海浮石四钱

鲜菖蒲四钱　　　　　　莲子心二钱　　　　　磁朱粉一两

竹　茹八钱　　　　　　黛蛤粉一两（布包，先煎）

代赭石二钱　　　　　　旋覆花二钱（布包）

礞石滚痰丸钱半（早晚空腹服）

何男　九月十六日

惊烦动肝，迫痰热而扰心包，神形皆失常度，脉弦滑而数，当镇抑通灵，豁痰为治。

生石决明一两　　　　　杏仁泥三钱　　　　　代赭石二钱

朱莲心二钱　　　　　　龙胆草三钱　　　　　川郁金三钱

鲜竹茹一两　　　　　　地骨皮三钱　　　　　旋覆花二钱（包）

胆南星二钱　　　　　　知　母三钱　　　　　川黄柏三钱

首乌藤一两　　　　　　十香返魂丹一粒（分二次和入）

程男　二月十八日

痰涎泻后，肝家郁热，心包络中痰邪未得下降，神志尚未尽复，舌苔垢，舌质紫红色，当化郁镇肝，邪可安也。

九节菖蒲根二钱　　代赭石三钱　　　　　生石决明一两（研，先煎）

川郁金三钱　　　　莲子心二钱　　　　　旋覆花三钱（布包）

知　母三钱　　　　胆南星三钱　　　　　灵磁石四钱（先煎）

川黄柏三钱　　　　龙胆草三钱　　　　　生龙骨三钱（先煎）

黛蛤粉一两（布包，先煎）　　　　　　　竹沥水五钱（分两次冲服）

礞石滚痰丸三钱（布包煎）　　　　十香返魂丹一粒（分二次化入）

二剂

二诊：二月二十一日。服前方药后，证象好转，神志渐清，出痰颇多，胸脘间顿觉宽畅，脉两关仍盛，邪气尚未得肃，再依前方加减。

天竺黄三钱	菖蒲根三钱	代赭石三钱
川郁金四钱	龙胆草二钱	旋覆花三钱（布包煎）
竹　茹四钱	陈　皮二钱	夜交藤五钱
石　斛三钱	法半夏三钱	石决明八钱（研，先煎）
莲子心一钱五分	合欢花四钱	广木香一钱五分
生龙骨三钱（先煎）	血琥珀五分（研细末二次冲）	

十香返魂丹一粒（分两次化入）

二剂

罗男　三月十六日

肝郁过久，痰涎素盛，近来邪势猖獗，清窍闭阻，神志渐差，过午尤甚，邪在阴分，脉弦而滑，宜以镇化解郁涤痰。

生石决明两半（研，先煎）		珍珠母一两（生研，先煎）
代赭石三钱	生知母三钱	磁朱丸四钱（布包，先煎）
龙胆草二钱	川楝子三钱	川黄柏三钱
青竹茹五钱	薄　荷五分	朱拌莲心二钱
川郁金三钱	旋覆花钱五分（布包煎）	
胆南星二钱	九节菖蒲根钱五分	
首乌藤六钱	竹沥水三钱（分两次冲）	

十香返魂丹一粒（分四角，每次化一角）

二剂

二诊：三月十八日。证象较转，第肝郁痰扰，由来已久，清窍正气为之闭阻，不能即复，再依前方加减以缓图之。

龙胆草钱五分	莲子心钱五分	竹沥水三钱（分冲）
生枳实钱五分	竹　茹六钱	干百合二钱（苏叶一钱同煨）
郁　金三钱	首乌藤一两	九节菖蒲根钱五分
胆南星一钱	十香返魂丹一粒（分四角，每次一角）	

生鳖甲钱五分（先煎）　　　　　磁朱丸五钱（包，先煎）

珍珠母两五钱（生研，先煎）　　　生石决明两五钱（研，先煎）

二剂

三诊：三月二十一日。肝郁痰涸均渐开，神志好转，午后发之亦不似前剧，仍觉烦躁不宁，夜寐未安，余详前方，再变通前方治之。

桑寄生六钱　　　九节菖蒲根三钱　　　生龙齿五钱（研，先煎）

首乌藤一两　　　龙胆草二钱　　　　　生鳖甲二钱（先煎）

合欢花五钱　　　代赭石三钱　　　　　珍珠母两五钱（生研，先煎）

地骨皮三钱　　　广木香七分　　　　　旋覆花三钱（布包煎）

瓜蒌皮三钱　　　石　斛三钱　　　　　磁朱丸三钱（布包，先煎）

盐水炒川柏三钱　盐水炒陈皮钱五分　　局方至宝丹一粒（分四次化）

十香返魂丹一粒（分四次化）

二剂

成男　七月二十七日

痰热在中，治以温补，清窍闭塞，言语不能如意，好笑，脉数而滑实，邪势闭于心包络较重，亟宜开窍涤痰，佐以芳通降热之品。

九节菖蒲根一钱　　　陈胆南星二钱　　　生石膏八钱（研，先煎）

竹　茹一两　　　　　麻黄梢二厘　　　　莲子心二钱

龙胆草二钱　　　　　广陈皮三钱　　　　桃仁泥一钱五分

杏仁泥三钱　　　　　全瓜蒌八钱　　　　肥知母三钱

竹沥水三钱（分二次冲）　　　　　　　　局方至宝丹一粒（分两次化）

二剂

二诊：七月三十日。原方加犀角一分五厘（另煎分两次服）、柏子霜二钱，龙胆草改为二钱五分。三剂。

三诊：八月初三日。进服前方药后，证象略转，第心包络为痰热所闭，尚未能通，此乃服温补之品太过所致也，再依前方稍事变通之。

川郁金三钱　　　桃仁泥三钱　　　　生石膏八钱（研，先煎）

杏仁泥三钱　　　全瓜蒌八钱　　　　莲子心二钱

青竹茹一两　　　法半夏三钱　　　　黛蛤粉一两（布包，先煎）

九节菖蒲二钱　　朱胆南星二钱　　　炒枳壳钱五分

炒枳实钱五分　　　　陈　皮二钱　　　　　知　母三钱

小川连二钱　　　　竹沥水四钱（分两次冲）

局方至宝丹一粒（分四次化）

三剂

四诊：八月初六日。清窍渐开，经络亦和，语言较前清畅，神情好转，呆哭极少发作。然痰涎尚盛，胸膺尚不宽畅，余如前述，再变通前方。

天竺黄四钱　　　　胆南星钱五分　　　　竹　茹四钱

广陈皮钱五分　　　莱菔子三钱　　　　　桑寄生五钱

苏子霜二钱　　　　合欢花四钱　　　　　川郁金四钱

代赭石三钱　　　　炒枳实一钱　　　　　旋覆花三钱（布包煎）

麻黄梢三厘　　　　川黄柏三钱　　　　　生石膏六钱（先煎）

炒枳壳一钱　　　　知　母三钱　　　　　黛蛤粉八钱（布包煎）

竹沥水五钱（分二次冲）　　　　　　　礞石滚痰丸一钱（煎服）

五剂

金男　五月十三日

动肝气郁，扰及心经，夜不能寐，兼有惊悸不宁之状，痰涎壅盛，胸闷，脘次痞满，脉弦滑而数，气分愈郁，痰湿亦因之内困而愈实，治以解郁和化，兼交心肾。

朱拌莲心一钱　　　首乌藤一两　　　　生牡蛎四钱（先煎）

知　母二钱　　　　青竹茹六钱　　　　石决明一两（生研，先煎）

地骨皮三钱　　　　川黄柏三钱　　　　黛蛤粉一两（布包煎）

胆南星钱五分　　　广陈皮二钱　　　　鲜石斛四钱（先煎）

川郁金三钱（白矾水浸）　　　　　　十香返魂丹一粒（分六次化）

二剂

二诊：五月十五日。连进前方药，神志渐复，第肝阳未戢，烦躁不得眠，惊悸仍不能免，脉滑细渐转，再以前方稍事变通，以交心肾，兼解肝郁。

生龙骨三钱（布包，先煎）　　　　　生牡蛎五钱（布包，先煎）

旋覆花钱五分（布包煎）　　　　　　磁朱丸三钱（先煎）

代赭石钱五分　　　首乌藤一两　　　　地骨皮四钱

川牛膝三钱　　　　九节菖蒲一钱　　　石决明一两（研，先煎）

莲子心钱五分	胆南星钱五分	黛蛤粉三钱（布包，先煎）
盐知母三钱	郁李仁二钱	血琥珀二钱
藕一两		
三剂		

[按] 神志病多因情志郁结，痰湿壅滞，肝胆郁热，邪扰心神所起。治则常用镇抑柔肝、清化解郁、开窍涤痰、通灵醒神诸法。方剂以十味温胆汤、涤痰汤、指迷茯苓丸、白金丸、礞石滚痰丸、镇肝息风汤、羚羊钩藤汤等方化裁酌用。丸剂如紫雪丹、局方至宝丹、安宫牛黄丸、苏合香丸亦可随证选用。

例中用生石决明、珍珠母、灵磁石、磁朱粉、生牡蛎、生龙齿、生赭石以镇逆抑肝；黛蛤粉、鲜九节菖蒲根、天竺黄、海浮石、胆南星、竹沥水、法半夏、陈皮、竹茹、旋覆花以开窍涤痰；清肝胆肺胃心经之热则用犀、羚、栀、连、胆草、莲心、生石膏、知、柏之属；解郁化痰，通灵安神则选用生白矾水浸郁金、首乌藤、柏子霜、茯神、淮小麦、百合五钱苏叶一钱同炒；通下散结则用玄明粉拌瓜蒌，郁李仁、三棱、莪术、生枳实、炒枳壳。至若十香返魂丹，案中均用之，此药开窍化痰，通灵解郁，镇静安神，功效卓著，孔师每用于神志失其常度、迷离错乱、哭笑无常之痰迷心窍患者，恒多配伍于汤剂中化服，重则日服一二粒，轻则一粒分四角两日分服之，多取良效。

九、心悸

冯妇　四月二十七日

脾湿盛，心肝热所扰，心跳作悸，夜寐欠宁，胃纳亦差，舌苔白腻，大便秘，脉弦滑，宜清渗平柔，兼交心肾。

桑寄生六钱	代赭石三钱	旋覆花三钱（布包）
夜交藤一两	盐知母三钱	盐黄柏三钱
炒稻芽四钱	灵磁石三钱	生莲心二钱
川厚朴五钱	滑石块四钱	全瓜蒌六钱
冬瓜皮一两	清半夏三钱	生海蛤一两（布包，先煎）
云苓皮四钱	鲜石斛六钱	藕一两

李妇 五月十八日

肝郁脾湿，中脘气阻，心下悸颇甚，气逆不舒，脉大而弦滑，舌苔白腻，湿热之象颇盛，当抑肝清化。

云苓皮三钱	厚 朴七分	旋覆花钱半（布包）
代赭石钱半	炒桑枝六钱	炒秫米三钱
陈 皮钱半	知 母三钱	法半夏二钱
盐橘核八钱	朱莲心一钱	炒六曲三钱
生滑石块四钱	生川牛膝三钱	川黄柏二钱
首乌藤六钱		

[按] 上两例心悸，均因肝郁脾湿，中焦运化失司，水饮内停，水气乘心所致。孔师治此，用健脾渗湿之法，佐以清热抑肝之品，收效颇捷。

李男 六月十七日

前方药两进，证象较缓，第下血太久，阴分大伤，肝家阳邪尚不能戢，仍复上扰清明，三焦湿象未除，心下悸未止，再为加减前方。

生珍珠母一两	生石决明八钱	生侧柏叶三钱
云苓皮四钱	知 母三钱	生牡蛎四钱
鲜茅根一两	炒秫米四钱	川黄柏三钱
生灵磁石八钱	血余炭三钱	川草薢三钱
牡丹皮一钱（炒）	代赭石钱半	旋覆花钱半（布包）
赤小豆四钱	通 草一钱	橘 核八钱（盐水炒）
川牛膝三钱	藕一两	荷 叶一张
犀黄丸六分（分吞）		

王妇 闰月初七日

经血暴下，心经失养，跳动颇甚，止后阴分虚燥，脉大而弦数，亟宜清滋摄化以防之。

生牡蛎五钱	生甘草一钱	生龙齿三钱（同布包，先煎）
玄参心三钱	生侧柏叶三钱	莲子心二钱（朱拌）
血余炭三钱	炒丹皮一钱	赤小豆四钱

盐知母三钱	盐黄柏三钱	磁朱粉四钱（布包，先煎）
栀　子三钱	炒大腹绒钱半	干藕节七枚
炒谷芽三钱	炒稻芽三钱	

[按] 上两例心悸，乃出血过多，阴虚心失濡养所致。孔师常用清滋摄化之法而取效。

许女　十月十六日

肝家热郁，气机上逆心包络，心悸时作，肺络为湿热所阻。虽经咳血，尚无大重要。脉象弦滑而数，治当凉化，兼泻肝邪。

代赭石一钱	朱拌莲心一钱	旋覆花一钱（布包）
鲜茅根一两	知　母三钱	生石膏六钱（研，先煎）
全瓜蒌八钱	川黄柏三钱	净青黛钱半（布包）
丹　皮一钱	梨一两	羚羊角一分半（另煎兑入）
藕一两	苦杏仁三钱（研）	

十、不寐

石男　闰月初七日

肝家热邪，气逆于上，痰涎为之上阻，久则心肾不得交通，荣为阳气冲动，不能安寐，脉弦滑而伏数，治当清平降逆，兼交心肾。

地骨皮四钱	云苓皮四钱	石决明一两（生研，先煎）
首乌藤一两	青竹茹八钱	盐知母三钱
盐黄柏三钱	川牛膝三钱	代赭石二钱
磁朱粉五钱（布包，先煎）		莲子心二钱（朱拌）
清半夏三钱	旋覆花钱半（布包）	
加料牛黄清心丸一粒（分四次化）		

李男　六月初二月

述症延半载，肝家郁热，气机失畅，脘闷纳差，短气头痛不寐，取脉数大，亟宜清抑和化。

炒枳壳三钱	川牛膝四钱	石决明八钱（生研，先煎）

代赭石三钱	炒龙胆草三钱	旋覆花四钱（布包）
夜交藤两半	辛夷花三钱	川郁金三钱（白矾水浸）
佛手片三钱	鲜荷叶一个	莲子心二钱
清半夏三钱	广陈皮二钱	藕一两

石男 二月二十七日

失眠经久不愈，渐有阴伤之象，邪阳渐炽而脾湿仍甚，中西医药并进，迄未能效，脉象弦滑，左关盛大，宜清滋和化。

生栀仁三钱	地骨皮四钱	磁朱粉三钱（布包，先煎）
鲜竹叶三钱	首乌藤钱半	龙胆草二钱
灯心草五分	云苓皮四钱	真血珀二钱（布包，先煎）
法半夏三钱	炒秫米三钱	柏子霜三钱
生牡蛎三钱	谷 芽三钱	稻 芽三钱
川牛膝三钱		

王妇 五月十八日

水气上凌，心不能下交于肾，失眠已久，腹胀、烦躁、汗出，六脉滑数，右关为甚，治以渗醒化湿，以交心肾。

炒秫米四钱	厚 朴一钱	大腹皮二钱
云苓皮四钱	陈 皮二钱	盐橘核四钱
法半夏三钱	朱莲心一钱	首乌藤一两
陈葫芦一两	栀子炭三钱	车前子三钱（布包）

许妇 六月二十二日

脾湿胆热，不眠烦急颇甚，舌苔滑白而腻，脉弦滑而大，当清抑渗化，以交心肾。

旋覆花三钱	柏子霜三钱	鲜九节菖蒲二钱
代赭石二钱	朱莲心二钱	首乌藤一两
盐知母三钱	盐黄柏三钱	珍珠母一两（生研，先煎）
川牛膝三钱	地骨皮三钱	藕一两
生石决明八钱（研，先煎）		磁朱丸四钱（布包）

益元散三钱（布包）　　　　　　　真血珀钱半（布包）

安宫牛黄丸一粒（分六角，每次一角）

袁男　三月十八日

肝胃两阳并盛，头痛思冷物，心包络为热邪所扰，遂致失眠，脉盛于两关，治宜镇逆凉化，兼清心邪。

石决明一两　　　　黛蛤散一两　　　　首乌藤一两

全瓜蒌一两　　　　龙胆草二钱　　　　莲子心钱半（朱拌）

代赭石钱半　　　　青竹茹五钱　　　　旋覆花钱半（布包）

杏仁泥二钱　　　　苏　子钱半　　　　生石膏一两（研，先煎）

知　母三钱　　　　荷　叶一个　　　　紫雪丹四分（分冲）

赵男　七月初八日

心肾不交，又因刺激，相火上游，牵动肝热，以致彻夜失眠，脑力迟顿，脉象弦大，宜交通心肾，佐以安神。

盐知母三钱　　　　灵磁石三钱（辰砂钱半同先煎）

盐黄柏三钱　　　　生龙齿四钱　　　　生牡蛎四钱

厚朴花三钱　　　　石决明一两　　　　朱莲心二钱

龙胆草三钱　　　　鲜石斛五钱　　　　茯神木两半

首乌藤二两　　　　炒六曲三钱　　　　柏子仁三钱

代赭石三钱　　　　藕一两　　　　　　旋覆花四钱（布包）

鸡内金四钱　　　　焦栀子三钱　　　　荷　叶一个

耿男　八月十一日

失眠之患，已历日久，屡投药疗，迄未根治，第肝热太重，心肾不交所致，脉弦数，先予重剂安神。

川黄连一两（明沸水煎二十分钟，去渣入阿胶二两）

鸡子黄二枚（未和前先搅一百下），匀后取膏每晚空心服一次，每次服四分之一，白开水兑服。

［按］或谓饮之以半夏使安眠，从《下经》法；或谓饮之以酸枣仁使安眠，从仲景法，其效皆良。如是者，首乌藤以安眠，黄连以安眠，灯芯竹叶

又可以安眠，朱砂安神丸以安眠，交泰丹亦又以安眠也。一药一方，皆须对病，不眠之症，考《内经》"怒则气上，喜则气缓，悲则气消，恐则气下，寒则气收，灵则气泄，惊则气乱，劳则气耗，思则气结"之说，由是者称为九气，亦称七情与寒热。寒热有内外之分，七情皆为里候。故不寐症首当治七情之感伤，次而调理其寒热。胃不和则卧不安，半夏汤亦《本草经》意；仲景则用酸枣仁以养心。肝阴虚者柔其阳，损其肺者益其气，启脾以开结，逸之以济劳，填补而治下，平调以安乱，此七情不眠之症皆用守神之法。惟寒收热泄，可散可清，更应参悟《灵枢·淫邪发梦》之论，针对临床种种不同之不寐症而以养脏为本，勿妄施攻伐也。

十一、痹证

曹男 七月十一日

惊动肝热，兼为湿邪入于筋络而发痹痛，筋急不舒，气逆于中，呼吸痛于胁际，脉弦滑而伏，治以清透达络之品。

莲子心钱半	桑寄生一两	石决明四钱（先煎）
丝瓜络钱半	川郁金二钱	生石膏六钱（先煎）
茯 神三钱	九节菖蒲一钱	黛蛤粉五钱（包）
知 母三钱	滑石块四钱	旋覆花钱半（布包）
威灵仙二钱	代赭石钱半	木笔花三钱
紫雪丹四分（分冲）		

黄妇 六月二十四日

湿邪入络，发为痛痹。热遏湿乘，经来前期，脉象弦滑而数大，右寸两关并盛，亟宜清通凉化，柔肝达络。

生石膏五钱	麻 黄三厘	忍冬藤一两
知 母三钱	桑寄生一两	旋覆花三钱（布包）
龙胆草二钱	代赭石三钱	川黄柏三钱
威灵仙三钱	小木通三钱	苏地龙三钱
橘 核四钱	滑石块四钱	藕一两
紫雪丹四分（分冲）		

郭男　十二月十二日

肝脾两郁，湿邪亦盛，腰部酸软无力，脘腹微痛不适，腰际痛楚，脉象滑数兼弦，亟宜化湿柔肝解郁法主之。

生石决明六钱	威灵仙三钱	旋覆花三钱（布包）
盐橘核三钱	桑寄生六钱	代赭石三钱
滑石块四钱	茯神木三钱	盐水炒杜仲三钱
宣木瓜三钱	川牛膝三钱	盐知母三钱
盐黄柏三钱	忍冬藤六钱	谷　芽三钱
稻　芽三钱	云苓皮三钱	酒炒上川连钱半

金男　六月初十日

脾湿肝热，由来已久，初患兼有风邪，以腿部痛起，渐至周身，肤如虫行，或痒或刺痛，证以右半身为重，按脉弦滑而数，左关独大而有力，痛已较久，姑予清化。

生石膏六钱	芥穗炭八分	当归身一钱
盐橘核四钱	桃　仁二钱	杏　仁二钱
龙胆草钱半	赤芍药二钱	胆南星一钱
地肤子三钱	炒川楝子一钱	知　母三钱
川黄柏二钱	汉防己二钱	益元散四钱（布包）

吕女　九月二十七日

肝热阴虚，湿痰相乘，曾因肝空而入络，春间有半身痹麻象，近则肺为邪阻，胸膺闷损，舌苔白腻，脉大而弦滑，治以豁痰柔肝疏肺达络。

川郁金钱半	生石决明八钱（生研，先煎）	
威灵仙二钱	知　母三钱	桑寄生八钱
郁李仁二钱	瓜　蒌六钱	旋覆花钱半（布包）
桃仁泥钱半	杏仁泥三钱	代赭石钱半
苏子霜钱半	龙胆草一钱	竹沥水三钱
苏合香丸一粒（分六角）		

侯男　六月初四日

筋痿腿疲顿，指中下陷，肝虚之征也，脉弦大而力弱，当补肝强筋为法。

茯神木三钱	川牛膝三钱	熟地四钱（砂仁拌）
制乳香钱半	杭芍药四钱	桑寄生八钱
宣木瓜三钱	山萸三钱	威灵仙三钱
首乌四钱	狗脊三钱	当归身二钱
鸡血藤四钱	藕一两	

赵男　七月初四日

湿痰入络，发为麻痹，腿部较甚，渐及于臂，六脉弦滑而数大，治当清通渗化，兼达筋络。

桑寄生一两	旋覆花一钱	威灵仙三钱
知母三钱	黄柏三钱	云苓皮四钱
代赭石一钱	丝瓜络一钱	橘核三钱
炒秫米四钱	清半夏三钱	龙胆草钱半
青蒿钱半	栀子炭三钱	醋炒竹茹五钱
滑石块四钱	川牛膝三钱	独活二钱
苏合香丸一粒		

王男　二月初十日

脾湿肝热，经络气滞，阳邪时或上犯而发晕楚，腿部痹疲无力，周身常发阻痛，脉弦滑数大不畅，拟清通柔肝，导湿达络。

云苓皮四钱	桑寄生八钱	旋覆花钱半（布包）
威灵仙三钱	代赭石一钱	橘核四钱
黛蛤粉六钱	汉防己一钱	川牛膝二钱
杜仲一钱	滑石块四钱	盐知母二钱
盐黄柏二钱	冬瓜皮一两	炒秫米四钱
狗脊二钱（去毛）		

宗女　九月初六日

肝肾两虚，为湿所注，脊骨痛楚，不易俯仰，筋络亦急，湿邪入络，渐吊麻痹，肝家气盛，横逆于中，脉象弦虚而数，治当清通化湿达络，兼补益肝肾。

云苓皮四钱	桑寄生六钱	独　活一钱
威灵仙三钱	炒秫米四钱	旋覆花五钱（布包）
杜　仲钱半	天仙藤三钱	法半夏二钱
代赭石钱半	竹　茹五钱	滑石块四钱
桃仁泥钱半	杏仁泥三钱	去毛金毛狗脊三钱

关女　九月十一日

湿乘血虚，郁阻经络，麻痹无定处，脘次痞满，胸胁不畅，头晕津短，舌赤苔白，脉弦滑，亟宜平肝降逆，渗湿通络。

竹　茹四钱	代赭石二钱	首乌藤一两
枳　实钱半	桑寄生五钱	藕一两
威灵仙二钱	六　曲三钱	朱莲心钱半
法半夏二钱	陈　皮钱半	地骨皮三钱
生石膏六钱（研，先煎）		紫雪丹四分（分冲）
旋覆花三钱（布包）		生牡蛎四钱（布包，先煎）
石决明六钱（研，先煎）		全瓜蒌八钱（玄明粉五分拌）

奉男　九月十九日

痰阻经络，迁延过久，服豁痰达络之品略效，但呆滞之象太久，不能即复，脉滑弦，舌苔白腻，宜豁痰达络，柔肝抑化。

石决明八钱	九节菖蒲钱半	法半夏二钱
朱莲心一钱	宣木瓜三钱	知　母二钱
麻黄梢二厘	茯神木三钱	滴乳香五分
远　志一钱	威灵仙三钱	桃仁泥钱半
杏仁泥三钱	陈　皮一钱半	醋军炭四分

桑寄生六钱　　　　川郁金二钱（生白矾水浸）
竹沥化痰丸四钱（包）

赵男　五月二十日

湿痰入络，发为麻痹，腿部较甚，渐及于腰，六脉弦滑而数大，治当清通渗化，兼达筋络。

桑寄生一两	旋覆花一钱	威灵仙三钱
知　母三钱	青蒿梗钱半	云　苓四钱
代赭石一钱	丝瓜络一钱	川黄柏三钱
栀子炭三钱	炒秫米四钱	清半夏三钱
龙胆草钱半	橘　核三钱	滑石块四钱
醋炒竹茹五钱	生川牛膝三钱	独　活二钱

苏合香丸一粒（和化）

陈男　九月二十八日

进滋柔清化之剂，尚无不和，惜未能久。筋络因血虚、湿乘，腿部尤痛楚不适，精力亦疲顿，脉象弦滑，治以平肝达络。

炒秫米四钱	鸡血藤三钱	石决明六钱（生研，先煎）
橘　核三钱	生珍珠母六钱	银　花三钱
银　藤三钱	炒栀子三钱	知　母二钱
带皮苓四钱	络石藤二钱	旋覆花一钱（布包）
梧桑寄生六钱	威灵仙三钱	生赭石一钱
谷　芽三钱	稻　芽三钱	醋炒竹茹三钱
滑石块四钱	荷　叶一张（带梗尺许）	

张女　六月十一日

阴虚肝旺，热郁经络，风邪乘虚，窜入筋络，偏头痛，兼作牙龈痛楚，脾湿亦重，脉弦滑而数大，亟宜滋抑达络。

生石决明八钱	生珍珠母八钱	辛　夷一钱
络石藤四钱	代赭石一钱	旋覆花一钱（布包）
白　芷五分	醋炒竹茹五钱	龙胆草钱半

梧桑寄生五钱	地骨皮三钱	栀　子三钱
生甘草五分	知　母三钱	鲜茅根一两
鲜荷叶一张		

齐男　六月十七日

肝热气逆，入于筋络，两臂痛楚，伸屈皆差，脉象弦滑，肾囊潮凉，兼有湿也。当平肝化湿通络。

石决明一两	清半夏二钱	伸筋草三钱
络石藤三钱	桑寄生八钱	云苓皮四钱
生知母三钱	生黄柏三钱	金沸草三钱
威灵仙三钱	生橘核四钱	天仙藤三钱
代赭石三钱	泽　泻三钱	藕一两

张男　五月十八日

风湿入络，迁延较久，筋络抽掣作痛痹，舌赤苔滑，脉弦滑而数大，治当清通舒化，兼达经络。

桑寄生一两	竹　茹四钱	石决明八钱（生研，先煎）
茯神木三钱	代赭石二钱	黛蛤散一两（布包）
丹　皮一钱	威灵仙三钱	旋覆花钱半（包）
龙胆草二钱	栀　子三钱	炙乳香五分
炙没药五分	桃仁泥二钱	杏仁泥三钱
知　母三钱	薄　荷一钱	竹沥水三钱

徐女　六月二十四日

湿乘血虚，兼入经络，病发痛痹，而非历节，患延日久，经络阻滞太甚，脉滑实有力，左脉弦盛，亟宜清化血分，兼通经络。

生鳖甲三钱	鸡血藤四钱	旋覆花二钱（布包）
络石藤三钱	桑寄生一两	粉丹皮一钱
赭　石二钱	盐知母三钱	盐黄柏三钱
汉防己四钱	威灵仙三钱	莲子心钱半

川牛膝三钱	滑石块四钱	车前子三钱（布包）
竹　茹一两	藕一两	

陈男　七月十九日

肝热脾湿，入于筋络，左臂痛痹渐麻木，牵及腰背，服药过燥，遂致心阳下通膀胱，而发溲赤旧疾，脉大而弦滑，左盛于右，治以清通达络。

威灵仙三钱	龙胆草二钱	生石决明八钱（研，先煎）
小木通三钱	络石藤三钱	生石膏六钱（研，先煎）
知　母三钱	朱莲心一钱	桑寄生五钱
鲜茅根一两	川黄柏三钱	黛蛤粉八钱（布包）
桃　仁三钱	杏　仁三钱	血余炭三钱
藕一两	鲜九节菖蒲根四钱	

徐妇　八月初二日

湿邪袭入经络，浸及肢节，发为疼楚，脾亦为湿所困，中脘饮水后觉不畅，溲短便燥，脉弦滑，亟宜渗湿达络。

云茯苓四钱	天仙藤三钱	地　龙三钱
络石藤三钱	桑寄生一两	杜仲炭四钱
萆　薢四钱	滑石块四钱	威灵仙三钱
莲子心二钱	知　母三钱	黄　柏三钱
全瓜蒌一两	犀黄丸二钱	

温男　五月二十八日

湿邪下注，经络失畅，胯膝关节作痛，行路不便，肌肉萎缩，经西医检查谓关节炎，脉弦滑，舌苔白腻，拟渗湿通络。

桑寄生八钱	天仙藤四钱	茯神木一两
鸡血藤三钱	威灵仙三钱	杏仁泥三钱
杜仲炭四钱	忍冬藤一两	豨莶草三钱
伸筋草三钱	川牛膝三钱	生知母三钱
生黄柏三钱	犀黄丸二钱	苏合香丸一粒（分化）

何男　六月初七日

脾湿气郁，经络不畅，卧则上半身浮肿而兼麻痹，痰涎渐盛，脉象弦滑而不和，治宜清通化湿，兼调气机。

桑寄生六钱	川郁金钱半	威灵仙三钱
络石藤四钱	云苓皮四钱	滑石块四钱
川天麻一钱	炒秫米四钱	代赭石钱半
法半夏二钱	独　活一钱	旋覆花钱半（布包）
鲜荷梗尺许		

何男　七月初九日

脾家湿邪下注，腰足浮肿，筋络痛楚，脉象滑实而不匀，气为湿郁。防成痛痹，亟宜清通导湿达络。

云苓皮四钱	猪　苓二钱	威灵仙三钱
知　母三钱	炒秫米四钱	泽　泻三钱
桑寄生八钱	川黄柏三钱	大腹皮三钱
橘　核四钱	汉防己钱半	牛　膝三钱
生滑石块四钱	车前子三钱（布包）	

李男　七月十三日

湿热痛痹，病在肌肤及筋络，近兼邪袭，故又头痛。痹久春秋易发，腰部尤甚，舌苔白腻，口渴，湿热之征也。脉弦滑而数大，当清渗达络之法。

云苓皮四钱	知　母三钱	生石膏五钱（研，先煎）
滑石块四钱	桑寄生六钱	炒秫米四钱
地　龙三钱	威灵仙三钱	旋覆花钱半（布包）
法半夏三钱	菊　花四钱	代赭石钱半
川黄柏二钱	鲜荷叶一个	金毛狗脊三钱

关男　七月初十日

脾为湿困已久，由病后痰湿入络，阻于四肢，脾气未得转输，以致手足发木，已经数载，兼有脘痞、中满气逆等，脉象滑大而弦实，舌苔白腻，拟渗化和脾以消息之。

茯神木三钱	茯苓皮三钱	广陈皮二钱
宣木瓜三钱	乳　香五分	炒秫米三钱
法半夏三钱	丝瓜络一钱	竹　茹五钱
桑寄生六钱	厚朴花钱半	络石藤三钱
栀　子二钱	明天麻钱半	菟丝饼钱半
盐知母二钱	荷　叶一个	盐黄柏二钱

郭男　八月二十二日

脾湿痰盛，经络被阻，肩臂时作麻痹，兼作泄泻，脉滑数，舌苔白腻，亟宜渗化利湿。

云苓皮四钱	桑寄生六钱	石决明八钱
威灵仙三钱	炒秫米四钱	宣木瓜三钱
白蒺藜三钱	泽　泻三钱	法　夏三钱
明天麻二钱	山楂核三钱	广陈皮二钱
代赭石三钱	旋覆花三钱（布包）	

王男　八月二十六日

脾湿肝热，经络气滞，阳邪时或上犯而发晕楚，腿部痹疲无力，周身常发阻痛，脉弦滑数大不畅，治以清通柔肝，导湿达络。

云茯苓四钱	桑寄生八钱	旋覆花钱半
狗　脊二钱	炒秫米四钱	威灵仙三钱
代赭石钱半	橘　核四钱	黛蛤粉六钱
汉防己一钱	川牛膝二钱	杜　仲一钱
盐知母二钱	盐黄柏二钱	滑石块四钱
冬瓜皮一两		

马男　二月二十二日

脾家湿热，肝经抑郁，入于经络，足指麻痹，渐及肢体，舌苔白腻，脉弦滑，左关较盛，亟宜解郁柔肝，化湿达络。

桑寄生一两	宣木瓜三钱	旋覆花三钱（布包）

滑石块四钱	威灵仙三钱	苏地龙三钱
代赭石三钱	川牛膝三钱	白蒺藜三钱
清半夏三钱	丝瓜络一钱	盐知母二钱
盐黄柏二钱	七制香附三钱	龙胆草二钱
藕一两		

程妇　九月初八日

产后湿邪入络，遂发麻痹，肢体无力，脾家困而气不能畅达，脉弦滑而不和，治当渗化达络。

连皮苓五钱	川郁金三钱	威灵仙三钱
炒高粱米五钱	天仙藤三钱	络石藤三钱
梧桑寄生八钱	法半夏二钱	滑石块四钱
杏仁泥三钱	桃仁泥钱半	穿山甲钱半
地　龙三钱	橘　核四钱	盐知母三钱
盐黄柏三钱	大活络丹一粒（分六角，每次一角）	

何男　六月初七日

脾湿气郁，经络不畅，卧则上半身浮肿而兼麻痹，痰涎渐盛，脉弦滑而不和，治宜清通化湿，兼调气机。

桑寄生六钱	川郁金三钱	明天麻一钱
独　活一钱	威灵仙三钱	旋覆花钱半（布包）
法半夏二钱	橘　核三钱	云苓皮四钱
代赭石钱半	滑石块四钱	荷　梗尺许
络石藤三钱		

何女　六月初六日

湿困经络已久，遂发痛痹，腰酸腿疼，膝关节疼剧，行路不便，脉滑数，舌苔白腻，亟宜清通渗化，导湿导络。

桑寄生一两	滴乳香二钱	知　母三钱
川黄柏三钱	大腹皮二钱	茯苓皮四钱
茯神木三钱	威灵仙三钱	猪　苓三钱

龙胆草二钱	宣木瓜三钱	炒秫米四钱
泽　泻三钱	川牛膝三钱	炒橘核四钱
滑石块四钱	防　己二钱	车前子三钱（布包）

何女　六月初四日

脾家湿邪下注，腿足浮肿，筋络痛楚，脉象滑实不匀，气为湿郁，遂发痛痹，亟宜清通导湿达络。

云苓皮四钱	橘　核四钱	威灵仙三钱
知　母三钱	川黄柏三钱	炒秫米四钱
泽　泻三钱	桑寄生八钱	牛　膝三钱
大腹皮三钱	猪　苓二钱	防　己钱半
生滑石四钱	车前子三钱（布包）	

邱妇　十二月初一日

阴分不足，肝家失养，湿乘虚入经络，周身麻痹，经四阅月未下，气机为湿郁而阻痛，脉象弦滑而数，当滋阴化湿，益肾行气，以达经络。

朱莲心一钱	乌　药二钱	生牡蛎四钱（先煎）
稆豆衣六钱	桑寄生五钱	土杭芍三钱
丝瓜络二钱	首乌藤一两	旋覆花一钱（布包）
青竹茹四钱	代赭石一钱	大腹绒钱半藕一两
磁朱丸三钱（布包）		

赵男　六月二十九日

湿热痛痹，误治以补剂，六脉数大而兼滑实，治以清通化湿达络法。

桑寄生一两	独　活一钱	威灵仙三钱
滑石块五钱	知　母三钱	忍冬花五钱
乌　药二钱	天仙藤三钱	忍冬藤五钱
络石藤三钱	川黄柏三钱	小木通三钱
丹　皮钱半	龙胆草二钱	炒枳壳钱半
紫雪丹五分（分冲）		

张男　七月二十日

肝肾两经热郁，兼有血虚湿乘之患，久则渐注下焦，足跟痛，不良于行，左关尺两脉弦滑而数，治当清通滋益兼达经络。

生石决明八钱	生海蛤八钱	金毛狗脊三钱
山萸肉二钱	川黄柏三钱	梧桑寄生五钱
忍冬花四钱	忍冬藤四钱	天仙藤三钱
砂仁钱半	酒制胆草二钱	威灵仙三钱
生滑石四钱	生川牛膝三钱	

顾女　六月十九日

阴虚湿乘，水不涵木，肝主筋络失养，初患脘胁痛楚，西法治之，更见伤阴，左半身渐致痛痹不举，脉象弦盛而数，左关较盛，亟宜清疏达络。

生牡蛎五钱（先煎）	生鳖甲三钱（先煎）	
威灵仙三钱	川郁金三钱	桃　仁二钱
杏　仁二钱	络石藤三钱	宣木爪三钱
桑寄生一两	忍冬藤三钱	茯神木三钱
竹　茹五钱	天仙藤三钱	藕一两

邢男　十一月十二日

病延十二载余，初因肝热脾湿，注入筋络，渐发为痛痹，经医治疗，时犯时愈，近则腰胀腿拘挛，难于步履，口渴喜饮，脉大而弦数，姑予清渗达络之品。

桑寄生一两	清半夏三钱	伸筋草四钱
忍冬藤一两	威灵仙四钱	龙胆草三钱
焦栀子三钱	豨莶草三钱	川牛膝四钱
知　母三钱	滑石块四钱	桃仁泥二钱
犀黄丸钱半		

缴女　六月二十三日

湿邪太重，蓄久而下注，是以发为痛痹，胯腿皆痛，舌苔白腻，脉弦大而数，亟宜清渗达络。

桑寄生八钱	豨莶草三钱	知　母三钱
云苓皮四钱	威灵仙三钱	宣木瓜三钱
川　柏三钱	旋覆花三钱	银　花六钱
银　藤六钱	牛　膝三钱	滑石块四钱
代赭石三钱	天仙藤四钱	苏地龙三钱
藕一两	犀黄丸一钱（分吞）	

姜妇　五月十三日

湿入经络，关节不利，气为湿郁，下注腿部而为痛楚，六脉弦大而数，当清通渗化，以利关节。

桑寄生一两	丝瓜络钱半	盐知母三钱
威灵仙三钱	络石藤四钱	伸筋草三钱
乳　香四分	木　瓜三钱	乌　药三钱
茯神木三钱	盐川柏三钱	独　活一钱
川牛膝三钱	橘　核三钱	益元散四钱（布包）

姜男　五月十三日

近日又有血不荣筋，经络失柔，湿邪入络，腿部筋又弦急不适，脉象弦滑，左关独盛，姑从标治，化湿柔肝达络。

当　归三钱	川　芎五分	桃　仁钱半
云苓皮四钱	炒秫米四钱	桑寄生一两
茯神木三钱	宣木瓜三钱	生川牛膝二钱
知　母三钱	川黄柏三钱	朱莲心一钱
首乌藤一两	代赭石七分	旋覆花一钱（布包）
鸡血藤四钱	藕一两	醒消丸六分（分吞）

柴男　五月初三日

肝热脾湿入络，左腿痛楚，甚则至足，此湿痹也，脉弦滑而数，拟清通化湿达络。

云苓皮四钱	炒秫米四钱	黛蛤粉八钱（包）

桑寄生八钱	威灵仙三钱	旋覆花一钱五分（布包）
代赭石五分	藕一两	生滑石块四钱
川牛膝三钱	盐知母三钱	盐黄柏三钱
乌　药二钱	络石藤三钱	橘　核四钱
石决明六钱（生研，先煎）		

胡妇　十一月二十日

节交冬至，手腕拘挛加剧，惟湿重气弱，动则作喘耳，脉见弦滑，以渗湿益气，活动筋络为治。

桑寄生五钱	桑　枝三钱	首乌藤八钱
海风藤三钱	宣木瓜四钱	炒苡米四钱
茯苓块四钱	全当归五钱	狗　脊四钱（去毛）
白　芍四钱	台党参三钱	海浮石三钱（布包）
甘　草一钱	荔枝核五枚	

戴妇　九月十三日

据述两腿时发紧痛，左轻于右，病缘气恼，发则心悸颇甚，症系血不荣筋，气无所附，兼夹湿邪为患，脉沉弦而滑，宜和肝理气，渗湿活络。

桑寄生五钱	川郁金三钱	盐青皮二钱
杜牛膝三钱	当归须四钱	川　芎二钱
宣木瓜三钱	制续断三钱	狗　脊三钱（去毛）
白芍药四钱	海风藤四钱	甘草节二钱
艾　梗三钱		

杨妇　九月十六日

进前方药数剂，筋络较前通畅，痛痹虽未尽除，然较前已缓，第左关脉过盛，右关亦大，湿热之象尚重，再以前方加减。

桑寄生八钱	旋覆花钱半	黛蛤粉六钱（布包）
滑石块四钱	生石膏四钱	桃仁泥三钱
杏仁泥三钱	代赭石钱半	知　母二钱
鲜石斛四钱	款冬花八钱	威灵仙三钱

生鳖甲钱半　　　　首乌藤八钱　　　　鲜竹茹六钱
藕一两　　　　　　苏合香丸一粒（分八角）

沈妇　九月十三日

筋络渐通，痛楚未已，湿郁经络不能即达，脉息较前为畅大，弦滑之势较减，仍以前议增减治之。

威灵仙四钱　　　　山　甲三钱　　　　生鳖甲三钱（先煎）
地　龙三钱　　　　桑寄生一两　　　　金沸草钱半（布包）
鸡血藤三钱　　　　代赭石二钱　　　　黛蛤粉两半（布包）
天仙藤三钱　　　　龙胆草钱半　　　　桃仁泥钱半
滑石块四钱　　　　络石藤三钱　　　　知　母二钱
瓜　蒌五钱　　　　鲜茅根一两　　　　当归身钱半（酒浸）
苏合香丸一粒（分八角）

马男　九月二十日

湿入经络，发为痛痹，近兼滑泻，腹中湿滞作痛，脉弦滑而数，舌苔白腻，治当清通化湿，兼达经络。

青蒿梗钱半　　　　川黄连钱半　　　　黛蛤粉六钱（布包）
桑寄生六钱　　　　栀子炭三钱　　　　滑石块四钱
威灵仙三钱　　　　天仙藤三钱　　　　盐橘核四钱
鲜芦根八钱　　　　知　母三钱　　　　川黄柏三钱
车前子三钱　　　　苏合香丸一粒（分八角）

李男　十二月二十四日

痰涎太盛，气机经络皆为之阻闭，窜痛于周身，夜则气阻口干，脉滑大而不畅，时或促止，弦象亦盛。治当清通豁痰，以畅经络调气机。

威灵仙二钱　　　　半　夏二钱　　　　黛蛤粉八钱（布包）
天竺黄钱半　　　　鲜竹茹五钱　　　　旋覆花一钱（布包）
陈　皮二钱　　　　朱茯神三钱　　　　鲜石斛四钱（劈，先煎）
代赭石钱半　　　　朱莲心一钱　　　　桑寄生五钱
藕一两　　　　　　竹沥水二钱（分冲）　苏合香丸一粒（分八角）

[按] 痹因于风寒湿三气杂合之论，始于《内经》；热痹之说，起于仲景，由是风、寒、湿、热皆可为痹矣。古方多以寒湿论治，且多杂用风药。吾辈从师学习，见寒湿固有，热湿尤多。寒热未分，虚实不辨，药用之误，其害匪浅，所成坏病废残者，屡见不鲜，误认热是寒，乌、附浪施，再因本误于寒，更误寒而又虚，参、芪与当归、熟地过量壅补。三五十剂服者其幸不死，医未知错，犹谓气血大虚真寒不减，不仅前药照用，又加以番木鳖为得意之作。最可叹者，患者难明，本因病之害，仍遵医之误，岂不惜命？贪生之想，苟求可安，任其医者误之再误，参、芪、当归、熟地不改，去马钱以易巴豆，堪谓大毒治病，然未见其全。其热之为痹，误伤其热药，愈演愈烈。斯时也，骨筋疼烦，筋拘挛，经络急，忽而阳邪窜扰其上，清窍瞀瘈，其壅于内者，由腑及脏，热毒聚陷日深。五内焦躁，津夺液耗，精气欲竭，神焉能守，命属何存？患家疑虑，患者不暇自顾，医者愦愦，似曾闻中巴豆之毒，解之以甘草，又觉绿豆平和，还促病家急取予患者服用，侥幸方得暂缓，医者歧途未出，自信于此际另立填塞阴液之大剂，断无"功亏一篑"之嫌，于是胶拣龟鹿，果采杞萸，魭觔以进山羊之血，锡壶而温虎骨之浆。岂不察吴瑭先生有言："……寒痹势重，而治反易，热痹势缓，而治反难，实者单病躯壳易治，虚者兼病脏腑，夹痰饮腹满等证，则难治矣。"可想而知，本一热痹，未夹痰饮腹满，奈何以极热而加壅补，更奈何又以胶黏填塞？本无痰饮腹满，今则促之以成！古人云：医之用药，将之用兵，医本无杀人之心，而医之用药不当，真能死人，热痹一证，足成借鉴。三十余年来，吾等常思先师治痹之方，确较治他证用药多，然多而不乱，其多处是兼治变法，其简处可约而为之者，如吾师常言："豨莶丸，严用和使以治痹，当效其法。豨莶草、威灵仙、天仙藤、川牛膝、汉防己、晚蚕砂、宣木瓜、薏苡仁、生滑石、鸡内金、丝瓜络、粉草薢皆可妥用。《灵枢》谓'胃热则廉泉开'，痹之因热，或在暑天，有面赤口涎自出者，必重用生石膏。设若玄明粉冲服，是病期短而热实急，虽骠壮之人难忍痛剧以成泣，便结不下、下而如球，舌红而有黄糙苔，甚则苔黑起芒刺者。更或热邪扰营，舌绛不渴，身起疹斑，嫩灼肿痛，小便短赤，脉数而伏，则又当灌服紫雪丹。热毒已经聚于内，迫血妄行，神明欲乱，须投犀角、犀黄丸并以赤小豆皮煎汤送下。"至于地龙以治风热，皂荚利便通痰，竹茹而坚筋骨，石斛能使肉生，白花蛇疗其瘫废，虎潜丸以起沉疴，非一语所能详尽，请于案中留意，临证细推，举一反三，庶痹之一症可应手而愈也。

十二、眩晕

于男　七月十三日

肝家热盛，气逆于上，以致头晕，呕吐，大便秘，舌苔白腻，脉弦滑而数，宜清柔和中。

生石决明六钱（先煎）		旋覆花三钱（布包）
代赭石三钱	清半夏二钱	知　母三钱
川黄柏三钱	陈　皮钱半	白蒺藜三钱（去刺）
瓜　蒌六钱	杭菊花三钱	青竹茹六钱
龙胆草二钱	川牛膝三钱	广藿梗三钱
鲜　藕一两	鲜荷叶一个	莲子仁二钱
紫雪丹五分（分冲）		

谭妇　六月二十八日

肝胃气郁，中焦运化亦差，头晕、脘痛，周身不适，大便较秘，脉象弦滑，宜平柔和中。

广木香二钱	川黄柏三钱	生石决明一两（先煎）
知　母三钱	桑寄生六钱	旋覆花四钱（布包）
生赭石三钱	川郁金三钱	川牛膝三钱
杏仁泥三钱	川厚朴二钱	全瓜蒌六钱
枳　壳二钱	台乌药三钱	莲子仁二钱
龙胆草三钱	藕一两	鲜荷叶一个

荆男　六月二十九日

肝热气郁上逆，头部眩晕，原有宿症犯之则剧，白睛浑浊不清，蓄有痰象，脉取弦滑，两关较大，宜柔肝和化。

代赭石三钱	生知母三钱	生石决明一两（先煎）
青竹茹六钱	莲子心二钱	旋覆花三钱（布包）
生黄柏三钱	辛夷花三钱	生枳实三钱
桑寄生一两	广陈皮三钱	嫩白芷一钱

薄荷叶钱半	清半夏三钱	滑石块三钱
川牛膝三钱	鲜荷叶一个	生石膏八钱（研，先煎）
藕一两	紫雪丹四分（分冲）	

王妇　七月初八日

肝家热盛，气机上逆，头晕作呕呃，两胁窜痛，牵及四肢，脉弦滑而两关盛，宜平柔达络。

石决明一两	旋覆花三钱	代赭石三钱
木　香钱五分	威灵仙三钱	莲子心二钱
桑寄生一两	川厚朴二钱	川楝子三钱
乌　药三钱	菊　花三钱	郁　金三钱
枳　壳三钱	青　皮三钱	竹　茹六钱
牛　膝三钱	藕一两	荷　叶一个
犀黄丸八分（分吞）		

刘妇　七月初一日

产后未弥月，曾两次气郁，激动肝阳，遂致中闷短气，筋聚痉挛，头晕神迷，失眠，脉象左关大，宜以清解抑化。

川郁金三钱	莲子心二钱	生牡蛎四钱（布包，先煎）
威灵仙四钱	辛　夷三钱	生石决明八钱（研，先煎）
伸筋草四钱	代赭石四钱	旋覆花四钱（布包）
桑寄生八钱	夜交藤两半	天竺黄二钱
鲜菖蒲四钱	通　草一钱	乌　药三钱
生山甲二钱	桑　叶三钱	栀　子三钱
鲜荷叶一个	藕一两	十香返魂丹一粒（分化）

赵男　九月十八日

肝郁气滞，胃热并重，兼有湿蓄，以致头晕，胸胁满闷不适，身倦，脉弦滑而数，宜清柔宣导。

代赭石三钱	知　母三钱	生石决明八钱（先煎）
川牛膝三钱	莲子心二钱	旋覆花三钱（布包）
川黄柏三钱	川郁金三钱	厚朴花二钱

沉香曲三钱	广木香二钱	枳 壳二钱
橘 核四钱	莱菔子四钱	乌 药三钱
荷 叶一个	藕一两	瓜 蒌六钱
玄明粉一钱	紫雪丹四分（分冲）	

张妇 九月十九日

肝胃气机郁阻，以致中焦满闷，时发呕吐，头晕，大便不匀，脉滑数，亟宜清柔和中。

代赭石三钱	川黄柏三钱	旋覆花三钱（布包）
莲子心二钱	知 母三钱	生石决明六钱（先煎）
广藿梗三钱	藕一两	白蒺藜三钱（去刺）
焦六曲三钱	龙胆草三钱	滑石块四钱
乌 药三钱	青竹茹六钱	川厚朴二钱
清半夏三钱	川牛膝三钱	荷 叶一个
紫雪丹四分（分冲）		

王男 八月二十四日

肝胃不和，热邪颇重，是以上冲头部，眩晕，过劳尤剧，中脘闷痛，纳食后不适，大便燥秘，脉弦大，宜清平和中。

赭 石三钱	生知母三钱	生石决明八钱（先煎）
瓜 蒌八钱	玄明粉钱半	旋覆花四钱（布包）
生黄柏三钱	辛夷花三钱	炒莱菔子四钱
乌 药三钱	川牛膝三钱	杭菊花二钱
川朴花三钱	炒枳壳三钱	煨广木香二钱
荷 叶一个	鸡内金三钱	盐水炒薏米六钱
藕一两	火麻仁四钱	紫雪丹五分（分冲）

王妇 十月初三日

湿困血分，气滞，经下失畅、色紫而少，腰腹微痛，头目眩晕，脉弦滑，亟宜理气化瘀调经。

全当归三钱	川牛膝三钱	石决明一两

真川芎二钱	旋覆花四钱	鸡血藤三钱
延胡索三钱	生赭石三钱	大腹皮四钱
乌 药三钱	滑石块四钱	青 附二钱
知 母三钱	川黄柏三钱	川郁金三钱
云 苓皮四钱	佛 手一钱	荷 叶一个
藕一两	大黄䗪虫丸一个（分吞）	

马妇 三月二十一日

湿热相郁，肝家亦盛，经行不畅，癸水后期，兼有食后腹胀、头晕失眠等患，脉弦滑而数大，亟宜清疏和化，佐以活血。

云苓皮四钱	首乌藤六钱	鸡血藤五钱
延胡索二钱	炒秫米四钱	炒丝瓜络一钱
醋香附二钱	大腹皮钱半	盐橘核三钱（炒研）
厚朴花钱半	川牛膝三钱	生滑石块四钱
佩兰叶三钱		

[按] 此类病例，青壮年患者较多，而且女多于男。其病因病机均系情志内伤，郁怒伤肝，肝失条达，怒则气上，发为眩晕。肝气郁结，横克脾胃，胃气上逆则恶心呕吐，胸脘满闷，食欲不振，胁肋窜痛，大便秘结；肝气不舒，气滞则血瘀，故时见经行不畅，色紫瘀块，少腹胀痛等症。孔师根据"百病皆生于气"的理论，认为肝为刚脏，用柔以济之，采取疏导柔肝为主的治则，选用郁金、乌药、枳实、枳壳、厚朴、陈皮、木香、川楝子等疏肝理气之品，先使气机调达疏畅；配以生赭石、旋覆花、清半夏、瓜蒌、藿香、佩兰、沉香曲、竹茹、荷叶等降逆和中以止呕恶，芳香化浊，清除满闷；佐以龙胆草、知母、黄柏、莲子心、玄明粉、紫雪丹、生石决明、生石膏、生龙骨、生牡蛎、杭菊花、白蒺藜等苦寒清热、平肝镇抑以防郁久化热并走于上；又用茯苓皮、炒秫米、炒薏米、通草、滑石块、鸡内金、炒莱菔子、鲜菖蒲、天竺黄等健脾渗湿，醒脾化痰；再根据气滞血瘀的程度，加入适量活血化瘀之品，孔师常用鲜藕以通气活血、健脾养胃而收全功。

董妇 九月初三日

小产后伤及阴分，肝阳失潜，遂发头晕、心悸，身作战抖麻窜，失眠疲倦无力，取脉弦滑，亟宜以敛阳育阴以消息之。

合欢皮四钱	盐川柏三钱	川 芎一钱
炒远志一钱	血竭花五分	焦枣仁二钱
夜交藤钱半	朱莲心三钱	青竹茹四钱
藕一两	桑寄生八钱	生赭石二钱
朱茯神二钱	全当归二钱	生鳖甲钱半（先煎）
真玳瑁三钱（包，先煎）	珍珠母八钱（生先煎）	旋覆花二钱（布包）

二诊：连进前方药，诸症见轻。再按前方去血竭花、川芎、全当归，加生龙齿四钱、生牡蛎六钱、焦稻芽四钱、石决明一两、瓜蒌八钱、首乌藤二两及苏合香丸一粒。

迟妇 六月十八日

小产之后，气血大伤，又兼湿邪遏于二肠，二便皆不利，头晕神疲，失眠身热，脉弦数，宜清摄育阴。

血琥珀三分	柏子霜三钱	莲子心二钱
龙 齿三钱	合欢花四钱	地 榆三钱
盐川柏三钱	盐知母三钱	桑寄生六钱
旋覆花三钱	代赭石三钱	侧柏叶三钱
栀 子二钱	菊 花三钱	鲜茅根一两
鲜荷叶一个	珍珠母六钱	青 皮三钱
藕一两		

马妇 六月二十八日

患怔忡，癸水每潮淋沥十余日不止，血虚不能荣木，上逆头晕，饮纳皆差，四肢倦怠，间时骨蒸，脉弦细，亟宜养血柔肝。

朱莲心二钱	地骨皮三钱	生牡蛎四钱（布包，先煎）
生知母三钱	生黄柏三钱	稻 芽三钱
阿胶珠三钱	煨木香二钱	生海蛤五钱（布包，先煎）
辛夷花三钱	六 曲三钱	全当归三钱
旋覆花四钱	代赭石三钱	生石决一两（研，先煎）
首乌藤二两	生滑石四钱	生龙齿四钱

鲜石斛五钱　　　　台乌药三钱　　　　鲜荷叶一个

鲜　藕一两

刘妇　十月十三日

生育较繁，热入血分，肝家失于营养，牵及胃府，头晕，潮热，耳鸣，舌紫无苔，心跳惊悸，夜寐亦难，便燥，脉数兼弦，左关较大，治当从本，清滋镇化重剂治之。

鲜茅根一两　　　　鲜石斛一两　　　　生石决明一两（研，先煎）

知　母三钱　　　　首乌藤一两　　　　灵磁石四钱（先煎）

黛蛤粉一钱　　　　龙胆草三钱　　　　生鳖甲钱半（先煎）

川黄柏三钱　　　　郁李仁三钱　　　　白蒺藜三钱（去刺）

地骨皮四钱　　　　生侧柏叶三钱　　　栀　子三钱

桃仁泥二钱　　　　荷叶露两大瓶（代水煎药）

紫雪丹六分（分冲）

张妇　三月十九日

曾患吐红，治之未当，血虽止而阴分大伤，阳邪尚盛，肝气郁滞，遂致头部眩晕，咳嗽痰盛，心悸，思冷饮，胸膺阻痛，脉弦数，舌苔白腻，宜清柔滋豁。

生牡蛎四钱　　　　珍珠母四钱　　　　生鳖甲三钱

生石决明八钱（上四药同研先煎）　　　川郁金三钱

苦杏仁三钱　　　　川楝子三钱　　　　苏　子三钱

青竹茹六钱　　　　莲子心二钱　　　　旋覆花三钱（布包）

小青皮二钱　　　　台乌药三钱　　　　盐橘核四钱

盐知母三钱　　　　盐黄柏三钱　　　　藕　节七枚

血余炭三钱　　　　荷　叶一个　　　　生赭石三钱

犀黄丸五分（分吞）

孔妇　四月十八日

鼻衄时发，头部晕楚，此肝肺并热，兼以脾湿所致也，脉弦滑，治以潜阳降热，兼清湿邪。

生石膏四钱　　　　生川牛膝三钱　　　　赤小豆三钱

鲜芦根一两　　　　炒湖丹皮一钱　　　　生石决明六钱（研，先煎）

生侧柏叶二钱　　　血余炭一钱　　　　　辛　夷钱半

生桑白皮三钱　　　知　母三钱　　　　　荷　叶一张

忍冬花三钱　　　　忍冬藤三钱　　　　　滑石块四钱

犀黄丸四分（分吞）

王妇　四月初八日

阴虚血热，月水不足时而至，来时量多，四肢倦怠，头目眩晕，近因血下未止，更觉疲困，脉取虚弱，亟宜滋阴和摄。

血余炭三钱　　　　当　归三钱　　　　　生龙齿五钱（布包，先煎）

延胡索三钱　　　　桑寄生六钱　　　　　生鳖甲三钱（先煎）

蒲黄炭三钱　　　　川　芎二钱　　　　　台乌药三钱

辛　夷三钱　　　　代赭石三钱　　　　　旋覆花四钱（布包）

生知母三钱　　　　生黄柏三钱　　　　　石决明八钱（生研，先煎）

滑石块四钱　　　　荷　叶一个　　　　　阿胶珠三钱

盐炒芡实米三钱　　藕一两

张妇　六月二十五日

阴虚有热，肝失荣养，由来已久，每届经期，腹痛气短，经后头晕痛，心慌无主，脉大而弦数，亟宜滋镇和肝。

生石决明八钱　　　地骨皮三钱　　　　　生珍珠母八钱（同先煎）

朱拌莲心二钱　　　柏子霜三钱　　　　　台乌药二钱（土炒）

青竹茹五钱　　　　炒杭白芍三钱　　　　盐水炒玄参三钱

栀子炭三钱　　　　知　母三钱　　　　　川黄柏二钱

夜交藤八钱　　　　天　冬二钱　　　　　麦　冬二钱

荷　叶一个

[按]此类病例多由胎产崩漏，或吐、衄、便血，或产多乳众，或素体虚弱，加之饮食失调、缺乏营养等，致血虚肝旺、脑失濡养而发眩晕。孔师根据《内经》"心生血""肝藏血""脾胃为后天之本、生化之源"的理论，采取养心安神、滋阴柔肝、健脾养胃等法则。选用朱茯神、炒枣仁、远志肉、柏

子仁、全当归、血琥珀、阿胶珠等以养心血，安心神；继以生鳖甲、生珍珠母、生石决明、生牡蛎、生海蛤、生龙齿、真玳瑁、首乌藤、鲜石斛、地骨皮、生知母、生黄柏、白蒺藜等育阴潜阳，滋肾柔肝；佐以生谷稻芽、焦六曲、鲜荷叶、荷叶露等消导和中，健脾养胃；遇有出血未止者，则加用血余炭、蒲黄炭、栀子炭、生侧柏叶、鲜茅根、湖丹皮、赤小豆、血竭花、藕节、鲜藕等凉血止血，活血化瘀。标本兼顾，取效甚捷。

王男　十一月十九日

肝家热郁，气机失调，兼有湿疾为之上犯，遂发眩晕旧疾，脉象滑大而弦数，亟宜凉镇豁痰。

生石决明一两	代赭石钱半	旋覆花钱半（布包）
法半夏三钱	陈　皮二钱	鲜竹二青四钱
梧桑寄生五钱	龙胆草二钱	知　母三钱
灵磁石四钱	川黄柏二钱	竹沥水三钱
紫雪丹四分（分冲）		

祝男　七月十八日

风热化痰，袭入心包，上系舌本作强，发音不爽，膈上痞闷，气机失畅，头部眩晕，脉取浮弦，宜清心凉化。

川朴花三钱	生石膏八钱（麻黄五厘同先煎）	
生栀子四钱	滑石块四钱	鲜菖蒲四钱
旋覆花三钱	莲子心二钱	云苓皮四钱
枯黄芩三钱	生枳实三钱	黛蛤粉五钱（布包）
莱菔子五钱	代赭石三钱	淡竹沥四钱
生知母二钱	藕一两	荷　叶一个
石决明一两	生黄柏三钱	苏合香丸一粒（和入）

邵男　十月初九日

肝胃湿热，气机失畅，又复有入络之势，上焦为邪所动而发晕楚，脉象弦数而盛，当清通涤痰、抑肝达络。

生石膏六钱（研，先煎）	旋覆花二钱（布包）

青竹茹六钱	莲子心钱半	石决明一两（先煎）
杏仁泥三钱	知　母三钱	桃仁泥钱半
青连翘三钱	地骨皮三钱	朱磁石三钱（先煎）
龙胆草二钱	荷　叶一个	竹沥水三钱（分冲）
紫雪丹四分（分冲）		

刘男　六月二十日

肝热湿痰，内蕴日久，又因不慎跌仆，是以头晕眩转，时或卒厥，流涎神迷，脉取弦大而数，宜以清抑凉化。

鲜菖蒲四钱	龙胆草三钱	生石决明八钱（先煎）
生知母三钱	生黄柏三钱	旋覆花四钱（布包）
辛　夷三钱	磁石粉二钱	辰　砂一钱（先煎）
杭菊花四钱	桑寄生八钱	莲子心二钱
牛　膝四钱	青竹茹四钱	紫雪丹五分（冲入）
藕一两	荷　叶一个	苏合香丸一粒（分化）

二诊：证象均减，再按前方加杏仁二钱、滑石四钱。

胡妇　九月十七日

肝热痰实，头部晕楚，筋络不畅，气逆呃忒，舌苔灰垢，夜不能寐，脉弦滑而细数，宜和肝清化。

代赭石二钱	桑寄生五钱	石决明八钱（研，先煎）
杏仁泥三钱	竹　茹六钱	旋覆花二钱（布包）
川郁金钱五分	枳　实钱五分	白蒺藜三钱（去刺）
苏子霜钱五分	九节菖蒲二钱	知　母三钱
盐炒橘核四钱	首乌藤八钱	荷　梗尺许

张妇　五月二十二日

肝热脾湿并盛，头目眩晕，两手筋脉不畅，作麻肉瞤，口渴腰痛，脉弦滑，亟宜柔渗达络。

清半夏三钱	威灵仙三钱	生石决明一两（先煎）
代赭石三钱	滑石块四钱	旋覆花三钱（布包）

桑寄生一两	小川连钱半	辛夷花三钱
明天麻一钱	伸筋草三钱	杜仲炭三钱
生知母三钱	生黄柏三钱	薄　荷一钱
灵磁石二钱（辰砂一钱同先煎）		

汪男　六月二十七日

肝家热盛，气机郁阻，热邪上犯，头晕胸闷，夜不安寐，舌苔白腻，脉弦数大，亟宜清平抑化。

川黄柏三钱	代赭石三钱	生石决明一两（先煎）
辛　夷三钱	知　母三钱	旋覆花三钱（布包）
桑寄生八钱	龙胆草三钱	紫雪丹四分（分冲）
牛　膝四钱	鲜菖蒲根四钱	白蒺藜四钱（去刺）
清半夏三钱	莲子心二钱	厚朴花三钱
鲜荷叶一个	夜交藤两半	竹　茹六钱
灵磁石三钱（辰砂一钱同先煎）		

李妇　十一月初四日

肝风未平，左半身麻木不能用事，时常头晕，且多思虑，脉弦滑，法宜柔肝活络，豁痰息风。

生石决明一两	生石膏五钱	生鳖甲二钱
生赭石三钱	旋覆花三钱	生山甲五分（以上同先煎）
藕一两	川牛膝三钱	去刺白蒺藜三钱
盐知母三钱	盐黄柏三钱	桑寄生一两
威灵仙三钱	豨莶草四钱	苏地龙三钱
忍冬藤八钱	全当归一钱	竹沥水三钱（冲）
生姜汁十滴（冲）	苏合香丸一粒（分四次和入）	

[按]此类病例多系由于恣食肥甘厚味，或郁怒过劳，饮食不节，致伤脾胃，中气久虚，脾为湿困，运化无权，聚湿为痰，蒙蔽清窍，则头重眩晕，临床表现虚实夹杂证候。孔师在治疗中抓住健脾燥湿、芳香化浊这一环节，选用温胆汤加减化裁，重用鲜九节菖蒲、竹沥水、胆星、法夏、白矾水浸郁金、苏合香丸等芳香开窍，燥湿豁痰；配以杏仁泥、苏子霜、嫩麻黄、炒菜

菔子、甜葶苈、生姜汁等宣肺化痰，祛邪以扶正，邪去则正安。

阎男　七月初八日

疲劳过度，已伤阴分，每遇用脑，则头部晕痛，牵及脊背亦作痛楚，夜寐亦差，大便较秘，舌苔白腻，脉弦滑两关为盛，亟宜镇肝抑化，兼之育阴，交通心肾。

生牡蛎四钱（布包，先煎）		生石决明两半（先煎）
真玳瑁三钱（布包，先煎）		旋覆花四钱（布包）
莲子心二钱（朱拌）		十香返魂丹一粒（分和入）
杜仲炭三钱	代赭石三钱	青竹茹六钱
盐知母三钱	盐黄柏三钱	夜交藤二两
川牛膝三钱	辛夷花三钱	合欢花三钱
桑寄生八钱	滑石块四钱	鲜荷叶一个
藕一两	灵磁石四钱（辰砂一钱同先煎）	

二诊：七月十一日。服药后睡眠较好，便溏，头仍晕沉，脊背压重痛稍减，加威灵仙二钱、杏仁泥三钱。

郭男　十月初九日

阴虚肾气不固，初患失眠，继发梦遗，曾服燥补，头不清爽，眩晕，脉弦滑两尺盛，宜清渗育阴。

盐砂仁二钱	盐黄柏三钱	生牡蛎四钱（先煎）
莲子心二钱	盐知母三钱	生龙齿五钱（先煎）
桑寄生三钱	旋覆花三钱	代赭石三钱
盐芡实三钱	杜仲炭三钱	磁　石三钱
龙胆草二钱	菟丝饼三钱	夜交藤两四钱
莲　房三钱	藕一两	荷　叶一个

李妇　九月十八日

阴分亏损，脾湿肝热并重，兼因心肾不交而发失眠，偶夜多梦，头晕，周身倦怠且痛，脉弦缓，宜清滋柔化。

生牡蛎五钱（布包，先煎）　　　　旋覆花三钱（布包）

桑寄生六钱　　　莲子心二钱　　　生龙齿四钱（布包）

白蒺藜三钱　　　知　母三钱　　　玳　瑁三钱（先煎）

川黄柏三钱　　　生石决明一钱　　生鳖甲三钱（先煎）

龙胆草三钱　　　川牛膝三钱　　　生茯神三钱

辛夷花三钱　　　夜交藤三钱　　　鲜荷叶四钱

真血珀四分　　　藕一两　　　　　代赭石三钱

二诊：九月二十一日。连进前方药，症均见轻，唯有夜寐不宁，前方再加夜交藤一两、小川连一钱。

叶男　八月初八日

肝热重，肾气不固，时犯遗精，兼因脾湿所扰，饮食不为肌肤，头晕身倦，脉滑数，亟宜清滋和化。

生石决明八钱（先煎）　　　　　　旋覆花四钱（布包）

生龙齿二钱（布包）　　　　　　　芡实米三钱（盐炒）

代赭石三钱　　　生牡蛎四钱　　　藕　节七个

莲子心二钱　　　炒知母三钱　　　炒黄柏三钱

杜仲炭三钱　　　焦稻芽三钱　　　菟丝饼三钱（盐炒）

桑寄生六钱　　　云茯苓三钱　　　川朴花三钱

威灵仙三钱　　　炒栀子三钱　　　荷　叶一个

梁妇　八月二十九日

阴虚肝旺，脾湿素盛，时发晕楚，心下悸颇甚，左脉弦盛而数，右脉滑象亦甚，舌赤，苔糙黄，治以滋化柔肝。

生甘草五分　　　地骨皮三钱　　　生石决明一两（研，先煎）

钩　藤三钱　　　旋覆花钱半　　　磁朱丸四钱（先煎）

代赭石钱半　　　朱茯神三钱　　　鲜杷叶三钱（去毛布包）

生桑白皮二钱　　知　母三钱　　　生鳖甲钱半（先煎）

川黄柏二钱　　　栀　子三钱　　　鲜石斛五钱（劈，先煎）

荷　叶一张

任妇 八月二十五日

阴液不足，消耗过于生化，治之不慎，反助阳邪，经为之夺，过期不下，腹中气逆于上下，眩晕，肝热仍不能平，左关尺二脉弦硬，左右弹指而数，仍当滋水以制阳邪，兼调气机。

生龙齿四钱	当 归二钱	知 母三钱
生 地三钱	炒山药三钱	磁朱丸四钱（先煎）
藕一两	川黄柏三钱	炒湖丹皮一钱
酒炒胆草二钱	台乌药二钱	炒橘核二钱
川牛膝三钱	首乌藤一两	上好紫桂三分（去皮）
生牡蛎六钱（同包先煎）		龟 甲三钱（先煎）
砂仁米二钱（盐水炒）		芡实米三钱（盐水炒）
生鳖甲三钱（先煎）		玄参心三钱（盐水炒）
川雅连一钱（上二味各研极细末胶囊装服）		

顾妇 八月二十七日

肝胃皆盛，上逆清明，头部昏沉，阴分不足，经来不畅而有热冷，脉弦大两关尤盛，亟宜清柔达络。

薄荷叶钱半	龙胆草三钱	生石决明一两（先煎）
炒桑寄生一两	代赭石三钱	旋覆花四钱（布包）
生栀子三钱	青竹茹六钱	灵磁石二钱（辰砂一钱同先煎）
杜仲炭三钱	川牛膝三钱	生牡蛎四钱（先煎）
木笔花三钱	莲子心二钱	生石膏六钱（先煎）
藕一两	荷 叶二个	生知母三钱
生黄柏三钱	条黄芩三钱	首乌藤二两
紫雪丹六分（冲入）		

刘妇 七月二十四日

年已五旬，肝热脾湿并盛，阴分不足，天癸未竭，头晕沉不爽，夜寐欠安，大便秘，脉象弦滑，亟宜清滋平化。

牡 蛎四钱	旋覆花三钱	赭 石三钱

知　母三钱	川黄柏三钱	生石决明六钱
莲子心二钱	栀　子三钱	滑石块四钱
桑寄生六钱	龙胆草炭三钱	磁朱丸一钱（布包，先煎）
菊　花三钱	夜交藤两半	荷　叶一个
藕一两	紫雪丹四分（冲）	

王妇　九月初六日

产后两月余，乳汁缺少，近因肝家热重，头晕失眠且多梦，脉弦滑，亟宜清柔和化。

菊　花三钱	知　母三钱	夜交藤二钱
决明子八钱	龙胆草三钱	山　甲二钱
牛　膝三钱	荷　叶一个	川黄柏三钱
莲子心二钱	桑寄生六钱	生牡蛎三钱（先煎）
茯　神三钱	旋覆花三钱（布包）	藕一两
玳　瑁三钱（先煎）	赭　石三钱	血琥珀四分（冲）

二诊：九月十八日。症均见轻，白带仍多，加淮小麦一两、红白鸡冠花三钱、芡实四钱、川萆薢四钱。

[**按**] 山甲通乳，鸡冠花、芡实、川萆薢止带。

周妇　七月十九日

肝心二经热重，心肾交通被热阻遏，致发失眠头晕，心下悸，脉象两关较盛，亟宜清柔和化。

代赭石三钱	朱莲心二钱	知　母三钱
龙胆草三钱	辛　夷三钱	茯　神三钱
川黄柏三钱	炒栀子三钱	真玳瑁三钱（先煎）
川牛膝三钱	夜交藤二钱	桑寄生六钱
鲜荷叶一个	紫雪丹四分（分冲）	生石决明一两（先煎）
旋覆花三钱（布包）	白蒺藜四钱（去刺）	
磁石粉三钱（辰砂一钱同先煎）		

二诊：七月二十一日。连进前方药，头晕失眠减轻，近日腹泻，纳物亦差，前方加小川连二钱、焦稻芽四钱、川朴花二钱。

鲍男　九月二十六日

客岁患痏疡太剧，气血大伤，迄未恢复，肝阳失潜，邪气逆于经络，左半身腰胁串痛，头部晕楚，脾运亦差，纳后腹胀，脉弦滑，姑予清滋柔化。

珍珠母一两	生石决明八钱	生鳖甲三钱
炒湖丹皮二钱	忍冬藤五钱	鲜九节菖蒲根三钱
忍冬花五钱	鲜生地八钱	桑寄生六钱
代赭石三钱	盐杜仲三钱	旋覆花三钱（布包）
赤小豆一两	全瓜蒌五钱	藕一两
谷　芽三钱	稻　芽三钱	犀黄丸五分（分吞）
玄武板三钱（以上同先煎）		

[**按**] 此类病例，脑力劳动者居多，或因房室过度，致使肾精亏损，髓海空虚不能上充于脑则眩晕，伴有心悸失眠、梦遗滑精等症，其特点为起病缓慢，反复发作，时轻时重，过劳尤甚，临床呈现一派虚象。孔师治疗此病，注重采用血肉有情之品，选用玄武板（龟甲）、生鳖甲、真玳瑁、生珍珠母、生石决明、生牡蛎等以滋补肝肾；配以夜交藤、大生地、桑寄生、莲子心、鲜菖蒲、朱茯神、灵磁石、上辰砂、真血珀、盐知母、盐黄柏、盐水炒芡实、盐菟丝饼、盐杜仲、盐玄参心、盐山药，或用川雅连与上好肉桂研面分冲，以交通心肾，养血安神，涩精益气。

曹妇　八月二十一日

肝郁脾湿，荣卫皆不足，是以头晕，失眠身倦，时觉不安，纳食中满短气，经下量多，昔施治者投药不当，不惟不效，症延更剧，取脉弦数，宜以清平渗湿。

朱茯神三钱	桑寄生六钱	真玳瑁三钱（布包，先煎）
川牛膝三钱	炒枳壳三钱	生石决明八钱（先煎）
代赭石三钱	川厚朴钱半	旋覆花三钱（布包）
焦稻芽四钱	首乌藤二两	云　苓三钱
辛夷花二钱	清半夏三钱	生牡蛎三钱（布包，先煎）
血余炭三钱	炒薏米三钱	藕一两
鲜石斛八钱（先煎）		

二诊：八月二十四日。时作呕而不吐，腹胀不喜饮水，加竹茹五钱、大腹绒二钱。

三诊：八月二十八日。失眠顿减，中闷短气作呕未止，加杏仁泥三钱，石决明改一两，川厚朴改二钱，首乌藤加半两，牡蛎改四钱。

四诊：九月初一日。记忆力差，加合欢花四钱、煨鸡内金三钱。五诊：九月初五日。月经量减少，加阿胶珠三钱。

六诊：九月初十日。月经已净，腰仍酸，心悸，加桑寄生八钱、柏子霜三钱，去炒薏米。

王妇　八月二十八日

肝热脾湿，头部眩晕，四肢窜痛，素畏纳热食，夜寐不安，脉取弦滑，亟宜柔渗止痛。

代赭石三钱	知　母三钱	生石决一两（先煎）
黄　柏三钱	威灵仙三钱	台乌药三钱
云苓皮四钱	旋覆花三钱	辛夷花三钱
桑寄生六钱	莲子心三钱	滑石块四钱
青竹茹六钱	炒栀子三钱	首乌藤一两
炒秫米三钱	合欢皮三钱	藕一两
薄　荷一钱	小川连一钱	犀黄丸钱半（分吞）

[按] 以威灵仙通络、乌药行气、犀黄丸散血分瘀滞以止痛。

谭妇　七月十六日

肝肾俱热，脾家湿重，上逆则瞀冒头晕，呕吐绿水，经水过多，脉象弦大，关尺较盛，亟宜轻柔渗化。

生石膏六钱（先煎）	旋覆花三钱（布包）	
生石决明一两（先煎）	灵磁石四钱（辰砂一钱同先煎）	
代赭石三钱	鲜芦根一两	青竹茹六钱
生知母三钱	生黄柏三钱	清半夏三钱
厚朴花二钱	地骨皮三钱	云苓皮三钱
炒莱菔子五钱	辛夷花三钱	建泽泻三钱
滑石块四钱	煨广木香三钱	犀黄丸一钱（分吞）

二诊：七月十九日。药后症减，月经未净，前方石膏改一两，加川萆薢四钱、血余炭三钱，犀黄丸改清眩丸一粒。

孙男　七月二十日

初因劳思伤脾，湿困中焦，以致失眠，近肝家热盛上犯，头不清爽而眩晕，曾经服敛补之剂，使胃纳不佳，胃胁阻闷，舌苔厚腻，脉弦滑，亟宜清平渗化。

生石决明一两（先煎）　旋覆花三钱（布包）

辛夷花三钱　　　　盐知母三钱　　　盐黄柏三钱

炒龙胆草三钱　　　全瓜蒌一两　　　磁石粉三钱（辰砂一钱先煎）

夜交藤四钱　　　　杏　仁三钱　　　白蒺藜三钱（去刺）

厚朴花三钱　　　　莲子心二钱　　　炒秫米三钱

清半夏三钱　　　　荷　叶一个　　　藕一两

代赭石三钱　　　　紫雪丹四分（冲）

二诊：七月二十三日。服药后便二次，头仍晕楚，夜不安寐，再加首乌藤一两、云茯苓四钱、川牛膝三钱。

徐男　八月初一日

脾湿肝热并重，已历日久，头晕失眠多梦，身肢倦怠，舌苔白腻，脉弦滑而数，亟宜清柔祛湿。

生石决明一两（先煎）旋覆花三钱（布包）

代赭石三钱　　　　川黄柏三钱　　　白蒺藜四钱（去刺）

龙胆草三钱　　　　知　母三钱　　　磁石粉三钱（先煎）

辛　夷三钱　　　　滑石块四钱　　　全瓜蒌一两

桑寄生六钱　　　　炒莱菔子四钱　　莲子心二钱

牛　膝三钱　　　　荷　叶一个　　　藕一两

炒川连八分　　　　云苓皮三钱　　　紫雪丹五分（冲入）

王男　六月十八日

脾湿肝热，经络气滞，阳邪时或上犯而发晕楚，腰部疲惫无力，周身常发阻痛，脉弦滑数大不畅，拟以清通柔肝，导经达络。

云苓皮四钱	桑寄生八钱	旋覆花钱半（布包）
代赭石四钱	炒秫米四钱	狗　脊二钱（去毛）
威灵仙三钱	盐橘核四钱	黛蛤粉六钱
汉防己四钱	川牛膝二钱	盐杜仲一钱
滑石块四钱	盐知母二钱	冬瓜皮一两
盐黄柏三钱		

陆妇　九月初三日

肝阳上犯，脾湿为之冲动，遂发晕楚、呕逆，脉象弦滑而数，舌苔厚腻，脉大而盛于左关，当凉肝芳化。

生石决明六钱	广藿梗二钱	枳　实钱半
杭白菊花三钱	地骨皮二钱	厚　朴七分
青竹茹五钱	清半夏二钱	陈　皮钱半
知　母三钱	龙胆草钱半	川黄连钱半（吴萸三分泡水炒）
荷　叶一个	紫雪丹四分（分冲）	

杜妇　八月初二日

肝热极盛，头目眩晕，脾湿亦重，四肢倦怠，往来寒热，已经年余，心跳气短，脉弦滑两关盛，宜柔渗和中。

云苓皮四钱	莲子心二钱	生石决明六钱（先煎）
川朴花三钱	地骨皮三钱	木笔花三钱
滑石块三钱	知　母三钱	川黄柏三钱
鲜石斛四钱	川草薢三钱	桑寄生六钱
忍冬花四钱	清半夏三钱	青竹茹六钱
川牛膝三钱	代赭石三钱	旋覆花三钱（布包）
合欢皮三钱	焦稻芽三钱	焦谷芽三钱
鲜　藕一两	鲜荷叶一个	生鳖甲三钱（先煎）

郭妇　七月二十日

肝热湿邪并重，头晕目胀，夜寐多梦，手指时觉不能屈伸，带黄下颇多，心神不宁，脉弦数，宜以清平渗湿。

莲子心二钱	合欢皮四钱	真玳瑁三钱（先煎）
滑石块四钱	茯 神三钱	生石决明八钱（先煎）
茯 苓三钱	夜交藤两半	盐知母四钱
川萆薢三钱	旋覆花三钱	代赭石三钱
白蒺藜四钱	桑寄生六钱	鲜荷叶一个
荷 梗一两	橘 核四钱	盐黄柏四钱
犀黄丸八分（分冲）		

李妇　七月二十一日

肝热脾湿并重，上犯清明，头部眩晕，症延较久，舌苔白腻，脉弦左关盛，宜柔渗化。

郁 金三钱	灵磁石三钱	生石决明一两（先煎）
知 母三钱	川黄柏三钱	旋覆花三钱（布包）
辰 砂一钱	生赭石三钱	清半夏三钱
滑石块四钱	桑寄生六钱	川厚朴三钱
白 芷钱半	川牛膝三钱	云苓皮四钱
辛 夷三钱	藕一两	鲜荷叶二个

二诊：七月二十四日。药后症减，略有胸闷心悸。加清眩丸一粒、杏仁三钱、全紫苏钱半。

三诊：七月二十八日。连进前方药，头晕减轻，胸胁闷痛，加莱菔子四钱、川楝子三钱。

李妇　七月二十八日

肝热脾湿，头部晕楚，腹中冷而不痛，湿邪注于下焦，白带颇多，脉象滑数，舌苔白腻，亟宜清渗温化。

茯苓皮四钱	炒秫米四钱	福泽泻三钱
川萆薢四钱	莲子心二钱	车前子三钱（布包）
小川连钱五分	广陈皮钱五分	大腹绒三钱
川牛膝三钱	炮姜炭二分	淡吴萸五分
炒茴香钱五分	盐橘核四钱	厚朴花钱五分
两头尖五分	醒消丸一钱（分吞）	

［按］此类病例，多因肝郁气滞，克脾犯胃，日久肝愈热，脾愈虚。脾不运化，水饮停聚，湿邪上犯则头晕如裹；湿邪下注，带下白浊；湿邪停蓄中焦，则胸脘满闷，四肢倦怠。孔师根据肝热脾湿的病机，在清热平肝的基础上，运用健脾渗湿之法。选用茯苓皮、炒秫米、炒苡米、建泽泻、川草薢、汉防己、冬瓜皮、车前子、广藿香、鲜荷梗、鲜荷叶、滑石块等健脾渗湿、芳香化浊之品，俾停滞之湿邪从小便排出。同时恢复脾的运化功能，尤其妙在佐以少量吴萸、炮姜炭、肉桂、盐橘核、炒茴香以温暖下元，增补命门之火，以助脾气散精之功。

傅男　六月十六日

阳失阴敛，孤阳上犯而头作眩晕、大汗，汗后呕吐，项筋强直，西医谓血压高症，脉弦大两关，宜柔肝潜阳以达络。

生石决明一两	灵磁石三钱	辰　砂一钱
川牛膝四钱	代赭石三钱	旋覆花四钱（布包）
杜仲炭三钱	生牡蛎三钱	生石膏一两（先煎）
鲜苇根一两	桑寄生一两	威灵仙三钱
生知母四钱	生黄柏四钱	麻黄根一两
莲子心三钱	龙胆草三钱	栀　子三钱
鲜荷叶二个	藕一两	紫雪丹五分（分冲）

陈男　七月初二日

肝阳过盛，冲于心包则胸胁痛楚，上逆则头目眩晕，症延数载，脉弦滑而数，亟宜镇肝抑化。

生牡蛎六钱	代赭石三钱	旋覆花三钱（布包）
乌　药二钱	威灵仙三钱	生石决明一两（先煎）
朱茯神三钱	百　合六钱	陈　皮三钱
首乌藤一两	鲜荷叶一个	桑寄生六钱
辛　夷三钱	法半夏三钱	朱莲心二钱
玳　瑁二钱（先煎）	紫雪丹四分（分冲）	生龙齿四钱（布包，先煎）
生磁石三钱（先煎）		

邱男　八月十八日

阴虚痰盛，肝阳失潜，因督脉而犯脑际，跳动时或晕楚，大便燥秘，脉弦滑而实，两关并盛，治以镇逆豁痰、达络润肠之品。

生石决明一两	生珍珠母一两	生石膏五钱
天竺黄二钱	生枳实钱半	梧桑寄生一两
杏仁泥三钱	桃仁泥钱半	胆南星钱半
生川牛膝三钱	鲜竹茹六钱	威灵仙三钱
代赭石三钱	知　母三钱	旋覆花二钱（布包）
郁李仁二钱半	川郁金三钱（生白矾水浸）	
竹沥水三钱（分冲）	荷叶露两大瓶（代水煎药）	

鲜九节菖蒲根四钱（和凉开水捣汁兑入）

局方至宝丹一粒（分四角，每次服一角）

张男　六月二十九日

肝阳上逆，头部晕楚，西医谓之血压高，间时作痛，脉取弦大，亟宜镇肝清热。

辛夷花三钱	薄　荷钱半	生石决明一两（先煎）
生栀子三钱	龙胆草三钱	桑寄生一两
旋覆花四钱	清半夏二钱	生知母二钱
生黄柏三钱	杭菊花三钱	鲜苇根一两
代赭石二钱	竹　茹六钱	杜仲炭三钱
鲜荷叶二个	藕一两	紫雪丹四分（和入）

程男　九月二十日

肝阳极盛，上逆头部，晕楚，项筋强直不适，夜梦惊悸，胸腹胀满，脉弦大，亟宜清柔抑化。

代赭石二钱	龙胆草三钱	生石决明一两（研，先煎）
辛　夷二钱	炒莱菔子五钱	灵磁石四钱
生栀子三钱	川牛膝三钱	薄　荷钱半
生知母三钱	旋覆花三钱	青竹茹六钱

桑寄生一两　　　　鲜茅根三钱　　　　莲子心二钱（朱拌）

藕一两　　　　　　荷　叶一个　　　　川黄柏二钱

清眩丸一粒（分化）　紫雪丹四分（分冲）

王男　六月二十八日

肝阳极盛，刑于胃土，头项不适，眩晕，大便不匀，耳内膜觉跳，多梦纷纭，西医谓血压高症，脉弦大，亟宜柔肝和中。

生石决明一两（先煎）　　　　　　　旋覆花四钱（布包）

杜仲炭三钱　　　　焦鸡金三钱　　　　生知母三钱

灵磁石三钱　　　　生栀子三钱　　　　辰　砂一钱（先煎）

川牛膝一钱　　　　川厚朴三钱　　　　桑寄生一钱

炒莱菔子四钱　　　龙胆草三钱　　　　莲子心二钱

滑石块四钱　　　　鲜荷叶二个　　　　藕一两

生黄柏三钱　　　　代赭石三钱　　　　紫雪丹四分（分冲）

李男　九月十五日

肝阳极盛，上逆清明，头晕痛楚，项筋觉强，背亦觉痛，脾湿兼重，腰部久坐起则痛，脉弦大，宜镇肝渗湿。

全瓜蒌一两　　　　杜仲炭三钱　　　　旋覆花四钱（先煎）

代赭石三钱　　　　辛夷花三钱　　　　生石决明两半（先煎）

玄明粉钱半　　　　莲子心二钱　　　　紫雪丹四分（分冲）

灵磁石三钱　　　　苏薄荷钱半　　　　辰　砂一钱（先煎）

生知母三钱　　　　生黄柏三钱　　　　生栀子三钱

酒炒龙胆草三钱　　桑寄生三钱　　　　鲜石斛八钱（先煎）

藕一两　　　　　　云苓皮四钱　　　　生石膏一两（先煎）

荷　叶一个　　　　滑石块四钱　　　　牛　膝三钱

纪男　七月十一日

症延数月，水不涵木，以致肝阳失潜，上犯头部眩晕，曾作闭厥，脉弦大而数，左关独盛，亟宜清滋柔化。

辛　夷三钱　　　　生橘核四钱　　　　鲜菖蒲五钱

桑寄生六钱	代赭石二钱	龙胆草钱半
生知母三钱	生黄柏三钱	川牛膝三钱
杭菊花三钱	莲子心一钱	白蒺藜三钱（去刺）
滑石块四钱	鲜荷叶一个	藕一两
石决明钱半（生先煎）	旋覆花三钱（布包）	紫雪丹四分（分冲）

梁男　七月十八日

肝阳失潜而上犯，头晕目迷，兼因脾湿所扰，身倦无力，腰际不适，脉弦滑，亟宜清柔祛湿。

莲子心二钱	知母三钱	旋覆花三钱（布包）
代赭石三钱	龙胆草三钱	生石决明一两（先煎）
桑寄生六钱	杜仲炭三钱	磁石粉三钱（先煎）
滑石块四钱	威灵仙三钱	白蒺藜四钱
辛夷三钱	全瓜蒌一两	鲜荷叶一个
藕一两	川黄柏三钱	紫雪丹四分（分冲）

周男　八月二十二日

肝阳极盛，上逆头目眩晕，心下悸，脾家亦湿，舌苔白腻，脉取弦大，两关较盛，亟宜清柔渗化。

桑寄生一两	云苓皮四钱	生石决明一两（先煎）
灵磁石二钱	栀子三钱	辰砂一钱（先煎）
青竹茹六钱	川朴花三钱	旋覆花四钱（布包）
首乌藤一两	杭菊花三钱	代赭石三钱
辛夷花三钱	生知母三钱	生黄柏三钱
朱莲心二钱	滑石块三钱	川牛膝三钱
藕一两	紫雪丹四分（冲入）	

朱男　九月初十日

阴分久虚，肝阳失潜，上犯清明，头部晕眩，心悸已久，夜不得寐，脉弦数，亟宜滋柔潜镇，交通心肾。

生牡蛎一两	生龙齿六钱	生石决明一两

磁朱粉三钱（以上同先煎）		首乌藤两半
桑寄生六钱	白蒺藜三钱	龙胆草炭钱五分
莲子心三钱	生栀子二钱	青竹茹四钱
焦枣仁三钱	朱茯神三钱	生赭石三钱
生谷芽三钱	藕一两	旋覆花三钱（布包）
焦六曲钱五分	远志肉钱五分	生稻芽三钱

另配：川黄连一钱、真血珀一钱、珍珠粉三分、上辰砂三分，研细末为丸，分六次吞服。

[按] 此类病例多系素体阴虚，劳脑伤肾，情志不舒，肝失调达，木郁化火，耗伤阴液，以致水不涵木，肝阳失潜，肝风内动，上窜清窍，扰及精明而作眩晕，孔师宗《内经》"治病必求其本"之旨，采用潜镇滋阴法则为主，选用灵磁石粉、上辰砂、生赭石、生石膏、生石决明、生龙齿、生牡蛎、生珍珠母、真玳瑁、珍珠粉等金石介贝、咸寒沉降之品，潜镇浮阳，收敛阴气；继以首乌藤、干百合、鲜石斛、肥知母、桑寄生、杜仲炭、杭菊花、白蒺藜、双钩藤等滋肾育阴，平肝息风，使阴阳平秘。

卢妇 十一月十一日

肝热上犯，气机郁阻，以致头晕胸闷，两胁亦觉胀满，兼因湿中，腰部浮肿，脉沉弦滑，法宜清柔和化。

代赭石三钱	生黄柏三钱	生石决明八钱（先煎）
枳 实三钱	生知母三钱	旋覆花四钱（布包）
桑寄生六钱	小青皮三钱	乌 药三钱
滑石块四钱	辛 夷三钱	川楝子三钱（打）
牛 膝三钱	冬瓜皮一两	炒龙胆草三钱
鲜荷叶一个	藕一两	瓜 蒌一两
玄明粉一钱	苏合香丸一粒（分化）	

二诊：十一月十三日。连进前方药，头晕减，胀满未消，脉沉弦。再依前方加减，石决明改一两，牛膝改四钱，加焦稻芽四钱、大腹绒钱五分。

三诊：十一月十六日。药后症均见轻，腰部浮肿亦消，再变通前方。大腹绒改三钱，加厚朴花、杜仲各二钱，橘核四钱，荷叶改二个。

王妇　八月初七日

肝热脾湿，气机失畅，以致脘闷，头晕，呃逆，腹中结痞，大便秘结，经血无定期，症延日久，脉弦滑，宜柔肝渗湿。

代赭石三钱	黑白丑三钱	生石决明八钱（先煎）
全瓜蒌一两	生知母三钱	生黄柏三钱
荆三棱钱半	川厚朴二钱	白蒺藜三钱（去刺）
川牛膝三钱	川郁金三钱	旋覆花三钱（布包）
蓬莪术钱半	大腹绒钱半	炒莱菔子四钱
炒枳壳二钱	川萆薢四钱	煨广木香钱半
莲子心钱半	藕一两	犀黄丸一钱（分吞）

[按] 腹中结痞，以三棱、莪术、黑白丑、犀黄丸攻之。

钟妇　六月十九日

肝家热邪，上犯清明，头眩耳鸣，身倦心悸并发，经治，服药未效，近则夜寐不安，脉弦数，宜清柔抑化。

朱莲心三钱	生知母三钱	生黄柏三钱
生赭石三钱	夜交藤二两	藕一两
桑寄生六钱	辛夷花三钱	川牛膝三钱
柏子霜三钱	桑　叶三钱	珍珠母六钱（先煎）
朱茯神三钱	鲜荷叶一个	炒龙胆草三钱
生石决明一两（先煎）		旋覆花三钱（布包）
生牡蛎四钱（布包，先煎）		局方至宝丹一丸（分化）

孙男　七月十六日

肝家极热上犯，头部眩晕，项筋不适，四肢倦怠，两足无力，间有失眠，脉象弦大而长，亟宜清柔通降。

滑石块四钱	龙胆草二钱	生石决明两半（先煎）
生知母三钱	生黄柏三钱	青竹茹六钱
云苓皮四钱	桑寄生一两	怀牛膝四钱
生栀子三钱	杭、滁菊各三钱	莲子心二钱

台乌药三钱　　　　　辛　夷三钱　　　　　薄　荷钱半

首乌藤一两　　　　灵磁石二钱（辰砂一钱同先煎）

二诊：七月十九日。连进前方药，头晕减轻，两足仍乏力，再按前方加减。龙胆草改为三钱，去薄荷、云苓皮，加木瓜三钱、生鳖甲钱半、川牛膝三钱、鲜荷叶一个、紫雪丹四分、清眩丸一粒。

王妇　十月二十四日

肝家热盛上犯，头部晕楚，又兼湿重困阻，身觉疲顿，脉取两关为大，亟宜清渗和化。

滁菊花四钱　　　　生黄柏三钱　　　　旋覆花四钱（布包）

桑寄生八钱　　　　辛　夷三钱　　　　白蒺藜四钱（去刺）

生赭石三钱　　　　生知母三钱　　　　生石决明八钱（先煎）

云苓皮四钱　　　　滑石块四钱　　　　全瓜蒌一两

炒薏米三钱　　　　川牛膝三钱　　　　荷　叶一个

紫雪丹四分（分冲）

崔男　九月十八日

肝家热邪，上犯清明，头晕痛耳鸣，兼因脾湿困阻，身倦乏力，溲赤，症已日久，脉滑数，宜清柔祛痰。

代赭石三钱　　　　炒栀子三钱　　　　滑石块四钱

莲子心二钱　　　　藕一两　　　　　　磁石粉三钱（先煎）

知　母三钱　　　　川黄柏三钱　　　　薄　荷一钱

桑寄生六钱　　　　龙胆草三钱　　　　辛　夷三钱

牛　膝二钱　　　　胆南星八分　　　　荷　叶一个

紫雪丹四分（分冲）　生石决明一两（先煎）

旋覆花四钱（布包）　生石膏八钱（先煎）　白蒺藜四钱（去刺）

王男　七月初五日

肝家热重上犯，头晕痛楚，牵及项筋及肩背，中闷烦逆，腰部筋急作抽，肾囊潮湿，水遏亦盛，脉数大，宜清平渗化。

云苓皮四钱　　　　威灵仙四钱　　　　生石决明一两（先煎）

知　母四钱	黄　柏四钱	伸筋草四钱
桑寄生八钱	川萆薢四钱	川牛膝四钱
龙胆草三钱	莲子心二钱	苏地龙三钱
生山甲三钱	代赭石三钱	旋覆花四钱（布包）
滑石块四钱	辛　夷三钱	忍冬花八钱
荷　叶一个	生橘核四钱	藕一两
忍冬藤八钱	苏合香丸一粒（分化）	

二诊：七月初八日。症略好转，去苏合香丸，加盐橘核四钱、菟丝饼三钱、活络丹一个（分化）。

邹妇　七月十八日

肝家热盛，上犯清阳，头部晕沉，手指作麻，湿痰所致，脉弦细，亟宜柔肝豁痰以达络。

桑寄生一两	清半夏三钱	生石决明一两（先煎）
生知母三钱	生黄柏三钱	杏仁泥三钱
威灵仙三钱	代赭石三钱	旋覆花三钱（布包）
鲜茅根一两	甜葶苈三钱	明天麻二钱
青竹茹八钱	辛夷花三钱	薄荷叶钱半
鲜荷叶二个	藕一两	灵磁石三钱（先煎）

郝妇　六月二十九日

素因肝热过盛，屡发晕闭，近热邪上犯，兼感客风，是以窜及头背肩部作痛，寒热便溏，溲赤，脉弦大，宜清抑芳化。

辛　夷三钱	生知母三钱	生黄柏二钱
小青皮二钱	桑寄生八钱	苏薄荷一钱
炒龙胆草三钱	川牛膝四钱	代赭石三钱
鲜苇根一两	磁石粉二钱（辰砂一钱同先煎）	威灵仙四钱
鲜菖蒲四钱	炒川连钱半	威灵仙四钱
鲜荷叶一个	藕一两	地骨皮三钱
生石决明一两（先煎）	旋覆花三钱（布包）	苏合香丸一粒（分化）

二诊：七月初二日。证象已转，风邪渐解，痛楚亦轻，尚有小便不利，

是以去薄荷、苏合香丸，加车前子三钱（布包）、乌药三钱、浮小麦一两。

三诊：七月初五日。药后症均减轻，唯周身粟疮刺痒难忍，加白鲜皮三钱、地肤子三钱、滑石块四钱，去紫雪丹、车前子，又改为苏合香丸。

四诊：七月初八日。外邪渐解，湿象太盛，周身粟疮较少，而脾为湿困，膀胱不化，腹痞颇甚，小溲不利，肝家之热未清，脉仍弦滑而数大，再力清通化湿以消之，加大腹皮三钱、瞿麦三钱、萹蓄三钱、冬桑叶三钱，去白芷、辛夷、威灵仙、青皮、桑寄生、灵磁石、辰砂、地骨皮。

郭男　十月初三日

肝家热邪太重，上犯头部，兼为风邪所袭，每届发时似觉脑转，取脉左关大，宜以清抑镇化。

辛　夷三钱	藕一两	灵磁石三钱（辰砂一钱同先煎）
生黄柏三钱	生知母三钱	旋覆花四钱（布包）
龙胆草三钱	代赭石三钱	生石决明一两（先煎）
鲜荷叶一个	桑寄生八钱	牛　膝四钱
嫩白芷三钱	杭菊花三钱	藁　本三分
紫雪丹五分（冲）		

[按] 风邪所袭头痛，藁本三分以散风邪，藁本善治厥阴颠顶头痛，用量不可多，因其有升提之性，多用恐引动肝经虚阳上逆。

郭男　三月二十八日

肝阳素盛，时有头晕，近日春天，热生于内，头晕颇剧，后脊背不适，脉象弦数，舌苔黄腻，法宜清平柔肝。

生石决明一两	生赭石三钱	生灵磁石五钱（同先煎）
莲子心钱五分	川牛膝三钱	旋覆花二钱（布包）
桑寄生八钱	白蒺藜三钱	杭菊花二钱
生知母三钱	生黄柏二钱	龙胆草三钱
青竹茹六钱	全瓜蒌四钱	滑石块四钱
辛夷花钱五分	薄　荷一钱	荷　叶一个
紫雪丹四分（分冲）		

[按] 此类病例多见于性情急躁之人，尤其在春阳秋燥之际，热生于内或

急热伤肝，郁久化热，临证特点为起病急，病程短，表现为一系列实症。常见头晕目眩，颅顶胀痛，面红目赤多眵，胸胁胀满，大便秘结，小溲黄短等症，脉弦数长。孔师常用清平镇抑之法，重用龙胆草、莲子心、黄柏、川黄连、栀子等苦寒直折其热；配以生石膏、辛夷、藁本、白芷、薄荷等芳香辛散，寓"火郁发之"之意；用生石决明、杭菊、滁菊、白蒺藜、珍珠母、灵磁石、上辰砂以达平肝镇抑之目的；佐以生赭石、旋覆花、郁金、青皮、乌药、川楝子等舒肝降逆之品。孔师善用紫雪丹配合全瓜蒌以芳香开窍，清热通幽，防其郁热日久伤阴耗液而生变证。

十三、头痛

索妇　六月十八日

湿热过盛，兼感时邪，遂致头痛，咽喉肿痛，口干思冷饮，肌肤发热，大便不畅，舌红苔黄腻，脉滑数，亟宜清疏凉解。

生石膏六钱	杭菊花三钱	生石决明六钱（同研，先煎）
忍冬花五钱	大青叶三钱	鲜芦根一两
板蓝根四钱	白僵蚕三钱	净蝉衣三钱
地骨皮四钱	杏仁泥三钱	薄荷叶二钱
滑石块四钱	霜桑叶三钱	全瓜蒌六钱
生知母三钱	荷　叶一个	藕一两
生黄柏三钱		
六神丸三十粒（分吞）		

陈男　九月二十八日

内有蕴热，外感风寒，头项皆痛，微热恶寒，鼻塞声重，咽痒，涕泪俱下，咳嗽，周身酸楚，舌苔黄薄，脉浮紧右寸关较大，法宜辛散宣解。

紫苏叶二钱	香白芷二钱	真川芎一钱
辛夷花二钱	滁菊花三钱	杏仁泥三钱
白僵蚕二钱	净蝉衣一钱	霜桑叶三钱
白通草一钱	板蓝根四钱	薄荷叶二钱
鲜芦根八钱	鲜杷叶四钱	生甘草五分

鸭梨皮一两

[按] 头为诸阳之会，又为清阳之府，风寒外邪侵袭肌表，寒凝血滞，阻遏清阳之气，络脉不通而致头痛。太阳经脉循行项背，故其痛连项背；风寒束表，卫阳被遏，肺失宣畅则恶寒发热，周身酸楚，咽痒咳嗽。孔师采取辛散宣肺之法，选用紫苏叶、香白芷、辛夷花、薄荷叶、滁菊花等辛散之品以疏风散寒；配合杏仁泥、霜桑叶、净蝉衣、白僵蚕等升清降浊之品以宣肺解表；佐以鲜芦根、鲜枇杷叶、鲜藕、鸭梨皮等甘寒之品以润燥止嗽；其中川芎乃血中气药，用以行血中之气，祛血中之风，上行头目，为治外感头痛主药。

郭男 五月十三日

肝阳上犯，兼有风邪，头部昏痛颇甚，盛于左半，食不觉味，舌苔白，脾家兼有湿象，脉弦滑而数，当清疏抑化。

石决明六钱	杭菊花三钱	旋覆花一钱（布包）
栀子炭三钱	代赭石一钱	白蒺藜二钱（去刺）
条黄芩三钱	知　母三钱	川黄柏三钱
炒稻芽四钱	薄　荷钱五分	辛　夷钱五分
地骨皮三钱	杏仁泥三钱	荷　叶一钱
紫雪丹四分（分冲）		

梁妇 六月二十日

肝阳旺，脾湿盛，中焦消化较差，气机不畅，头痛烦躁，大便不润，脉弦滑，宜清柔渗化。

生赭石四钱	莲子心二钱	鲜石斛六钱（先煎）
知　母三钱	桑寄生六钱	旋覆花四钱（布包）
枳　实二钱	滑石块四钱	石决明六钱（生先煎）
辛夷花三钱	木　香二钱	川黄柏五钱
莱菔子四钱	川朴花三钱	瓜　蒌六钱
荷　叶一个	焦稻芽三钱	郁　金三钱
焦谷芽三钱		

[按] 大便不润、腹气不畅，则以鲜石斛养胃阴，枳实、朴花、莱菔子、

瓜蒌、木香理气畅腹。

蒋妇 七月十三日

肝脾热重，气机郁阻，以致中焦满闷不适，手心发热，头部作痛，脉弦滑而数，宜清柔渗湿。

黄　柏三钱	代赭石三钱	旋覆花三钱（布包）
莲子心三钱	知　母三钱	生石决明六钱（先煎）
云苓皮四钱	川萆薢四钱	龙胆草二钱
滑石块四钱	桑寄生六钱	地骨皮三钱
炒栀子三钱	川牛膝三钱	大腹绒四钱
川厚朴二钱	煨木香钱半	荷　叶一个
紫雪丹四分（分冲）		

马男 四月二十八日

肝家热重日久，头部晕痛，劳累则剧，饮纳二便均正常，脉滑数，亟宜清柔凉化。

旋覆花三钱	代赭石三钱	生石决明八钱（先煎）
辛　夷三钱	生知母三钱	生黄柏三钱
夜交藤两半	桑寄生六钱	生石膏六钱（先煎）
龙胆草三钱	滑石块四钱	嫩白芷五分
鲜苇根一两	莲子心二钱	薄　荷一钱
川牛膝三钱	白蒺藜四钱	胆南星五分
紫雪丹五分（分冲）		

吴男 九月十三日

肝家热盛，阴分虚燥，清明被扰，以致头痛，逢劳则甚，夜寐梦多纷纭，口渴喜饮，舌苔白腻，脉弦滑左关大，宜清平柔化。

辛　夷三钱	生赭石四钱	旋覆花四钱（布包）
知　母三钱	黄　柏三钱	生石膏一两（先煎）
白　芷钱半	瓜　蒌六钱	生石决明一两（先煎）
灵磁石三钱	朱莲心二钱	辰　砂一钱（先煎）

焦栀子三钱	滑石块四钱	龙胆草三钱
桑寄生八钱	鲜荷叶二个	紫雪丹五分（分冲）

田男　七月初九日

据述症延数年，劳累用脑太过，肝热盛炽上冲，头部晕痛，脉弦大，宜清抑凉镇。

石决明一两	炒龙胆草三钱	茅　根一两
川牛膝四钱	川　芎三分	辛　夷三钱
莲子心二钱	杭、滁菊各二钱	知　母二钱
黄　柏三钱	鲜荷叶一个	白　芷一钱
栀　子三钱	旋覆花三钱	代赭石三钱
酒黄芩三钱	灵磁石四钱	辰　砂一钱
藕一两	紫雪丹五分（分冲）	

任男　八月一十七日

旧有偏头风，近又复发，左侧眉骨阵阵作痛，筋络为之跳痛，脉细而伏数，治以柔肝祛风之品。

辛夷花二钱	龙胆草钱五分	生石决明八钱（研，先煎）
真川芎八分	口防风五分	嫩白芷五分
苏薄荷一钱	清半夏三钱	青竹茹五钱
桑寄生五钱	荷　叶一个	

葛妇　六月二十日

肝阳过旺，上犯清阳，致后脑作痛，近两月作剧，记忆尚差，经治未愈，脉左关盛，宜镇肝抑化。

川黄柏三钱	辛　夷三钱	灵磁石三钱（先煎）
朱莲心二钱	知　母三钱	生石决明一两（先煎）
白　芷一钱	川牛膝三钱	生石膏六钱（先煎）
桑寄生六钱	杭菊花三钱	辰　砂一钱（先煎）
滑石块四钱	旋覆花三钱	生赭石三钱
鲜荷叶一个	紫雪丹四分（分冲）	

赵妇　六月三十日

肝阳极盛，上冲头部，左侧偏痛，牵及左目，异常痛楚，目赤而起蒙，脉象弦大而劲，左关尤盛，宜镇肝明目。

密蒙花三钱	嫩白芷一钱	生石决明一两（研，先煎）
木　贼三钱	代赭石四钱	旋覆花四钱（布包）
荷　叶一个	薄　荷钱半	辰　砂一钱（先煎）
龙胆草三钱	川牛膝三钱	灵磁石二钱（先煎）
生石膏四钱	杭菊花三钱	辛夷花三钱
生栀子三钱	谷精草三钱	鲜石斛四钱
藕一两	全　蝎二枚	

于男　七月十二日

症延近三年，因肝热太重，偏左头痛，每劳则更剧，肺胃亦燥，口渴而热，脉弦大，宜清抑凉化。

白　芷一钱	莲子心二钱	生石决明一两（先煎）
地骨皮三钱	川牛膝四钱	辛　夷三钱
青竹茹四钱	藕四钱	生石膏八钱（先煎）
龙胆草三钱	代赭石三钱	旋覆花四钱（布包）
杏仁泥三钱	荷　叶一个	藁　本三分
桑寄生八钱	紫雪丹五分（分冲）	
磁石粉三钱（辰砂一钱同先煎）		

赵男　八月初六日

肝家热重，兼感风乘，是以偏左头部痛楚，发时颇剧，口干喜饮，脉取弦大，左关较盛，宜清凉抑化。

薄　荷钱半	旋覆花四钱	生石决明一两（先煎）
代赭石三钱	生知母三钱	生黄柏三钱
荷　叶一个	桑寄生八钱	龙胆草三钱
辛夷花三钱	川牛膝四钱	生石膏六钱（先煎）
嫩白芷一钱	全　蝎二枚	焦栀子三钱

藁 本二分　　　　　　藕一两　　　　　　　紫雪丹五分（分冲）

杨男　八月二十六日

近日头部偏左作痛，呛咳痰多，自述较前略轻。惟素体肝旺脾湿，虚阳易动耳。脉见弦滑，治宜清降。

珍珠母五钱	麦　冬三钱	白蒺藜三钱（去刺）
云苓块三钱	花　粉三钱	知　母二钱
贝　母二钱	淡竹叶三钱	盐玄参三钱
橘　皮二钱	橘　络二钱	白芍药四钱
甘　草一钱	生梨皮一两	干杷叶三钱（去毛）
杏仁泥三钱（去皮尖）		

庞男　九月初三日

肝阳上犯，夹脾湿郁于经络，右半头痛甚重，鼻为涕塞，脉象弦滑而数大，左关较盛，治以滋抑清化并进。

生石决明一两	桑　叶三钱	辛　夷二钱
竹　茹六钱	白　芷一钱	龙胆草二钱
刺白蒺藜三钱	杭菊花三钱	知　母三钱
杏仁泥三钱	桃仁泥钱半	旋覆花钱半
代赭石钱半	薄　荷一钱	荷　叶一张
酒黄芩三钱	紫雪丹四分（分冲）	

［按］孔师治疗偏头痛，突破一般常规，抓住病因病机进行辨证施治。遇到肝热上冲者，则予清平镇抑之法；若阴虚肝旺者，则予育阴潜阳之法；若有风寒之邪，则佐以祛风散寒之品；若兼有湿痰肝风者，则佐豁痰息风之品。并常用苏合香丸、紫雪丹、犀黄丸等芳香开窍，清热止痛，无论偏左或偏右头痛，前额或颠顶头痛，其疗效均甚捷。

潘妇　九月十一日

肝热气逆，由来已久，时或上犯，合于胃肠，发为头痛。妊娠月余，呕吐烦急甚，脉象弦滑两关较盛，法当滋水涵木，佐以清热安胎。

鲜竹茹一两	生牡蛎四钱	旋覆花三钱

代赭石三钱	条黄芩三钱	生石决明一两（先煎）
龙胆草钱五分	辛夷花三钱	肥知母三钱
薄荷叶八分	白蒺藜四钱	荷叶露水煎药
川楝子钱五分	生枳实一钱	生石膏六钱（先煎）
小川连钱五分（吴萸二分泡水炒）		

［按］妊娠头痛，阴虚肝热上逆，确有内热，体不虚，治同常法，苦寒药亦不避，《内经》云"有故无殒，亦无殒也"。

徐女　八月十八日

肝热脾湿，头痛头鸣，腰部酸楚，作嗽，四肢倦怠，白带亦多，经候不匀，或间月一至，脉弦滑，舌白腻，宜渗湿柔肝。

代赭石三钱	桑寄生八钱	炒秫米三钱
龙胆草三钱	青竹茹六钱	云苓皮四钱
鸡冠花三钱	台乌药三钱	辛夷花三钱
川草薢三钱	清半夏三钱	杜　仲三钱
炒甜葶苈四钱	炒枳实三钱	竹沥水三钱（分冲）
莲子心二钱	滑石块四钱	瓜　蒌五钱
生石决明一两（先煎）	旋覆花三钱（布包）	紫雪丹四分（分冲）

［按］此例肝热脾湿之头痛头鸣，兼有白带过多，经候不匀或间月一行。孔师在清热柔肝的基础上，配合炒秫米、云苓皮、川草薢、鸡冠花、甜葶苈、滑石块等渗湿健脾之品，使脾健湿去，带净经调。

十四、咳喘

章男　九月二十七日

脾胃湿热，肺为邪袭，遂致伤风咳嗽，痰涎上犯，清肃之令不能下行，右关脉较大，治以清疏凉化之品。

冬桑叶三钱	紫苏叶八钱	薄　荷钱二分
瓜　蒌四钱	知　母三钱	鲜芦根六钱
鲜竹茹三钱	栀子炭三钱	杏仁泥三钱
枯黄芩二钱	川贝母三钱	鲜杷叶四钱

荷　梗尺许

关男　六月二十七日

湿热上犯，津液被阻，咳嗽稀涎上犯，口干气逆，脉弦数兼滑，右寸关较盛，亟宜清疏豁痰兼育津液。

仙露半夏三钱	鲜竹茹五钱	鲜杷叶四钱（去毛布包）
杏仁泥三钱	旋覆花钱五分	铁石斛三钱（劈，先煎）
苏　子二钱	云苓皮四钱	盐炒橘核三钱
知　母三钱	鲜　藕一两	炒高粱米四钱
鲜西瓜翠衣一两		

韩女　六月二十五日

湿热相郁，肺令失肃而成久咳，经为之阻，脉滑大而数，舌苔垢腻，亟宜清疏凉化豁痰兼达经络。

杏仁泥三钱	通　草一钱	鲜石斛五钱（劈，先煎）
瓜蒌皮五钱	旋覆花二钱	黛蛤粉六钱（布包，先煎）
代赭石二钱	知　母三钱	川牛膝三钱
枯黄芩三钱	青竹茹六钱	炒甜葶苈三钱
川郁金二钱	橘　核三钱	益元散四钱（布包）
西瓜翠衣一两		

吴女　六月二十七日

肝肺并热，湿痰过重，心跳，头部痛楚，呛咳不剧而痰涎壅盛，脉取弦大而数，宜以清柔疏化。

炒甜葶苈三钱	代赭石三钱	旋覆花三钱（包）
肥知母三钱	夜交藤两半	龙胆草二钱（炒）
朱莲心二钱	川牛膝四钱	生决明八钱（生研，先煎）
川黄柏三钱	广陈皮二钱	杏仁泥三钱
辛夷花三钱	清半夏三钱	鲜荷叶一个
紫雪丹四分（冲）	黛蛤粉八钱（布包，先煎）	

二诊：六月二十九日。头痛、心跳、咳嗽、痰多，加冬瓜皮一两、磁石

二钱、辰砂一钱、桑寄生六钱。

张妇　七月十九日

旧有肺虚咳喘，近以热气郁阻，又有复发之象，口干舌苔垢糙，气逆窜痛，脉滑大而实，先予清化和肝。

云苓皮三钱	川牛膝钱五分	知　母三钱
大腹绒一钱	炒秫米三钱	旋覆花钱五分（布包）
代赭石钱五分	陈　皮钱五分	瓜蒌仁三钱（玄明粉五钱拌）
炒谷芽三钱	炒稻芽三钱	川郁金一钱（生白矾水浸）
杏仁泥三钱	鲜西瓜皮一两	益元散二钱（布包）
黛蛤粉六钱（布包，先煎）		乌　药二钱（土炒）

郭男　七月二十日

暑邪郁阻未得解，遂致久咳，经月不止，痰不易出，脉大而数，右寸关并盛，亟宜清疏豁痰。

鲜苇根八钱	杏仁泥三钱	鲜竹茹八钱
生紫菀三钱	枯黄芩三钱	广藿梗三钱
黛蛤粉一两	天竺黄二钱	板蓝根三钱
知　母三钱	代赭石二钱	旋覆花钱五分（包）
荸荠汁一杯（兑服）		

牛妇　六月二十二日

肝肺气郁，湿痰亦盛，咳嗽四月之久，胸肋阻痛，脉弦滑而数大，亟宜清通抑化。

干百合三钱	全瓜蒌六钱	鲜石斛六钱（布包，先煎）
代赭石二钱	台乌药三钱	旋覆花二钱（包）
知　母三钱	枳　壳一钱	川郁金三钱（生白矾水浸）
杏仁泥三钱	竹　茹六钱	甜葶苈二钱
藕一两	紫雪丹三分（分冲）	

[按] 久咳肺阴不足，加干百合、鲜石斛以润肺。

周女　闰月初八日

咳嗽较久，经闭三月，阴分虚燥，脾湿滑泻，证象为上损已有过脾之势。然六脉洪大，按之力差，尚非细数，第热象极盛，清化之品尚能纳，姑予清化。

炒谷芽三钱	炒稻芽三钱	代赭石二钱
甜杏仁三钱	川牛膝三钱	鲜石斛四钱（劈，先煎）
盐知母三钱	盐黄柏三钱	生鳖甲钱五分（先煎）
首乌藤一两	甜葶苈一钱	地骨皮三钱
干百合三钱	黄土汤煎	车前子三钱（包）
生石膏四钱（研，先煎）		旋覆花钱五分（布包）
黛蛤粉五钱（布包，先煎）		小川连钱五分（吴萸二分泡水炒）

[按] 肺燥久咳，生石膏、杏仁、葶苈清泄肺热；百合、鲜石斛、黛蛤粉润肺化痰；经闭阴分虚燥，益以生鳖甲、地骨皮；脾湿滑泄，黄连吴萸泡炒清热燥湿，车前子分利，黄土汤、炒谷稻芽健脾消导。

刘妇　九月十六日

证象转后，停药较久，阴伤未复，外为邪袭，表里即阻，咳嗽发热等象又转盛，舌色亦赤，脉伏滑而数，当先事清疏。

鲜石斛六钱	焦栀子三钱	冬桑叶三钱
鲜茅根八钱	地骨皮三钱	全瓜蒌六钱
杏仁泥三钱	枯黄芩三钱	龙胆草钱五分
知　母三钱	通　草一钱	藕一两
鲜枇杷叶四钱（去毛布包）		

刘妇　九月十三日

久患喘促，失治迁延，阴液大耗，血遂变动，上出吐红。前方屡进，证象逐渐缓和，第阴伤太过，气血不调，痛经当不能免，脉神力较增，肌肤增长，当可逐渐恢复，再以前方加减。

灵磁石六钱（先煎）	旋覆花二钱（布包）	
盐知母三钱	鸡血藤四钱	台乌药二钱（橘核三钱同炒）

杏仁泥三钱	代赭石三钱	生牡蛎一两（先煎）
生龙齿五钱	川牛膝三钱	石决明一两（先煎）
甜葶苈二钱	地骨皮三钱	犀黄丸六分（分化）
蛤　粉一两	鲜九节菖蒲四钱	首乌藤六钱
血余炭二钱	盐黄柏三钱	莲　房一个

[按] 阴液大耗，肝阳上逆动血，则以灵磁石、代赭石、生牡蛎、石决明、生龙齿、蛤粉、川牛膝以滋潜重镇降逆配合血余炭、莲房止血；气血郁滞痛经则取橘核、乌药理气，犀黄丸散血以通之。

朱男　十月十五日

湿热郁阻，肺令失肃，膈上闷损，痰咳不易出，舌苔白腻，脉象滑实而数，右寸关较盛，亟宜涤痰肃化为治。

鲜石斛六钱	炒甜葶苈二钱	杏仁泥三钱
生桑白皮三钱	青竹茹六钱	黛蛤粉八钱（布包，先煎）
全瓜蒌六钱	生紫菀三钱	真川郁金钱五分
生滑石块四钱	知　母三钱	通　草一钱
鲜枇杷叶四钱（去毛布包）		

李妇　九月十四日

肺燥脾湿，多年久咳，阴分虚热亦盛，上灼而为牙痛，六脉细数兼弦，右关弦略呈滑大，治当滋化，以肃上中两焦。

黛蛤粉五钱	鲜石斛四钱	肥玉竹三钱
川黄柏二钱	知　母三钱	云苓皮三钱
杏仁泥三钱	川牛膝二钱	法半夏二钱
川贝母二钱	地骨皮三钱	鲜枇杷叶四钱
生石决明六钱	郁李仁二钱	薄　荷五分（后下）

傅男　五月十二日

脾湿肝热，喘促月余，肺气失降，为痰所阻，六脉弦滑而大，按之力实，当清抑豁痰，以肃上焦。

云苓皮四钱	杏仁泥三钱	生石膏四钱（研，先煎）

麻黄梢二厘	炒秫米四钱	旋覆花一钱五分（包）
生紫菀三钱	法半夏四钱	磁朱粉四钱（布包，先煎）
生牡蛎四钱	代赭石二钱	生龙齿三钱（包，先煎）
苏　子二钱	知　母三钱	竹　沥三钱（冲）
朱麦冬一钱	陈　皮一钱	姜　汁十滴（冲）
黛蛤粉六钱		

宫男　五月十三日

证脉均较前转轻，痰涎较和，第郁阻肺络已久，豁之非易，胸膈间仍不能畅通，脉缓滑渐和，再以前方加减。

炒甜葶苈二钱	鲜茅根一两	藕一两（切片）
广陈皮二钱	清半夏三钱	杏仁泥三钱
盐橘核三钱	代赭石二钱	旋覆花三钱（包）
川郁金二钱	知　母三钱	大麦冬三钱（带心朱拌）
乌　药二钱	竹　沥三钱	车前子三钱（布包）
生牡蛎四钱（先煎）	生石膏五钱（研，先煎）	
生龙齿三钱（先煎）	磁朱粉四钱（布包，先煎）	
莱菔子三钱	局方至宝丹一粒（分六角）	
鲜九节菖蒲根三钱（和凉开水捣汁兑）		

刘男　九月十一日

上焦热象，业经渐退，喘促较平，而肺气仍不能畅，两胁下际不适，牵及腿部，脉象滑数，再以前方加减。

炒大腹绒钱半	川牛膝三钱	灵磁石五钱（先煎）
知　母三钱	生牡蛎四钱	旋覆花钱半（布包）
桑寄生五钱	黛蛤粉一两	盐水炒橘核四钱
代赭石钱半	枯黄芩三钱	生石膏五钱（研，先煎）
糖瓜蒌八钱	滑石块三钱	杏仁泥三钱
藕一两		

王妇　九月十二日

前方兼用甘温，又觉不适，盖湿痰过盛，补药难入，然久服辛温，肺气不能敛，每为风寒所袭即易喘促，只能以镇摄佐之，再进。

生牡蛎六钱	生龙齿四钱	旋覆花钱半（布包）
代赭石二钱	炙巴戟天钱半	杜　仲钱半（盐水炒）
磁朱丸四钱	陈　皮钱半	杏仁泥三钱
麻黄梢三厘	法半夏三钱	细　辛一分半
苏　子一钱	桂枝尖二钱	川牛膝二钱

[**按**] 阳气不足，痰饮为病，以桂枝、细辛、半夏温化之。然肺气不敛，又以龙齿、牡蛎镇摄之。

顾男　十月初五日

仍作喘嗽，夜眠不实，鼻中带血，痰涎亦盛，舌苔白腻，脉息滑大，当豁痰解热。

盐玄参三钱	知　母三钱	干杷叶四钱（布包）
贝　母三钱	麦　冬三钱	花　粉三钱
首乌藤六钱	百　合四钱	竹　茹三钱
橘　皮二钱	茯苓块三钱	甘　草一钱
生梨皮一具		

乌男　十一月十一日

据述喘发常在眠后，此属肾虚作喘，病根滋深，难收全效，脉仍沉数，宜从本治。

盐玄参五钱	狗　脊四钱	灵磁石三钱（先煎）
枯巴戟天三钱	细生地四钱	朱茯苓神各三钱
菟丝饼三钱	炒杭芍三钱	知　母二钱
贝　母二钱	橘　皮二钱	甘　草一钱
金樱子四钱	生藕节三枚	

陈妇　四月初一日

痰喘亦久，春即发，动肝愈甚，腹中结痞，脉象滑大而数，亟宜柔肝涤痰，以肃上焦。

清半夏三钱	炒甜葶苈三钱	生海蛤一两（布包，先煎）
知　母三钱	鲜菖蒲三钱	生牡蛎三钱（布包，先煎）
旋覆花三钱	代赭石三钱	竹　茹六钱
云苓皮四钱	炒秫米五钱	海浮石三钱
川牛膝三钱	磁朱丸五钱（布包，先煎）	
礞石滚痰丸八分（分二次吞下）		

陈妇　闰月初八日

暑湿相袭，旧患痰喘，湿热郁阻，须防复发，脉大而滑数，再以标本并治。

生石膏六钱	佩兰梗三钱	旋覆花二钱（包）
代赭石二钱	天竺黄二钱	广藿梗三钱
青竹茹八钱	栀子炭三钱	茯苓皮三钱
鲜苇根一两	全紫苏二钱	薄荷梗一钱
清半夏三钱	知　母三钱	益元散四钱（布包）

安妇　八月十一日

前服药诸症渐减，第肺络痰郁，咳嗽多痰且作喘促，夜不得寐，脉滑数，宜清渗豁痰。

旋覆花三钱	代赭石二钱	生石膏六钱（先煎）
莲子心二钱	知　母三钱	黄　柏三钱
鲜芦根一两	杏　仁三钱	炒甜葶苈四钱
牛　膝三钱	清半夏三钱	黛蛤粉六钱（布包，先煎）
陈　皮二钱	滑石块四钱	海浮石三钱
竹沥水四钱	荷　叶一个	紫雪丹四分（冲）

曹妇　八月十八日

旧有哮喘，近又复发。其因有二：一由肾气不摄，一由湿热上泛。两关脉滑大而实如豆，左尺力小而沉，拟清肃上中两焦而益肾气。

苏　子五分	苏　叶五分	生牡蛎三钱（布包，先煎）
生桑白皮二钱	酒黄芩三钱	旋覆花一钱（布包）
青竹茹四钱	代赭石钱半	灵磁石三钱（先煎）
杏仁泥三钱	法半夏三钱	芡实米三钱（盐水炒）
广陈皮钱半	金匮肾气丸一钱（布包煎）	

徐男　八月初四日

肝逆于肺，清肃之令不行，喘咳旧疾，因之复发，舌苔白腻，脉右寸关弦而带浮象，是因风袭而发也。当辛凉抑化之。

连皮苓三钱	生桑白皮三钱	黛蛤粉一两（布包，先煎）
麻黄梢三厘	生紫菀三钱	旋覆花钱二分（布包煎）
代赭石钱五分	杏仁泥三钱	生石膏四钱（研，先煎）
地骨皮三钱	法半夏二钱	炒甜葶苈钱五分
肥知母三钱	鲜冬瓜皮一两	车前子三钱（布包煎）
二剂		

赵男　十一月初九日

前患痰热，经调治于证转而未痊愈之际，又临冬至，节气骤变，寒邪乘而束之，思冷便秘等象又复，咳逆气呛，脉较前为数大，宜清解疏润凉化之。

全瓜蒌六钱	代赭石二钱	旋覆花二钱（布包煎）
杏仁泥三钱	苦桔梗钱五分	鲜石斛一两（先煎）
生紫菀三钱	知　母三钱	生石膏一两（先煎）
川黄柏三钱	板蓝根四钱	鲜枇杷叶四钱
郁李仁钱五分	鲜　藕一两	羚羊角一分（镑片另煎兑入）
炒稻芽三钱	炒谷芽三钱	犀黄丸六分（吞服）

韩女　十月二十一日

脾湿悬饮，产后邪袭，闭经肺络，遂致中满气逆作咳。近三月未见汛事，脉象弦而滑实，是兼有胎气上犯之嫌，湿热熏蒸于上，而清肃之气更不能畅矣，先予清疏化湿。

青竹茹五钱	全瓜蒌五钱	黛蛤粉五钱（布包，先煎）
莲子心一钱	杏仁泥三钱	条黄芩二钱
川贝母三钱	代赭石七分	旋覆花七分（布包）
苏子霜钱五分	广陈皮五分	大腹绒钱五分

二剂

王男　十月十七日

湿热痰逆于肺而致咳，经医调治不当，逆令肺家更失宣化，业将两旬，脉大而滑数，右寸、两关较盛，舌苔白腻，亟宜清疏豁痰。

鲜芦根六钱	地骨皮三钱	甜葶苈子钱五分
生桑白皮二钱	苦杏仁三钱	条黄芩二钱
生紫菀三钱	肥知母三钱	白通草一钱
梨　皮一两	青竹茹五钱	焦栀子三钱
鲜枇杷叶四钱（去毛）		

三剂

范男　十月初一日

肝肺并盛，兼有风袭，痰咳极盛，脉大而滑数，舌苔白腻，亟宜清热涤痰，兼事疏解。

麻黄梢二厘	黄　芩三钱	生石膏六钱（先煎）
苏子霜钱五分	知　母三钱	白通草一钱
全瓜蒌六钱	竹　茹五钱	甜葶苈子钱五分
生滑石块四钱	地骨皮三钱	鲜菖蒲根三钱
紫雪丹三分（冲服）		

二剂

何女　四月十六日

痰嗽一月之久，近夹风邪所袭，咳嗽加剧，湿热在中，痰涎极盛，右寸关两脉大而滑数，左关亦盛，亟宜清肺疏化。

条黄芩三钱	板蓝根三钱	生石膏六钱（先煎）
桑白皮三钱	杏仁泥三钱	薄　荷钱五分（后下）
知　母三钱	地骨皮三钱	全紫苏二钱
全瓜蒌六钱	大青叶三钱	郁李仁二钱
鲜九节菖蒲根三钱	紫雪丹三分（冲服）	

二剂

白女　十一月初二日

肝热上犯，脾家湿与热合，蒸腾而逆于肺络，清肃之令不行，喘促咳嗽，痰带腐味，湿热郁久所致也，脉弦而滑数，舌苔黄腻，当降逆以利肺经。

杏仁泥三钱	全瓜蒌五钱	黛蛤粉八钱（布包，先煎）
龙胆草二钱	旋覆花钱五分	代赭石钱五分
川郁金钱五分	地骨皮三钱	忍冬花五钱
知　母三钱	黄　芩三钱	鲜鸭梨一两

二剂

徐男　八月初八日

湿热肝强，脾肾亦燥，兼为风袭，咳嗽，痰带腐气，舌苔白腻，脉大而弦数兼滑，左关脉盛，治当清疏凉化，兼豁痰涎。

鲜芦根一两	知　母三钱	生石膏八钱（先煎）
全瓜蒌八钱	玄　参三钱	黛蛤粉八钱（布包，先煎）
鲜茅根一两	川黄柏三钱	甜葶苈子钱五分
地骨皮三钱	条黄芩二钱	杏仁泥三钱
鲜　梨一两	老苏梗一钱	薄　荷钱五分（后煎）

二诊：八月初十日。左关脉较前为平缓，右脉仍属滑大而实，痰咳未止，气腐较减而未除，湿热仍壅塞于肺络，再依前方加减。

忍冬花四钱	知　母三钱	生石膏一两（先煎）

223

全瓜蒌八钱	生桑白皮三钱	黛蛤粉八钱（布包后煎）
蒲公英四钱	川黄柏三钱	甜葶苈子二钱
青竹茹六钱	条黄芩二钱	川牛膝三钱
杏仁泥三钱	栀子炭三钱	生滑石块四钱
冬瓜皮二两		

二剂

张女　七月二十六日

湿热并盛，肺气不降，咳嗽痰盛，胸膺闷损而热，心下悸，气机不畅，脉弦滑，舌苔白腻，治当化热清肺。

青竹茹六钱	川郁金三钱	生石膏五钱（先煎）
焦栀子三钱	海浮石四钱	鲜石斛一两（先煎）
广陈皮钱五分	杏仁泥三钱	葶苈子三钱
瓜蒌皮三钱	鲜苇根一两	黛蛤粉一两（布包，先煎）
知　母三钱	条黄芩三钱	大青叶三钱

二剂

二诊：七月二十九日。湿热减而未清，仍易为邪袭，肺气失宣，咳嗽减而未止，心下悸亦未除，三焦停水之象乃脾肺不和、湿热相郁所致也，脉滑数，六至以上，再依前方加减。

冬桑叶三钱	款冬花三钱	旋覆花七分（布包煎）
代赭石七分	生稻芽八钱	生石膏四钱（先煎）
甜葶苈子钱五分	广陈皮钱五分	车前子三钱（布包）
法半夏三钱	首乌藤一两	大腹绒钱五分
杏仁泥三钱	知　母三钱	鲜鸭梨皮一两
羚羊角分五厘（镑片，另煎兑入）		

唐男　八月十九日

风热闭于肺络，遂致久嗽，且易受外邪，受之则咳嗽增甚，脉大而滑数，右寸关较盛，大便较秘，治当清疏凉化。

栀子炭三钱	条黄芩二钱	鲜石斛六钱（先煎）
杏仁泥三钱	全瓜蒌八钱	鲜杷叶四钱（洗净去毛）

青竹茹五钱	白通草一钱	黛蛤粉五钱（布包，先煎）
老苏梗钱五分	知　母三钱	鲜鸭梨皮一两
川黄柏三钱	板蓝根三钱	川牛膝三钱

二剂

吕男　十月十四日

湿痰久注于肺，呛咳经年而未得治，痰属稀涎，脉弦滑而数，治当涤痰降逆，以肃肺络。

甜葶苈子二钱	生桑白皮三钱	旋覆花钱半（布包煎）
代赭石钱五分	青竹茹五钱	黛蛤粉六钱（布包，先煎）
川郁金二钱	苦杏仁泥三钱	苏子霜钱五分
盐橘核四钱	知　母三钱	生滑石块四钱
法半夏三钱	鲜鸭梨一两	

二剂

二诊：十月十七日。进服前方药后，证象业经渐减，第痰咳经年，不能即愈，舌脉如前，仍当攻痰降逆，以祛实邪而安肺络。

甜葶苈子三钱	生桑白皮三钱	旋覆花钱五分（布包煎）
代赭石钱五分	青竹茹六钱	黛蛤粉一两（布包，先煎）
川郁金二钱半	苦杏仁泥三钱	法半夏二钱
生橘核四钱	知　母三钱	生滑石块四钱
瓜蒌皮四钱	苦桔梗一钱	鲜梨皮一两

三剂

孙男　十月二十一日

肝热上犯，脾湿为之冲动，上逆于肺，咳嗽白痰多，左关脉弦大而独盛，余均见滑象，治当清疏凉肝之品。

青竹茹八钱	龙胆草钱五分	代赭石一钱
清半夏二钱	杏仁泥三钱	旋覆花一钱（布包）
生桑白皮二钱	地骨皮三钱	苏子霜一钱
条黄芩三钱	知　母三钱	鲜枇杷叶四钱（洗净去毛）
连皮苓三钱	橘　核三钱	鲜梨皮一两二剂

李女　七月十八日

肝肺气郁，热居上焦，头部晕楚，咳嗽胸中闷损，身倦腰疼，脉弦滑，左关大，亟宜平肝降逆，兼肃肺络。

杏仁泥三钱	川郁金四钱	白蒺藜五钱
龙胆草二钱	苏子霜钱五分	青竹茹四钱
酒黄芩二钱	全瓜蒌五钱	石决明八钱（生研，先煎）
清半夏三钱	海浮石五钱	荷　叶一张
滑石块五钱	杭菊花三钱	

二剂

二诊：七月二十日。服前方药后，肺热较平，咳嗽渐止，第肝阳仍盛，头部尚不能清楚，湿邪为肝气所迫，腰部仍觉痛楚，脉属弦数，左关仍盛，再从前方加减。

青竹茹四钱	知　母三钱	石决明八钱（生研，先煎）
川黄柏三钱	地骨皮三钱	生石膏四钱（先煎）
龙胆草钱五分	白蒺藜五钱	桑寄生四钱
杏仁泥三钱	霜桑叶三钱	荷　叶一个
生滑石块三钱	羚羊角一分（镑片，另煎兑入）	

二剂

刘男　十月二十八日

外邪袭肺，热邪上逆遂作咳，曾发寒热头痛，周身骸节酸楚，咳时咽微痛，脉伏数，当清疏凉解，以畅表里。

忍冬花三钱	忍冬藤三钱	鲜石斛六钱（先煎）
枯黄芩三钱	霜桑叶三钱	板蓝根四钱
白僵蚕三钱	青竹茹五钱	白通草一钱
焦栀子三钱	地骨皮三钱	薄　荷钱五分（后煎）
苦杏仁泥三钱	全瓜蒌四钱	肥知母三钱
荷　叶一个	鲜鸭梨皮一两	

二剂

黄男 二月二十七日

脾胃失和已久，痰热相并，肝肺气郁，咳嗽喘息，夜间痰盛，脘中痞满，呕逆，胃不安纳，舌苔白腻，脉弦大而数，宜先宣肺化痰。

海浮石五钱	杏仁泥三钱	葶苈子五钱
生麦芽一两	白通草二钱	焦山楂三钱
天竺黄二钱	瓜蒌皮四钱	浙贝母三钱
青竹茹四钱	焦栀子二钱	酒黄芩二钱
竹沥水三钱（冲服）	鲜石斛八钱（先煎）	黛蛤粉一两（布包，先煎）
生石膏八钱（嫩麻黄一分五厘同先煎）		

二剂

二诊：二月二十九日。脉象渐平，喘息较正，第痰涎尚盛，脘痞未除，气机遂不得畅，肺令失宣，咳嗽即不能平，再以前方略为增减。

川黄柏三钱	青竹茹八钱	鲜石斛八钱（先煎）
陈皮钱五分	知 母三钱	旋覆花二钱（布包煎）
代赭石三钱	全瓜蒌八钱	生石决明六钱（研，先煎）
苦杏仁泥三钱	苏子霜钱五分	黛蛤粉八钱（布包煎）
酒子芩三钱	川牛膝三钱	竹沥水三钱（冲服）
车前子二钱（布包煎）		

三诊：三月初三日。喘咳皆安，脘痞亦减，然呕逆懊憹，胃纳仍少，唇舌均干，肺气渐舒而脾胃仍困，脉滑数，舌苔黄垢，再清胃和中。

建神曲三钱	川朴花二钱	生石决明八钱（先煎）
法半夏三钱	代赭石二钱	旋覆花二钱（布包）
生麦芽五钱	瓜蒌皮四钱	水炙甘草五钱
焦栀子三钱	青竹茹六钱	广陈皮三钱
莱菔子三钱	炒枳壳二钱	鲜石斛一两（先煎）
云苓皮四钱	肥知母三钱	车前子三钱（布包煎）
生滑石块五钱	全紫苏钱五分	落水沉香五分（冲服）

三剂

杨女　九月十三日

肝气横逆，肺气不宣，咳嗽气呛，胸中闷损隐痛，胃纳顿减，口干而苦，舌苔垢糙，高年阴亏，津液被灼更短，宜先平肝清肺。

代赭石三钱	杏仁泥三钱	旋覆花三钱（布包煎）
龙胆草三钱	桑寄生六钱	醋炒小青皮三钱
老苏梗钱五分	广陈皮钱五分	生石决明一两（先煎）
葶苈子二钱	知　母三钱	玫瑰花钱五分
海浮石三钱	瓜蒌皮四钱	

二剂

二诊：九月十六日。前方药进服两剂，证象较缓，但肝阳燥气上灼肺胃日久，咳嗽口苦，舌苔仍属垢燥，脉象左关独盛，再以清滋抑化并进。

苦桔梗五分	代赭石二钱	鲜石斛一两（先煎）
知　母三钱	盐橘核三钱	黛蛤粉八钱（布包煎）
嫩桑枝六钱	厚朴花二钱	生珍珠母八钱（先煎）
款冬花钱五分	瓜蒌仁二钱	旋覆花钱五分（布包煎）
竹叶卷心一钱	鲜鸭梨皮一两	肥玉竹三钱
焦谷芽四钱	焦稻芽四钱	

三剂

姚女　八月二十日

产后脾湿血燥，肝热上犯，肺失清肃，遂作喘嗽，稀涎极盛，肺络湿热所郁，是以易致外邪侵袭，脉滑数而浮，当清疏凉化之。

杏仁泥三钱	云苓皮三钱	黛蛤粉六钱（布包煎）
苏　叶一钱	苏　子钱五分	旋覆花二钱（布包煎）
代赭石二钱	鲜苇根一两	清半夏三钱
知　母三钱	生橘核三钱	薄　荷五分（后煎）
二剂		

叶男　三月十八日

左关脉洪大，右脉弦滑而细数，湿痰素盛，近为肝家逆气所托，上阻肺家清肃之化，兼致喘促，散肺之品，更使痰热上逆，自非所宜；亟设降逆豁痰之法，以肃上焦。

知　母三钱	竹　茹六钱	旋覆花钱五分（布包煎）
代赭石钱五分	款冬花三钱	生石膏一两（先煎）
川黄柏三钱	全瓜蒌六钱	鲜石斛八钱（先煎）
苦杏仁泥三钱	酒黄芩三钱	焦蛤粉八钱（布包煎）
川牛膝三钱	盐橘核四钱	

二剂

柯女　七月二十七日

脾湿久困，痰郁肺气不和，夹外邪袭之，咳喘交作，气促痰盛，夜不能卧，形冷胸闷，脉弦滑而数，先宜解表化痰清肺。

鲜苇根一两	肥知母三钱	嫩麻黄分五厘
焦栀子三钱	苏子霜一钱	薄荷叶五分（后煎）
酒黄芩二钱	忍冬花四钱	生石膏六钱（先煎）
杏仁泥三钱	青连翘三钱	冬桑叶四钱
生滑石块四钱	瓜　蒌四钱	

二剂

二诊：七月二十九日。服前方药后，外邪渐解而湿痰仍盛，呼吸急而粗，喘息仍作，入夜形冷未除，舌苔垢白，脉滑而数，再豁痰肃肺。

青蒿梗钱五分	鲜苇根一两	栀子炭三钱
甜葶苈子二钱	代赭石一钱	旋覆花一钱（布包煎）
苦桔梗二钱	杏仁泥三钱	黛蛤粉六钱（布包煎）
云苓皮三钱	法半夏二钱	广陈皮钱五分
鲜九节菖蒲根三钱		

二剂

三诊：八月初二日。外邪已除，证象好转；面色渐霁，仍属黄滞，第湿热郁阻，尚不能清；大便秘，肺气实，则因大肠表里未和所致，再从前方增减。

| 炒稻芽三钱 | 甜葶苈子三钱 | 旋覆花二钱（布包煎） |
| 陈　皮二钱 | 青蒿梗二钱 | 黛蛤粉一两（布包煎） |

苦桔梗二钱	清半夏二钱	生鳖甲三钱（先煎）
栀子炭三钱	杏仁泥三钱	苏子霜钱五分
肥知母三钱	炒谷芽三钱	鲜石斛六钱（先煎）
厚　朴七分	炒枳壳钱五分	玄胡粉八分（冲服）
小郁李仁三钱	盐橘核三钱	

二剂

耿男　十月二十六日

高年痰湿阻肺，气机失畅，喘促咳嗽，夜不得寐，筋络颤动，脉大而滑数，治以清通疏化涤痰之品。

青竹茹六钱	鲜苇根一两	旋覆花一钱（布包煎）
代赭石二钱	杏仁泥三钱	黛蛤粉八钱（布包煎）
紫苏钱五分	生桑白皮三钱	川郁金钱五分
全瓜蒌四钱	鲜鸭梨皮一两	薄荷叶钱五分（后下）
鲜枇杷叶四钱（洗净去毛）		

二剂

朱男　十月十八日

六脉缓滑，两尺较弱，左关偏盛，证属病后肺络为湿热所郁；咳嗽结气，肺气不能敷布，脾家亦困，生化较迟，肺络更失濡养矣；口干，夜嗽，声哑，亟宜清抑育化并进。

钗石斛四钱	冬桑叶三钱	磁朱丸三钱（布包，先煎）
带心麦冬二钱	云茯苓三钱	左金丸二钱（布包煎）
干百合四钱	焦栀子三钱	炒秫米三钱
合欢皮五钱	炒稻芽四钱	肥知母三钱
滑石块四钱	铁心甘草七分	生左牡蛎四钱（布包，先煎）
北沙参一钱（青蒿露兑一半水煎药）		

二剂

二诊：十月二十日。两进前方药，证略好转，仍有微咳，口干较甚，肺胃稍呈热象。盖阴液不足，生化乏源，则热邪即易生，右寸关两脉较前为数大，依原方稍为增减。

麦门冬三钱	盐川柏三钱	鲜石斛五钱（先煎）
焦栀子三钱	炒谷芽三钱	磁朱丸三钱（布包，先煎）
云苓皮三钱	酒黄芩三钱	钗石斛五钱（先煎）
杏仁泥三钱	肥玉竹三钱	生牡蛎四钱（布包，先煎）
炒秫米四钱	盐橘核三钱	干百合四钱（台乌药钱五分同炒）
炒稻芽三钱	知　母三钱	小川连钱五分（吴萸二分泡水炒）
首乌藤一两	酒炒龙胆草五分	合欢皮二两（煮水煎药）

三剂

[按] 口干、夜嗽、声哑，肺阴不足，钗石斛、百合、北沙参、麦冬、肥玉竹、知母以养肺阴。脾家湿热，左金丸清热燥湿，云苓、炒秫米健脾化湿。

陆女　九月二十五日

孕经四月余，心胃炽盛，肺气不和，又兼久吐伤中，迎风迫击而成胎嗽，入夜尤甚，不能安枕，凌晨痰涎壅盛，音哑、胸痛，今日曾见痰中伴有血丝，口渴喜饮，舌绛苔白，脉滑实而数，宜清肺祛邪，兼和胃安胎。

鲜茅根一两	酒黄芩三钱	莲子心一钱
青竹茹六钱	缩砂仁三分	丝瓜络钱五分
煨广木香七分	陈　皮二钱	清半夏三钱
焦栀子三钱	川朴花钱五分	代赭石二钱
火麻仁五钱	川黄柏三钱	旋覆花三钱（包煎）
桑　枝六钱	忍冬花三钱	薄　荷一钱（后下）

羚羊角一分五厘（镑片，另煎兑入）

苏合香丸一粒（每次化服 1/6 粒）

二剂

二诊：九月二十八日。吐嗽均减，痰涎亦少，并未见出血，胸膺脘次稍畅，然肺胃未和，心热尚盛，口渴思冷，脉仍滑数，再依前方加减。

桑　枝五钱	鲜茅根一两	生石膏六钱（先煎）
鲜苇根一两	青竹茹四钱	鲜石斛一两（先煎）
酒黄芩二钱	杏仁泥三钱	生海蛤一两（先煎）
莲子心钱五分	焦山楂三钱	火麻仁四钱
大腹绒钱五分	肥知柏三钱	旋覆花钱五分（布包煎）

代赭石一钱　　　　藕　节七枚　　　　浙贝母二钱

羚羊角二分（镑片，另煎兑入）

血琥珀四分（研细粉，分二次冲服）

二剂

顾男　九月二十九日

脾肾两虚，肺阴亦损，虚喘多年，每遇晚秋发之，稀涎颇盛，面部及四肢皆有浮肿，二便不自禁，呼吸气急，痰声辘辘而不得安卧，脉细而滑，左尺较数，亟宜镇摄肾气并建中治之。

五味子二钱　　　　北沙参钱五分　　　干百合五钱

生紫菀四钱　　　　花　粉三钱　　　　蜜炙款冬花五钱

合欢皮五钱　　　　何首乌四钱　　　　杜仲炭五钱（盐水炒）

淮山药三钱　　　　云茯苓四钱　　　　石　斛四钱（先煎）

煨石莲肉三钱　　　盐川柏三钱　　　　生牡蛎六钱（包，先煎）

落水沉香四分（研细，冲服）　　　　　黑锡丹八分（化服）

三剂

[按] 孔师认为：五脏六腑皆令人咳，非独为肺。咳为之一症，喘又为之一症也。临证咳喘兼见者有之。咳必经于肺，咳作必有声，声出又有清浊之不同。喘亦声发，然与咳声迥异。声出以鼻之呼、以口之喝而知是喘。一呼心肺皆应，一吸肝肾同侍。呼吸之间脾动焉。喘之为病更非独在肺一脏。是故同一咳喘症，而外感内伤虚实寒热，理应细分以治之。如秋燥咳之初，桑菊饮去桔梗为宜，老人幼婴更当轻清之剂。夹痰者咳必重浊，其标在于肺者，青黛、海蛤以使痰得外吐，须少佐石斛。其本在于胃者，又须竹茹、半夏。至若咳声高亢无痰，或痰出不过星点，而又当别之舌苔有无，是薄是厚，属滑腻，属干糙，脉之滑数与细数？右寸是浮或是沉？声声亢无痰，舌无苔，脉多见数而兼细，右寸为沉，是欲见血证也，喻氏清燥救肺汤可用。反之者，则须清络饮加杏仁、苡仁、滑石、竺黄、海浮石、羚羊角粉急防肺痈为害。喘之气粗，呼呼出自于鼻孔，当治其热，当察其痰，此虽在冬月，麻黄亦不可轻用。直须生石膏、黄芩、胆草佐薄荷以通透其内壅之热。痰实者，用瓜蒌、葶苈、竹沥、胆星、礞石滚痰丸之类。其所谓喝喘者，除经言"因于暑，汗烦则喘喝"一则外，此须辨肾不纳气，汗出如油，目瞪圆圆，语言难张，

绝非白虎之剂所能施。求诸于苓、桂、参、附之辈与二甲之属，从其异同，按肝肾乙癸同源之论治。咳喘久病将愈之际，往往气馁不足，难抵外邪相侵，微受之则小咳；小有劳即欲喘，投之以紫菀、款冬，佐群药为治颇验；愈后调摄于用膳之时可辅以百合粥，而于罂粟、五味、洋金花用则宜慎之又慎。孔师常言："二阳之病发心脾，有不得隐曲者，其传为风消，往往不传于息贲以不死，独一咳一喘之候常因医治不当而传为息贲至死者，能不憾叹乎！"

十五、水饮

林妇　八月初七日

脾湿悬饮，痰阻肺络，久患咳嗽，鼻流清涕，经治愈后，而湿热迄未根除，脉象弦滑而数，宜渗化宣清肺络。

云苓皮四钱	石决明三钱	旋覆花三钱
代赭石三钱	方通草一钱	炒秫米四钱
生桑皮三钱	杏仁泥三钱	法半夏二钱
地骨皮三钱	广陈皮钱半	青竹茹钱半
白蒺藜三钱	滑石块三钱	川郁金钱半（生白矾水浸）
辛　夷二钱	川牛膝三钱	

高妇　十月十一日

悬饮已久，旧患咳嗽，湿热在中，每经邪袭，气分闭塞，即致彻夜不得卧，口干而渴，胸膈闷损，右寸关两脉滑大而数，仿青龙法加减。

竹　茹六钱	甜葶苈二钱	生石膏六钱（研，先煎）
麻黄梢半分	通　草一钱	全瓜蒌八钱
杏仁泥三钱	代赭石钱半	旋覆花钱半（布包）
知　母三钱	黛蛤粉五钱	

某男　十一月十七日

三焦悬饮，上泛肺络，喘促已久，心下悸亦甚，口渴喜饮，脉弦滑而数大，舌赤苔滑，宜清疏豁痰。

生石膏八钱	杏仁泥三钱	旋覆花三钱

九节菖蒲钱半	代赭石三钱	炒甜葶苈三钱
黛蛤粉八钱	川郁金二钱	嫩麻黄三厘
青竹茹六钱	法半夏三钱	川牛膝三钱
益元散四钱	知　母三钱	竹沥水三钱（分冲）

陈女　四月十六日

悬饮而致气促多涎，心下悸，背痛，腹胀牵及腿肢疲乏无力，兼因血分湿阻，汛事三月不至，脉弦而滑数，当先清利宣化。

桃仁泥三钱	杏仁泥三钱	甜葶苈子四钱
代赭石三钱	嫩桑枝一两	旋覆花三钱（布包）
知　母三钱	苏子霜钱五分	福泽泻三钱
生滑石四钱	生川牛膝四钱	盐水炒橘核四钱
川黄柏三钱	大腹绒二钱	威灵仙四钱
宣木瓜三钱	云苓皮四钱	

二剂

二诊：四月十九日。脉滑而数，服前药后，经水卒潮，色黑夹有瘀块，腹中隐痛，血行而未畅通之势，然气促、心下悸、背痛、腹胀均减，宜因势利导。

桃仁泥三钱	杏仁泥三钱	煨广木香七分
延胡索三钱	桑寄生八钱	鸡血藤四钱
生川牛膝四钱	炒栀子三钱	黛蛤粉八钱（布包）
清半夏三钱	厚朴花钱五分	旋覆花二钱（布包）
代赭石二钱	生川草薢五分	炒粉丹皮钱五分
大腹绒二钱	威灵仙四钱	

落水沉香四分（研细末，分两次冲）

二剂

三诊：四月二十一日。汛事得前方而畅，停饮瘀邪遂能逐出，诸恙均减，惟仍觉脘次气阻，卧则上逆多涎，舌苔已薄而尚白，脉仍较滑，再健脾运痰主之。

云苓皮四钱	焦谷芽四钱	焦稻芽四钱
法半夏三钱	老苏梗一钱	生川牛膝四钱

甜葶苈四钱	厚朴花钱五分	生海蛤八钱（先煎）
代赭石三钱	生滑石五钱	旋覆花二钱（布包）
全瓜蒌四钱	炒秫米四钱	石决明八钱（研，先煎）
全当归二钱	竹沥水五钱（冲服）	
三剂		

陈男　八月初五日

肝郁三焦悬饮不化，食后脘痛，潮热，腹常胀满，脉大而弦滑，两关并盛，亟宜解郁和脾，化湿抑肝。

生石决明六钱	川郁金二钱	大腹绒二钱（炒）
炒秫米三钱	生枳实钱半	代赭石钱半
带皮茯苓三钱	焦栀子三钱	旋覆花钱半（包）
知　母三钱	泽　泻三钱	盐炒橘核四钱
川牛膝三钱	车前子三钱（包）	

蓝男　十二月二十八日

脾湿肝郁，气逆上犯肺络，痰涎亦盛，胸膺阻痛，或觉气动，久则恐成悬饮，脉弦滑，宜柔肝解郁豁痰。

云苓皮五钱	旋覆花三钱	代赭石三钱
炒秫米五钱	焦稻芽四钱	广陈皮二钱（盐水炒）
法半夏四钱	台乌药二钱	川郁金二钱（生白矾水浸）
杏仁泥三钱	苏子霜二钱	杜仲炭三钱（盐水炒）

[按]"悬饮"为湿热痰涎郁阻，肺失清降，水饮停于胁下，三焦气化失宣，初责在气，久则入络，治以清渗化痰逐饮为主。孔师常用泻白散、二陈汤、麻杏石甘汤、半夏秫米汤、葶苈大枣泻肺汤、大小青龙汤化裁。肝气郁滞者，佐用生白矾水浸郁金、乌药、大腹皮、石决明、白蒺藜；饮邪偏盛者，佐以通草、滑石或益元散；痰涎壅阻、咳喘引痛者，配以鲜菖蒲、杏仁泥、苏子、竹沥水以疏肺豁痰止咳喘；病久误补、痰喘吐红者，选用血余炭、花蕊石、鲜茅根、鲜荷叶以凉血散瘀兼通络。子龙丸为涤逐痰饮之峻剂，上下、三焦、腠理、经络，靡所不及，孔师每于"悬饮"和湿痰流注等疾患，用之辄效。

毕男　七月十八日

水气上凌，心阳不得下交而为失眠，心下悸，午后形冷，小便秘短，近数日面部粟疮发之也剧，疮溃并溢出血水，此亦因湿热壅于上焦所致也。脉伏数而滑细，当清渗利水兼交心肾。

连皮茯苓四钱	鲜茅根一两	生侧柏叶三钱
炒薏米五钱	淡竹叶三钱	朱莲心一钱
首乌藤一两	忍冬藤四钱	盐水炒黄柏三钱
生川牛膝三钱	忍冬花四钱	盐水炒知母三钱
焦栀子三钱	桑　叶三钱	盐水炒橘核四钱
全瓜蒌六钱	犀黄丸钱五分（分两次吞服）	

二剂

二诊：七月二十一日。失眠、形冷及面部湿疮之象，服前方药业已渐转，第湿气尚未下行，且有肝家逆阻未顺，大便秘，小溲仍黄短，再以前法兼顾及之。

连皮茯苓四钱	炒秫米四钱	清宁片钱五分（开水泡兑）
郁李仁三钱	生侧柏叶四钱	车前子五钱（布包）
薏苡仁三钱	朱莲心二钱	清半夏三钱
首乌藤一两	生川牛膝四钱	盐水炒橘核四钱
代赭石四钱	地肤子四钱	旋覆花三钱（布包）
冬瓜皮四钱	大腹皮二钱	

盐水炒知母三钱犀黄丸钱五分（分两次吞服）

三剂

姚女　七月十五日

心下停饮，气机被阻失畅，胸肋支满，脘次亦闷，时而上逆，冲及贲门位悸动不适，脉滑而数，左关独弦，宜降逆通化。

甜葶苈子四钱	郁　金四钱	川楝子五钱（打）
煨广木香七分	云苓皮四钱	盐水炒橘核四钱
佛手片二钱	丝瓜络钱五分	土炒台乌药三钱
代赭石三钱	桂　心三分	旋覆花四钱（布包）

广陈皮钱五分　　　川厚朴一钱　　　　干木通三钱

知　母三钱　　　　西瓜翠衣五钱

三剂

李男　十月初九日

心下积液，寒痛如冰，经医屡进温补，不惟邪未得宣解，反使津液凝滞，癖积有成形之势，出痰皆顽黏而胶固，间或呕逆欲吐，食水均不收纳，胸膺闷满，脉之两寸滑大，先予开软兼施之法。

海浮石一钱　　　　铁心甘草七分　　　川郁金六钱（生白矾水浸）

炒黑丑五分　　　　炒白丑五分　　　　乌梅一枚

苦桔梗五分　　　　菖蒲根三钱　　　　煨广木香七分

鹅枳实钱五分　　　苏子霜二钱　　　　黛蛤粉一钱（布包）

炒白芥子七分　　　瓜蒌皮四钱　　　　醋炒竹茹四钱

鲜石斛一两（先煎）

落水沉香一条　　　生枳实一枚　　　　生槟榔一枚

台乌药一块（后四味清水研磨，各取汁十五滴，兑入汤药内服）

二剂

[按] 后四味取四磨饮之意，去人参之壅补，加枳实，磨汁，下气散结、消痰逐饮之力甚强。

陈女　四月十九日

聚液成痰，留于肠胃，兼客于经络四肢，脘胁常作痛满，心下悸，按有水声，背、脊、腰部及四肢时感窜痛，体堕无力，小溲黄，白带颇盛，脉滑而数，宜渗湿化痰，和中通络。

生川萆薢一两　　　南石韦五钱　　　　桑寄生一两

威灵仙五钱　　　　天仙藤四钱　　　　川牛膝五钱

宣木瓜五钱　　　　清半夏三钱　　　　旋覆花二钱（布包）

朱茯神四钱　　　　杜仲炭三钱　　　　车前子四钱（布包）

独　活五分　　　　代赭石三钱　　　　乳　香一钱

没　药一钱　　　　海金沙三钱　　　　瞿　麦四钱

木　通三钱　　　　煨广木香一钱　　　苏合香丸一粒（分两次化）

盐橘核五钱　　　　　　醋炒小青皮三钱　　　犀黄丸二钱（分两次吞服）

[按] 痰饮滞于经络，渗利诸药力恐不胜，则取苏合香丸、犀黄丸之芳通辛散以逐之。

赵男　五月二十三日

阴分不足，脾经久困，湿满中焦已久，相火上炎，肺络不得雾露之溉，更不得下行化合。如此则水谷化物不生津液，亦不生血，皆被痰饮劫夺，口干喜饮，唇红而焦，形体瘦弱，脘痞多痰，二便俱少，六脉细滑而乏神力，亟宜滋阴化燥，培土生元大法以缓图之。

天　冬二钱　　　　　麦　冬二钱　　　　　生牡蛎两半（先煎）

肥玉竹三钱　　　　　玄　参二钱　　　　　耳环石斛三钱（另煎兑入）

云茯苓五钱　　　　　生麦芽一两　　　　　鸡内金二钱（砂仁三分研同煨）

盐知母三钱　　　　　盐黄柏三钱　　　　　生龙齿一两（先煎）

合欢花一两　　　　　水炙甘草五钱　　　　肉苁蓉一两

六味地黄丸二钱（分二次吞服）　　　　　　更衣丸一钱（煎服）

二剂

穆男　八月初六日

体态肥盛，湿热恒多，痰涎素重，两胁气逆，停饮痛而鸣响，头部眩晕，寐中常因痰壅气阻或胁痛致醒，醒则立即坐起，俟咳出大量痰液，始得安定。舌苔白滑，脉象弦盛，两关大数，亟宜重剂消水涤痰。

白蒺藜一两　　　　　甜葶苈子一两　　　　盐水炒橘核四钱

嫩麻黄二分　　　　　土炒台乌药三钱　　　鲜九节菖蒲根一两

法半夏三钱　　　　　海浮石六钱　　　　　黛蛤粉一两（布包煎）

瞿　麦五钱　　　　　瓜蒌仁四钱　　　　　车前子四钱（布包）

知　母三钱　　　　　焦谷芽四钱　　　　　竹沥水一两（冲）

炒稻芽四钱　　　　　夏枯草五钱　　　　　生石膏八钱（先煎）

石决明两五钱（生研，先煎）　　　　　　　川楝子五钱（打）

川郁金五钱（生白矾水浸）　　　　　　　　礞石滚痰丸钱五分（煎服）

十香返魂丹一粒（分二次化）

二剂

乔男　六月十七日

痰饮较重，延日较久，甚则呕吐，脉大而滑数，亟宜豁痰平胃，以肃上焦。

瓜蒌皮三钱	甜葶苈二钱	生石膏八钱（先煎）
代赭石二钱	桑白皮二钱	旋覆花二钱（布包）
炒知母三钱	青竹茹四钱	大青叶三钱
杏仁泥三钱	板蓝根三钱	鲜荸荠一两（绞汁兑入）
紫雪丹三分（分冲）		

何女　八月二十四日

停饮于中，脾肺失和，遂致心下及两胁均冷，纳食后则感憹恢欲呕，俟吐出大量稀涎后始安，脘及腹部作胀，间有水声鸣响。脉弦而滑、左关大，宜平肝降逆，宽中利膈。

云苓皮五钱	炒白芥子一钱	炒甜葶苈四钱
川　芎一钱	广陈皮一钱	石决明一两（生研，先煎）
代赭石四钱	打金铃子四钱	旋覆花三钱（布包）
盐橘核四钱	厚朴花二钱	桑寄生六钱
大腹绒二钱	川郁金四钱	法半夏三钱
紫苏叶五分	水炙甘草五分	苏合香丸一粒（分两次化）
二剂		

骆女　十一月初二日

积饮下迫，肝气横逆，脘痞若有物阻，饮纳俱减，少腹胀，白带颇多，头晕眩转，小便浑，脉弦而滑数，舌苔白腻，宜和肝行水以畅之。

生川草薢一两	冬瓜皮一两	海金沙四钱（布包）
大腹皮二钱	石　韦五钱	车前子四钱（布包）
鸡冠花五钱	代赭石三钱	旋覆花三钱（布包）
盐橘核五钱	瞿　麦四钱	夏枯草五钱
紫苏叶五分	焦槟榔钱五分	石决明一两（生研，先煎）
白蒺藜五钱	犀黄丸钱五分（分二次随汤药吞服）	
二剂		

某男　八月十二日

脾湿久蓄成饮，肝家又属热盛，小溲频短，腹胀腰疼，脉滑大而数，亟宜清平利湿，兼达筋络。

桑寄生六钱	忍冬藤六钱	石决明一两（生研，先煎）
生杜仲三钱	知　母三钱	川黄柏三钱
生川牛膝四钱	莲子心钱五分	生滑石块四钱
代赭石三钱	小川连钱五分	旋覆花三钱（布包）

犀黄丸一钱（分二次冲入汤药中）

三剂

夏女　二月十九日

湿热下注，腰部痛楚，服药不当，使水聚于左半腰际，牵及腋下作痛，脉象弦滑，姑予清通化湿以消息之。

云苓皮五钱	杜仲炭三钱	生石膏六钱（先煎）
桑寄生八钱	紫花地丁四钱	黄花地丁四钱
桃仁泥二钱	杏仁泥二钱	生知母四钱
川黄柏三钱	生川牛膝四钱	生滑石块四钱
龙胆草三钱	天仙藤四钱	焦栀子三钱
生橘核五钱	丝瓜络一钱	

犀黄丸钱五分（随汤药分两次冲服）

三剂

嵇女　四月十八日

三焦蓄水，肝家气逆，上犯胃脘，发则痛楚，左胁水声辘辘，气机阻胀，舌苔白腻，两关脉弦滑而大，治当疏化三焦，以和肝胃。

云苓皮四钱	槟榔炭一钱	甜葶苈二钱
清半夏三钱	炒大腹皮三钱	旋覆花钱五分（布包）
炒秫米四钱	代赭石钱五分	土炒台乌药三钱
知　母三钱	车前子三钱（布包）	

二剂

二诊：四月二十日。进服前方药后，水气较减，气机尚为湿阻，脘胁不得尽畅，舌苔白厚而腻，脉弦滑，两关稍平，仍依前议，稍事增减。

鲜石斛六钱（先煎）　　旋覆花钱五分（布包）

甜葶苈子三钱　　　　代赭石钱五分　　　黛蛤粉六钱（布包）

土炒台乌药三钱　　　盐橘核三钱　　　　石决明一两（生研，先煎）

槟榔炭一钱　　　　　炒大腹皮二钱　　　车前子三钱（布包）

盐知母三钱　　　　　盐黄柏三钱　　　　炒六曲三钱

郁李仁三钱　　　　　厚朴花钱五分

三剂

三诊：四月二十三日。连服平逆和中之剂，三焦中蓄水已减，腹胀尚不能尽除，脉象弦多滑少，再以前方变通，兼事滋养以扶正祛邪（肝家气逆，阳邪仍炽）。

珍珠母六钱（生研，先煎）　　　　　打金铃子钱五分

生鳖甲钱五分（先煎）　　　　　　旋覆花二钱（布包）

甜葶苈子三钱　　　　盐黄柏三钱　　　　盐水炒橘核三钱

代赭石二钱　　　　　丝瓜络二钱　　　　黛蛤粉一两（布包）

白蒺藜三钱　　　　　大腹绒三钱　　　　台乌药三钱

六　曲三钱　　　　　厚　朴七分　　　　盐知母三钱

三剂

苏男　九月二十七日

脐下常悸，发有数月之久，最近常吐涎沫，纳食少，且不为肌肤，脾肠不和，停水所致，脉弦而滑，舌苔白腻，宜健脾和中，化湿行水以内消之。

云苓皮五钱　　　　　大腹皮二钱　　　　广陈皮钱五分

苏　叶五分　　　　　沉香曲二钱　　　　盐水炒橘核五钱

桃仁泥三钱　　　　　杏仁泥三钱　　　　车前子三钱（布包）

煨广木香一钱　　　　炒枳壳钱五分　　　延胡索二钱

萹　蓄四钱　　　　　川椒目三分　　　　石　斛四钱（先煎）

生赭石二钱　　　　　泽　泻三钱　　　　旋覆花二钱（布包）

焦麦芽六钱　　　　　煨粉葛根五分

三剂

何男　九月十四日

按脉滑数而力差，右关为盛，脾为湿困，由来已久，大肠与肺相表里，上下皆有水湿，大便滑泻，有后重意，时或上泛而吐稀涎，中脘时作胀满，舌赤苔白，亟宜渗化和中，兼疏肠肺。

云苓皮四钱	炒秫米四钱	法半夏三钱
炒小川连一钱	煨莱菔子三钱	广陈皮二钱
代赭石二钱	厚朴花钱五分	旋覆花二钱（布包）
盐橘核三钱	煨广木香七分	生草薢四钱
猪　苓三钱	生川牛膝二钱	赤小豆四钱（布包）
福泽泻三钱	活络丹一粒（每次化四分之一粒）	

二剂

十六、黄疸

丁男　四月十一日

脾湿胆热，上蒸发黄，脉弦滑而数大，口不渴，舌赤，思食冷物，是为阳黄。拟予茵陈蒿汤加味。

生川军二钱	知　母四钱	青竹茹一两
焦山栀三钱	川黄柏四钱	生石膏一两（研，先煎）
龙胆草钱半	广陈皮二钱	嫩茵陈五钱
莲子心二钱	滑石块五钱	玄明粉一钱（冲）
广藿梗三钱	忍冬花三钱	紫雪丹四分（分冲）

宋男　四月二十八日

湿热已久，发为黄疸，食欲欠佳，呕逆厌油，目睛皮肤色黄，皮肤瘙痒，溲赤，大便秘结，脉弦滑，舌赤苔薄黄，宜清渗和化。

石决明八钱	旋覆花三钱	枳　实三钱
桑寄生八钱	知　母三钱	鲜茅根一两
代赭石三钱	莲子心二钱	莱菔子四钱
川黄柏三钱	焦栀子三钱	茵　陈三钱

清半夏二钱	云茯苓四钱	滑石块四钱
大腹绒二钱	瓜　蒌一两	酒大黄四分
玄明粉一钱	犀黄丸钱半（分吞）	

周男　五月十一日

湿热过盛，面部有发黄意，小溲仍浊，精力疲乏，舌苔白腻，脉弦滑数，治以清化湿热，从阴分导之。

生鳖甲钱半	滑石块五钱	谷　芽三钱
稻　芽三钱	知　母三钱	嫩茵陈二钱
炒橘核五钱	生桑皮三钱	川黄柏三钱
栀子炭三钱	云茯苓四钱	大腹绒钱半
川黄连钱半	川牛膝三钱	车前子三钱（包）
冬瓜皮一两		

二诊：五月十四日。连进前方药后，证象好转，但肝热脾困尚未消除，大肠有湿滞之象，眠食亦均未复，再依前方加减。

滑石块五钱	首乌藤一两	生石决明六钱（先煎）
知　母三钱	云苓皮四钱	生鳖甲钱半（先煎）
川黄柏三钱	炒稻芽三钱	炒谷芽三钱
嫩茵陈三钱	盐橘核五钱	大腹绒三钱
龙胆草一钱	朱莲心钱半	车前子三钱（包）
川牛膝三钱	鲜冬瓜皮一两	

刘男　四月初六日

湿困中土，面色黄滞，肠鸣喜按，近兼有头晕呕吐，脉象滑缓，舌赤苔滑，姑予渗化和中。

焦栀子三钱	槟榔炭二钱	生海蛤一两
金银花四钱	嫩茵陈三钱	广藿梗三钱
莲子心钱半	云苓皮四钱	益元散四钱（布包）
大腹绒钱半	青竹茹五钱	猪　苓三钱
炒秫米四钱	焦六曲三钱	泽　泻三钱
陈　皮二钱		

丁女　六月二十四日

湿热久蓄，发为黄疸，皮肤及目睛皆为黄色，溲赤，大便秘结，脉弦滑而数，宜清渗和化。

生海蛤一两	茵　陈三钱	旋覆花三钱
知　母三钱	石决明一两	云苓皮四钱
代赭石三钱	川黄柏三钱	焦栀子三钱
桑寄生六钱	川萆薢四钱	牛　膝三钱
生侧柏叶三钱	酒大黄八分	郁李仁三钱
滑石块四钱	焦神曲三钱	金银花四钱
全瓜蒌一两	玄明粉八分	鲜荷叶一个
犀黄丸钱半（分吞）		

李妇　九月初八日

湿热郁阻，气机不畅，曾发脘胁痛楚，散之较过，遏于皮肤而发黄疸。经常先期，舌苔白腻，仍复作渴，脉滑大而数，热象较盛，当清化利湿，兼调气分。

生鳖甲钱半	茵　陈三钱	大腹绒钱半
知　母三钱	生蛤粉一两	栀　子三钱
橘　核四钱	川黄柏三钱	青竹茹五钱
生侧柏叶三钱	川牛膝三钱	炒丹皮一钱
赤小豆四钱	滑石块三钱	藕一两（带节）

二诊：九月十九日。连进前方药后，发黄之象较退，第膀胱不化，小便仍少，气机略畅，热象仍炽，再以前方稍为变通。

鲜芦根一两	知　母三钱	生石膏五钱（先煎）
盐橘核五钱	生鳖甲钱半	栀子炭三钱
莲子心一钱	湖丹皮一钱	嫩茵陈一钱
大腹绒钱半	川黄柏三钱	赤小豆四钱
代赭石钱半	川牛膝三钱	旋覆花钱半（布包）
车前子三钱	汉防己一钱	藕一两

姚妇　九月二十七日

高年真阳不足，湿盛黄疸，六脉弦缓而滑，按之力差，饮纳皆减，腹胀足肿，证象颇重。回真阳以利湿。

云苓皮四钱	桂枝尖一钱	猪　苓三钱
栀　子三钱	炒秫米四钱	嫩茵陈三钱
泽　泻三钱	知　母三钱	炮附子钱半
大腹绒钱半	橘　核四钱	川黄柏三钱
川牛膝三钱	炒白术钱半	

二诊：原方加川椒目六分、北细辛六分。

[按] 阳虚阴黄，以茵陈五苓散加炮附子温化之，川椒目配合北细辛温通下焦，治阳虚水肿疗效甚佳。

李男　闰月初九日

肾积奔豚，本属湿热，攻克渐减，因暑邪遏于皮肤，发为黄疸，服药已经渐退，积象当借之而减，仍宜清化之。

茯苓皮四钱	赤小豆四钱	生鳖甲钱五分（先煎）
知　母三钱	嫩茵陈三钱	炒秫米四钱
湖丹皮一钱	川黄柏三钱	栀子炭三钱
大腹绒三钱	广藿梗三钱	橘　皮三钱
橘　核三钱	鲜竹茹八钱	条黄芩三钱
鲜菖蒲三钱	生大黄五分	紫雪丹三分（分冲）
川牛膝三钱	西瓜皮一两	稻　芽四钱（生熟各半）

二诊：加清半夏二钱，去条芩、紫雪丹。

[按] 例中所举多系"阳黄"范畴，乃湿热浸及血分，蕴郁三焦所致。我国古代医学文献中有关"黄疸"记载颇多。《素问·平人气象论》云："溺黄赤安卧者，黄疸……目黄者曰黄疸。"《灵枢·论疾诊尺》中说："寒热身痛面色微黄，齿垢黄，爪甲上黄，黄疸也。"元代罗天益在《卫生宝鉴》中将黄疸分为"阳黄""阴黄"。本病外因与六气相关，内因劳倦、郁怒、忧思以致脾失健运，中焦水湿停滞，郁而化热，肝失疏泄，胆汁内瘀，不循常道而溢于肌肤，以致全身发黄。孔师根据黄疸湿与热的不同程度，以热重于湿、湿重于

热、湿热并重区别论治。

十七、胁痛

章妇　十月十七日

肝家抑郁，聚于左胁，时或上犯膈间，窜逆痛楚，上焦热象较盛，脉象弦滑而数，当涤达抑肝并用。

生石决明六钱	川郁金二钱	白蒺藜三钱（去刺）
梧桑寄生五钱	旋覆花钱半	杭菊花三钱
二青竹茹四钱	代赭石钱半	龙胆草钱半
条黄芩三钱	丹　皮一钱	知　母三钱
鸡血藤四钱	藕二两	稻　芽四钱

福男　九月二十日

肝家抑郁，痞于右胁，痛楚拒按，渐至肺气不能下降，病发兼有呛咳，脉象弦滑而实，当软坚化痞，兼抑肝邪。

生牡蛎三钱	旋覆花钱半	三　棱一钱
杏仁泥三钱	生赭石钱半	川楝子二钱（打）
莪　术一钱	川郁金二钱	生枳实钱半
乌　药二钱	炒甜葶苈钱半	大腹绒一钱
全瓜蒌一两		

裕妇　七月初九日

肝脾不和，中焦宿滞化热，兼为邪袭，左胁下痛楚又作，兼有形冷吐泻，舌苔黄垢，脉弦滑而数，治以疏化，和中降逆，兼调气机。

生左牡蛎三钱	桑　叶三钱	旋覆花钱半
代赭石钱半	知　母三钱	陈　皮二钱
苦杏仁泥三钱	盐橘核四钱	泽　泻二钱
鲜竹二青八钱	炒稻芽四钱	法半夏二钱
苏　叶八分	苏　子八分	藿　梗三钱
紫雪丹三分（分冲）		

朱男　五月初七日

肝家气积，由来已久，肋际聚痛，纳呆厌油，皮肤瘙痒，面色晦暗，脉尚滑数，亟宜咸软攻化、柔肝扶脾、内消之法。

生牡蛎六钱	三　棱钱半	旋覆花钱半（布包）
瓜　蒌六钱	石决明一两	莪　术钱半
代赭石钱半	知　母三钱	川楝子三钱
青　皮二钱	生枳实二钱	玄　胡三钱
玄明粉六分		

李男　九月初八日

肝家气郁，而右行不得畅，久则胁际作痛，不能侧卧，纳物迟钝，呕逆，精力疲乏，皮肤刺痒，脉象弦缓。以金铃子散、旋覆花汤合并治之。

金铃子三钱	生枳实二钱	旋覆花钱半（布包）
藕一两	玄　胡三钱	代赭石钱半
法半夏二钱	台乌药三钱	小青皮钱半
甘　草一钱	鲜香橼一片（带瓤）	

田男　六月二十七日

肝胃燥气炽盛，津液为之闭阻，卧后口干颇甚，中焦为肝家逆气所扰，两肋胀满，甚则作痛，脉弦大而数，左关较盛，亟宜清滋润化，兼调气机。

珍珠母一两	地骨皮三钱	旋覆花钱半（布包）
寸　冬二钱	鲜石斛五钱	代赭石钱半
龙胆草炭一钱	玉　竹三钱	天花粉三钱
鲜地黄四钱	川楝子二钱	稻　芽四钱
朱莲心一钱	鲜荷叶一个	益元散四钱（布包）

黄妇　四月十一日

肝家气积，由来已久，左胁聚痛，脉大而弦实，治当咸软攻化，使之渐消方妥。

生牡蛎六钱	三　棱钱半	旋覆花钱半（布包）

瓜　蒌六钱	石决明一两	莪　术钱半
代赭石钱半	知　母三钱	川楝子三钱
青　皮二钱	生枳实二钱	玄　胡三钱
玄明粉六分		

徐女　六月二十一日

寒湿伤中，脾失健运，脘胁不适，腹胀，右胁痛楚，纳呆呕逆，大便溏，精力疲乏，脉象滑数，舌苔白腻，拟温中健脾、柔肝之品。

云苓皮四钱	炒白芥子八分	泽　泻三钱
炒秫米四钱	炒谷芽三钱	炒稻芽三钱
土於术钱半	鸡内金三钱	橘　核二钱
法半夏三钱	煨木香八分	台乌药三钱
甘　草五分	炒黄连五分	炒吴萸五分
川厚朴七分	大枣二枚	土炒杭芍二钱

裕女　九月初九日

肝脾不和，中焦宿滞化热，左胁作痛，呕吐，食欲不佳，舌苔黄垢，脉弦滑而数，治以和中降逆，柔肝健脾，兼调气机。

生左牡蛎三钱	陈　皮二钱	旋覆花钱半（布包）
二青竹茹四钱	代赭石钱半	炒稻芽四钱
苦杏仁泥三钱	广藿梗三钱	法半夏二钱
知　母三钱	炒橘核四钱	陈香橼一钱
川厚朴钱半	生枳实钱半	

岳女　六月初八日

湿热相郁，脾为之困，气机阻痛于胸胁，精力疲顿喜睡，脉滑大而数，口渴颇甚，亟宜清化。

川郁金二钱	九节菖蒲钱五分	生石膏五钱（研，先煎）
盐知母三钱	青蒿梗二钱	台乌药三钱
厚朴花钱五分	川牛膝三钱	桑白皮三钱
莲子心二钱	生杏仁三钱	广藿梗三钱

鲜荷叶一个　　　　　　盐黄柏三钱

王妇　六月十九日

进前方药，尚属相宜，第肝家气逆，为湿热所郁，左胁上阻痛，脉稍呈滑实，似为胎象，第湿象太实，仍宜清通和化。

生牡蛎四钱（布包，先煎）　　　　台乌药三钱

旋覆花钱五分（布包）　　　　　　益元散三钱（布包）

代赭石钱五分　　鸡血藤四钱　　　生鳖甲钱五分（先煎）

大腹绒钱五分　　炒谷芽三钱　　　炒稻芽三钱

知　母三钱　　　朱莲心钱五分　　石决明五钱（生研，先煎）

淮小麦一两　　　杏仁泥三钱　　　藕一两（切片）

杨妇　九月初十日

产后胎泄三月余不愈，次数较减，而肝空脾虚，生化之机不畅，胁际作痛，腹胀纳呆，呕逆厌油，皮肤刺痒，牙龈出血，脉弦滑而数大，按之力差，宜醒化滋益肝脾。

生牡蛎三钱　　　醋茵陈钱半　　　石决明五钱（生研，先煎）

云茯苓三钱　　　土於术二钱　　　炒山药三钱

炒秫米三钱　　　芡实米三钱　　　紫丹参三钱

炒麦芽三钱　　　大　枣二枚　　　煨鸡内金三钱

煨广木香六分　　炒稻芽三钱　　　盐橘核三钱

金匮肾气丸钱半（布包）

张男　十一月初四日

热郁气机，运化遂滞，肌肤渐消，近作蒸热，时或胁痛，纳物欠佳，脉弦数而大，便秘已久，当清热润化，兼畅中焦。

鲜石斛五钱　　　川郁金二钱　　　全瓜蒌八钱（玄明粉八分拌）

知　母三钱　　　嫩青蒿钱半　　　生枳实二钱

片姜黄三钱　　　川黄柏三钱　　　栀子炭三钱

鸡内金三钱　　　郁李仁二钱　　　竹　茹五钱

合欢花五钱　　　乌　药二钱

吕妇　九月二十八日

水不涵木，气机横逆，膈下痛楚，左胁尤甚，舌苔白腻，脾家兼有湿邪，六脉弦滑，左关独盛，治当滋水抑肝、化气渗湿之品。

桑寄生五钱	生赭石二钱	生牡蛎三钱（先煎）
台乌药二钱	生桑皮三钱	旋覆花二钱（布包）
川楝子钱半	藕一两	黛蛤粉六钱（布包，先煎）
云苓皮三钱	炒秫米三钱	川厚朴七分
醋青皮钱半	白蒺藜四钱	知　母三钱

方女　五月二十日

三焦蓄水太久，肝郁气滞，脘次痞满，右胁痛剧，腹胀，纳物不佳，溲短，精力疲乏，脉弦滑而实，舌赤苔黄。拟柔肝醒脾，和化内消。

石决明一两	旋覆花二钱	橘　皮二钱
橘　核四钱	生桑皮二钱	生鳖甲钱半
代赭石三钱	猪　苓三钱	大腹皮钱半
磁朱丸四钱	槟　榔钱半	泽　泻三钱
谷　芽三钱	稻　芽三钱	盐知母三钱
乌　药三钱	滑石块四钱	川牛膝三钱
川郁金一枚	落水沉香一枚（磨，每煎药用磨汁四十滴）	
盐黄柏三钱	玄明粉钱二分（分二次冲）	

十八、癥瘕积聚

魏男　七月十五日

湿痞已久，肝脾并困，或谓生瘤，剖视而不能治，徒伤气血，正损而病愈重。腹胀如鼓，坚实拒按，大便频，小溲赤浊，饮纳均减，脉弦滑而实。姑予内消，兼顾气血以安之。

生槟榔五分	炒黑丑五分	生牡蛎四钱（包，先煎）
炒白丑五分	生橘核四钱	荆三棱一钱

川牛膝三钱	川黄连一钱	生海蛤八钱（包，先煎）
云茯苓三钱	蓬莪术一钱	大腹绒二钱
生枳实一钱	生滑石块四钱	萹　蓄三钱
杜仲炭二钱	瞿　麦三钱	桂圆肉二枚
犀黄丸一钱（研细，冲服）		

二剂

二诊：七月十八日。进服前方药，大便下黑色水，溲利胀减，拒按之状不似前剧，腹部较软，脉弦滑，舌苔黄垢而腻，宜遵前方稍事增减。

原方内去桂圆肉，瞿麦、萹蓄，加煨广木香七分、粉甘草五分（水炙）、肥玉竹一钱，改牡蛎为六钱，荆三棱、蓬莪术按原量各加五分。二剂。

三诊：七月二十一日。症已愈十之七八，腹部平软，精神转佳，二便已正常，脉滑，沉取乏神力，惟苔退未净，思纳颇甚，应慎饮食，以免食复，再酌情变通前方。

焦谷芽三钱	焦稻芽三钱	生赭石三钱
焦枳壳钱五分	川牛膝三钱	旋覆花二钱（包煎）
铁心甘草五分	犀黄丸五分（研细，冲服）	
煨莱菔子三钱	生牡蛎四钱（布包，先煎）	
云苓皮三钱	鸡内金三钱（砂仁五分同水煨）	

五剂

越半年，其母来诊，得悉其病自服药后遂即而愈。

程女　五月初八日

血因气结，肝湿亦盛，经停四月，腹部胀痛，兼有痞块拒按，大便滑下，日晡口渴，气机不畅，舌苔白腻，脉弦滑而数，治宜通经化瘀、兼利湿调气之品。

鸡血藤四钱	花蕊石四钱	代赭石三钱
生橘核四钱	川牛膝四钱	旋覆花三钱（布包）
川萆薢五钱	炒黑丑一钱	炒白丑一钱
台乌药三钱	桃仁泥二钱	生知母三钱
小川连一钱	干蘆虫二枚	焦麦芽三钱
焦稻芽三钱		石决明一两（生研，先煎）

生海蛤一两（布包，先煎）　　　　生鳖甲钱五分（先煎）

兑黄酒一杯随汤药冲服

二剂

二诊：五月十一日。服药后腹部胀痛减轻，午后发热亦不似前盛，精神好转，带下颇多，腰肢及小腹有酸楚下坠之感，取脉弦实，瘀血渐活动，再宗原方加减以逐之。

原方加广木香七分（煨）、大腹绒钱五分、红鸡冠花三钱、白鸡冠花三钱。二剂。

三诊：五月十四日。瘀血已下，量颇多，而腹部仍未舒畅，腿肢酸软无力，湿热已下移矣，饮纳二便皆正常，脉弦而有力，气分仍未和也，再变通前方治之。

全当归三钱	桑寄生六钱	鸡血藤五钱
煨广木香七分	大腹皮二钱	焦谷芽四钱
焦稻芽四钱	炒黑丑二钱	炒白丑二钱
小木通四钱	生橘核四钱	台乌药三钱
焦栀子四钱	川牛膝四钱	生滑石块五钱
桃仁泥三钱	焦槟榔钱五分	旋覆花三钱（布包）
代赭石四钱	川芎钱五分	醋炒小麦皮三钱
石决明一两（生研，先煎）		落水沉香四分（研细粉分两次冲）
川楝子四钱（打）		犀黄丸一钱（研细粉二次冲服）

二剂

四诊：五月十七日。腹中痞块已消，按之甚平软，胀痛已止，血下减少，仍夹血带，多透明质黏；舌苔白薄，脉弦滑有力，余皆正常，再进调中滋益之品。

云茯苓四钱	法半夏二钱	生鳖甲钱五分（先煎）
陈　皮一钱	全当归四钱	珍珠母两半（生研，先煎）
桑寄生五钱	台党参七分	生牡蛎五钱（布包，先煎）
土炒白芍钱五分	乌　药三钱	川萆薢四钱
益智仁三钱	代赭石二钱	制香附二钱
地　黄二钱	何首乌三钱	旋覆花钱半（布包）
炒焦稻芽四钱		

戈女　九月十三日

肝家抑郁，热生于中，腹中旧有积块未除，近因气而动，兼有烦躁易怒之患，仍依前方加减。

生左牡蛎四钱（布包，先煎）　　　生石决明六钱（布包，先煎）

知　母三钱　　　三　棱六钱　　　旋覆花一钱（布包）

朱莲心一钱　　　莪　术六钱　　　代赭石一钱

炒杭白芍四钱　　川　柏二钱　　　生枳实一钱

侧柏叶三钱　　　合欢花四钱　　　白蒺藜三钱（去刺）

生甘草五分　　　藕一两　　　　　川黄连一钱（酒炒）

高妇　九月二十日

初患暑湿带下，适届经期，为补药所阻，经道为之塞滞，少腹左半瘕积，日渐增长，曾服攻克之剂，未通，迄今二月有余，盖湿滞瘀血，兼而有之，左关脉独弦盛，尺部沉涩，姑以咸软芳化，兼畅经络。

生牡蛎三钱　　　鸡血藤五钱　　　炒莱菔子三钱

赤小豆三钱　　　当归尾二钱　　　橘　核三钱（盐水炒）

真川芎一钱　　　丹　皮一钱　　　打川楝子三钱

丝瓜络一钱　　　川牛膝一钱　　　延胡索三钱

泽　泻三钱（盐水炒和黄酒小盏）

兰妇　二月二十七日

病情夹杂，复腹有硬块，血结为患，甚则汗出旋呕，气不能畅，带下亦多，此血臌之症也，脉涩而不调，治宜化瘀行气。

当归尾四钱　　　桃仁泥三钱　　　杏仁泥三钱

炒灵脂三钱　　　川　芎二钱　　　蕲艾梗二钱

桑　枝四钱　　　四制香附三钱　　金铃子三钱

白　芍三钱　　　赤　芍三钱　　　细生地四钱

焦苡仁四钱　　　沙苑子二钱　　　干藕节五枚

高女　十一月初四日

脾为湿困，肝胆热实，发热已久，左胁下有积痞作痛，纳物迟钝，脉弦缓而细，舌赤苔白，当从血分导之。

生牡蛎四钱	三　棱八分	栀子炭三钱
生鳖甲钱半	莪　术八分	旋覆花一钱（布包）
盐橘核四钱	代赭石一钱	茵　陈钱半
盐知母三钱	盐黄柏三钱	黛蛤粉四钱（布包）
滑石块四钱	地骨皮三钱	麦　芽三钱
稻　芽三钱	犀黄丸四分	

张女　八月十九日

肝热脾湿，由来已久，渐及经络，胁右结痞，拒按作痛，腿痛颇甚，夜常不寐，咳嗽亦盛，面浮肿，肢亦微胀，舌苔滑白，脉弦滑而细数，治以清疏和化，达络柔肝。

威灵仙三钱	知　母三钱	生鳖甲三钱（先煎）
宣木瓜三钱	生石膏四钱	栀子炭三钱
川黄柏三钱	盐橘核四钱	桑寄生六钱
竹　茹五钱	甜葶苈二钱	醋炒嫩茵陈二钱半
川牛膝三钱	川萆薢三钱	首乌藤一两
淮小麦一两	代赭石一钱	旋覆花一钱（布包）

王女　四月十七日

脘腹痞积，胁痛腹胀，纳呆，时或潮热，便溏，经停四月，症属虚而有湿，脉滑实兼弦，姑予克化，兼通经络。

生牡蛎四钱	云苓皮三钱	旋覆花一钱（布包）
莪　术一钱	鸡血藤四钱	炒秫米三钱
代赭石一钱	枳　实一钱	湖丹皮钱半
淮山药二钱	荆三棱一钱	乌　药二钱
川牛膝三钱	炒稻芽三钱	盐水炒橘核三钱
醒消丸一钱（分吞）		

陆妇　九月二十一日

进滋摄温化之品，证象较转，但左半少腹以上痞积，拒按而不得消化，恐肝肾为之不和，气血不能调畅，诸症仍不能已，再以前方交通，以攻克化坚之品。

生鳖甲一钱	三　棱八钱	生龙齿三钱（布包，先煎）
赤小豆三钱	代赭石钱半	生牡蛎五钱（布包，先煎）
莪　术六钱	湖丹皮钱半	旋覆花钱半（布包）
石决明八钱	盐橘核四钱	杜仲炭二钱（布包）
乌　药一钱	炒炭槟榔五钱	泽　泻一钱（盐水炒）
醒消丸五钱（分吞）		

[按]《圣惠方》云：癥犹征也，坚硬在腹中，按之而应手。通治之法以化癥回生丹为良。若瘕者，以其病未成癥也。总之皆由痛久在络，虽凝聚成形，仍属经病。《内经》谓："大积大聚，其可犯也，衰其半则止。"

十九、水肿

李男　八月初四日

脾不行水，渐入经络，发为肿胀，泻后伤及肝阴，肿渐下行，按脉弦滑，左关较盛，拟从肝脾膀胱治之。

青蒿梗三钱	云苓皮四钱	旋覆花钱半（布包）
代赭石钱半	防　己二钱	生鳖甲五钱（先煎）
炒秫米四钱	炒橘核五钱	细　辛五分
大腹皮三钱	冬桑叶二钱	滑石块五钱
知　母三钱	陈葫芦二两	车前子三钱（布包）
川黄柏三钱	川牛膝三钱	

姜妇　七月二十日

心与小肠相表里，热邪所遏，表里不通，水湿泛滥，遂致四肢浮肿，小溲下肿遂消，小溲闭结则肿剧；畏寒口干，肢倦乏力，纳物亦差，时或夜寐不安，屡治屡未根除，脉取弦滑而数，治以清渗利湿，以消息之。

汉防己四钱	代赭石三钱	旋覆花三钱（布包）
生知母三钱	滑石块四钱	瞿　麦三钱
莲子心三钱	北细辛一钱	生川柏三钱
桑寄生八钱	萹　蓄三钱	云苓皮四钱
川萆薢四钱	炒甜葶苈三钱	生橘核四钱
炒秫米三钱	鲜冬瓜皮一两	肾精子八粒（装腔囊后下）

二诊：七月二十三日。药后小溲较畅，湿水蓄久，脾困不化，胃纳较差，夜不安寐，取脉弦大，再为变通前方。

瞿　麦三钱	萹　蓄三钱	牛　膝四钱
川萆薢四钱	汉防己四钱	焦谷芽五钱
川厚朴二钱	北细辛七分	葶　苈三钱
桑寄生八钱	云苓皮四钱	莲子心三钱
焦稻芽三钱	代赭石六钱	旋覆花四钱（布包）
知　母二钱	滑　石四钱	炒秫米三钱
木　瓜三钱	鲜冬瓜皮二两	黄　柏二钱

张男　闰月初八日

脾家湿困，膀胱不化，肿胀颇甚，小溲短赤，脉滑伏不和，亟宜渗行导湿，以通膀胱。

云苓皮四钱	川牛膝三钱	大腹皮二钱
盐知母三钱	炒秫米四钱	莲子心二钱
滑石块四钱	川椒目一钱	盐橘核五钱
北细辛一钱	丝瓜络一钱	冬瓜皮一两
汉防己三钱	杏仁泥三钱	车前子四钱（布包）
盐黄柏三钱		

范男　九月初二日

气血两虚，脾失运化，渐有水入经络，面发浮肿，腿部为甚，脉濡细而滑，当滋益醒脾渗化，以达经络。

生鳖甲三钱	北沙参三钱	炒秫米四钱
土炒白术钱半	生蛤壳一两	大腹绒四钱

嫩桑枝一两	建泽泻三钱	云苓皮四钱
盐橘核钱半	谷　芽三钱	旋覆花一钱
冬虫夏草三钱	川椒目钱半	甘　草一钱
稻　芽三钱		

[按] 滋补气阴，选北沙参、冬虫草，以避温燥。

薛男　九月二十三日

脾湿胃热，泻后腹胀，腿肿，日晡后形冷，脉右寸关大而数，亟宜清化利湿。

鲜石斛五钱	知　母四钱	川牛膝四钱
莲子心三钱	黛蛤粉一两	川黄柏三钱
滑石块三钱	茵　陈三钱	大腹绒钱半
盐炒橘核五钱	栀子炭三钱	泽　泻三钱
鲜芦根一两	车前子三钱（布包）	

李男　五月初二日

水湿极盛，三焦不能化，渐入经络，浮肿由面至足，舌苔白腻，脉沉滑而不濡，亟宜燥湿利水。

云苓皮四钱	炒秫米四钱	嫩茵陈三钱
桂枝尖一钱	栀子炭三钱	小川连三钱
清半夏三钱	土茅苍术二钱	川厚朴一钱
橘　核四钱	泽　泻三钱	生川牛膝三钱
生滑石块四钱		

[按] 阳虚水泛，少取桂枝尖以温通。

任女　六月初六日

脾湿极盛，暴怒伤肝，气机横逆，三焦膀胱皆失职，遂致肿胀，小溲短，脉弦大而滑数，治以柔肝利湿。

生海蛤粉一两	大腹绒三钱	旋覆花二钱（布包）
知　母三钱	石决明六钱	生赭石三钱
莲子心一钱	川黄柏三钱	生鳖甲钱半

盐橘核五钱	嫩青蒿三钱	牛　膝三钱
生滑石块四钱	西瓜皮二两	车前子四钱（布包）
落水沉香二分		

[按] 肝气横逆，气闭于下，以生石决明、生赭石、旋覆花柔肝，生鳖甲、嫩青蒿疏透，沉香、橘核入下焦理气以开闭；水停者再以渗利之品以畅之。

张妇　五月十二日

湿热郁阻，经已逾期，渐至湿入经络，发为浮肿，脘痞膈痛，精力疲顿，舌苔白腻，右寸关脉滑大而数，当先清化导湿，兼畅经络。

云苓皮四钱	炒秫米四钱	川郁金钱半
盐橘核三钱	地肤子三钱	乌　药二钱
生牛膝三钱	鸡血藤四钱	炒大腹绒钱五分
知　母三钱	川黄柏三钱	黛蛤粉六钱（布包）
川厚朴一钱	生赭石钱五分	旋覆花钱五分（布包）
栀子炭三钱（青蒿梗一钱同炒）		益元散四钱（布包）

[按] 孔师认为：三阴结谓之水，脾之为病也，"诸湿肿满，皆属于脾"，脾不制水，肾关不利。水停于内者名水饮，水溢于外者名水肿。治水之患或以急药缓投法，或开，或利，或逐瘀，或散结，或扶正，唯以通因通之。

二十、噎食反食

刘妇　十月初八日

肝家热郁，湿痰阻遏津液，遂致噎食呕逆，脘次及两胁际疼痛，舌赤无苔，脉弦滑而数，亟宜润化豁痰，柔肝调气。

钗石斛四钱	川郁金三钱（生白矾水浸）	
天竺黄二钱	瓜　蒌一两	旋覆花三钱（布包）
代赭石三钱	板蓝根四钱	黛蛤粉八钱（布包，先煎）
川牛膝三钱	鲜芦根二两	台乌药三钱
竹　茹一两	陈　皮一钱	鲜九节菖蒲根四钱
青　皮一钱	川楝子三钱	荷　梗尺许

郁李仁二钱　　　　桃　仁钱半　　　　杏　仁钱半

另方：鲜芦根二两、鲜九节菖蒲根四钱、鸭梨一枚、荸荠七枚、藕三两，共捣汁兑服。

二诊：十月十九日。肝郁脾湿，痰闭津液，渐成噎食，喜纳干物，连进前方药，胁际痛楚较减，第噎尚不能免，脉仍弦滑，再为增减前方。

代赭石四钱	天花粉三钱	钗石斛三钱（先煎）
台乌药三钱	板蓝根四钱	黛蛤粉一两（布包，先煎）
肥玉竹三钱	川楝子三钱	川郁金三钱（生白矾水浸）
法半夏三钱	郁李仁三钱	全瓜蒌一两（玄明粉一钱拌）
荷　梗尺许	旋覆花四钱	上好天竺黄三钱
杏仁泥三钱	川牛膝三钱	广陈皮钱半（盐水炒）

六神丸三十粒（分吞）

另方：鲜芦根二两、鲜九节菖蒲根六钱、鸭梨一个、藕二两、荸荠七枚，共捣汁兑服。

马男　正月初六日

湿热肝郁，阻于经络，两手关节肿痛，近以津液为痰所闭，咽物作噎，气逆于中，脉弦滑而数，宜先予化湿育津液。

石决明八钱	鲜芦根一两	法半夏三钱
川牛膝三钱	鲜石斛六钱	旋覆花三钱
代赭石三钱	鲜竹茹一两	郁李仁四钱
黛蛤粉一两	嫩桑枝八钱	川郁金三钱（生白矾水浸）
大青叶三钱	玄明粉八分	紫雪丹四分

鲜九节菖蒲根四钱（和凉开水捣汁兑入）

刘男　正月十三日

酒家伤液，初患噎，半年后转为反食，津液为痰闭，兼肝家气逆所致也，脉弦滑而数大，亟宜清滋降逆。

生石膏一两	鲜竹茹一两	玉　竹三钱
川牛膝三钱	旋覆花五钱	鲜石斛六钱（先煎）
代赭石五钱	花　粉五钱	板蓝根四钱

知　母三钱　　　　清半夏二钱　　　　黛蛤粉一两（布包）

鲜芦根一两　　　　酒川军一钱　　　　郁李仁二钱

竹沥水五钱（分冲）

二诊：正月十六日。加厚朴钱半。

郭男　七月初六日

肝家气积，结痞已久，脾湿痰盛，津液消耗，音哑气噎，渐成反食，舌苔白腻，便结，脉弦滑而实，宜清滋豁痰。

鲜苇根四钱　　　　青竹茹一两　　　　全瓜蒌八钱

代赭石四钱　　　　法半夏三钱　　　　旋覆花四钱（布包）

广陈皮二钱　　　　板蓝根四钱　　　　生川牛膝三钱

生知母三钱　　　　生黄柏三钱　　　　鲜竹沥水五钱（冲服）

打川楝子三钱　　　盐橘核五钱　　　　生石膏一两（研，先煎）

鲜石斛八钱（先煎）　　　　　　　　　黛蛤散一两（布包，先煎）

酒川军钱五分（开水泡兑）　　　　　　玄明粉钱五分（化兑服）

鲜九节菖蒲根五钱（和凉开水捣汁兑）

袁男　闰月初八日

脾湿肝郁，经络被阻，气机上逆于胃，纳物少，或作反食，精力渐困，右关脉滑实而有弦象，左关尤弦盛，亟宜解郁柔肝，渗化转输中焦。

鲜苇根一两　　　　代赭石二钱　　　　旋覆花二钱（布包）

川牛膝三钱　　　　橘　核四钱　　　　鲜竹茹一两

桑白皮二钱　　　　生枳实钱五分　　　知　母三钱

苏子霜二钱　　　　大腹绒二钱　　　　焦山楂四钱

川黄柏三钱　　　　藕　汁一杯

[**按**] 噎症是肝郁湿痰，闭阻津液所致，及至噎而反胃（俗称反食），多属酒家液伤，痰闭气逆故也。溯因论治，噎则侧重育阴生津，清化豁痰调气；反胃则必佐降逆舒肝化痰以畅气机。

案中用鲜石斛（或钗石斛）、天花粉、肥玉竹、板蓝根、肥知母、怀牛膝以滋精生津养液。妙在用鲜芦根、鲜九节菖蒲根、鲜鸭梨、鲜荸荠、鲜藕，此五鲜共捣汁兑入汤药内多次分服，具滋生津液、豁痰开闭之专功；再配以竹沥水、鲜竹茹等味，其化痰益津除噎止呕之力更强。至若噎症之用六神九、紫雪丹者，盖取其清化内消食道中痰湿毒热之阻闭也。

二十一、胃脘痛

王女　二月十五日

肝家郁逆，胃家停滞，遂致脘次痛楚，少腹亦痛，大便秘结，脉弦大而数，亟宜和肝化滞。

广藿梗三钱	白蒺藜三钱	炒六曲三钱
旋覆花三钱	代赭石三钱	大腹绒二钱
炒枳壳钱五分	炒枳实一钱	车前子三钱
盐橘核四钱	白檀香三钱	焦槟榔二钱
雷　丸三钱	瓜　蒌六钱	甘　草二钱
藕一两		

[按] 脘痛多与肝有关，此案以白蒺藜疏肝。胃气以降为顺，多伍以枳实、厚朴、瓜蒌、大腹皮等以降之。

吴男　四月初四日

肝脾不和，兼有湿困，脘次痞痛，舌苔白腻，脉象弦滑而数，左关独盛，治宜抑肝宣化。

石决明八钱	川郁金三钱	杏仁泥三钱
旋覆花钱五分	代赭石二钱	台乌药三钱
陈　皮三钱	生枳实二钱	炒六曲三钱
郁李仁三钱	橘　核四钱	滑石块四钱
苏子霜钱五分	乌梅一个（去核）	

[按] 左关独盛为肝旺。石决明、旋覆花、代赭石镇肝抑气，再加苏子、杏仁下气之品，抑肝之力更彰。

居妇　九月三十日

肝家气逆，上犯中脘，遂发痛楚旧疾，甚则牵及胁背，脾湿亦盛。舌苔白腻，脉象弦滑而数，左大于右，亟宜柔肝化气，以缓中焦。

连皮苓四钱	旋覆花钱半	厚朴花钱半
代赭石钱半	白高粱米四钱	合欢皮五钱
台乌药三钱	川郁金二钱	炒稻芽五钱
法半夏三钱	百　合五钱	橘　核三钱
杏仁泥三钱		

[按] 理气止痛多取橘核、乌药。

吴男　四月初五日

肝脾不和，兼有湿困，脘次痞痛，牵及右胁，呕逆，纳物欠佳，精力疲乏，脉弦滑而数，左关独盛，舌赤苔白，溲赤，治宜抑肝宣化。

石决明八钱	旋覆花钱半	陈　皮三钱
橘　核四钱	川郁金三钱	代赭石钱半
枳　实二钱	生滑石四钱	杏仁泥三钱
台乌药三钱	六　曲三钱	乌　梅一枚
苏子霜钱半	郁李仁三钱	

刘女　三月十九日

旧有气血不和、脘腹痛楚之患，近又复作，经已在期，第脐右痞痛，拒按较前尤甚，右关洪大而实，左脉弦细，治以抑肝拈痛、攻坚之品。

旋覆花钱半	台乌药三钱	生牡蛎三钱（布包，先煎）
莪　术一钱	土归身一钱	代赭石钱半
小青皮钱半	生枳实钱半	土炒杭白芍三钱
川楝子二钱	荆三棱一钱	甘　草一钱
百　合四钱	大腹绒一钱	玄明粉四钱（分化）
生鳖甲钱半		

鲍女　七月十三日

肝胃不和，脾家湿困，脘常痛楚，纳物不香，舌苔垢腻，脉象弦滑而数，亟宜渗化和中。

土炒当归一钱	土炒杭芍三钱	炒莱菔子四钱
云苓皮四钱	川郁金钱半	台乌药三钱

厚朴花钱半	炒枳壳二钱	大腹绒二钱
焦六曲三钱	山楂炭三钱	旋覆花二钱（布包）
知　母三钱	代赭石二钱	益元散四钱（布包）

［**按**］气滞而胃脘作痛者，多用乌药。

傅女　五月十七日

按脉弦滑，两关并盛。据述脘痛腹胀已经月余，舌苔白腻，盖脾湿肝郁，胃气不得转输，宜轻宣和化。

川柴胡二分	炒枳壳钱五分	白蒺藜三钱（去刺）
川郁金三钱	代赭石三钱	石决明八钱（生研，先煎）
台乌药三钱	厚朴花钱五分	旋覆花二钱（布包）
大腹绒二钱	丝瓜络一钱	法半夏三钱
川牛膝三钱	佛手片三钱	鲜荷梗尺许
槟榔炭钱五分		

［**按**］柴胡只用二分，冀以转输少阳而利胃气。

刘男　十一月十一日

六脉弦滑而细数，按之有力。据述患胃痛已久，攻补皆无效，盖脾湿为肝所乘，气机郁阻，痛则喜按，重于夜分，昼则阵阵作痛而轻，无关于寒热饭后，但饥则痛作，是有虫蚀。

云苓皮三钱	炒秫米三钱	黛蛤粉一两（布包）
甘　草三钱	川郁金二钱	乌梅一枚（去核）
槟榔炭一钱	赭　石一钱	旋覆花一钱（布包）
桃仁泥三钱	杏仁泥三钱	雷　丸三钱（打）
盐橘核三钱	大黄炭六分	郁李仁二钱
鲜苇根一两	藕一两	

［**按**］古人谓"心胃痛有九种"，此虫痛也。用乌梅、雷丸、槟榔以杀之，大黄炭、郁李仁以驱之。

郑男　二月二十日

湿热生虫，肝胃不和，脘次痛楚，食后较减，脉弦滑实，宜柔肝和胃，兼用杀虫之品。

炒枳实钱五分	炒六曲三钱	白蒺藜三钱（去刺）
生赭石三钱	雷　丸三钱	旋覆花三钱（布包）
云茯苓四钱	乌　药四钱	石决明一钱（生研，先煎）
炒枳壳钱五分	焦槟榔钱五分	盐橘核四钱
榧子肉三钱	生甘草三钱	车前子三钱（布包）

二诊：二月二十二日。加大青叶三钱、酒军一钱（后煎）、玄明粉一钱（冲）。

［按］前案有"饥则痛作"，此案有"食后较减"，均属虫蚀。

王女　十一月初六日

脾胃为湿寒所困，旧患脘痛，近复发颇剧，舌苔薄白，脉象缓弦兼滑，左关盛大，亟宜辛通温化。

云苓皮四钱	炒秫米四钱	淡吴萸钱五分（川连五分炒）
炮干姜六分	广陈皮三钱	法半夏二钱
代赭石三钱	台乌药三钱	旋覆花三钱（布包）
厚　朴钱五分	生枳实钱五分	甘　草一钱
炒谷芽三钱	炒稻芽三钱	川牛膝三钱
沉香曲三钱		

［按］此又脘痛之属于寒者，非吴萸、炮干姜、乌药辛通温化不可。

崔妇　六月二十三日

湿热郁阻，肝家气逆，脘痛腹胀，口渴喜饮，过午潮热，大便时或自利，脉弦滑而数大，当从血分清化，兼柔肝调气。

杏仁泥三钱	大腹绒钱五分	石决明八钱（土炒生研先煎）
知　母二钱	台乌药三钱	旋覆花二钱（布包）
代赭石二钱	青蒿梗钱五分	鲜石斛六钱（劈，先煎）
地骨皮三钱	炒谷芽三钱	生鳖甲钱五分（先煎）
炒稻芽三钱	盐橘核三钱	黛蛤粉六钱（包，先煎）
益元散四钱（包）		

苏妇 六月十七日

阴虚肝郁，脾湿亦盛，昨日曾患闭厥，旧有肝胃不和，脘痛之患时发时止，脉弦滑，姑予滋化和肝，兼快中焦。

炒丝瓜络一钱	代赭石钱半	生牡蛎三钱（布包，先煎）
炒大腹绒钱半	桑寄生五钱	旋覆花钱半（布包）
云苓皮三钱	莲子心一钱	地骨皮三钱
川厚朴七分	杏仁泥三钱	土炒台乌药二钱
藕一两	白蒺藜三钱（去刺）	

张男 六月十八日

脾湿肝郁，痞于中脘，时或痛楚，窜及胸胁，便秘，畏饮，纳物亦少，舌苔白腻，脉弦滑，右脉空大，左脉较实，亟宜渗化醒中，柔肝散结。

陈 皮二钱	云苓皮三钱	代赭石二钱
炒秫米三钱	槟榔炭八分	土炒台乌药三钱
仙露半夏二钱	厚朴花三钱	生牡蛎三钱（布包，先煎）
旋覆花二钱（布包）	川郁金三钱（生白矾水浸）	
稻 芽三钱（炒焦）	瓜蒌仁三钱（玄明粉六分同拌）	

禾男 十一月十七日

水不涵木，肝家气逆，窜痛于中脘，胁痛纳呆，兼有心悸、胸闷等象，脉弦数，舌赤苔黄，亟宜滋水涵肝，以畅气机。

生左牡蛎四钱	鲜铁石斛四钱	川厚朴七分
梧桑寄生五钱	青竹茹四钱	代赭石钱半
土炒乌药三钱	大腹皮钱半	旋覆花钱半（布包）
稻 芽三钱	瓜 蒌五钱	玄 胡二钱
藕一两		

李女 九月二十七日

肝家邪实，上犯中脘而发痞痛，气动则头摇不自知，经络虚为邪扰，脉以左关为弦数，大肠燥秘，当先治肝，佐以软坚散结之品。

生牡蛎四钱	枳　实钱半	旋覆花钱半（布包）
莪　术一钱	石决明八钱	代赭石钱半
川厚朴一钱	朱莲心钱半	川郁金二钱
郁李仁二钱半	三　棱一钱	知　母三钱
桃　仁钱半	炒桑枝八钱	乌　药三钱
荷　叶一个	瓜　蒌六钱（玄明粉八分拌）	

胡男　十月十七日

阴液素虚，肝家抑郁，痞于胁际，渐至窜逆经络，脘膈疼楚颇剧，脉弦滑不和，治宜滋抑和化。

生牡蛎一两	石决明六钱	磁朱丸三钱
首乌藤一两	代赭石钱半	旋覆花钱半（布包）
白蒺藜三钱	丝瓜络一钱	炒大腹绒三钱
台乌药二钱	紫丹参三钱	麦　冬三钱
枳　实钱半	百　合六钱	藕一两

二十二、胀满

杨男　五月十五日

脾湿肝热，气机失畅，脘腹时感胀满，大便滑泄，舌苔白腻，脉弦滑，左关较盛，亟宜清化利气。

代赭石三钱	云苓皮四钱	白蒺藜三钱（去刺）
炒秫米三钱	法半夏三钱	旋覆花三钱（布包）
大腹绒二钱	川厚朴钱五分	石决明八钱（生研，先煎）
猪　苓三钱	泽　泻三钱	盐橘核三钱
肥知母三钱	小川连钱五分	川牛膝三钱
生滑石四钱	朱莲心钱五分	

王男　十一月初四日

肝脾不和，运化失司，久而渐成腹胀，大便不甚克化，舌苔黄腻，纳物颇佳，脉象弦滑，右较盛大，亟宜清柔和化。

云苓皮四钱	赤小豆四钱	炒莱菔子四钱
大腹绒二钱	生赭石三钱	旋覆花三钱（布包）
盐橘核四钱	福泽泻二钱	广木香一钱
川厚朴五分	广陈皮钱半	川牛膝三钱
鸡内金三钱	荷　梗尺许	
左金丸二钱五分（分吞）		

马男　十一月十五日

脾湿肝逆，气机上犯，呃忒泛酸，脘次痞满，口渴舌赤，脉弦滑而数，治以降逆化湿。

云苓皮四钱	炒秫米四钱	石决明八钱（生研，先煎）
法半夏三钱	白蒺藜三钱	旋覆花三钱（布包）
川厚朴钱五分	川牛膝三钱	代赭石三钱
盐橘核四钱	知　母三钱	泽　泻三钱
生滑石块四钱	荷　梗尺许	

[按] 荷梗通膈畅气行水。

严女　七月十二日

肠胃停滞，脾湿颇盛，遂致食后胃脘胀满，大便秘，精力疲倦，口渴喜饮，小便如常，脉弦滑数而实，亟宜清渗芳化。

云苓皮四钱	炒秫米三钱	广藿梗钱五分
代赭石三钱	川厚朴五分	旋覆花三钱（布包）
法半夏三钱	青竹茹四钱	焦六曲三钱
莱菔子三钱	炒枳壳钱五分	大腹绒三钱
滑石块三钱	肥玉竹三钱	小川连八分（吴萸二分同炒）
天花粉三钱	珍珠母四钱	藕一两
保和丸三钱（分吞）		

邓男　四月二十五日

肝脾气郁，脘次痞胀，卧则随移左右，咳嗽多痰，中满不欲食，兼作呕逆，脉弦大而实，盛于两关，亟宜攻坚和化。

白蒺藜三钱	法半夏三钱	石决明八钱（生研，先煎）
台乌药三钱	代赭石三钱	生石膏六钱（生研，先煎）
炒黑丑钱五分	炒白丑钱五分	旋覆花三钱（布包）
大腹绒三钱	焦槟榔钱五分	生枳实二钱五分
川厚朴钱五分	炒莱菔子三钱	生牡蛎四钱（布包，先煎）
醋军炭一钱	藕一两	玄明粉一钱（分冲）
车前子三钱（布包）		

二诊：去黑丑、白丑、白蒺藜，加赤小豆、牡丹皮、三棱、莪术而愈。

[按] 孔师认为：胀满治肝脾，左金丸、正气散相佐为用，多属常例。然生石决明、鸡内金一以平肝之阳，一以消磨积滞而和胃，设若单腹胀用三棱、莪术、醋军炭、玄明粉、黑白丑、生枳实，是攻其坚而下其实者。

二十三、呕逆

徐男　九月初四日

脾家湿困，运化遂差，阳明盛而喜食，渐至化热，呕逆脘阻，面色黄滞，脉弦滑而数，舌苔白腻，治当清渗宣化。

云苓皮四钱	炒秫米四钱	茵　陈一钱
知　母三钱	炒栀子三钱	苦杏仁三钱（苏子钱半同拌）
川黄柏二钱	青竹茹四钱	炒谷芽三钱
炒稻芽三钱	枯黄芩二钱	鸡内金三钱
中厚朴七分	杜牛膝三钱	生桑白皮三钱
盐橘核三钱		

章男　十一月二十一日

湿滞伤中，肝胃两盛，呕逆，大便不畅，舌苔腻而黄，脉伏滑而数，左关较盛，当清宣导滞。

青连翘三钱	青竹茹三钱	杏仁泥二钱
炒枳壳一钱	陈　皮一钱	炒稻芽三钱
焦六曲二钱	炒莱菔子二钱	橘　核二钱

知　母二钱　　　　　藕一两　　　　　　生桑白皮钱五分
益元散三钱（布包）

李男　十月初一日

湿困中土，转输不行，腹痛无定时，呕逆不得饮纳，二便秘，腹胀，脉滑大而数，亟宜芳化清利之品。

鲜苇根一两	鲜竹茹八钱	广藿梗三钱
川郁金二钱	大腹绒二钱	台乌药三钱
橘　核四钱	知　母三钱	川黄柏三钱
郁李仁三钱	生川牛膝三钱	旋覆花二钱（布包）
冬瓜仁三钱	牛赭石一钱	紫雪丹二分（分冲）

傅妇　九月初十日

连进前方药，证象已转，但肠胃湿滞不能即清，呕逆虽未尽止，然胃气较复，纳物渐转，舌苔仍白腻，午后腹痛未除，阴分中气滞，依前方加减。

土炒当归钱半	鲜石斛四钱	土杭芍三钱
姜竹茹五钱	炒枳实二钱	生牡蛎三钱（布包，先煎）
法半夏二钱	生蛤粉六钱	炒莱菔子钱半
栀子炭三钱	炒六曲三钱	车前子三钱（布包）
大腹绒钱半	石莲肉四钱	盐橘核四钱（研）
川黄连钱半	益元散四钱（布包）	

[**按**] 午后腹痛，阴虚肝气横逆，故以当归、白芍、牡蛎、蛤粉益肝经阴血，栀子、黄连清其郁热。

杨妇　九月十一日

屡进前方药，证象尚无大进退，项内结核亦未再消，阳明之热似较重，兼与湿合而作呕逆，脉亦滑大而数，再以前方加减之。

青竹茹一两	知　母三钱	山楂炭三钱
甜葶苈二钱	酒　芩二钱	旋覆花一钱（布包）
桑白皮三钱	代赭石钱半	生石膏四钱（研，先煎）
炒栀子三钱	川厚朴七分	生川牛膝二钱

全瓜蒌六钱　　　　生枳实钱半　　　　　　藕一两
滑石块四钱

[按] 孔师认为：湿滞、湿困，脾为之扰，不得散精于肺，气欲平而不平，呕逆作也，启脾以化湿，宣肺而行气，呕逆自安。

二十四、吐利

潘男　九月十七日

脾家湿困，水谷不化，时作腹痛，呕吐泄泻，脉滑细而濡，亟宜渗醒温化，以启脾土。

云苓皮四钱　　　　炒莱菔子三钱　　　　炒六曲三钱
淡干姜一钱　　　　炒秫米四钱　　　　　炒枳实一钱
陈　皮二钱　　　　乌　药三钱　　　　　川厚朴一钱
盐泽泻二钱　　　　猪　苓三钱　　　　　厚附片二钱（黄连一钱同炒）
炙甘草一钱　　　　大　枣二枚　　　　　谷　芽四钱

二诊：九月二十日。原方加大熟地三钱、山萸肉三钱，干姜改五分。

三诊：九月二十六日。连进前方药，腹泻已止，肝家盛而气逆，时或聚痛，纳物较增，舌赤稍盛，六脉较前稍数，再为变通前方。

云苓皮四钱　　　　清半夏四钱　　　　　焦六曲三钱
猪　苓三钱　　　　炒秫米四钱　　　　　盐水炒泽泻三钱
土炒台乌药三钱　　紫丹参三钱　　　　　生牡蛎三钱（布包，先煎）
炒莱菔子三钱　　　广陈皮二钱　　　　　盐水炒橘核三钱
山萸肉三钱　　　　炒谷芽三钱　　　　　炒稻芽三钱
炙甘草一钱　　　　厚　朴一钱　　　　　熟　地三钱
生　姜一大片　　　大　枣二枚　　　　　大腹绒钱半

华女　七月初八日

暑湿相郁，阳明较盛，相搏于中，吐利交作，口渴呕逆，脾不输转，亟宜芳通清化。

鲜竹茹八钱　　　　广藿梗三钱　　　　　鲜石斛六钱（劈，先煎）
云苓皮三钱　　　　川厚朴一钱　　　　　炒枳壳钱半

大腹绒钱半	小川连钱半	川牛膝三钱
橘　核四钱	肥知母三钱	益元散四钱（布包）
薄荷叶钱半	西瓜皮二两	紫雪丹三分（分冲）

承妇　六月二十五日

湿困中焦，兼感暑袭，呕逆泄泻，势将化痢，脉大而滑数，舌苔白腻，口不清爽，亟宜清暑分化以导湿滞。

广藿梗三钱	厚　朴一钱	清半夏三钱
乌　药三钱	鲜竹茹一两	陈　皮二钱
生石膏八钱	知　母三钱	小川连二钱
吴　萸二分	炒枳壳二钱	薄荷叶一钱
橘　核三钱	炒谷芽三钱	益元散四钱（布包）
炒莱菔子三钱	炒稻芽三钱	紫雪丹三分（分冲）

[**按**] 脾不伤不利，胃不伤不吐，止吐固利，医家皆知其理，但临证细求，须知疏凿，莱菔子、六曲、大腹皮、泽泻即此类也。

二十五、泄泻

徐男　五月初八日

湿热停滞，兼为暑袭，形冷肢热，口渴腹痛，泻黑水，须防化痢，脉来滑大而数，治宜清疏芳化导滞。

生石膏六钱	鲜苇根一两	广藿梗三钱
桑　叶三钱	竹　茹五钱	知　母三钱
地骨皮三钱	栀子炭三钱	大腹绒钱五分
川黄连钱五分	薄　荷钱五分	连　翘三钱
乌　药二钱	鲜荷叶一个	益元散四钱（布包）

[**按**] 此暑湿泻也，苇根、藿梗、薄荷、益元散、荷叶皆清疏芳化暑感之品。

杨男　八月初二日

湿热伏暑，运化失畅，遂致滑泄，舌苔白腻，脉大而滑数，亟宜清芳渗化，以畅中枢。

云苓皮四钱	广藿梗三钱	法半夏三钱
炒谷芽三钱	炒稻芽三钱	小川连钱五分（吴萸一钱炒）
厚朴花钱五分	盐橘核三钱	大腹绒钱五分
焦六曲三钱	广陈皮钱五分	车前子三钱（布包）
莲子心钱五分	生滑石块四钱	鲜冬瓜皮一两

［**按**］此暑湿泄也。

王男　十一月十六日

夏令湿困，泄泻止后，脾运未复，气机未畅，脘腹胀满，食后尤甚，腹中隐隐作痛，脉弦滑不和，宜以宣化和中。

全瓜蒌六钱	云苓皮三钱	土炒焦当归四钱
煨广木香一钱	大腹绒三钱	旋覆花三钱（布包）
生赭石三钱	川厚朴钱五分	土炒莱菔子四钱
法半夏三钱	炒枳壳二钱	土炒焦杭芍三钱

师（系女僧）七月初十日

湿热滑泻，兼作呕逆，口干思冷。舌苔白腻，脉象滑数，左关较盛，亟宜清渗和化，分利湿邪。

云苓皮四钱	炒秫米四钱	青竹茹六钱
炒谷芽三钱	炒稻芽三钱	盐橘核四钱（乌药二钱同炒）
广藿梗三钱	大腹绒钱半	厚朴花钱半
薄荷叶钱半	清半夏三钱	车前子三钱（包）
知　母三钱	川牛膝三钱	小川连钱半（吴萸三分泡水炒）

［**按**］脉滑数，左关盛，肝热可知也。左金丸清肝热，降逆止呕。川连苦寒，湿热泻非此不可。

张男　八月二十六日

脾湿肝热，气机失畅，腹中不适，遂致滑泄，舌赤苔白，肝脉较大，亟宜清平渗化。

云苓皮三钱	炒秫米三钱	左金丸钱五分（布包）

广藿梗三钱	法半夏钱五分	大腹绒钱五分
谷　芽三钱	稻　芽三钱	焦六曲三钱
川厚朴一钱	盐橘核四钱	六一散四钱（布包）
肥知母三钱	鲜冬瓜皮一两	

［按］左金丸治肝热。

马女　七月十五日

脾家湿热，胎前滑泄，产后不止，口疮糜痛，舌赤口渴，脉大而滑数，治以清化分利，兼和中焦。

云苓皮四钱	炒秫米四钱	青竹茹五钱
广藿梗三钱	滑石块五钱	生蛤粉　两（布包，先煎）
小川连二钱	大腹绒钱半	川黄柏三钱
炒谷芽三钱	炒稻芽三钱	知　母三钱
橘　核五钱	川牛膝三钱	冬瓜皮一两

［按］热盛于湿。

于男　十一月二十三日

湿热困脾，泻时较久，清浊不分，水邪仍滑入大肠，前数日泻已稍止，近又复作，纳物不香，牙龈肿痛，脉仍滑濡，再以前方略为变通，升降清浊，兼分利水谷。

云苓皮五钱	炒秫米五钱	煨葛根五分
柴　胡二分	猪　苓三钱	石决明四钱（生研，先煎）
炒谷芽三钱	炒稻芽三钱	炙升麻一分五厘
泽　泻三钱	法半夏二钱	小川连二钱（酒炒）
炒六曲三钱	土炒白术二钱	陈　皮钱五分（土炒）
中厚朴七分	炙甘草五分	知　母钱五分
川黄柏一钱五分	上好紫桂五分	黄土汤煎

（后三味，共研极细末，淡盐水米饭和为小丸，滑石为衣，分六次随汤吞下）

［按］此方中，五苓散分利止泻，升麻、柴胡、葛根生清而止泻；黄连清热燥湿止泻；陈皮、半夏、厚朴化湿和胃；黄土汤健脾止泻。知母、黄柏、

肉桂为滋肾通关丸，可助膀胱气化，清下焦湿热，亦取利小便实大便之意。

王男　九月二十六日

高年旧患，脾湿滑泄，近以冬令寒袭，有阳气被阻之象，泄又复作，午前较甚，脉缓滑而力差，再以温抑渗化。

台党参二钱	焦于术二钱	云茯苓三钱
炒谷芽三钱	炒稻芽三钱	鸡内金三钱
巴戟天二钱	焦六曲三钱	煨诃子肉钱五分
炒淮山药三钱	盐炒橘核三钱	车前子二钱（布包）
泽　泻二钱	煨草果二钱	附子理中丸一粒（分六角）

[按] 阳虚滑泄，自当健脾温中。

阎男　九月二十八日

脾家湿困，胃阳亦弱，患滑泄已久，肠鸣颇甚，宗气不摄，脾不渗化，脉滑濡而力弱，亟宜温渗醒中。

黑附片三钱	连皮苓三钱	炒秫米三钱
法半夏三钱	土炒陈皮钱半	炙甘草一钱
土炒谷芽三钱	米炒党参三钱	泽　泻二钱
北五味子五分	土白术三钱	干　姜一钱
桂枝木钱二分	炒枳壳一钱	

二诊：十月初三日。湿困阳虚较久，服温之品略减，便泻减而未愈，腹痛未除，运化之力未复也，再依前方变通之。

炮黑附片三钱	连皮苓四钱	炒秫米四钱
法半夏四钱	桂枝木钱半	广陈皮二钱
米炒党参三钱	北五味子一钱	土白术三钱
枳　实钱二分	炒谷芽三钱	炒稻芽三钱
炙甘草一钱	干　姜一钱	泽　泻一钱

[按] 此附子理中汤加味，温运中阳之剂。

王女　九月初五日

脾湿素盛，痢后伤中，遂成滑泄，腹胀纳物不消，脉弦滑力弱，治以醒中渗化。

云苓皮四钱	炒秫米四钱	清半夏五钱
橘　核四钱	泽　泻三钱	炒六曲三钱
大腹绒二钱	厚朴花钱半	合欢花四钱
汉防己三钱	煨诃子肉三钱	川牛膝三钱
益元散四钱（布包）		

［按］云苓皮、泽泻、炒秫米均淡渗之品，湿去而脾自醒。

毕女　八月初五日

滞下之后，气滞未调，脾家未得恢复，湿气盛而滑泄，身冷腹痛，潮热自汗，病久有正不胜邪之势，脉滑大而弦数，治以滋化导滞醒中。

炒莱菔子三钱	冬桑叶三钱	生左牡蛎四钱（布包，先煎）
枳　实一钱	台乌药二钱	土炒焦当归一钱
淮小麦八钱	盐橘核三钱	诃子肉三钱（川连一钱同炒）
焦六曲三钱	槟　榔五分	土炒焦杭芍三钱
鲜石斛四钱	知　母三钱	车前子三钱（布包）
黄土汤煎		

［按］痢后泄，身冷腹痛，湿滞未清可知。

朱男　十一月初四日

脾湿滑泻，半载有余，无腹痛后重等象，口不作渴，脉缓滑，两尺较弱，拟滋化温和，以醒中焦。

云苓皮四钱	炒秫米四钱	盐水炒补骨脂二钱
焦白术二钱	煨诃子肉三钱	炙甘草一钱
陈　皮二钱	法半夏三钱	猪　苓三钱
升　麻一分	川柴胡三分	紫衣胡桃一枚（带皮打）
盐橘核三钱	泽　泻二钱	淡吴萸六分（川黄连三分同炒）

［按］脾湿久泻，中阳下陷，非升麻、柴胡不能升举。

窦男　七月初十日

脾湿困顿已久，饮食稍有不和即易作泻，口渴，脘次不适，舌苔滑白，脉象滑伏不畅，亟宜渗化和中。

云苓皮四钱	炒秫米四钱	清半夏三钱
广藿梗三钱	厚朴花钱半	大腹绒二钱
橘　核四钱	陈　皮一钱	雅连钱半（吴萸三分泡水炒）
炒谷芽三钱	西瓜皮一两	益元散五钱（布包）

刘女　五月十三日

脾家湿困，津液被阻，旧有滑泻之患，近又复发，日下数次，泄后易饥，舌苔白腻，脉滑数，宜渗醒和化。

炒秫米三钱	云苓皮三钱	生牡蛎四钱（布包，先煎）
合欢花四钱	鸡内金二钱	钗石斛四钱（先煎）
谷　芽三钱	稻　芽三钱	杜仲炭三钱
盐泽泻三钱	广陈皮钱五分	法半夏钱五分
厚朴花一钱	盐炒橘核三钱	淮小麦一两
鲜荷叶二个	小川连钱五分（吴萸二钱拌）	

于男　十月十八日

湿困中土，时作滑泄，腹有微痛，脉象滑濡而力差，当渗醒和中、兼畅气分为法。

连皮苓三钱	炒秫米三钱	炒大腹绒钱五分
法半夏三钱	土陈皮二钱	小川连八分（吴萸五分同炒）
炒稻芽四钱	盐炒橘核二钱	益元散三钱（布包）
泽　泻二钱	焦白术钱五分	土炒台乌药钱五分
煨河黎勒钱五分	破故纸钱五分（盐水炒）	

陈女　九月初四日

脾湿素盛，近以食水不调，气机阻滞，泻而不畅，势将化痢，脉象滑实而数，亟宜宣化湿滞。

广藿梗三钱	云苓皮三钱	鲜石斛四钱（劈，先煎）
土炒归身一钱	土炒杭芍三钱	炒山楂三钱
焦六曲三钱	炒莱菔子三钱	大腹绒钱五分

橘　核三钱	土炒乌药二钱	炒谷芽三钱
知　母三钱	厚　朴七分	雅连钱二分
西瓜皮一两	益元散四钱（布包）	

袁女　四月二十二日

脾湿素盛，肠胃湿滞，滑泻兼下滞物，腹不痛，延月较久，舌苔白腻，脉象滑而兼弦，亟宜渗湿清化导滞。

云苓皮三钱	炒秫米三钱	莱菔子三钱
合欢花三钱	鸡内金二钱	上川连钱五分（吴萸三分炒）
槐花炭三钱	车前子三钱	大腹绒钱五分
滑石块四钱	台乌药三钱	盐橘核四钱
川朴花一钱	泽　泻三钱	藕一两

[**按**] 湿滞久泄而腹不痛，湿重滞轻可知，用莱菔子、鸡内金导滞足矣。

周妇　九月初五日

脾家湿滞，孕及六月时曾患子泻，渗化之剂愈后，近又复作。腹痛即下，黎明即作，胎气渐深，脾运更差，仍当消补渗化并用。

云苓皮四钱	炒山药三钱	生牡蛎三钱（布包，先煎）
土炒乌药二钱	橘　核三钱	土炒陈皮钱五分
炒秫米三钱	炒枳壳钱二分	小川连钱二分
芡　实三钱	土白术三钱	盐水炒杜仲炭二钱
知　母三钱	炒大腹绒一钱	车前子三钱（布包）
甘　草五分	炒丝瓜络一钱	金匮肾气丸八分（布包煎）

[**按**] 黎明即作，肾气不足，故健脾化湿之外，佐以补肾。

肖男　九月初四日

湿滞伤中，滑泄已久，脾运既差，前滞仍未化，腹痛尚不能免，舌苔黄腻，脉象弦滑而实，虽年近古稀，气分尚好，宜醒化中焦，恢复运化。

连皮苓三钱	炒秫米三钱	炒莱菔子三钱
中厚朴八分	陈　皮钱半	法　夏二钱
盐橘核四钱	炒枳壳一钱	土乌药钱半

焦六曲三钱　　　　　炒谷芽三钱　　　　　小川连钱半（吴萸三分炒）

炒稻芽三钱　　　　　甘　草五分　　　　　诃子肉钱五分

[按] 老年久泄，正气未虚。

王男　二月十一日

脾湿肝乘，气化不和，遂成滑泄，服温燥较过，反助肝邪，气逆于中，胸膈阻痞不适，脉弦滑而数，左寸关尤甚，治主渗化柔肝。

连皮苓四钱　　　　　炒秫米五钱　　　　　旋覆花七分（布包）

知　母二钱　　　　　代赭石七分　　　　　川黄郁金钱五分（白矾水浸透）

焦六曲三钱　　　　　川牛膝钱五分　　　　盐橘核四钱

鲜冬瓜皮二两　　　　车前子三钱（布包）

黄土汤煎　　　　　　川黄连钱五分（吴萸三分泡水炒）

[按] 温燥动肝，气逆于上，用川黄连、吴萸、旋覆花、代赭石清柔降逆。

林男　九月十二日

胃热喜食，致伤中焦，遂泄泻，舌苔黄厚，脉象实而数，当清平宣化以快中焦。

云苓皮三钱　　　　　青竹茹三钱　　　　　鲜石斛五钱（劈，先煎）

中厚朴七分　　　　　炒枳壳钱五分　　　　焦六曲三钱

小川连钱五分　　　　盐橘核三钱　　　　　车前子三钱（布包）

知　母三钱　　　　　条黄芩三钱　　　　　益元散四钱（布包）

[按] 胃热多食，伤脾作泄，故以清热为主。

赵男　八月初七日

肝脾不和，中焦兼有湿困，运化迟滞，气机横逆，大便溏泄，腹痛胁胀，脉弦滑，亟宜柔肝渗化，以快中焦。

白蒺藜三钱　　　　　云苓皮四钱　　　　　石决明八钱（生研，先煎）

法半夏三钱　　　　　广陈皮二钱　　　　　台乌药三钱

代赭石三钱　　　　　盐橘核四钱　　　　　旋覆花三钱（布包）

肥知母三钱　　　　　焦六曲三钱　　　　　大腹绒二钱

生滑石块四钱　　　　莱菔子三钱　　　　　藕一两

方女　五月二十七日

旧有肠胃湿阻，滞下痢患，近又以湿滞腹痛泄泻而未化痢，脉象弦滑数大，亟宜清宣和化，预防滞下。

青竹茹五钱	广藿梗三钱	鲜石斛四钱（先煎）
云苓皮三钱	炒莱菔子三钱	小川连钱五分（吴萸一分炒）
川厚朴钱五分	台乌药三钱	白檀香二钱
生枳实钱五分	大腹绒三钱	盐橘核四钱
生滑石块四钱	肥知母三钱	鲜西瓜皮一两

张女　十月二十一日

脾不运化，曾患泄泻，止后三焦未畅，停饮不除，肠鸣时作，脉象弦滑而数，治当渗化和中。

连皮苓三钱	炒秫米三钱	炒大腹绒钱五分
紫丹参三钱	川郁金钱五分	焦槟榔五分
陈　皮钱五分	法半夏钱五分	盐橘核三钱
丝瓜络钱五分	冬瓜皮一两	车前子三钱（布包）
知　母二钱		

张男　闰月初七日

脾家素湿，惊动肝邪，土为木侮，遂成泄泻，状如鸡鸣，数年不愈，舌苔白腻，关脉滑大有力，泻久肝迫脾湿，姑予和化。

炒枳实一钱	清半夏五钱	生牡蛎三钱（布包，先煎）
葛　根六分	朱茯神三钱	朱茯苓三钱
泽　泻二钱	柴　胡五分	橘　核三钱
陈　皮钱五分	炙升麻一分	小川连八分（吴萸三分泡水炒）
土白术三钱	煨诃黎勒二钱	竹　茹三钱
黄土汤煎		

刘妇　六月二十四日

湿热作咳较久，近兼泄泻腹痛，舌赤苔白，脉滑大而数，亟宜清化和中，兼调气机。

苏子霜钱五分	焦六曲三钱	川黄连钱五分（吴萸三钱泡水炒）
乌　药三钱	连皮苓三钱	鲜杷叶四钱（去毛布包）
酒黄芩二钱	炒秫米三钱	橘　核三钱
肥知母三钱	西瓜衣一两	益元散四钱（布包）

杨妇　六月二十五日

肝家热郁，脾湿亦盛，久咳多痰，阴液不敷，近日滑泻以后又兼邪袭，发热每在午后，脉滑而数大，亟宜清滋柔化，兼疏解之。

代赭石钱五分	盐黄柏三钱	旋覆花钱五分（布包）
天竺黄二钱	盐知母三钱	生海蛤五钱（布包，先煎）
杏仁泥三钱	青竹茹六钱	炒谷芽三钱
炒稻芽三钱	苏子霜二钱	广藿梗三钱
地骨皮三钱	盐橘核三钱	益元散四钱（布包）
栀子炭三钱		

李男　九月十八日

高年湿困气滞而为久泻，似欲化痢，近渐有一足浮肿，水气有入络之势，脉大而滑数，当渗化调中，以醒脾土。

连皮苓四钱	茵　陈三钱	盐橘核四钱
炒秫米四钱	栀　子三钱	大腹绒钱半
炒莱菔子三钱	川黄连钱半	煨诃子肉三钱
滑石块四钱	盐炒砂仁米一钱	石莲肉三钱（打）
炒稻芽三钱	金匮肾气丸钱半（布包）	

桑妇　九月十五日

脾湿肝强，气机滞阻，腹痛滑泄，肝家阳邪时或上犯，舌紫苔白，脉象弦滑而不和，治宜化湿和中，兼抑肝邪。

中厚朴七分	台乌药二钱	土炒焦当归三钱
陈　皮钱五分	土炒焦杭芍三钱	盐水炒橘核三钱
莱菔子三钱	泽　泻二钱	连皮苓三钱
炒秫米三钱	炒腹绒二钱	炒枳壳钱半
生石决明五钱	知　母三钱	川黄连五分（吴萸一分同炒）

邢男　十一月十八日

湿热素盛，久卧伤中，脾失运化，腹痛泄泻，时或形冷，脉滑数而力差，久病有正不胜邪之势，宜渗化利中。

云苓皮四钱	土炒于术二钱	广陈皮一钱
盐橘核三钱	炒秫米四钱	厚　朴钱半
苏子霜二钱	盐泽泻二钱	法半夏四钱
乌　药三钱	炒谷芽四钱	淡吴萸八分（川黄连五分同炒）
煨诃子肉三钱	煨　姜一大片	大　枣二个
金匮肾气丸一丸（分二次服）		

吴妇　八月二十六日

湿热在中，为寒所袭，伤风滑泻，腹中微痛，舌苔白腻，脉滑缓而大，亟宜清疏温化（素体偏寒，面色苍白，身体瘦弱，徒然滑泻属寒者）。

杏仁泥二钱	广藿梗二钱	厚　朴五分
盐橘核三钱	紫苏梗八分	广陈皮八分
盐水炒砂仁一钱	盐泽泻一钱	土炒台乌药二钱
大腹绒一钱	法半夏二钱	吴　萸五分（川黄连三分同炒）
云苓皮三钱	附子理中丸一粒（每次服八分之一）	

李男　十一月二十四日

湿滞于中，肠胃不能运化，大便泻白腐，腹痛而不后重，舌苔垢腻，脉象滑实而数，宜宣和化滞。

厚　朴一钱	台乌药三钱	土炒焦当归二钱
橘　核三钱	生枳实一钱	土炒焦杭芍三钱
焦六曲三钱	泽　泻三钱	炒栀子三钱

熟莱菔子三钱　　　广木香三分　　　　谷　芽四钱

稻　芽四钱　　　　川黄连钱半　　　　罂粟花一朵

益元散四钱（布包）

裕妇　九月二十一日

证象转后，肌肤渐充，但肝郁脾湿，迄未清楚，近以邪袭，寒热相搏，遂致泄泻，脉象弦滑而数大，治以分化疏解之。

吴　萸三钱　　　　炒川连钱半　　　　广藿梗三钱

橘　核三钱　　　　炒栀子三钱　　　　石决明四钱

佩兰叶三钱　　　　泽　泻二钱　　　　炒秫米三钱

连皮苓三钱　　　　板蓝根三钱　　　　中厚朴六分

荷　叶二个　　　　薄　荷五分　　　　益元散四钱（布包）

二十六、痢疾

栾男　六月十九日

停滞暑感，解之未净，势将化痢，脘痞、腹中聚痛，大便色赤质稀，脉滑数大，表里两实之候也，宜清宣疏导。

鲜苇根一两　　　　云苓皮四钱　　　　法半夏三钱

广藿梗三钱　　　　莱菔子三钱　　　　上川连钱五分

台乌药三钱　　　　广木香钱五分　　　　川厚朴钱五分

知　母三钱　　　　枳　实钱五分　　　　六　曲三钱

鲜西瓜皮一两　　　六一散三钱

［按］停滞暑感，表里两实，用鲜苇根、广藿梗、西瓜皮、六一散等味，清宣暑感；用莱菔子、川厚朴、枳实、六曲等味，疏导停滞，表里双解法也。

张男　七月初十日

暑湿停滞，下痢赤白，里急后重，脉伏而滑数，右寸关较盛，亟宜宣导化滞。

土炒当归一钱　　　土炒杭芍三钱　　　厚　朴一钱

炒莱菔子三钱　　　枳　实二钱　　　　炒六曲三钱

山楂炭三钱	大腹绒钱半	台乌药三钱
橘　核四钱	知　母三钱	益元散四钱（布包）
槟　榔一钱	川　连钱半	车前子三钱（布包）

[按] 消导化滞，治痢常法。方中益元散是为暑湿所设。下痢赤白，里急后重，湿热痢入于血分，以归芍和血，土炒引入脾胃，枳、朴、莱、腹、槟调气导滞，所谓调气则后重自除，和血则便脓自愈。

段勇　闰月十八日

暑湿停滞下痢，治之未当，渐至呕逆，噤口，六脉滑细而数，亟宜芳香凉化开噤为法。

炒山楂三钱	知　母三钱	石决明八钱（生研，先煎）
竹　茹一两	生枳实二钱	生石膏八钱（研，先煎）
广藿梗三钱	炒莱菔子五钱	小川连三钱
代赭石三钱	金银花八钱	旋覆花二钱（包）
乌　药三钱	盐橘核五钱	西瓜皮一两
土炒焦当归三钱	益元散六钱（布包）	
紫雪丹五分（分冲）	薄　荷钱五分	
土炒焦杭芍四两	生牡蛎三钱（布包，先煎）	

[按] 此案下痢噤口，系由暑湿郁热、秽浊逆胃所致，故用芳香凉化之紫雪丹。若一般噤口痢无暑湿者，或未化热者，均应慎用。

王男　九月十九日

停滞，下痢已久，后重未除，近渐下血脱肛，气滞颇甚，血分为热所郁，当宣化导滞。

土炒当归二钱	土炒杭芍三钱	泽　泻三钱
炒莱菔子五钱	广木香一钱	石莲肉三钱
小川连一钱	槐实炭二钱	盐水炒橘核四钱
炒腹绒钱五分	地榆炭二钱	盐水炒芡实三钱
干藕节五枚		

[按] 槐实炭、地榆炭、干藕节，清化大肠湿热，凉血止血。

杨男　五月二十六日

滞热下痢，服药失当，寒热口渴，思冷，里急后重，脉大而弦滑，亟宜辛凉宣导。

鲜苇根一两	鲜茅根一两	生石膏八钱（研，先煎）
冬桑叶三钱	炒莱菔子四钱	小川连钱五分
薄荷叶钱五分	代赭石三钱	旋覆花三钱（布包）
地骨皮三钱	知　母三钱	盐橘核四钱
川黄柏二钱	焦栀子三钱	六一散四钱（布包）
鲜西瓜皮三钱	台乌药三钱	车前子三钱（布包）
紫雪丹四分（分二次冲）		

［按］寒热，脉大，药用鲜苇根、冬桑叶、薄荷叶等味，恐有外邪。

姜女　八月初七日

孕已八月，湿滞下痢，里急后重，脉弦滑而实，右关较盛，亟宜清宣化滞。

炒山楂三钱	鲜西瓜皮一钱	土炒焦当归钱半
大腹绒二钱	炒枳壳钱半	生牡蛎四钱（布包，先煎）
中厚朴一钱	炒莱菔子四钱	炒丝瓜络一钱
知　母三钱	盐橘核四钱	土炒焦杭芍三钱
连皮苓三钱	土炒台乌药三钱	益元散四钱（布包）

［按］痢疾初起，只有导滞法而无固补方。案中生牡蛎一味，泄热利水，固摄真阴，补中有通，乃保护胎元也。

孔女　九月初三日

痢止后，脾运未复，精力尚疲，气机郁阻，腹痛仍不能除，窜逆腹中，痛无定处，再以前方变通，以醒后天。

连皮苓四钱	炒秫米四钱	土炒当归钱五分
土炒杭芍三钱	焦六曲三钱	鸡内金三钱
土乌药三钱	陈　皮二钱	炒大腹皮二钱五分
石决明六钱	法半夏二钱	白蒺藜三钱（去刺）

鲜石斛五钱　　　　　藕一两　　　　　　枳　壳二钱
益元散四钱（布包）

[按] 痢后醒脾之方。

范男　九月二十六日

痢后脾为湿困，运化不行，渐呈虚滞之象，登厕仍有腹痛，且易滑泄，六脉紧滑，两关尤甚，舌苔白腻，治以渗化和中。

云苓皮四钱　　　　炒秫米四钱　　　　法半夏三钱
中厚朴七分　　　　陈　皮钱五分　　　炒六曲三钱
炒莱菔子二钱　　　煨广木香八分　　　盐水炒砂仁钱五分
猪　苓二钱　　　　炒枳壳钱五分　　　炒大腹绒钱五分
煨肉蔻一钱　　　　生　姜一片　　　　大　枣二枚
台乌药钱五分（橘核二钱同炒）

[按] 滑泄，苔白腻，是湿困之征。用云苓皮、猪苓、炒秫米淡渗利湿，所以醒脾也。

郭男　十月十七日

初患痢疾，治之未净，大肠湿滞，久成休息痢，连进前方药，运化尚未即复，再依前方加减。

云苓皮四钱　　　　炒秫米四钱　　　　炒莱菔子三钱
土炒焦当归一钱　　小川连钱半　　　　土炒焦杭芍三钱
盐橘核五钱　　　　生地榆三钱　　　　代赭石二钱
台乌药三钱　　　　生枳实钱半　　　　旋覆花二钱（布包）
谷　芽三钱　　　　稻　芽三钱　　　　莲子心钱半
生牡蛎五钱　　　　滑石块三钱　　　　犀黄丸六分（分二次吞）
鸡内金三钱　　　　杏仁泥三钱　　　　黄土二两（煎汤代水）

二诊：十月二十二日。连进前方药，证象较转，滞下太久，肠中不能即肃，再为增减前方，以清余滞。

云苓皮四钱　　　　炒秫米四钱　　　　炒莱菔子四钱
稻　芽三钱　　　　枳　实钱半　　　　旋覆花三钱（同包）
三　棱一钱　　　　莪　术一钱　　　　土炒焦杭芍三钱

代赭石三钱	川黄连二钱	土炒台乌药三钱
生地榆三钱	谷　芽三钱	生牡蛎三钱（布包，先煎）
橘　核三钱	六一散六钱	土炒焦当归一钱
黄土二两（煎汤代水）	犀黄丸六分（分二次吞）	

三诊：十一月十二日。去三棱、莪术，加川楝子三钱、小青皮三钱、杜仲炭二钱、桑寄生六钱、威灵仙三钱。

某男　十一月二十日

休息痢攻伐太过，伤脾太甚，消化无力，精力疲顿，脉滑濡不和，当宣化和中。

连皮苓三钱	炒六曲三钱	土炒焦当归三钱
炒莱菔子二钱	厚朴花钱五分	炒枳壳钱五分
胡　桃一枚	炒谷芽四钱	土炒焦杭芍三钱
炒大腹绒钱五分	保和丸三钱（布包）	诃子肉三钱（川黄连一钱同炒）

[按] 攻伐过则伤脾，运化无权用保和丸。

刘男　五月十五日

休息痢患年余，中西医治迄未止，脾家湿困，大肠实滞迄未除，脉弦滑而实，当清滋宣化。

煨木香一钱	云苓皮四钱	土炒焦当归三钱
炒秫米四钱	炒莱菔子五钱	土炒焦杭芍三钱
代赭石三钱	小川连二钱	旋覆花三钱（布包）
枳　实二钱	乌　药三钱	橘　核四钱
石莲肉三钱	炒六曲三钱	车前子三钱（布包）
泽　泻三钱	藕　节一两	黄土汤煎
槐角丸三钱（分二次吞）		

[按] 脾家湿困，非健运利湿不可，故用黄土煎汤，代水煎药。

刘男　九月初六日

痢后湿热困脾，肝家未畅，三焦失司，中满不欲食，脉缓滑兼弦实，当宣化和中。

连皮苓四钱	炒秫米四钱	炒莱菔子四钱
法半夏二钱	陈　皮钱五分	中厚朴一钱
代赭石钱五分	龙胆草二钱	旋覆花钱五分（包）
炒腹绒钱五分	橘　核四钱	生滑石块四钱
枳　实钱五分	枳　壳钱五分	瓜　蒌六钱

郄女　四月十六日

脾湿滞热，曾患滞下，转而为滑泄，里急后重未除，右手麻痹筋急，兼有浮肿，舌苔黄垢，脉大而滑数，治宜和化宣中，兼达筋络。

炒枳壳一钱	连皮苓三钱	土炒焦杭芍三钱
莱菔子二钱	川厚朴七分	十炒焦当归一钱
六　曲三钱	乌　药钱五分	橘　核三钱
桑寄生五钱	大腹绒钱五分	益元散三钱
威灵仙二钱	鸡内金二钱	酒川连五分
车前子三钱（布包）		

潘妇　六月二十二日

湿滞暑袭，发热后渐转滞下，里急后重，脉弦滑而实，亟宜清宣导滞，以畅中焦。

鲜苇根一两	莱菔子三钱	土炒焦杭白芍三钱
知　母三钱	生枳实钱五分	鲜石斛三钱（劈，先煎）
大腹绒一钱	川黄柏二钱	土炒焦全当归一钱
焦六曲三钱	小川连钱五分	莲子心一钱
盐橘核三钱	益元散三钱（布包）	

黄女　六月二十三日

停滞暑袭，发热下痢，里急后重，肠胃皆为湿热所困，脉数，亟宜清宣导滞，兼疏外邪。

鲜竹茹四钱	小川连二钱	炒麦芽三钱
郁李仁二钱	鲜苇根五钱	台乌药二钱
生枳实钱五分	广藿梗三钱	炒莱菔子三钱

盐橘核三钱	莲子心钱五分	益元散三钱（布包）
知　母二钱	山楂炭三钱	太极丸一粒（研化）

关妇　六月二十三日

湿热停滞，下痢噤口，里急后重，脉滑伏而肢逆冷，脾胃皆为湿热所郁，亟宜开噤化滞。

土炒焦杭芍三钱	炒莱菔子五钱	生石膏八钱（研，先煎）
乌　药三钱	竹　茹一两	生牡蛎三钱（布包，先煎）
广藿梗五钱	橘　核五钱	土炒焦全当归钱五分
知　母三钱	小川连三钱	益元散四钱（布包）
代赭石钱五分	瓜蒌仁五钱	旋覆花钱五分（包）
玄明粉五分	炒六曲三钱	紫雪丹四分（分冲）

高男　十月初十日

暑湿停滞，发为肠澼，里急后重，经两月余迄未治愈，气阴两伤，脱肛肿痛，湿邪注于下焦，脉象滑数，两关较盛，治宜清化滋益之品。

云茯苓三钱	莱菔子三钱	生牡蛎四钱（布包，先煎）
橘　核三钱	炒秫米四钱	土炒焦当归身二钱
冬葵子三钱	土炒乌药二钱	土炒焦杭白芍四钱
知　母三钱	侧柏叶三钱	石莲肉三钱
川黄连二钱	炙升麻一分	石决明六钱（先煎）
藕一两	柴　胡二分	益元散三钱（布包）
黄土四两煮水澄清煎药		犀黄丸四分（二次吞下）

［按］湿热深入肠道血分，里急后重，脱肛肿痛，以犀黄丸解毒散瘀。中气不足，黄土汤培之，少佐升麻、柴胡以升提。石莲肉为治噤口痢之专药。

张女　八月十七日

噤口痢减而热未除，津液未复，呕逆发热，病势颇险，姑予清芳宣降凉化之。

忍冬花三钱	川黄连二钱	生石膏五钱（研，先煎）
炒莱菔子三钱	鲜竹茹八钱	益元散三钱（布包）

乌 药二钱	炒六曲三钱	生枳实一钱
盐橘核三钱	知 母三钱	川黄柏三钱
地骨皮三钱	大腹绒一钱	车前子三钱（布包）
九节菖蒲三钱	安宫牛黄丸一粒（分三角，每次一角）	

高男 九月十六日

肠澼过久，迄未清除，里急后重，服前方药尚未少减，脱肛依然。宗气大伤，湿滞未净，补中之品仍不能施，再依前方加减。

土炒焦当归二钱	炒莱菔子五钱	生牡蛎五钱（布包）
脏连丸三钱	云茯苓四钱	土炒焦杭芍六钱
中厚朴六分	枳 实钱半	杏 仁三钱（炒研）
炒秫米四钱	柴 胡三分	落水沉香分半（开水泡兑入）
盐乌药一钱	石莲肉三钱	升 麻二钱（炙）
知 母三钱	盐橘核三钱	诃子肉八钱（川黄连一钱同炒）
川黄柏三钱	藕二两	益元散三钱（布包）
黄土汤煎	犀黄丸四分（分吞）	

刘妇 八月初三日

湿热滞下，兼有外邪，寒热交作，痢下色赤，后重颇甚，湿犯肺络，喘咳多痰，脉象滑数，亟宜清疏导滞。

鲜芦根一两	川黄连二钱	滑石块四钱
知 母三钱	冬桑叶三钱	焦六曲三钱
生槐实二钱	川黄柏三钱	莱菔子二钱
焦山楂三钱	焦槟榔钱半	薄 荷钱半
银花炭四钱	炒枳壳钱半	桑白皮三钱
鲜荷叶一个	鲜西瓜皮一两	

萧妇 八月二十七日

湿滞在中，兼有外感，头晕寒热，滞下日行十余次，后重亦甚，脉象弦滑而数，宜清疏导滞。

鲜芦根一两	上川连钱半	地骨皮三钱

滑石块四钱	冬桑叶三钱	炒枳实钱半
台乌药三钱	川黄柏三钱	车前子三钱（布包）
炒莱菔子三钱	焦六曲三钱	盐橘核四钱
忍冬花四钱	鲜荷叶一个	杏仁泥三钱
薄荷叶钱半		

［按］痢疾古称滞下，由于湿热停滞所致，初起寒热兼感，治宜清疏兼事导滞，使邪热积滞外解内清。

二十七、便秘

杨男　八月二十二日

津液不敷，旧患便秘，迭经攻下，渐成脏结。盖肺主二便，肝主疏泄，右寸两关脉见洪实，当从肝肺两经治之。

肥知母三钱	杏仁泥三钱	黛蛤粉一两（包先煎）
生枳实二钱	苏子霜二钱	旋覆花二钱（布包）
代赭石三钱	郁李仁四钱	全瓜蒌一两（玄明粉一钱同拌）
川柴胡二分	炙升麻一分	鲜石斛四钱（劈，先煎）
脏连丸三钱（分吞）		

二诊：八月二十六日。原方加莱菔子四钱、淡苁蓉钱半。

三诊：九月初四日。便秘误于攻下，遂成脏结，幽阑两门皆实，气机不能升举，进前方药，大便能利而仍不畅，脉仍弦实，再依前方加减。

知　母三钱	生枳实二钱	黛蛤散一两（包，先煎）
代赭石三钱	淡苁蓉三钱	旋覆花三钱（布包）
川柴胡四分	炙升麻二分	土炒全当归三钱
苏子霜二钱	郁李仁四钱	土炒杭白芍四钱
炒莱菔子四钱	鸡内金三钱	鲜石斛五钱（劈，先煎）
石决明八钱（生研，先煎）		脏连丸三钱（分吞）

金男　八月初九日

脾不运化，大肠风秘，脏结已久，攻下太过，未免伤中，脘次空乏，气不升降，渐有饮食不为肌肤之势，舌苔白腻，脉象弦滑，右关较空大，拟以升降调中、润化之品。

淡苁蓉三钱	杭白芍四钱	当归身三钱（酒浸）
炙升麻一分	醋柴胡二分	生于术一钱
代赭石钱半	郁李仁三钱	旋覆花钱半（布包）
枳　实钱五分	中厚朴七分	瓜蒌仁四钱（玄明粉五分拌）
炒腹绒钱五分	炒稻芽三钱	

[按] 脏结便秘，非腑气不通。细观此杨姓、金姓两案，皆以日久又误经攻下。升麻、柴胡之升举，配伍石斛、苁蓉为主，使欲降先升，灵妙之用以治便秘又一法也。

二十八、血证

赵男　六月二十日

脾湿肝热，吐红太多，阴分为之大伤，肺家之气亦弱。纳物极少，津液不复，小便短赤，吐红盈口，六脉短滑而数，舌苔中微见黄糙，亟宜清育养阴，兼维后天。

川黄柏三钱	肥玉竹三钱	磁朱丸四钱（包先煎）
血余炭三钱	知　母三钱	生珍珠母一两（研，先煎）
鲜地黄四钱	龙胆草三钱	黛蛤粉六钱（布包，先煎）
生川牛膝三钱	地骨皮三钱	鲜石斛八钱（先煎）
鲜茅根一两	藕　节五枚	犀黄丸六分（分两次随汤药化服）

二诊：六月二十三日。进服前方药之后，证象较转，但阴液正气不能即复。近以夏至后阳动热生，外兼邪束，肺令又不能畅，吐红已少，胁下仍有痞痛之感，脉如前，宜尊前方变通。

蜜紫菀三钱	苦桔梗一钱	生石膏六钱（先煎）
地骨皮三钱	芡实米三钱	珍珠母一两（生研，先煎）
川黄柏三钱	砂仁钱五分	犀黄丸四分（研细二次冲服）
焦麦芽三钱	焦稻芽三钱	磁朱丸四钱（布包，先煎）
炙款冬花三钱	生甘草一钱	黛蛤粉八钱（包先煎）
苏子霜一钱	知　母三钱	鲜杷叶四钱（洗净去毛）

合欢花一两　　　　地　黄八钱　　　　甜葶苈子钱五分

甜杏仁泥三钱

二剂

三诊：六月二十六日。前方治标较力，证势大转，惟阴虚已久，胃热未息，肺络仍虚而多痰，吐血已止，偶于痰中尚夹有血丝，脉象亦转，不似以前之短数，再予标本兼顾之法。

炙款冬花三钱　　　　生侧柏叶二钱　　　　磁朱丸四钱（布包，先煎）

合欢花一两　　　　　炒稻芽四钱　　　　　生牡蛎八钱（布包，先煎）

地骨皮三钱　　　　　鲜　藕一两　　　　　黛蛤粉六钱（布包煎）

蜜紫菀三钱　　　　　甜杏仁三钱　　　　　石决明一两（生研，先煎）

砂仁米钱五分　　　　焦六曲三钱　　　　　珍珠母八钱（生研，先煎）

鲜九节菖蒲根三钱　　竹沥水二钱（冲服）

血琥珀三分（冲）　　车前子四钱（布包）

生龙骨四钱（先煎）　珍珠粉一分（冲）

二剂

张男　七月初二日

湿热素盛，膀胱不化，小溲浑浊，经注射药针后，即迫血妄行而吐红，有时呛咳于痰中伴出，有时则呕逆吐出盈口，胸膺作热，脘次痞满，舌苔垢浊，脉象滑数而大，治当从本，清化导湿下行。

生滑石块四钱　　　　知　母三钱　　　　黛蛤粉一两（布包，先煎）

生侧柏叶三钱　　　　云苓皮四钱　　　　血余炭三钱

全瓜蒌八钱　　　　　炒秫米五钱　　　　灵磁石五钱（先煎）

橘　核四钱　　　　　生川牛膝三钱　　　生川萆薢三钱

鲜　藕一两　　　　　焦栀子四钱　　　　犀黄丸八分（随汤药分两次化服）

二剂

二诊：七月初五日。出血之象，自投药后即迎刃而解，胸热脘痞皆解，然湿热阻遏，气机失畅已久，心肾二气亦属不和，上下两焦热势犹存，小便尚未清利，两寸关脉并盛而兼滑，尺部较弱，当再清通凉化以达之。

生川牛膝三钱　　　　生滑石块四钱　　　黛蛤粉六钱（布包煎）

生知母三钱　　　　　川黄柏三钱　　　　桑寄生四钱

枯黄芩三钱	芡实米三钱	菟丝饼三钱
焦栀子三钱	莲子心一钱	竹　茹三钱
莲　须二钱	络石藤三钱	盐橘核四钱

二剂

蒋女　十月初八日

咳逆上气，吐血盈碗，胸膺闷热而口渴，大便秘燥，第以热邪上迫于肺，使血妄行所致。面色黄而颊赤，脉弦滑而数，亟宜平肝清肺凉血降逆以安之。

酒黄芩三钱	龙胆草炭三钱	炒栀子四钱
炒丹皮钱五分	鲜茅根一两	忍冬花四钱
生地榆三钱	醋军炭钱五分	生石膏八钱（研，先煎）
川郁金四钱	侧柏炭三钱	肥知母三钱
甜葶苈子三钱	生桑皮三钱	地骨皮三钱
瓜蒌皮三钱	青竹茹四钱	鲜石斛一两（先煎）
杏仁泥三钱	紫雪丹六分（随汤药分二次冲服）	

唐女　十月二十日

禀赋素弱，肝脾皆虚，近因卒受惊恐而损于肺络，宗气不敷，心包亦伤，遂致吐血盈口，心悸，怔忡，气短，脉细数，当摄神养心，兼补肝脾。

丹　参三钱	朱茯神四钱	淮山药三钱（土炒）
全当归三钱	鲜生地四钱	血琥珀二钱（先煎）
麦　冬钱五分	阿胶珠钱五分	稽豆衣三钱（布包）
台党参钱五分	云茯苓四钱	败龟甲三钱（先煎）
盐菟丝饼钱五分	珍珠母一两（生研，先煎）	生牡蛎五钱（布包，先煎）
黄土汤煎	西洋参钱五分（另煎取汁分二次兑入）	

二剂

陈女　八月初六日

心脾不足，阳虚不能制阴，遂致吐血，心悸，夜不能寐，大便秘结，脉紧而细，亟宜纳火安血。

莲须炭三钱	花蕊石三钱	生牡蛎五钱（布包，先煎）

朱茯神三钱	侧柏叶三钱	血琥珀二钱（先煎）
血余炭三钱	生　地三分	生龙齿四钱（布包，先煎）
藕　节五枚	火麻仁四钱	肉苁蓉四钱
焦麦芽三钱	焦稻芽三钱	盐水炒川柏三钱
丹　参三钱	犀　角二分（镑片，另煎兑入）	

二剂

杨女　七月十九日

湿热吐红愈后，业经三载，近又复发，热象颇炽，口渴思冷，六脉滑细而数，兼呈不匀之象，舌苔白腻。湿热极盛，阴伤较重，形冷入夜作热，姑予清化以安血分。

鲜茅根六钱	甜杏仁泥三钱	鲜枇杷叶四钱（洗净去毛）
地骨皮三钱	代赭石钱五分	旋覆花钱五分（布包）
鲜　藕一两	冬桑叶三钱	黛蛤粉四钱（布包）
生侧柏叶三钱	栀子炭三钱	忍冬花二钱
忍冬藤三钱	生紫菀三钱	益元散三钱（布包煎）
生橘核三钱	肥知母二钱	羚羊角尖一分（镑片，另煎兑入）

二剂

刘男　七月二十三日

吐血十余日，肝肺气郁，湿热所阻，胸膺两胁际不适，脉滑数而弦，亟宜清凉渗化兼肃肺络。

炒丹皮二钱	血余炭三钱	赤小豆六钱（布包煎）
全瓜蒌六钱	青竹茹四钱	鲜茅根一两
蒲黄炭三钱	桃仁泥二钱	杏仁泥二钱
川郁金四钱	鲜　藕一两	川楝子四钱（打）
苏子霜钱五分	知　母三钱	鲜石斛一两（先煎）
浙贝母三钱	生橘核四钱	

二剂

二诊：七月二十五日。吐红止后，肝肺之气未调，左半肺络太空，纯为湿热所阻，呼吸之气不匀，左胁上冲动而为心跳，咳时痰壅，舌苔白腻，脉仍弦滑，再清抑疏化，以肃肺络。

鲜茅根一两　　全瓜蒌八钱　　　　　生石膏六钱（研，先煎）

莲　心一钱　　甜葶苈子二钱　　　　旋覆花钱五分（布包）

代赭石钱五分　焦栀子三钱　　　　　杏仁泥三钱

生侧柏叶三钱　肥知母三钱　　　　　石决明六钱（生研，先煎）

鲜　藕一两　　黛蛤粉八钱（布包，先煎）　犀黄丸一钱（分二次化服）

三剂

李男　六月十九日

湿热上犯，曾经吐红，屡愈屡复，痰涎极盛，气为之阻，脉象滑实而数大，右寸两关并盛，亟宜清化豁痰，导血归经。

鲜地黄八钱　　天竺黄二钱　　　　　川牛膝三钱（生）

知　母三钱　　鲜茅根一两　　　　　血余炭一钱

海浮石三钱　　川黄柏三钱　　　　　栀子炭三钱

花蕊石三钱　　瓜　蒌六钱　　　　　黛蛤粉一两（布包，先煎）

藕一两　　　　礞石滚痰丸三钱（布包）

李男　七月二十日

客岁吐红，中西医治，使血瘀肺络，服前方药痰涎渐和，瘀血上出而吐黑血，左胁痛楚未除，肝家尚盛，再依前方增减之。

血余炭三钱　　天竺黄三钱　　　　　生石膏六钱（研，先煎）

知　母三钱　　代赭石三钱　　　　　旋覆花三钱（布包）

花蕊石三钱　　川黄柏三钱　　　　　石决明一两（生研，先煎）

海浮石四钱　　侧柏叶三钱　　　　　黛蛤粉一两（布包，先煎）

焦谷芽三钱　　焦稻芽三钱　　　　　生川牛膝三钱

乌　药三钱　　藕一两（切片）　　　川楝子三钱（打）

犀黄丸五分（分二次吞下）

孔男　七月二十三日

阴虚痰盛，虚阳盛炽久嗽，曾经吐红，左颧时呈赤色，脉象数大而弦急，两寸上鱼际，舌赤苔垢，治当清滋凉化。

鲜茅根一两	代赭石钱半	旋覆花钱半（布包）
莲子心一钱	地骨皮三钱	生石决明六钱（研，先煎）
知　母三钱	郁李仁钱半	忍冬藤四钱
忍冬花四钱	湖丹皮一钱	生石膏五钱（研，先煎）
生紫菀三钱	川黄柏三钱	磁朱丸三钱（先煎）
梨一两	藕一两	枇杷叶膏三钱
杏仁泥三钱（苏子霜一钱同研）		

袁男　七月十七日

肺胃实热湿郁，兼为邪袭；咳嗽形冷，痰带血丝，夜不成寐，脉右寸关大而滑实，舌苔浊垢，当疏化降热。

甜葶苈子三钱	首乌藤一两	生石膏六钱（研，先煎）
肥知母三钱	杏仁泥三钱	鲜茅根一两
莲子心一钱	川黄柏三钱	全瓜蒌六钱
霜桑叶三钱	青竹茹八钱	薄　荷钱五分（后下）
鲜　藕一两	鲜九节菖蒲根三钱	紫雪丹六分（分二次冲服）

二剂

周女　九月十八日

伤感动肝，热生于中，迫血随湿热上逆于肺而为咳嗽，咯痰带血，脉象弦滑而数，左关较盛，治当清肺抑肝之品。

川郁金四钱	龙胆草二钱	鲜石斛一两（先煎）
生侧柏叶三钱	鲜茅根一两	旋覆花二钱（布包煎）
代赭石二钱	栀子炭三钱	黛蛤粉六钱（布包）
生川牛膝三钱	地骨皮三钱	石决明六钱（生研，先煎）
杏仁泥三钱	鲜　藕一两	鲜鸭梨一两（洗净带皮煎）
板蓝根三钱	肥知母三钱	

二剂

张男　八月十八日

咳逆吐红，气促不匀，第肝家气郁，血热妄行，又兼肾不纳气，血随气升所致也。脉弦滑，左关大，宜平热降逆以达气海。

杏仁泥三钱	焦栀子三钱	代赭石钱五分
生川牛膝三钱	盐橘核四钱	磁朱丸四钱（布包，先煎）
生侧柏叶三钱	生滑石块四钱	黛蛤粉一两（布包）
台乌药三钱	血余炭三钱	旋覆花钱五分（布包）
鲜 藕一两	盐水炒肥知母三钱	犀黄丸八分（分二次化入）

二剂

李男 八月初八日

阴分不足，肺胃热郁，湿热乘肝阳上越而犯于上焦，再兼外邪袭之，遂致头痛，咳吐血痰，鼻衄，咽痛，寒热交作，舌苔白腻，脉弦数，两关大，宜先予清凉疏化。

鲜茅根一两	忍冬花四钱	生石膏一两（先煎）
桑 叶四钱	白僵蚕三钱	焦栀子四钱
蒲公英四钱	薄荷叶钱五分	连 翘三钱
知 母三钱	川黄柏三钱	鲜 藕一两
鲜荷叶一个	地骨皮三钱	黛蛤粉八钱（布包，先煎）
龙胆草二钱	生滑石块四钱	

安宫牛黄丸一粒（分二次冲入汤药）

二剂

二诊：八月初十日。服前方药后，外邪已解，热势颇减，然肺胃热郁非一朝一夕，牙龈时有血出，痰中带血亦久，皆湿热并盛所致。脉象仍属弦大兼滑，再以清化凉血，兼平肺胃。

侧柏叶三钱	地骨皮三钱	生石膏八钱（研，先煎）
肥知母三钱	鲜茅根一两	板蓝根四钱
忍冬花五钱	川黄柏三钱	石决明五钱（生研，先煎）
龙胆草二钱	青竹茹五钱	全瓜蒌八钱
荷 叶一张	小郁李仁二钱	薄 荷一钱（后煎）
羚羊角一分五厘（锉片，另煎兑入）		犀黄丸一钱（分二次化服）

二剂

三诊：八月十二日。阴分虚燥，肝胃郁盛日久，脾肺亦因之不和，服药以来湿热之邪势虽已大减，第仍未清楚，舌苔白腻较退，脉数大亦平，再依前方加减。

鲜茅根六钱	肥知母三钱	生石膏四钱（研，先煎）
桑寄生八钱	青竹茹六钱	石决明一两（生研，先煎）
焦稻芽六钱	生滑石块四钱	黛蛤粉八钱（布包，先煎）
天花粉三钱	莲子心钱五分	生川郁金钱五分
首乌藤一两	台乌药钱五分	盐橘核四钱
荷 叶一个	生枳实八分	犀黄丸七分（分二次化服）
三剂		

高男 七月二十六日

七情所伤，肺络被损，湿热乘势上犯，阴分又属不足，是以日晡发热，咳而吐红，痰涎亦盛，口唇均干，饮纳皆少，脉弦而细数，亟宜清热化燥，润肺除痰以止血。

鲜茅根一两	地骨皮三钱	鲜石斛一两（先煎）
血余炭三钱	法半夏三钱	酒黄芩二钱
川贝母三钱	杏仁泥三钱	焦栀子三钱
青竹茹四钱	知 母三钱	生牡蛎四钱（布包，先煎）
代赭石钱五分	旋覆花钱五分（布包煎）	
黛蛤粉六钱（布包煎）		

鲜藕节七枚犀黄丸五分（分二次化服）　　　侧柏炭三钱二剂

二诊：七月二十九日。证象渐转，第因湿热未清，复经邪袭，表里不畅，遂致湿热迫血，咳而痰血仍盛，脉左关较盛，当清疏凉化从标治之。

鲜茅根一两	鲜苇根一两	冬桑叶三钱
地骨皮三钱	炒粉丹皮一钱	生侧柏叶三钱
忍冬花四钱	全瓜蒌四钱	薄荷叶一钱（后煎）
肥知母三钱	鲜 藕一两	益元散三钱（布包）
犀角二分（研极细粉，分二次冲服）		犀黄丸五分（分二次化服）

三诊：八月初二日。证象转后，痰血均少，而面红仍未正，肺络损处，盖犹未合，气分亦尚未尽畅，经络仍属空乏，阴液虽伤，尚可随证恢复，再从前方稍事增减。

苏子霜一钱　　　　杏仁泥三钱　　　　生牡蛎六钱（布包，先煎）

代赭石钱五分　　　生川牛膝二钱　　　旋覆花钱五分（布包）

生侧柏叶三钱　　　血余炭二钱　　　　黛蛤粉一两（布包）

台乌药钱五分　　　桑寄生五钱　　　　鲜茅根一两

栀子炭三钱　　　　忍冬藤八钱　　　　地骨皮三钱

瓜蒌皮三钱　　　　生谷芽四钱　　　　知　母三钱

六　曲三钱　　　　生橘核三钱　　　　鲜　藕一两

磁朱丸十粒（第一次随汤药化服二粒，间日加二粒至十粒止）

犀黄丸六分（分二次化服）

五剂

李男　五月十五日

蓄热兼时感，饮水较多，湿热上犯，肝肺并盛，咳痰带血，喉痛头晕，脉大而数，亟宜凉化芳通。

龙胆草二钱　　　　忍冬花五钱　　　　生石膏六钱（研，先煎）

板蓝根四钱　　　　川牛膝三钱　　　　薄荷叶钱五分（后下）

蒲公英四钱　　　　大青叶三钱　　　　鲜茅根一两

全瓜蒌八钱　　　　地骨皮三钱　　　　肥知母三钱

杭菊花三钱　　　　六神丸三十粒（分二次化服）

二剂

姚女　七月十七日

湿痰郁阻肺络，气机不得下降，以致呛咳，痰中带红，五心烦热，午后较剧，舌苔白腻，脉弦滑左关盛，亟宜清肃豁化。

鲜茅根一两　　　　鲜苇根一两　　　　旋覆花四钱（布包）

生赭石三钱　　　　血余炭四钱　　　　生知母三钱

生黄柏三钱　　　　鲜菖蒲四钱　　　　石决明两半（先煎）

杏仁泥三钱　　　　滑石块四钱　　　　生石膏六钱（先煎）

青竹茹六钱　　　　川牛膝四钱　　　　黛蛤粉八钱（包，先煎）

桑寄生六钱　　　　鲜荷叶二个　　　　龙胆草炭三钱

藕一两　　　　　　地骨皮四钱　　　　犀黄丸钱半（分吞）

张男　九月初九日

湿热下注膀胱，小溲带血，左侧肾囊肿坠，腰痛，症延四年余，迄未治愈，脉滑数，宜清化利湿。

血余炭三钱	盐橘核四钱	生海蛤八钱（布包，先煎）
盐知母三钱	盐黄柏三钱	赤小豆六钱（包）
侧柏炭三钱	荔枝核三钱	海金沙四钱
湖丹皮钱半	大　蓟钱半	小　蓟钱半
川草薢四钱	忍冬花三钱	旋覆花二钱（布包）
代赭石二钱	条黄芩三钱	盐泽泻三钱
藕一两	犀黄丸一钱（分吞）	

许男　十二月十六日

心络肝胆热迫湿邪，膀胱气化遂阻，溲血旧疾又发，少腹痛楚，夜间较甚，脉大而滑数，亟宜清化降热。

鲜茅根一两	代赭石二钱	旋覆花二钱（布包）
知　母三钱	川草薢四钱	黛蛤粉一两
川黄柏二钱	忍冬花五钱	大　蓟三钱
小　蓟二钱	川楝子三钱	橘　核四钱
海金沙二钱	益元散五钱	乌　药三钱
血余炭三钱	藕一两	犀黄丸八分（分吞）

杨男　十二月十八日

证象均减，第晨间小溲尚清畅，仍不免有血块（下血块数个），膀胱仍有未复，瘀血湿邪仍留注其间，再依前方出入。

石决明八钱	龙胆草二钱	小　蓟四钱
盐知母三钱	盐黄柏三钱	花蕊石五钱
莲子心二钱	通　草钱半	川草薢三钱
橘　核五钱	丹　皮二钱	川牛膝二钱
地骨皮三钱	血余炭三钱	滑石块四钱
车前子四钱	犀黄丸二钱	

二诊：十二月二十日。加赤小豆四钱、生牡蛎三钱、生草梢二钱。

三诊：十二月二十六日。加芡实米三钱、黛蛤粉一两（用黄土汤煎）。

李男　九月十一日

阴分中湿热较盛，下注膀胱，郁久而为溲血，业已二年余，时发时止，阴液愈伤，湿邪愈盛，肝家阳邪渐至上犯，脉弦滑而数，左关尺较盛，拟清滋并进，兼抑肝邪。

生侧柏叶三钱	云苓皮三钱	生珍珠母一两（先煎）
知　母三钱	血余炭二钱	生左牡蛎四钱（布包，先煎）
炒秫米三钱	川黄柏三钱	鲜茅根八钱
盐橘核四钱	代赭石一钱	旋覆花　钱（布包）
通　草二钱	湖丹皮一钱	赤小豆四钱
藕一两	犀黄丸五分（分二次吞）	

张男　五月初四日

脾湿过盛，下注大肠，便后下血，胸膈气机不畅，大便燥结，小溲亦少，脉弦滑数，亟宜清渗凉血。

生石膏六钱	鲜茅根八钱	血余炭三钱
生侧柏叶三钱	地榆炭三钱	生槐实三钱
代赭石三钱	全瓜蒌六钱	旋覆花三钱（布包）
肥知母三钱	川黄柏三钱	郁李仁钱五分
藕　节七枚	脏连丸二钱	

黄女　九月初七日

素有肠风下血疾，肝气亦旺，近日又发，心跳胁胀，腹腰脊背皆痛，此肝气四窜之故。脉见弦洪，经水六月未见，法当清肝通经。

桑寄生四钱	仙鹤草三钱	炒黑栀子三钱
赤芍药三钱	大蓟炭二钱	小蓟炭二钱
白通草二钱	当归尾三钱	川　芎二钱
酒黄芩一钱	细生地三钱	血余炭三钱
鲜　藕一两	酒川军一钱	甘　草一钱

宋男　二月二十四日

脾湿素盛，肝热下迫，遂发便血，旧疾气逆，呃忒胸膈不畅，脉象弦滑，右关尺较盛大，治以清化柔肝之品。

云苓皮四钱	川楝子二钱	小青皮钱半
炒秫米四钱	槐花炭三钱	地榆炭三钱
血余炭三钱	代赭石钱半	旋覆花钱半（布包）
泽　泻二钱	盐知母三钱	盐黄柏三钱
沉香曲一钱	小川连二钱	藕　节五枚

[按] 血贯中焦，经谓"中焦受气取汁变化而赤是为血"。其为害也，或因于热，或因于寒，或瘀涩不活，或妄行无定。衄、吐、呕、咳、崩、淋、便、漏、痨损癥瘕，不一而现，孔师常于危急险要血证中独取净黄土煎水煮药而得奇验。

五行之中土最中和，故以生万物；土性极柔，用治一切血证，意在一柔字。

案中用犀黄丸者，取其化瘀止血，引血归经。

二十九、消渴

董妇　十二月初七日

消渴之患本于阴分，滋潜之品，当能渐愈，时届冬令，寒燥太甚，热生于中而烁其上，脉赤较数，再本前方出入。

生珍珠母一两	石决明一两	生石膏八钱
旋覆花三钱	代赭石三钱	首乌藤一两
黛蛤粉一两	天花粉四钱	清半夏二钱
鲜地黄一两	肥玉竹四钱	杏仁泥三钱
盐知母三钱	盐黄柏三钱	淮小麦一两
辛　夷二钱	炒稻芽四钱	盐水制玄参三钱
莲子心二钱	荷　叶一个	藕汁一杯
梨汁一杯		

二诊：正月初六日。连进前方药，肿胀渐消，而消症仍甚，多饮多食多

溲更甚，肝家之热，势如燎原，脉象较前为柔而数，仍当标本并治。

生珍珠母一两	生石决明一两	花　粉四钱
生石膏四钱	炒山药三钱	熟　地六钱
玉　竹四钱	首乌藤一两	盐知母五钱
盐黄柏五钱	黛蛤粉一两	山　萸四钱
台乌药三钱	川牛膝三钱	旋覆花三钱
代赭石三钱	川黄连一钱	炒焦杭芍三钱
藕一两	淮小麦一两	

金匮肾气丸三钱（和入上好桂二分，分二次吞下）

魏男　二月十三日

经西医检查为糖尿病，是阴分不足，兼因脾湿所扰，以致食纳过多，小溲频数，脉缓滑，亟宜清渗祛湿。

盐黄柏三钱	代赭石二钱	旋覆花三钱（布包）
熟　地二两	盐知母三钱	生牡蛎四钱（布包，先煎）
杜仲炭三钱	云苓皮四钱	山萸肉三钱
玄　参三钱	猪　苓三钱	上肉桂五分
桑寄生六钱	炒山药四钱	去心麦冬三钱
泽　泻三钱	附　片八分	盐覆盆子钱半

生龙齿三钱（布包，先煎）

阎男　六月二十一日

下消较久，服滋补之剂已见效，第上中二焦尚无病象，脉亦以尺部力差，是宣导滋下焦为治。

生牡蛎四钱	盐知母三钱	生龙齿六钱（同布包，先煎）
盐黄柏三钱	炒山药三钱	菟丝饼三钱
炒杭白芍四钱	山萸肉四钱	甘枸杞四钱
杜仲炭三钱	甘草梢一钱	炒六曲三钱
盐水炒覆盆子五钱	大熟地二两（砂仁二钱同拌）	

上好清水桂二分（去皮研，分冲）

孙妇　五月十五日

消渴太久，初进清滋之剂即应，外感咳嗽有痰，曾发寒热，大便秘结、三日未下，脉滑大而数，亟宜清解疏化。

鲜苇根一两	杏仁泥三钱	地骨皮三钱
莲子心二钱	滑石块四钱	冬桑叶三钱
嫩白芷一钱	南薄荷钱半	鲜石斛一两（先煎）
鲜荷叶一个	杭、滁菊各三钱	生石决明八钱（研，先煎）
生知母三钱	生黄柏三钱	首乌藤两半
紫雪丹四分（冲）		

李妇　五月二十二日

湿热下注膀胱，运化亦差，消渴，便秘，周身皮肤刺痒，头晕不清，脉滑数，宜清柔祛湿。

云苓皮四钱	泽　泻三钱	生海蛤六钱（布包，先煎）
稻　芽三钱	猪　苓三钱	生石决明八钱（先煎）
代赭石三钱	知　母三钱	旋覆花三钱（布包）
黄　柏三钱	桑寄生六钱	灵磁石三钱（先煎）
莲子心二钱	炒栀子三钱	龙胆草三钱
地肤子三钱	荷　叶一个	犀黄丸一钱

二诊：五月二十八日。药后消渴减，大便秘，前方犀黄丸改为钱半，加全瓜蒌八钱、玄明粉一钱、僵蚕三钱。

李男　九月初一日

症经西医检查谓糖尿病。阴虚肝热并重，口渴喜饮，小溲频短，脉象弦滑而数，宜清疏以滋化。

猪　苓三钱	代赭石三钱	旋覆花三钱（布包）
盐川柏三钱	炒丹皮二钱	玄　参一两（秋后水炒）
鲜苇根一两	川草薢四钱	生石膏八钱（先煎）
杜仲炭三钱	桑寄生六钱	泽　泻三钱
莲子心二钱	竹　茹四钱	藕一两

二诊：九月初四日。连服前方药，口渴渐轻，大便秘，上方再加郁李仁二钱、瓜蒌一两、大生地一两、九节菖蒲二钱。

周男 八月二十七日

消渴宿疾三十年矣，述素检尿含糖质，迄今复发，中空易饥，肢怠乏力，时或痰带血出，第阴分不足，湿热不重，脉取不匀，时欲停息，宜养阴止血。

盐知母五钱	代赭石二钱	旋覆花二钱（布包）
莲子心二钱	桑寄生六钱	生牡蛎四钱（包，先煎）
盐黄柏五钱	鲜苇根一钱	鲜茅根一钱
甘 草一钱	血余炭三钱	生石决明八钱（先煎）
鲜石斛一两	瓜蒌根四钱	清半夏二钱
云茯神三钱	云茯苓三钱	合欢皮四钱
玉 竹三钱	藕一两	

［按］"膏粱之变，足生大疔"，犀黄丸非治其消渴也，然晚期消渴，肤痒难安，或起疮疥。紫雪散凉营，热在血分或反不渴，或渴亦不甚。故紫雪之用也非治其消渴，临证微茫，法外有法。通常而言，孔师善用金匮肾气丸。至于熟地佐研拌砂仁，皆知虑熟地腻膈、中满，而不知消渴用生石膏，更有助于滋阴药之濡津增液也。

三十、遗精

陈男 三月二十四日

旧有遗精之患，愈后近又复发，相火炽盛，多梦纷纭，病发后，次日作热，阴分已伤，脉弦数，治宜滋摄并进。

生牡蛎四钱	生龙齿三钱	磁朱丸五钱
远 志一钱	砂仁米钱半	珍珠母一两
首乌藤八钱	知 母三钱	龙胆草三钱
朱莲心钱半	焦枣仁三钱	川黄柏三钱
地骨皮五钱	玄 参三钱	白蒺藜二钱（去刺）
莲 房一个	盐炒芡实米三钱	

高男　闰月初七日

肾窍不固，滑精已久，一月四五次而无梦，脉象滑大兼弦，左尺较盛，亟宜滋摄固精。

生牡蛎四钱	山萸肉三钱	生龙齿六钱（同布包，先煎）
远　志一钱	胡桃仁一枚	菟丝饼三钱（盐水炒）
炒山药三钱	知　母三钱	砂　仁二钱（盐水炒）
大熟地三钱	川黄柏三钱	覆盆子三钱（盐水炒）
酒黄芩三钱	苦桔梗二钱	杭芍药三钱（土炒）
芡实米三钱	丹　参三钱	焦酸枣仁三钱（研）
龙胆草二钱	杭菊花三钱	玄参心三钱

于男　八月初九日

肝肾俱热，又兼气郁，每遇激怒，遂致少腹脘次发热，精关不固，时作滑精，昼犯亦不自禁，脉左关尺大，治以清平滋摄。

盐炒芡实米三钱	盐橘核四钱	生牡蛎五钱（布包，先煎）
盐知母三钱	生赭石三钱	旋覆花三钱（布包）
朱莲心二钱	焦枣仁三钱	生石决明八钱（先煎）
盐菟丝三钱	合欢花四钱	桑寄生六钱
朱茯苓三钱	朱茯神三钱	砂仁米三钱（盐水炒）
藕一两	川郁金二钱（生白矾水浸）	
盐黄柏三钱		

二诊：八月十二日。加盐水炒胡桃仁一枚、黑芝麻三钱。

三诊：八月十六日。药后遗精渐少，头目眩晕，前方牡蛎改六钱，加磁朱丸四钱、杭滁菊各三钱，石决明改为一两。

四诊：八月十九日。服前方药后，遗精止，脘闷纳差，时有恶心，前方再加厚朴花三钱、青竹茹四钱。

[按] 交媾可腾精魄，而遗精、滑精、有梦、无梦，或起于相火妄动之情思，或造成肾关滑脱而不固，三才封髓、六味、八味皆可对症施治。孔师用生牡蛎、菟丝饼加盐水炒，量至多时成两半。并于固涩肾窍同时注重清制相火，以上三例，皆类乎此。

三十一、脱发

马男 闰月初八日

血虚而燥，发脱颇甚，口渴喜饮，阳明亦盛，脉弦数而大，左部尤甚，治当清滋凉化。

地骨皮三钱　　　　龙胆草二钱　　　　生石膏八钱（研，先煎）

鲜地黄五钱　　　　炙升麻一分　　　　忍冬花五钱

忍冬藤五钱　　　　鲜荷叶一个　　　　杭菊花三钱

石决明六钱（生研，先煎）　　　　桑麻丸四钱（分二次吞下）

陈男 七月二十七日

血分虚燥，发忽暴落，新者色白，足证血不能上泽。脉细数，当养血清热，使之上泽。

大生地三钱　　　　玄参心三钱　　　　升　麻一钱

川柴胡二钱　　　　忍冬藤五钱　　　　稽豆衣三钱

丹　皮一钱　　　　川黄柏二钱　　　　桑寄生五钱

鸡血藤三钱　　　　知　母三钱　　　　杭白芍三钱

辛　夷一钱　　　　鲜荷叶一个　　　　当　归四钱

生侧柏叶三钱　　　桑麻丸二钱（分二次吞）

[**按**] 治脱发勿妄滋润其血之燥，生地、玄参、稽豆诚为上品。桑叶、黑芝麻亦皆治脱发要药。

三十二、足跟痛

张男

肝肾两经热郁，兼有血分湿乘之患，久而渐注下焦，足跟痛不良于履，左寸关两脉弦滑而数，治当清通滋益，兼达经络。

生石决明八钱　　　知　母三钱　　　　生海蛤八钱（包，先煎）

金毛狗脊三钱　　　山萸肉二钱　　　　梧桑寄生五钱

川黄柏三钱　　　　天仙藤三钱　　　　忍冬藤四钱

忍冬花四钱	酒龙胆草二钱	砂　仁钱半
生川牛膝三钱	威灵仙三钱	滑石块四钱

[按] 此案于滋益肝肾中，取川黄柏、龙胆草之苦以坚阴，而龙胆草用酒制以行血而达络，非止其痛而痛可止。

三十三、牙龈肿痛

姚女　闰月初七日

久咳未止，湿热尚盛，上蒸而为牙龈肿痛，脉滑大而数，右寸关较盛，亟宜清化降热。

鲜苇根一两	地骨皮三钱	生石膏四钱（研，先煎）
知　母三钱	苏子霜钱五分	黛蛤粉五钱（布包，先煎）
龙胆草钱五分	川　柏三钱	杏仁泥二钱
生川牛膝三钱	板蓝根三钱	竹　茹五钱
鲜枇杷叶四钱	紫雪丹三分（分冲）	

张妇　闰月初八日

暑湿郁阻，兼有风袭，项筋不适，脘次痞阻，大肠燥秘，牙龈肿疼，脉象弦滑而数大，亟宜清疏润化。

嫩桑枝五钱	全瓜蒌四钱	炒六曲三钱
盐知母三钱	盐黄柏三钱	鲜苇根一两
赭　石一钱	大腹绒钱五分	旋覆花一钱（布包）
龙胆草八分	青竹茹六钱	生川牛膝三钱
郁李仁二钱	鲜荷叶一个	

徐女　六月十七日

湿滞下痢，止后湿热不除，舌苔白燥，脘次潮热，牙龈痛楚，脉象滑大而数，亟宜清疏和化，导湿下行。

鲜苇根一两	地骨皮三钱	川牛膝三钱
鲜竹茹六钱	薄　荷一钱	益元散四钱（布包）
炒莱菔子三钱	盐知母三钱	盐黄柏三钱

盐橘核三钱　　　　　生石膏五钱　　　　　龙胆草钱五分
忍冬花四钱　　　　　紫雪丹四分（分冲）

李女　十一月初七日

肝胃实热，蒸腾于上，牙龈肿痛颇剧，大便秘，脉大而数，亟宜泄热，以平肝胃。

龙胆草三钱　　　　　忍冬花五钱　　　　　生石膏八钱（碎先煎）
全瓜蒌六钱　　　　　川牛膝三钱　　　　　青竹茹八钱
蒲公英五钱　　　　　薄荷叶钱五分　　　　地骨皮三钱
知　母三钱　　　　　川黄柏三钱　　　　　枳　实二钱
荷　叶一个　　　　　石决明八钱（生研，先煎）
六神丸三十粒（分二次吞下）

樊女　九月初四日

肝胃热郁，牙龈作痛，筋络亦有痛楚，脉两关并盛，热象颇炽，亟宜凉降，以泻肝胃。

生石膏一两　　　　　焦栀子三钱　　　　　肥玉竹三钱
龙胆草三钱　　　　　忍冬藤一两　　　　　川牛膝三钱
玄参心三钱　　　　　知　母三钱　　　　　地骨皮三钱
薄　荷一钱　　　　　车前子三钱　　　　　川黄柏三钱
竹　茹五钱

黄女　九月十八日

肝胃实热，牙疼颇甚，兼有邪束，肢逆冷，腹痛，溲赤便秘，热象颇炽，脉数而弦实，当清疏凉化降逆。

生石膏六钱　　　　　薄荷叶钱半　　　　　瓜　蒌八钱
冬桑叶三钱　　　　　肥玉竹三钱　　　　　青连翘三钱
杏仁泥三钱　　　　　地骨皮三钱　　　　　知　母三钱
大青叶三钱　　　　　川牛膝二钱　　　　　甘中黄一钱
竹　茹五钱　　　　　紫雪丹五分（分冲）

王男　八月十一日

肝胃两盛，脾家湿郁，蒸腾于上，初兼外邪，解之未透，热郁而为牙龈作痛，脾家运化较迟，兼有气机失畅，按脉两关并大而弦滑，拟清化宣和。

栀子炭三钱	冬桑叶三钱	益元散四钱（布包）
藕一两	青竹茹六钱	鲜石斛四钱（先煎）
条黄芩三钱	大腹绒五钱	旋覆花一钱（布包）
代赭石一钱	知　母三钱	炒稻芽三钱
川牛膝三钱		

祝男　八月初九日

肝家热郁，脾湿胃热，由牙龈肿痛牵左半头痛，喉间时泛腐味，有水出，脉左关独弦盛，右脉滑弦而数，亟宜清化抑肝。

辛　夷钱半	忍冬藤六钱	石决明六钱（生研，先煎）
代赭石钱半	鲜苇根六钱	白　芷一钱
桑寄生五钱	知　母三钱	杭菊花三钱
龙胆草一钱	鲜荷叶一个	旋覆花钱半（布包）
薄　荷一钱	地骨皮三钱	上血珀二分
沉香一分（上二药共研极细末，大米饭为丸分吞）		

冷妇　九月二十六日

肝胃热邪上犯，牙龈肿痛，牵及面部，口渴烦热，脉大而数，两关并盛，亟宜凉化降热兼养阴分。

鲜生地四钱	全瓜蒌五钱	生石膏六钱（研，先煎）
玉　竹三钱	鲜石斛三钱	玄参心三钱
龙胆草二钱	知　母三钱	忍冬花一钱
生川牛膝三钱	地骨皮三钱	川黄柏二钱
蒲公英四钱	荷　叶一个	薄　荷八分
紫雪丹三分（和化）		

余妇　七月十八日

阴分之热上犯，牙龈肿痛，皮色变黑，肝胃并盛也，脉大而数，治当清滋。

生石膏六钱	大生地三钱	石决明八钱（生研，先煎）
知　母三钱	杭白芍三钱	盐水炒玄参心三钱
生川牛膝三钱	川黄柏二钱	鲜石斛三钱（劈，先煎）
地骨皮三钱	薄　荷五分	车前子二钱（布包）
桑寄生五钱	生枳实一钱	郁李仁二钱

[按]"龈为胃之络"，其肿痛腐味，因于阳明实热之邪上扰者十居八九，清胃降火则使之安。至于牙龈出血者，多属阴虚，治之不当，易变生他病。

三十四、牙龈出血

鲍女　八月初六日

脾湿素盛，为肝肾之热所冲动而上泛，牙龈出血，渐有酸软意，大便燥秘，脉象弦滑而数，亟宜清化导湿，兼平肝肾。

生地黄三钱	川牛膝三钱	石决明六钱（生研，先煎）
血余炭二钱	盐炒玄参三钱	生蛤粉六钱（布包，先煎）
鲜茅根八钱	谷　芽三钱	稻　芽三钱
鲜竹茹四钱	知　母三钱	生侧柏叶三钱
炒枳实一钱	川黄柏三钱	益元散四钱（布包）
藕一两	六神丸二十粒（分吞）	

齐妇　七月十八日

肝肾两虚，脾肺湿郁，牙龈出脓血，右半头痛已久，口渴气促，脉大而弦数，亟宜辛凉芳降。

鲜竹茹八钱	生枳实二钱	生石膏一两（研，先煎）
龙胆草三钱	川牛膝三钱	忍冬藤五钱
忍冬花五钱	血余炭三钱	石决明一两（生研，先煎）
鲜茅根一两	地骨皮四钱	盐知母三钱
盐黄柏三钱	花蕊石四钱	辛　夷一钱
鲜荷叶一个	莲子心三钱	乌　药一钱
六神丸三十粒（分吞）		

三十五、耳聋

王男　九月十八日

时邪误治，既不得解，复不得泻，热实于中，清窍闭阻，耳聋头晕，口渴舌赤，脉大而数，亟宜清疏凉化之。

冬桑叶三钱	酒黄芩三钱	生石膏一两（研，先煎）
薄荷叶钱五分	杏　仁三钱	龙胆草三钱
知　母三钱	地骨皮三钱	鲜苇根一两
白僵蚕三钱	莲子心二钱	全瓜蒌一两
连　翘三钱	竹　茹八钱	酒川军六分（开水泡兑）
小川连三钱	鲜九节菖蒲根三钱	荷叶一个

紫雪丹四分（分冲）

二诊：九月二十二日。温邪误治，服辛凉疏解之品已转，第肝热胃燥，清窍闭阻，多梦纷纭，脉尚数大，再以前方加减。

龙胆草三钱	知　母三钱	石　膏一两（研，先煎）
莲子心二钱	石决明一两	地骨皮三钱
川黄柏三钱	条黄芩三钱	鲜苇根一两
薄荷叶钱半	连　翘三钱	瓜　蒌一两（玄明粉一钱拌）
荷　叶一个	大青叶三钱	鲜九节菖蒲根三钱

安宫牛黄丸一粒（分二次化入）

三诊：九月二十七日。症已大愈，余热未清，心包络尚为邪扰，耳窍已较通，口渴未除，阳明尚盛，再为清滋凉化。

龙胆草三钱	莲子心二钱	石决明一两（生研，先煎）
川黄柏三钱	生石膏一两	地骨皮三钱
肥知母三钱	瓜　蒌八钱	生鳖甲钱五分
鲜竹茹一两	栀子炭三钱	薄荷叶钱五分
荷　叶一个	炒稻芽四钱	鲜九节菖蒲根三钱

紫雪丹四分（分冲）

[按]"精脱则耳聋"，不可忽略，抑或肝胆厥阴风木与少阳相火升腾所致者，虽先治其标，然要知益水滋源之理。

三十六、口疮

马妇 十一月十二日

脾湿为肝胃实热所冲动，蒸灼于上，口疮糜烂，吐水味苦，略有微咳，脉滑数而大，经前期而上迟，血分亦为湿邪所困，宜清疏凉化之。

青竹茹六钱	知　母三钱	条黄芩三钱
地骨皮三钱	生栀子三钱	川黄柏三钱
桑　叶三钱	小川连一钱	益元散四钱（布包）
莲子心钱半	藕一两	薄荷叶八分

三十七、口唇肿裂

张妇 三月二十二日

去冬患天行时疫，治后血分余毒未清，近发唇肿，思食冷物，发颐割治迄未合口，脉弦数。防成毒，治宜清血败毒。

生石膏八钱	鲜竹茹六钱	薄　荷钱半
川黄柏三钱	鲜茅根一两	龙胆草二钱
知　母三钱	大青叶三钱	紫花地丁三钱
黄花地丁三钱	杭菊花三钱	僵　蚕三钱
全瓜蒌六钱	甘中黄三钱	梅花点舌丹四粒

[按] 染疫之后，血分余毒弥漫不除，常有疔疮痈肿之发，梅花点舌丹和水研磨外涂亦佳。

王男 四月二十八日

肝胃并热，上下唇皆破裂，气腐舌糙，烦躁易怒，脉大而数，亟宜凉化兼肃降。

生石膏八钱	苏　子钱半	莱菔子三钱
全瓜蒌八钱	知　母三钱	青连翘三钱
生甘草五分	大青叶三钱	栀子炭三钱

酒黄芩三钱　　　　　薄荷叶钱半　　　　　酒川军四分

鲜茅根一两

三十八、瘰疬痰核

鲍女　八月初四日

阴分虚燥，湿热相乘，经为之郁阻而后期，督脉气血不和，亦为湿阻，脊骨第四节作痛，曾发瘰疬，西法治后，痰涎未化，脉象弦滑而数，亟宜清滋和化。

首乌藤八钱　　　　　玄参心三钱　　　　　黛蛤粉八钱（布包，先煎）

桑寄生五钱　　　　　夏枯草三钱　　　　　旋覆花钱五分（布包）

枯黄芩三钱　　　　　代赭石三钱　　　　　生牡蛎四钱（布包，先煎）

川贝母三钱　　　　　青竹茹六钱　　　　　白蒺藜三钱（去刺）

炒稻芽三钱　　　　　鸡血藤五钱　　　　　鲜荷叶一个

［按］玄参心、生牡蛎、川贝母取"消瘰丸"之意。

祝男　十二月初八日

肝胃热盛，兼感时邪，形冷，项间结核痛楚，牵及咽关，舌苔白腻，脉数滑，亟宜清热内消之。

生石膏六钱　　　　　忍冬花三钱　　　　　连　翘三钱

荷　叶钱五分　　　　鲜苇根一钱　　　　　白僵蚕三钱

牛　膝三钱　　　　　滑　石四钱　　　　　板蓝根四钱

蒲公英四钱　　　　　知　母三钱　　　　　黄　柏三钱

莲心钱五分　　　　　杏仁泥三钱　　　　　龙胆草二钱

生栀子三钱　　　　　六神丸三十粒（分吞）

杨妇　九月十一日

连进前方药，瘰疬渐消，溃处虽有痛楚，不致为患，呕逆较减而胃阳仍盛，旧患痛经，尚未到期，仍依前议增减。

湖丹皮一钱　　　　　台乌药三钱　　　　　旋覆花钱半（布包）

玄　参三钱　　　　　鸡血藤五钱　　　　　生石膏四钱（先煎）

代赭石钱半	法半夏钱半	桑寄生六钱
大腹绒钱半	川贝母三钱	陈　皮二钱
夏枯草三钱	朱茯神三钱	磁朱丸三钱（先煎）
炒稻芽三钱	藕一两	炒谷芽三钱
犀黄丸五钱（二次吞下）		

宋妇　七月初一日

肝家热郁，经络结滞，项发结核，左半胸膺阻痛，肺络失畅，气道不和，时作呃忒，脉仍弦数，宜清抑芳化。

石决明一两	玄参心三钱	旋覆花三钱（布包）
蒲公英三钱	生牡蛎三钱	夏枯草三钱
代赭石二钱	忍冬花五钱	忍冬藤五钱
川贝母三钱	板蓝根四钱	龙胆草三钱
川牛膝三钱	杏仁泥三钱	生桑皮三钱
苏　子二钱	六神丸三十粒（分吞）	

李妇　正月二十九日

湿痰郁阻肺络，项发结核，咳嗽较久，医误为肺痨，又兼心经热郁，治法不合，阴伤邪实，脉象滑大而数，先予清滋和化。

鲜茅根一两	鲜苇根一两	生牡蛎三钱
夏枯草三钱	代赭石二钱	旋覆花钱半（布包）
杏　仁三钱	玄参心三钱	莲子心二钱
地骨皮三钱	黛蛤粉六钱	川贝母三钱
苏子霜一钱	台乌药二钱	焦谷芽三钱
焦稻芽三钱	桑寄生五钱	鸡内金三钱
藕一两	犀黄丸四分	益元散三钱（布包）

陈妇　二月二十五日

旧有结瘰于项下，近以肝胃实热，势将暴肿，兼有痛痒，口渴喉痛，脉大而数，右寸两关并盛，宜辛凉化消之。

龙胆草二钱	忍冬花六钱	旋覆花三钱（布包）

杜牛膝三钱	生牡蛎三钱	生石膏二钱（研，先煎）
代赭石三钱	全瓜蒌六钱	蒲公英四钱
夏枯草三钱	板蓝根四钱	川贝母三钱
玄　参三钱	天竺黄二钱	竹　茹八钱
知　母三钱	梅花点舌丹二粒	

某男　正月三十日

肝家阳邪上犯清明，头部偏痛，经注射后，右项筋络遂生结瘰，大便秘，脉象数实，宜清平凉化。

青竹茹六钱	蝉　衣二钱	旋覆花三钱（布包）
地骨皮三钱	鲜芦根一两	杏　仁三钱
代赭石三钱	板蓝根四钱	黛蛤粉一两
僵　蚕三钱	薄荷叶钱半	川贝母三钱
枇杷叶四钱	川郁金三钱	全瓜蒌八钱
川牛膝三钱	蒲公英三钱	生石膏六钱
桑寄生六钱		

[按] 阴虚火燥之人多体瘦，湿重痰盛之人多体丰，此其常理可知。往往同患瘰疬，都需软坚，如牡蛎、夏枯草、黛蛤粉之属，皆为要药；然则偏于湿重，当慎用玄参、贝母；偏于火燥，勿轻予胆草、川连。临证中，举如犀黄丸、六神丸、梅花点舌丹、小金丹、醒消丸等皆可用于治此症。

王妇　十月二十日

肝家热盛，气郁已久，湿痰结核，劳动则痛剧，两胁及腰膝亦痛，动转为难，舌苔白腻，脉弦滑而实，亟宜清渗柔肝，兼消痰核法。

石决明一两	桑寄生六钱	旋覆花三钱（布包）
川牛膝三钱	紫花地丁三钱	黄花地丁三钱
代赭石三钱	川楝子三钱	忍冬藤一两
生牡蛎四钱	杜仲炭三钱	海浮石四钱
台乌药三钱	焦稻芽三钱	小川连一钱（炒）
犀黄丸钱五分（分吞）		

刘妇 正月初九日

脾湿痰盛，肝家气郁，注于经络，项下发结核，渐致肿大，舌苔白腻，脉象弦滑而数，左关较盛，拟咸软豁痰柔肝。

代赭石三钱	法半夏二钱	石决明八钱（生研，先煎）
夏枯草三钱	生牡蛎三钱	旋覆花三钱（布包）
广陈皮二钱	川贝母三钱	白蒺藜三钱
天竺黄二钱	玄参心三钱	板蓝根四钱
竹　茹四钱	知　母三钱	犀黄丸六分（分吞）
百效膏（外贴）		

[按] 此以治肝经之热，肝气郁久不得疏泄，炼湿成痰核之固，故以清柔其肝而兼消痰核也。

三十九、风饼

王男 十二月三十日

肝热脾湿兼盛，周身经络失畅，四肢作痛，兼发风饼，牵及面部作痒，脉弦滑而数，宜平渗和化。

桑寄生六钱	代赭石三钱	旋覆花三钱（布包）
白鲜皮三钱	生知母三钱	生黄柏三钱
云苓皮四钱	生栀子三钱	忍冬花四钱
忍冬藤四钱	川草薢四钱	薄荷叶钱五分
地肤子三钱	威灵仙三钱	滑石块四钱
全瓜蒌六钱	苏地龙三钱	蒲公英四钱
天仙藤三钱	犀黄丸一钱半	

[按] 肝脾两经先蕴热湿于其内，再感外风而成风饼。

四十、浮肿

宋男 正月二十二日

血分湿热，兼为风袭，上凌头面浮肿作痒，脉浮数兼滑，右寸关较盛，亟宜清化疏解，兼化血分。

桃仁泥二钱	杏仁泥二钱	蒲公英五钱
肥知母三钱	枯黄芩三钱	鲜茅根一两
鲜苇根一两	焦栀子三钱	嫩白芷五分
益元散四钱	地骨皮三钱	桑白皮三钱
芥穗炭五分	薄　荷钱半	川牛膝三钱
荷　叶一个	藕一两	

黄妇　十二月十九日

湿热内蓄，经络为湿邪所注，肌肤浮肿，尚不甚虚，手指时不能握，脉象滑数，口渴喜饮，宜清化利湿。

生石膏五钱	云苓皮三钱	旋覆花三钱（布包）
威灵仙三钱	焦栀子三钱	生桑皮三钱
代赭石三钱	丝瓜络一钱	嫩茵陈五钱
茯神木三钱	大腹绒五钱	滑石块四钱
川牛膝三钱	知　母三钱	橘　核四钱
嫩桑枝六钱	车前子三钱（布包）	

张妇　十二月十九日

脾湿入于经络，肝家抑郁，周身浮肿，服药燥补，湿邪渐化，而肝脾不和，脘次遂作痛楚，脉弦滑，宜渗化柔肝解郁。

云苓皮四钱	杏仁泥三钱	旋覆花三钱（布包）
大腹绒钱五分	川厚朴钱五分	代赭石三钱
川郁金三钱	盐橘核四钱	法半夏三钱
白蒺藜三钱	台乌药三钱	滑石块四钱
冬瓜皮一两	车前子三钱（布包）	川黄连五分（吴萸二分同炒）

[按] 上三例之患者，一则浮肿在头面，一则浮肿在肌肤，一则浮肿及于周身，浮肿之部位虽不同，但其清热利湿、逐水消肿之法，皆相同耳。

四十一、疝

徐男　九月十八日

肝气郁滞，迫湿邪下行入络，发为狐疝，业经数月，脉关中弦滑，两尺细伏，当柔肝渗化，以通膀胱。

连皮苓五钱	槟榔炭一钱	代赭石钱半
炒秫米五钱	小茴香钱半	川楝子二钱
盐炒橘核五钱	旋覆花钱半	大腹绒钱半
苏子霜钱半	升　麻二分	车前子三钱
佛手片钱五分	山楂核五钱	荔枝核三钱
法半夏三钱	川柴胡三分	

冀男　十月初十日

肝郁脾湿发为气疝已久，左半下腹中坚胀，脉弦滑，盛于左关，但六脉皆有濡象，拟渗化调气，兼育阴分。

生牡蛎四钱	金铃子三钱	旋覆花二钱（布包）
代赭石二钱	盐橘核四钱	玄　胡三钱
山楂核四钱	云茯苓三钱	荔枝核三钱
生枳实钱半	泽　泻二钱	车前子三钱
大腹绒二钱		

[按] 疝有七说，毋庸赘述，观此两案：徐男狐疝，脉关中弦滑而尺细伏；冀某，脉弦滑盛于左关，但六脉皆有濡象，需慧眼玩味。

四十二、药毒中络

屈男　八月十九日

药毒中络，不得外达，遂致筋络被灼而为拘急，甚则抽厥，状如阳痫，脉象盛而大于左关尺两部，当以达络化毒。

净青黛五钱	桑寄生六钱	伸筋草三钱
忍冬藤一两	络石藤四钱	茯神木三钱
鲜茅根一两	威灵仙三钱	宣木瓜三钱
龙胆草二钱	益元散四钱（布包）	
犀黄丸五分（二次吞下）		

[按] 从学时，常见某患者，伤于药之毒，造成坏病，不可胜数。至于"药毒中络，不得外达，致筋络被灼"，在此于一"灼"字求其药毒之性，毒为何？或是症乃为风，为行痹？而误于番木鳖用之过量耶？

儿科病案

一、外感

杜女童　四月十八日

滞热兼外感，咳嗽肌热，舌苔微黄，脉大而数，手纹伏，证属初起，亟宜清疏芳化为法。

鲜芦根一两　　　　杏仁泥三钱　　　　板蓝根三钱

冬桑叶三钱　　　　焦栀子三钱　　　　龙胆草钱五分

薄荷叶钱五分　　　知　母三钱

鲜九节菖蒲根三钱（和凉开水捣汁冲入）

张男幼　七月初九日

外感束缚，热盛于中，发热三日未退，手纹伏，热在里也，亟宜清疏凉化，以退实热。

鲜苇根四钱　　　　薄　荷一钱　　　　地骨皮三钱

冬桑叶二钱　　　　知　母二钱　　　　栀子炭二钱

忍冬花三钱　　　　通　草五分　　　　莲子心钱

五分炒麦芽钱五分　紫雪丹三分（分冲）

赵男童　七月十一日

时邪束缚，内热盛滞，表里闭塞，头痛綦重，思食冷物，舌苔垢腻，大便燥秘，脉大而数，亟宜双解。

生石膏一两　　　　忍冬花五钱　　　　辛　夷三钱

薄　荷钱五分　　　龙胆草二钱　　　　广藿梗三钱

知　母三钱　　　　条黄芩三钱　　　　鲜竹茹一两

地骨皮三钱	莲子心二钱	甘　草五分
鲜荷叶一个	郁李仁三钱	酒川军七分
紫雪丹四分（分冲）		

林男童　九月三十日

内有蓄热，外为邪袭，表里初闭，发热舌赤，脉伏数而大，治宜清疏，先通表里。

鲜芦根一两	薄荷叶钱半	地骨皮三钱
知　母二钱	冬桑叶三钱	枯黄芩三钱
青连翘三钱	通　草一钱	忍冬花四钱
焦栀子三钱	龙胆草钱半	瓜　蒌六钱
荷　叶一个	紫雪丹四分（分冲）	

苏男童　八月初五日

停滞化热，兼为邪袭，咳嗽寒热，大便秘，思食凉物，脉大而数，左寸关较盛，舌干苔糙，治当清疏凉化之品。

鲜石斛五钱	枯黄芩三钱	全瓜蒌六钱
知　母三钱	冬桑叶三钱	竹　叶三钱
焦栀子三钱	薄荷叶钱半	杏仁泥三钱
苏　叶一钱	地骨皮三钱	梨　汁一小杯
鲜九节菖蒲根三钱（和凉开水捣汁冲入）		紫雪丹三分（分冲）

[按] 滞热兼感，咳嗽为主，以桑叶、杏仁，少加苏叶辛开之品；阴液耗伤用鲜石斛、梨汁清热润燥；便秘用瓜蒌。

王女童　十余岁 九月初五日

热蓄兼为邪袭，头晕寒热，思食凉物，大便秘结，舌中苔黄垢，脉大而数，热象颇炽，亟宜辛凉疏化，兼降实热。

知　母三钱	生石膏一两	龙胆草二钱
川黄柏三钱	僵　蚕二钱	冬桑叶三钱
地骨皮三钱	竹　茹五钱	焦栀子三钱
杭菊花二钱	薄荷叶钱半	瓜　蒌一两

忍冬花三钱　　　　酒川军八分　　　　玄明粉五分

紫雪丹四分（分冲）

张女　三岁　十月十二日

滞热在中，外为邪袭，相搏于胃，吐利交作，舌中黑垢，边白色而腻，手纹伏，肌热咳嗽，治当分解，以畅中焦。

青竹茹四钱　　　　知　母二钱　　　　吴　萸二钱（小川连一钱同炒）

青连翘三钱　　　　贝　母二钱　　　　生石膏三钱（先煎）

佩兰叶二钱　　　　杏仁泥三钱　　　　通　草一钱

苏子霜钱半　　　　盐橘核二钱　　　　薄　荷一钱

生滑石块三钱　　　清半夏一钱　　　　炒焦麦芽钱半

紫雪丹二分（分和）

［按］外邪与滞热相搏中焦，胃气失和，吐利交作，舌中黑垢，当属滞热。分解表里，重在畅达中焦，用青竹茹、清半夏、吴萸、川黄连、焦麦芽。

马男童　十月十六日

滞热在中，兼有时感，表里闭塞，热不外达，咳嗽，呕逆，谵语，发热，舌苔黄厚，脉大而数，治宜疏解凉降。

生石膏四钱　　　　薄　荷钱半　　　　广藿梗三钱

鲜芦根一两　　　　青竹茹四钱　　　　知　母三钱

吴　萸三分　　　　小川连钱半　　　　大青叶三钱

杏仁泥三钱　　　　朱莲心钱半　　　　栀子炭三钱

桑　叶三钱　　　　全瓜蒌六钱（玄明粉五分拌）

连　翘三钱　　　　太极丸一粒（分二次）

王男童　十二月二十五日

时邪误服燥补，热实于中，发热便秘，舌苔黄垢，脉大而数，右寸两关并盛，宜清疏凉降。

鲜芦根一两　　　　青竹茹六钱　　　　青连翘二钱

栀子炭二钱　　　　全瓜蒌一两　　　　龙胆草二钱

忍冬花四钱　　　　地骨皮三钱　　　　肥知母三钱

薄荷叶钱五分　　　　　大青叶三钱　　　　　　紫雪丹四分（分冲）

张男童　十二月初三日

滞热在中，寒袭较甚，四肢逆冷，舌苔黄厚，热象颇炽，不能外达，脉伏实而数，宜辛凉芳解。

鲜苇根一两　　　　　青连翘三钱　　　　　生石膏五钱

薄荷叶钱五分　　　　青竹茹五钱　　　　　酒黄芩三钱

全瓜蒌六钱　　　　　大青叶三钱　　　　　地骨皮三钱

苏合香丸一粒（分化）

［按］滞热寒袭，四肢逆冷，用苏合香丸以芳香宣解。

许女童　九月初三日

外感解后，肌热未除，精力疲顿，气机郁阻，口渴喜饮，脉大而数，亟宜清化和中。

鲜芦根六钱　　　　　莲子心二钱　　　　　嫩桑枝四钱

知　母三钱　　　　　鲜石斛五钱　　　　　竹　茹四钱

栀子炭三钱　　　　　川　柏二钱　　　　　地骨皮三钱

酒黄芩二钱　　　　　川郁金二钱　　　　　炒稻芽三钱

鲜荷叶一个　　　　　益元散四钱（布包）

王男幼　十一月二十日

滞热邪袭，肝胃并盛，屎下绿色，发热咳嗽，手纹青而右伏，宜清疏凉化，表里并治。

鲜苇根四钱　　　　　杏仁泥二钱　　　　　小川连一钱

苏　叶七分　　　　　莲子心五分　　　　　连　翘钱五分

地骨皮钱五分　　　　知　母钱五分　　　　僵　蚕钱五分

栀　子二钱　　　　　薄　荷一钱　　　　　太极丸一粒（研分化）

王女童　十二月初十日

热盛于中，兼为邪袭，咳嗽不甚盛，发热夜间较盛，手关纹伏，宜清疏兼凉化之。

鲜苇根五钱	冬桑叶二钱	薄荷叶一钱
竹　茹三钱	杏　仁一钱	僵　蚕钱五分
忍冬花二钱	地骨皮二钱	全瓜蒌二钱
小川连六分	知　母一钱	紫雪丹三分（分冲）

袁男童　十一月十三日

停滞化热，兼有时感，口渴思冷，呕逆欲吐，舌苔厚而赤，然脉大而数，当清凉苦降佐以芳通。

生石膏八钱	竹　茹五钱	薄　荷一钱
大青叶三钱	鲜苇根一两	瓜　蒌八钱
黄　芩三钱	龙胆草二钱	冬桑叶三钱
知　母三钱	连　翘三钱	酒川军五分（开水泡兑）
紫雪丹三分（分二次冲）		玄明粉五分（分二次冲）

王男童　五月十七日

停滞化热，兼有时感，发热咳嗽，呕吐，大便下滞物，脉数大，亟宜清解芳化，兼导滞邪。

生石膏五钱	杏仁泥三钱	莱菔子三钱
瓜　蒌三钱	鲜苇根一两	紫苏叶一钱
小川连一钱	薄　荷一钱	广藿梗三钱
地骨皮三钱	肥知母三钱	乌　药一钱
六一散三钱	竹　茹五钱	紫雪丹四分（分冲）

周女幼　五月十四日

滞蓄热生，兼感外邪，以致身热，舌苔白腻，手纹紫长，亟宜清疏芳化。

鲜芦根五钱	焦栀子三钱	莲子心五分
莱菔子二钱	地骨皮三钱	忍冬花二钱
生知母一钱	生黄柏一钱	桑寄生二钱
薄荷叶一钱	青连翘二钱	滑石块二钱
紫雪丹三分（分冲）		

林男童 二月二十五日

停滞化热，兼为邪袭，相搏于胃而发呕吐，舌苔黄糙，胃家滞，热象颇盛，亟宜芳通宣化荡滞。

广藿香三钱	青竹茹八钱	炒枳壳钱半
大青叶三钱	陈 皮二钱	枯黄芩三钱
全瓜蒌一两	炒稻芽三钱	栀子炭三钱
郁李仁二钱	薄 荷钱半	炒谷芽三钱
知 母三钱	川黄连钱半（吴萸二分泡水炒）	

左女童 十一月十一日

停滞伤中，兼感寒袭，肝热被束，头晕寒热，腹痛，舌苔黄厚，畏食冷物，脉大而实，治宜清疏宣化。

鲜苇根一两	冬桑叶三钱	鲜石斛五钱（劈，先煎）
杭菊花三钱	僵 蚕三钱	苏 叶一钱
薄 荷钱半	知 母三钱	全瓜蒌六钱（玄明粉六分拌）
荷 叶一个	青连翘三钱	大腹绒钱半
郁李仁三钱	炒栀子三钱	

刘女童 二月二十五日

滞热兼时感，面赤发热，喉痛，口渴思冷，舌苔黄厚，脉大而数，右寸两关并盛，当辛凉芳化，兼降滞热。

鲜苇根一两	全瓜蒌八钱	生石膏八钱（研，先煎）
杜牛膝三钱	冬桑叶三钱	薄荷叶钱半
肥知母三钱	蒲公英三钱	龙胆草二钱
地骨皮三钱	板蓝根三钱	忍冬花三钱
酒川军五分（泡水兑入）		六神丸三十粒（分吞）

程男童 九月二十一日

时邪解后，形冷不已，入夜汗出，盖散药较过，表分受伤，阴分中余邪未净之故也。脉大而数，治宜清滋凉化之。

地骨皮三钱	小生地三钱	生蛤粉八钱（布包，先煎）
条黄芩三钱	栀子炭三钱	益元散三钱（布包）
龙胆草钱半	生牛膝二钱	生桑白皮三钱
朱莲心钱半	盐知母二钱	盐黄柏二钱
淮小麦一两	生　藕一两	

二诊：九月二十四日。加小川连钱半、鲜石斛五钱、紫雪三分（分冲），去牛膝。

兰男童　九月二十六日

时感闭热，解之未透，停滞较盛，舌苔黄糙，寒热口渴，便尚不秘，而有谵语，脉大而数，当辛凉苦降芳解之。

连　翘三钱	地骨皮三钱	鲜石斛五钱（劈，先煎）
酒黄芩二钱	薄　荷钱半	杏仁泥三钱
鲜芦根一两	莲子心一钱	全瓜蒌六钱
知　母三钱	青竹茹五钱	大青叶三钱
忍冬花四钱	紫雪丹三分（分冲）	

李女幼　五月初六日

湿热内蓄，兼为邪袭，表里闭塞，头疼，寒热，舌苔白腻，脉象滑数而伏，亟宜清疏芳解之。

鲜芦根一两	枯黄芩三钱	连　翘三钱
瓜　蒌五钱	冬桑叶三钱	焦栀子三钱
竹　茹五钱	杏　仁三钱	地骨皮三钱
薄荷叶钱半	知　母三钱	金银花四钱
太极丸一粒		

王男幼　九月二十九日

内热久蓄，兼为寒束，邪闭于中，遂致壮热口渴，呕吐泄泻，手纹隐伏，宜清疏凉解，兼用芳开。

生石膏三钱	青连翘钱半	广木香五分
莱菔子二钱	薄荷叶五分	地骨皮钱半

广藿梗三钱	川厚朴三分	车前子三钱（布包）
忍冬花三钱	小川连一钱	盐橘核三钱
鲜芦根六钱	紫雪丹三分（分冲）	苏合香丸一粒（分四次入）

刘女童　八月初十日

时邪袭闭，肝胃并热，头疼寒热，舌苔垢糙，脉象滑大而数，亟宜清疏凉化。

鲜茅根一两	鲜芦根一两	忍冬藤四钱
焦栀子二钱	全瓜蒌八钱	生石膏六钱
地骨皮三钱	板蓝根三钱	青连翘三钱
龙胆草二钱	莲子心二钱	肥知母三钱
薄荷叶钱半	辛　夷三钱	鲜荷叶一个
紫雪丹四分（分冲）		

杨男童　八月初二日

伏热时感，初起即发壮热，头身疼楚，舌苔黄垢，脉大而数，寸关并盛。症属初起，宜辛凉芳解。

生石膏一两	连　翘三钱	薄荷叶钱半
龙胆草二钱	鲜茅根一两	鲜芦根一两
辛　夷三钱	地骨皮三钱	白僵蚕三钱
忍冬花五钱	知　母三钱	枯黄芩三钱
莲子心二钱	全瓜蒌八钱	大青叶三钱
鲜荷叶一个	紫雪丹四分（分冲）	

[按] 伏热初起即壮热，苔黄垢，脉数大，里热盛极。治用清热解毒宣透达邪，白虎、紫雪、龙胆草、黄芩、莲子心等苦寒直折；薄荷、荷叶、芦根、金银花、连翘、辛夷等辛凉芳解。

王女童　七月初一日

初患微感，闭湿热于上中两焦，解之未当，发热迄未能除，久卧则湿郁气滞，肝家亦热，易致患感兼作腹痛，口渴，两关脉大而数，宜清疏和化之。

鲜苇根八钱	栀子炭三钱	炒谷芽三钱

炒稻芽三钱	地骨皮三钱	益元散四钱（布包）
知　母三钱	川郁金钱五分	合欢花三钱
桑白皮二钱	杏仁泥三钱	大腹绒钱五分
冬瓜皮一两	鲜荷叶一个	

魏女幼　八月初七日

湿热滑泻，初兼外邪，兼有停滞，发热口渴，手纹伏，治以清疏芳解之品。

生石膏四钱	冬桑叶三钱	杏仁泥三钱
薄　荷一钱	酒黄芩二钱	栀　子三钱
小川连钱五分	地骨皮二钱	滑石块三钱
苏　梗一钱	知　母二钱	紫雪丹三分（分冲）

宋男幼　十一月十七日

滞热兼外邪袭肺，咳嗽，大便下绿屎，烦躁不安，肝胃并盛，宜清疏凉化之。

鲜苇根五钱	杏仁泥二钱	苏　叶一钱
薄荷叶一钱	通　草一钱	川黄连一钱
青竹茹三钱	龙胆草炭一钱	知　母二钱
鲜枇杷叶二钱	莲子心一钱	益元散三钱（布包）
太极丸一粒（研化）		

张男幼　六月十七日

痰咳已久，呕吐涕出，兼有新感所致也。脉大而数，肌热口渴，宜清降豁痰兼疏解之。

生石膏六钱	杏仁泥三钱	瓜蒌皮三钱
栀子炭三钱	鲜苇根一两	紫苏叶钱五分
青竹茹六钱	板蓝根三钱	薄荷叶钱五分
炒甜葶苈三钱	大青叶三钱	知　母三钱

[**按**] 儿科外感门中，所见之案几乎皆是凉解之法。或问六气为害，只是热邪而独用凉解乎？对曰：六气者，风、火、暑、湿、燥、寒，本未明言

热也，六气之中，风、火、暑为阳，湿、燥、寒为阴。吴鞠通先生曾言："偏于火者病温病热，偏于水者病清病寒，此水火两大法门之辨，医者不可不知。烛其为水之病也，而温之热之；烛其为火之病也，而凉之寒之；各救其偏，以抵于平和而已。"《内经》曰："寒者热之，热者寒之。"李濒湖《脉诀》云："三至名迟，迟则为冷，六至名数，数即热证。"指下分明是数，凉解之用何疑？

二、咳喘

韩女童　六月二十五日

湿热相郁，肺令失肃而成久咳，经为之阻，脉象滑大而数，舌苔垢腻，亟宜清疏凉化豁痰，兼达经络。

鲜石斛五钱	杏仁泥三钱	黛蛤粉六钱（布包，先煎）
瓜蒌皮五钱	通　草一钱	旋覆花二钱（布包）
知　母三钱	川牛膝三钱	代赭石二钱
炒甜葶苈三钱	枯黄芩三钱	青竹茹六钱
川郁金二钱	橘　核三钱	益元散四钱（布包）
西瓜翠衣一两		

闻男童　七月十八日

湿热咳嗽，肝脾并盛，清肃之令，不能下行，小溲浊，舌苔白腻，脉象弦滑而数，亟宜清平疏化豁痰以宣畅之。

生石膏八钱	麻　黄二厘	天竺黄二钱
僵　蚕二钱	代赭石三钱	旋覆花二钱（布包）
杏仁泥三钱	竹　茹六钱	陈　皮一钱
地骨皮三钱	瓜　蒌三钱	代蛤粉二钱（布包）
桑白皮三钱	莲子心钱半	六一散三钱（布包）
盐知母钱半	盐黄柏钱半	车前子二钱（布包）
鲜九节菖蒲根一两	鲜芦根一两	
紫雪丹四分（分冲）	鲜茅根一两	

王女童　五月二十一日

肺络湿热郁阻日久，鼻流清涕，且咳嗽多痰，口渴，脉滑数，宜清疏肃肺。

薄　荷一钱	栀　子三钱	生石膏五钱（先煎）
知　母三钱	黄　柏三钱	清半夏三钱
鲜芦根一两	莲子心二钱	辛　夷三钱
滑　石四钱	蒲公英三钱	甜葶苈三钱
杏　仁三钱	银　花四钱	连　翘三钱
藕一两	荷　叶一个	

［**按**］湿热郁阻，兼有外邪。

惠男童　六月二十八日

湿热久咳，服药过于燥补，以致肺络为湿热所敛涩，肺气不惟不舒，且有伤肺，血随痰出，六脉短数太甚，膈上痛，亟宜凉化豁痰，兼防腐溃。

全瓜蒌六钱	血余炭一钱	生石膏六钱（研，先煎）
酒黄芩三钱	炒甜葶苈四钱	蒲公英四钱
杏仁泥三钱	知　母三钱	鲜茅根八钱
忍冬花四钱	苦桔梗二钱	甘　草五分
通　草五钱	鲜九节菖蒲根四钱（和凉开水捣）	
竹沥水五钱和入	犀黄丸五分（分吞）	

［**按**］燥补伤肺，血随痰出，且膈上疼，恐其腐溃，用犀黄丸。

李男童　十月初八日

旧患痰咳，湿热素盛，冬令寒来又致复，曾发水痘，亦时邪与热所致也，脉滑大而数，宜清疏豁痰。

生石膏六钱	九节菖蒲二钱	旋覆花二钱（布包）
知　母三钱	瓜　蒌八钱	鲜青竹茹八钱
代赭石二钱	忍冬花三钱	僵　蚕二钱
藕一两	杏仁泥三钱	甜葶苈二钱
地骨皮三钱	鲜芦根四钱	鲜茅根四钱

紫雪丹四分（分冲）

乔男童 六月十七日

痰咳较重，延日较久，甚则呕吐，脉大而滑数，治宜豁痰平胃，以肃上焦。

生石膏八钱	瓜蒌皮三钱	旋覆花二钱（布包）
代赭石二钱	桑白皮二钱	炒甜葶苈二钱
知 母三钱	青竹茹四钱	大青叶三钱
杏仁泥三钱	板蓝根三钱	鲜荸荠一两（绞汁兑入）

紫雪丹三分（分冲）

孙女童 三月二十二日

痰咳已二十余日，甚则呕吐，病初起解之未透，遂致风温久郁。肺令不肃，脉大而滑数，当疏化豁痰。

桑 叶三钱	甜葶苈子二钱	生石膏六钱（研，先煎）
知 母三钱	全紫苏二钱	竹 茹五钱
生桑白皮五钱	栀 子三钱	杏仁泥三钱
糖心瓜蒌六钱	胆南星一钱	大青叶三钱
僵 蚕三钱	薄 荷钱五分	

鲜九节菖蒲根三钱（和凉开水捣汁兑入）安宫牛黄丸一粒（分八角，每服一角）

刘女幼 八月初四日

痰咳颇重，初兼外感未得解，发热痰盛不易出，手纹伏，亟宜清疏豁痰，以畅表里而肃肺络。

生石膏四钱	旋覆花二钱	地骨皮三钱
瓜 蒌四钱	嫩麻黄二厘	代赭石二钱
肥知母二钱	薄 荷一钱	杏仁泥三钱
甜葶苈二钱	青竹茹四钱	鲜芦根八分
鲜九节菖蒲根四钱	牛黄抱龙丸一丸（分化）	

王女童　十一月初八日

痰咳既久且剧，中西医治迄未止，近更加甚，痰涕均有血出，脉大而滑数，面浮，苔腻，亟宜辛凉疏化。

生石膏五钱	鲜茅根八钱	鲜芦根八钱
桑白皮二钱	花蕊石二钱	石决明六钱
血余炭二钱	甜葶苈三钱	旋覆花二钱（布包）
杏仁泥三钱	代赭石二钱	地骨皮三钱
焦栀子三钱	瓜　蒌三钱	知　母三钱
竹　茹五钱	天竺黄钱半	川牛膝二钱
鲜九节菖蒲根三钱	安宫牛黄丸一粒（分三角和入）	

[按] 痰咳日久，热迫血行，痰涕血出，以花蕊石化瘀生新。

赵女童　五月三十一日

湿痰过盛，痉挛作嗽，已将半月，气机失畅，不能仰卧，咳甚伴吐，舌苔白腻，脉取弦滑，亟宜渗湿豁痰。

清半夏三钱	炒甜葶苈四钱	生石膏八钱（研，先煎）
嫩麻黄三厘	代赭石三钱	旋覆花三钱（布包）
青竹茹六钱	杏仁泥三钱	滑石块四钱
生知母三钱	枯黄芩三钱	竹沥水四钱
藕一两	紫雪丹四分（分冲）	

郑女幼　二月二十九日

脾家湿寒，运化不行，兼为风袭，痰涎上阻肺络清肃之令，呼吸痰声极盛，手纹红而长，治宜辛通芳化。

云苓皮钱半	炒秫米钱半	煮半夏一钱
皂　角三分	广陈皮五分	苏子霜三分
淡干姜二分	苦杏仁钱半	炙升麻二厘
川柴胡半分	白芥子五分	生甘草三分
瓜蒌仁一钱（玄明粉三分拌）		

[按] 湿痰兼寒，用二陈汤合干姜、白芥子以辛通。

赵女童 闰月十四日

暑湿痰咳，甚则呕吐，治之未当，腻阻于中，证当有增无减，脉象滑数而大，亟宜豁痰疏化。

鲜苇根一两	甜葶苈钱五分	清半夏二钱
杏仁泥三钱	全瓜蒌三钱	旋覆花一钱（布包）
青竹茹四钱	代赭石一钱	地骨皮二钱
鲜菖蒲三钱	滑石块三钱	知　母三钱
薄　荷一钱	紫雪丹三分（分冲）	

周女童 五月初八日

湿热素盛，肺失清肃，入夜咳嗽，痰不易出，口渴喜饮，脉象弦滑，宜清肃豁痰。

生石膏四钱	杏仁泥二钱	生知母二钱
生黄柏二钱	旋覆花钱半	鲜芦根六钱
甜葶苈三钱	全瓜蒌四钱	生赭石钱半
鲜石斛四钱	青竹茹四钱	黛蛤粉五钱（布包）
清半夏二钱	藕一两	紫雪丹三分（分冲）

[按] 湿热咳嗽，痰不易出，孔师常用鲜石斛配合黛蛤粉，取效甚捷。

李女童 六月二十一日

湿热久客于肺，壅而作嗽，夜间较重，四肢倦怠，西医透视谓有阴影，脉滑，宜豁痰肃肺。

芦　根一两	云茯苓三钱	陈　皮二钱
生知母三钱	生黄柏三钱	生石膏六钱（先煎）
杏　仁三钱	赤茯苓三钱	青竹茹八钱
清半夏三钱	滑石块四钱	葶　苈四钱
蛤　粉五钱	川贝母三钱	旋覆花三钱
竹沥水四钱	荷　叶一个	藕一两
犀黄丸八分（分吞）		

潘女童　十月十二日

滞热在中，兼为邪袭，服药躁动气分，咳嗽气呛，舌苔黑燥，脉盛于右寸关，治当清疏润化，以肃上中二焦。

连　翘三钱	板蓝根三钱	鲜石斛五钱（劈，先煎）
杏仁泥四钱	通　草一钱	苏子霜钱半
全瓜蒌八钱	知　母三钱	地骨皮三钱
条黄芩三钱	梨　皮一两	鲜枇杷叶四钱（去毛布包）
薄　荷五钱（后下）		

张男童　三月初九日

内热较实，外邪亦盛，肺胃闭阻，呛咳发热，口渴气促，脉象滑数，须防发斑疹，亟宜辛凉芳解。

鲜芦根一两	甘中黄三钱	生石膏六钱（研，先煎）
薄　荷钱五分	龙胆草三钱	杏仁泥三钱
白僵蚕二钱	知　母三钱	忍冬花四钱
冬桑叶三钱	酒川军五分	通　草一钱
蝉　衣钱五分	苏　叶一钱	紫雪丹三分（分冲）
鲜九节菖蒲根三钱（和凉开水捣汁冲入）		

郝男童　六月初二日

湿痰所蓄，肺胃并热，是以气呛作咳，痰涎壅盛，取脉弦滑而数，亟宜清豁肃化。

鲜苇根一两	青竹茹五钱	代赭石三钱
海浮石四钱	杏仁泥三钱	旋覆花三钱（布包）
莲子心二钱	浙贝母三钱	清半夏三钱
葶苈子三钱	藕一两	黛蛤粉五钱（布包）
川牛膝三钱	紫雪丹四分（分冲）	

薛男童　三月二十日

据述患呛咳数月，间有发厥之候，迄未就愈，每早起咳而见痰则轻。此风寒侵肺，日久化热为痰之故，且有食火为患，脉象弦洪，治宜清肝肺、豁痰湿。

知 母二钱	贝 母二钱	干杷叶三钱（去毛布包）
麦 冬三钱	冬瓜仁三钱	竹 茹二钱
桑 叶二钱	橘 皮二钱	橘 络二钱
甘 草一钱	炒麦芽三钱	炒稻芽三钱

杏仁泥三钱（去皮尖） 生梨皮一具白茅根四钱

王男童 四月十七日

前方药连进，症因热象太实而未能减，肺部溃烂者，瘀腐未清，六脉仍洪数而大，呛咳无痰，津液不复，再以凉化润燥，兼消肿痛。

生石膏一两	生侧柏叶三钱	知 母三钱
全瓜蒌一两	鲜石斛一两	忍冬花六钱
川黄柏三钱	甜葶苈二钱	鲜茅根一两
桑白皮三钱	酒黄芩三钱	地骨皮四钱
蒲公英五钱	苦桔梗二钱	黛蛤粉八钱（布包，先煎）
甘 草二钱	羚羊角二分	藕一两

犀黄丸一粒（分吞）

［按］此例系肺痈脓成，用甘草、桔梗之轻举，合蒲公英、金银花、犀黄丸等消肿止痛。

陈女童 十二月初七日

外感之后，肺家燥气太炽，咳嗽尚盛，肝家亦热，气息不畅，舌赤无苔，脉象数大，左关较盛，宜清疏润化。

鲜苇根一两	杏仁泥三钱	苏 子钱五分
酒黄芩三钱	知 母三钱	旋覆花钱五分（布包）
代赭石钱五分	地骨皮三钱	桑白皮三钱
瓜蒌皮六钱	僵 蚕三钱	鸭 梨半个

常女幼 十二月十八日

风热闭于肺络，咳嗽音哑，手纹青紫而长，肺络燥气所郁，亟宜清疏凉化，以肃喉肿。

鲜石斛三钱	板蓝根二钱	黛蛤粉三钱（布包，先煎）
薄 荷一钱	蝉 衣五分	苏 梗五分
青竹茹三钱	忍冬花三钱	地骨皮三钱
知 母二钱	僵 蚕钱五分	杏 仁二钱
鲜杷叶三钱	六神丸十粒（分四次服）	

王男童　十一月二十三日

肺胃燥热炽盛，兼为风邪所袭，咳嗽较久，口渴，肌微热，脉大而数，右寸关较盛，宜清疏凉解。

杏仁泥三钱	苏子霜二钱	生石膏六钱（研，先煎）
鲜苇根一两	青竹茹四钱	枯黄芩三钱
板蓝根三钱	杭菊花四钱	瓜蒌皮三钱
地骨皮三钱	知 母二钱	薄 荷钱五分
僵 蚕三钱	鸭 梨半个	

车女童　九月二十五日

肺燥肝强，经邪袭即作咳，湿热相郁，痰不易出，舌苔白腻而垢，上有黄苔，胃热亦盛，当以事清解，因两关脉大，兼凉肝胃以畅气分。

鲜杷叶五钱	竹 茹四钱	鲜石斛五钱（劈，先煎）
全瓜蒌八钱	知 母三钱	杏仁泥三钱
真川贝母二钱	苏 梗钱半	霜桑叶一钱
薄 荷一钱	生桑皮一两	

［按］桑皮得风木之气入肝，既达肝郁，又肃肺气，生用可清润肺之燥热。此例重用至一两。

乌男童　十二月初九日

热实于里，初为邪袭，喉痒作咳，尚未大寒热，便结两日，舌赤苔黄，势将化燥，脉伏数，宜清解凉化。

鲜苇根一两	杏仁泥三钱	白僵蚕三钱
薄荷叶钱五分	忍冬花四钱	全瓜蒌八钱

板蓝根三钱	青连翘三钱	枯黄芩三钱
地骨皮三钱	知 母三钱	竹 茹六钱
大青叶三钱	荷 叶一个	紫雪丹四分（分冲）

王男童　十二月初九日

肺燥肝热，兼为时感所袭，咳嗽左半胸膺作痛，痰涎亦盛，舌红苔白，脉来数大，左寸关较盛，宜清凉疏化。

生石膏八钱	杏仁泥三钱	鲜芦根一两
鲜茅根一两	忍冬花四钱	全瓜蒌八钱
地骨皮三钱	竹 茹六钱	旋覆花二钱（布包）
代赭石二钱	知 母三钱	川郁金一钱（生白矾水浸）
薄 荷钱五分	甜葶苈子二钱	藕一两
紫雪丹三分（分冲）		

李女童　九月十日

伤风咳嗽，气息喘促，湿热风袭，闭于肺，表里不畅，遂发肌热，脉大而数，治以清热。

地骨皮三钱	知 母三钱	生石膏四钱（先煎）
麻黄梢三梗	苏 梗一钱	酒黄芩三钱
杏仁泥三钱	竹 茹五钱	莲子心一钱
甘 草五钱	紫雪丹三分（分冲）	

［按］麻黄三梗即三小段。

张女幼　六月初九日

肺气不肃而作嗽，夜间略重，痰咳不畅，兼为时邪，手亦微热，手纹红长，宜清解豁痰。

鲜苇根四钱	清半夏五分	忍冬花二钱
地骨皮一钱	杏仁泥一钱	陈 皮五分
甜葶苈一钱	苏子霜五分	生知母一钱
莲子心一钱	生黄柏一钱	紫雪丹二分（冲）

二诊：六月十二日。连服前方药，咳嗽已减，第余热未净，仍有低热，

加生石膏三钱、安宫牛黄散一分半，去苏子。

冯男幼　九月十八日

手纹青长而大，肝热极盛，兼有停滞，痰涎上阻，肺络气不得畅，腹痛，舌苔垢腻，当清疏豁痰，兼降肝胃。

甜葶苈一钱	苏子霜钱半	鲜石斛四钱（劈，先煎）
杏仁泥二钱	鲜竹茹五钱	龙胆草一钱
冬桑叶三钱	全瓜蒌四钱	鲜九节菖蒲三钱
薄　荷一钱	知　母三钱	益元散三钱（布包）
盐橘核三钱	太极丸一粒（分二次泡化兑入）	

王男童　正月十六日

热蓄邪袭，旧有痰咳，发则更甚，大便自利，口渴肌热，思食冷物，喘促，脉大而数，亟宜辛凉芳化、苦坚为法。

鲜苇根八钱	杏仁泥三钱	生石膏六钱（研，先煎）
甜葶苈二钱	地骨皮三钱	小川连钱五分
代赭石钱五分	莲子心钱五分	旋覆花钱五分（布包）
知　母三钱	川黄柏三钱	竹　茹六钱
薄　荷钱二分	益元散四钱（布包）	

鲜九节菖蒲根四钱（凉开水捣汁兑入）

局方至宝丹一粒（分三剂药和入）

张男童　五月十五日

痰喘咳嗽，经抽取胸水后，口渴颇甚，喘促烦急，证象加剧，汗出，脉滑细而数，亟宜辛凉疏化。

生石膏八钱	杏仁泥三钱	川牛膝三钱
滑石块四钱	嫩桑叶三厘	旋覆花三钱
莲子心二钱	地骨皮三钱	甜葶苈三钱
代赭石三钱	生知母三钱	焦栀子三钱
车前子三钱	细　辛七分	冬葵子三钱
大腹绒钱半	生黄柏三钱	

章女幼　九月初九日

痰热较盛，兼感时邪，闭于肺络而发喘嗽，左手纹紫长而右伏，法宜清疏豁痰。

鲜苇根五钱	莲子心五分	板蓝根三钱
鲜竹茹四钱	天竺黄钱五分	瓜蒌皮三钱
杏仁泥二钱	苏　叶一钱	枯黄芩二钱
知　母三钱	薄　荷一钱	鲜九节菖蒲根二钱
紫雪丹三分（分冲）		

金男童　二月初十日

痰闭肺络，喘咳汗出，肺失宣化，中焦困滞，脉滑大而数，亟宜涤痰，以畅中上二焦。

甜葶苈钱五分	青竹茹五钱	生石膏六钱（研，先煎）
麻黄梢二厘	苏子霜钱五分	地骨皮三钱
杏仁泥三钱	全瓜蒌六钱	板蓝根三钱
知　母三钱	炒枳壳钱五分	紫雪丹三分（分和）
鲜九节菖蒲根三钱（凉开水捣汁兑服）		

罗男童　闰月十七日

病热之后，湿热郁阻肺络，极易受邪，发则喘咳，凉化而后止，脉大而滑数，当辛凉芳降，以肃肺脾。

鲜竹茹六钱	瓜　蒌六钱	生石膏六钱（研，先煎）
地骨皮三钱	炒甜葶苈三钱	旋覆花钱五分
酒黄芩三钱	天竺黄钱五分	杏仁泥三钱
代赭石钱五分	炒栀子三钱	杜牛膝三钱
知　母三钱	鲜西瓜皮一两	紫雪丹三分（分冲）

郭男幼　五月初四日

湿热内蓄，兼因邪束，以致身热口渴，咳嗽喘促，周身尚起水肿作痒，手纹隐伏，宜清疏和化。

杏仁泥三钱	代赭石三钱	旋覆花三钱（布包）
薄　荷八分	生知母三钱	石决明五钱（生研，先煎）
天竺黄三钱	莲子心钱半	生石膏五钱（研，先煎）
鲜苇根一两	忍冬花三钱	连　翘三钱
炒栀子二钱	嫩麻黄二厘	甜葶苈二钱
清半夏二钱	地骨皮三钱	藕一两
生黄柏三钱	安宫牛黄散二分（和入）	

赵男幼　正月初九日

热盛痰升，肺气被阻，兼有外邪，风生自里，喘促唇黑，手纹伏而不现，姑予清疏芳化以冀转机。

竹　茹四钱	蝉　衣二钱	生石膏四钱（麻黄二厘同先煎）
鲜苇根六钱	苏　子二钱	僵　蚕二钱
杏仁泥三钱	知　母三钱	薄　荷一钱
清半夏二钱	天竺黄二钱	甘中黄五分
安宫牛黄散一瓶（分冲）		

许男童　九月二十一日

肺家湿热久蓄，每为风邪所袭即发喘促，面色黄滞，痰涎浓厚，脉大而滑数，治以辛凉疏化。

生石膏五钱	竹　茹五钱	条黄芩三钱
甜葶苈钱半	麻黄梢二厘	知　母三钱
地骨皮三钱	杏仁泥三钱	苏　子钱半
黛蛤粉四钱	代赭石一钱	旋覆花一钱（布包）
生桑白皮三钱	鲜九节菖蒲根三钱（和凉开水捣汁兑服）	
竹沥水一两五钱（冲入）		紫雪丹三分（和入）

［**按**］痰涎浓厚，用菖蒲根、竹沥水、黛蛤粉清热豁痰。

彭男童　闰月二十九日

痰咳已久，湿邪郁于肺络，发则喘咳，脉滑大而数，亟宜清疏豁痰，以肃上焦。

知　母三钱	杏仁泥三钱	旋覆花二钱（布包）
麻　黄二厘	天竺黄二钱	生石膏六钱（研，先煎）
代赭石二钱	枯黄芩三钱	青竹茹六钱
甜葶苈三钱	瓜蒌皮八钱	黛蛤粉六钱（布包，先煎）
板蓝根四钱	紫雪丹三分（分冲）	

三、温暑湿燥热

张男童　九月十八日

温热误投药剂，使邪深陷，六脉细数有力，面色青滞，寒热状如疟，舌苔白腻，腹中宿滞，气逆作痛，亟宜从血分导邪外出。

生鳖甲钱半	生石膏四钱	知　母三钱
小川连钱半	地骨皮三钱	青蒿梗一钱半
川黄柏二钱	莲子心一钱	栀子炭三钱
炒透常山钱半	滑石块四钱	黛蛤粉六钱（布包）
乌　药二钱	炒橘核三钱	紫雪丹四分（分和）

王女童　六月初十日

湿滞困脾，兼有暑感，表里气阻，形冷肌热，汗出肢逆，脘次痞闷，大便下不消化之物，须防化痢，治宜芳解宣通，表里同治。

广藿梗三钱	青竹茹五钱	地骨皮三钱
冬桑叶三钱	佩兰叶三钱	台乌药二钱
杏仁泥三钱	广陈皮三钱	小川连钱五分（吴萸三分炒）
炒莱菔子三钱	大腹绒钱五分	益元散三钱（布包）
薄荷叶钱二分		

彭男童　七月初三日

三焦蓄水，兼为暑袭，头痛蒙重，发热腹痛，自利兼有微咳，舌苔黄厚，脉大而数，亟宜疏解凉化。

鲜苇根一两	辛　夷二钱	大腹绒二钱
竹　茹六钱	冬桑叶三钱	薄　荷钱五分

知　母三钱	青连翘三钱	小川连二钱（吴萸五分泡水炒）
乌　药二钱	盐橘核三钱	藿　梗三钱
清半夏三钱	鲜荷叶一个	益元散四钱（布包）
紫雪丹三分（分冲）		

王男童　闰月十一日

暑湿蕴蓄，肺令失宜，脉象滑大而数，舌滑无苔，精力疲顿，亟宜清疏化湿。

广藿梗三钱	云苓皮三钱	莲子心钱五分
杏仁泥三钱	炒秫米三钱	知　母三钱
苏　子钱五分	清半夏二钱	川黄柏三钱
西瓜皮一两	益元散四钱（布包）	

金男童　六月十二日

湿热蕴蓄兼暑袭，筋络酸痛，肌热作呕，头晕，脉大而滑数，治以芳解疏化。

鲜芦根一两	桑　叶三钱	连　翘三钱
鲜竹茹八钱	莲子心钱半	小川连钱五分（吴萸三分炒）
佩兰梗钱半	苏　叶一钱	广藿梗三钱
厚　朴七分	大腹绒钱半	薄　荷钱半
益元散四钱（布包）		

[按]湿热兼暑，肌热作呕，常用藿梗、佩兰芳香化浊，左金丸、益元散清热利水。

姚女童　闰月初九日

湿热相郁，外为暑袭，鼻塞声重，咳嗽，状如伤风，脉滑大而数，亟宜清疏凉化。

杏仁泥三钱	青连翘三钱	生石膏六钱（研，先煎）
莲子心一钱	鲜苇根一两	枯黄芩三钱
广藿梗三钱	知　母三钱	冬桑叶三钱

青竹茹六钱	佩兰梗三钱	薄　荷一钱
苏子霜一钱	鲜荷叶一个	益元散四钱（布包）

王男幼　六月二十五日

停乳暑袭，相搏于中，吐利交作，手纹紫伏，肌热脉数，治当芳清疏化，兼化食滞。

鲜苇根四钱	焦麦芽二钱	小川连钱五分（吴萸一分炒）
乌　药钱五分	橘　核二钱	广藿梗二钱
薄荷梗钱五分	莲子心五分	知　母二钱
青竹茹四钱	青连翘二钱	大腹绒一钱
清半夏一钱	益元散二钱	人极丸一粒（研分化）

吴男童　闰月初六日

停滞兼暑袭，遂发壮热，已得泄出，当可渐解，脉大而数，亟宜清疏芳解之。

鲜苇根一两	川黄连钱五分	炒稻芽三钱
莲子心一钱	冬桑叶三钱	知　母三钱
青竹茹六钱	薄荷叶一钱	益元散四钱（布包）
酒黄芩三钱	广藿梗三钱	西瓜皮二两
紫雪丹三分（分冲）		

[按] 西瓜皮清热祛暑湿。

王女童　六月十一日

湿滞兼暑袭，呕逆，腹痛拒按，口渴喜饮，脉滑大而弦数，防其化痢，治当清化芳通，兼导滞为法。

生石膏五钱	薄荷叶一钱	炒莱菔子三钱
广藿梗三钱	鲜竹茹五钱	大腹绒钱五分
杏仁泥三钱	炒枳实钱五分	小川连钱五分（吴萸三分炒）
厚　朴七分	乌　药二钱	知　母三钱
连　翘三钱	鲜荷叶一个	益元散四钱（布包）

六月十二日

进昨日方药已得畅泻，晚间微热，但三焦仍有蓄水未化，中脘气机未畅，脉尚滑弦，右大于左，再以芳通清化，兼调气机。

铁皮石斛四钱	地骨皮三钱	炒大腹绒钱八分
广藿梗三钱	台乌药二钱	炒秫米三钱
盐橘核四钱	冬桑叶三钱	益元散四钱（布包）
栀子炭三钱	炒麦芽三钱	炒稻芽三钱
薄荷叶钱二分	鲜荷叶一张	连皮苓三钱
小川连钱五分（吴萸三分泡水炒）		

张男童　闰月初八日

暑湿病后，误于燥补，脾肺之气不得下行，中满气逆，脉大而滑实，亟宜疏降，以调气机。

杏仁泥三钱	川郁金二钱	生桑白皮三钱
橘　皮三钱	苏子霜三钱	川牛膝三钱
炒莱菔子五钱	大腹绒二钱	旋覆花二钱（布包）
代赭石二钱	橘　核三钱	知　母三钱
甜葶苈三钱	小川连钱五分（吴萸二分泡水炒）	
紫雪丹四分（分冲）		

刁男童　六月初八日

初患时邪，解之未透，兼因食重停滞与阴分邪热相合化，午后发热，神昏，大便秘，两关右寸脉大而数，当芳化芳通，苦降并用。

地骨皮四钱	龙胆草钱五分	生石膏五钱（研，先煎）
生鳖甲五分	忍冬花四钱	焦栀子三钱
莲子心一钱	青蒿梗一钱	鲜苇根一两
肥知母三钱	蝉　衣钱五分	甘中黄钱五分
薄　荷钱五分	酒川军五分（开水泡兑）	太极丸二粒（分和）

徐男童　十一月初四日

湿热困脾，精力疲顿，形冷亦盛，舌赤苔白腻，脉弦滑而实，右手较盛，亟宜清疏芳化利湿。

鲜苇根一两	忍冬藤六钱	云苓皮四钱
盐知母三钱	盐黄柏三钱	冬桑叶三钱
莲子心二钱	清半夏钱半	川牛膝三钱
薄荷叶一钱	青蒿梗三钱	大腹绒钱半
福泽泻三钱	苏合香丸一粒	

二诊：十一月初六日。

服前方药后，形冷已除，第湿热未清，纳差，再以原方加减。

加鲜石斛四钱、炒稻芽三钱、栀子炭三钱、车前子三钱，减去苏合香丸。

李男童　九月九日

时邪重症，热象极炽，寒热口渴，神迷谵妄，舌糙而黑，大便秘结，六脉伏数而实，宜辛凉疏化，苦降芳通。

鲜茅根一两	鲜苇根一两	莲子心二钱
龙胆草二钱	知　母三钱	生石膏一两（研，先煎）
地骨皮三钱	桑　叶三钱	全瓜蒌一两
白僵蚕三钱	薄　荷二钱	金银花五钱
大青叶三钱	紫雪丹五分	酒川军钱五分（开水泡兑）

二诊：九月十三日。加鲜生地一两、鲜竹茹一两。

[按] 此例属典型阳明腑实之神迷谵妄，又兼有上焦症未了，且寓下焦阴已伤，故主以酒军配瓜蒌、大青叶，而金银花、薄荷解其外，知母、地骨养其阴，紫雪之用亦取咸泻之功。设生石膏、龙胆草、莲子心并使诸寒凉之性，芦根通气，茅根行血，皆为之佐。法在辛凉疏化，尤重苦降，非比热扰心包之谵妄。况再称加鲜生地、鲜竹茹，皆益胃之品，胃之病使去，胃之正使复。早料于前矣。

董男童　八月二十三日

温邪重证，邪已陷心包络，口渴，大便自利，神昏谵语，脉大而数有伏象，亟宜辛凉芳化。

| 鲜苇根一两 | 地骨皮三钱 | 生石膏一两（研，先煎） |
| 知　母三钱 | 忍冬花五钱 | 龙胆草三钱 |

白僵蚕三钱	蝉　衣二钱	莲子心二钱
小川连三钱	川黄柏三钱	薄　荷钱五分
藕一两（切片）	鲜九节菖蒲根三钱（捣汁兑入）	
苏合香丸一粒（分二次化入药内）		

纪男童　十月十七日

重感之后，攻伐太过，热已内陷，虽凉化，邪不能外达，而燥象颇炽，发热，咳嗽，舌无苔而绛，脉大而数，当从阴分启之外达。

鲜芦根一两	地骨皮三钱	生鳖甲钱半（先煎）
大青叶三钱	杏仁泥三钱	青蒿梗一钱
忍冬花四钱	桃仁泥二钱	生石膏五钱
焦栀子三钱	全瓜蒌六钱	薄荷叶钱半
苏子霜钱半	藕一两	紫雪丹三分（分冲）
鲜九节菖蒲根三钱（和凉开水捣汁兑入）		

二诊：十月十九日。

服前方药后，热已退，第服药过燥，痰为热灼而干涩，咳而不嗽，脉尚数，再以前方加减。

生石膏五钱	鲜苇根一两	青蒿梗一钱
地骨皮三钱	鲜石斛三钱	桃仁泥钱半
杏仁泥三钱	栀子炭三钱	黛蛤粉四钱（布包）
全瓜蒌六钱	知　母三钱	生鳖甲钱半（先煎）
薄　荷一钱	梨一两	甜葶苈钱半
藕一两	鲜九节菖蒲根三钱（捣汁和入）	
紫雪丹三分（分冲）		

李女童　九月初二日

湿温兼时感，初未得解，邪渐深陷，口渴耳聋，寒热便秘，头身疼楚，脉伏滑而数大，亟宜辛凉疏化，佐以芳通。

蝉　衣三钱	龙胆草三钱	生石膏一两（研，先煎）
鲜苇根一两	大青叶三钱	莲子心二钱

全瓜蒌一两	忍冬花五钱	白僵蚕三钱
薄　荷二钱	杏　仁二钱	桃　仁二钱
甘中黄二钱	知　母三钱	酒川军一钱（开水泡兑）

紫雪丹五分（分冲）

二诊：九月初三日。服前方药后，表里均未解，两实之象较盛，发热、口渴、食冷、耳聋等象未除，脉仍洪数，再以前方加减。

龙胆草三钱	桃仁泥二钱	生石膏一两（研，先煎）
杏仁泥三钱	知　母三钱	鲜苇根一两
全瓜蒌一两	地骨皮三钱	薄　荷钱五分
白僵蚕三钱	大青叶三钱	忍冬花五钱
川黄柏三钱	川郁金二钱	酒川军钱二分（开水泡兑）

安宫牛黄丸一粒（分二剂药和入）

三诊：九月初五日。加鲜九节菖蒲根三钱、生石决明六钱。

四诊：九月初十日。证象已转，肝家热邪尚盛，耳聋未通，口渴食冷，发热尚未退净，大便四五日未下，脉尚数，再依前方加减。

龙胆草三钱	桃　仁二钱	生石膏一两（研，先煎）
杏　仁二钱	知　母三钱	桑寄生五钱
大青叶三钱	川黄柏三钱	石决明一两（生研，先煎）
生鳖甲三钱	地骨皮三钱	全瓜蒌八钱
朱莲心二钱	忍冬花四钱	郁李仁二钱半
忍冬藤四钱	代赭石一钱	旋覆花钱五分（布包）
藕二两	荷　叶一个	紫雪丹四分（分冲）

五诊：九月十三日。加酒川军五分（开水泡兑）、橘核四钱，杏仁泥三钱。六诊：九月二十一日。大病之后，余热未清，湿滞未下，大便结而未通，口渴思冷，寒热痰涎仍盛，足部痛楚，脉数大，再为变通前方。

川黄柏三钱	龙胆草三钱	旋覆花二钱（布包）
赭　石二钱	知　母三钱	石决明一两（生研，先煎）
全瓜蒌一两	栀子炭三钱	生石膏一两（研，先煎）
地骨皮四钱	杏仁泥三钱	生鳖甲三钱（先煎）
薄　荷钱五分	郁李仁三钱	梨一两（切片）
川牛膝三钱	玄明粉一钱	酒　军一钱（开水泡兑）

苏　子二钱	藕一两	鲜九节菖蒲根三钱

安宫牛黄丸一粒（分二剂和入）

刘男童　九月十六日

秋燥热郁，兼有微感，表里失畅，微有实热口渴，脉数，右寸两关较盛，亟宜清解芳化。

鲜石斛五钱	广藿梗钱半	全瓜蒌六钱
冬桑叶三钱	薄荷叶钱半	地骨皮三钱
杭菊花三钱	枯黄芩三钱	鲜竹茹五钱
大青叶三钱	杏仁泥三钱	肥知母三钱

紫雪丹三分（分冲）

姜女童　九月二十四日

两年前曾患咳血，治之未当，以致湿热久存肺络，秋燥邪袭，因之复发，且易致感冒，阴液已伤，午后蒸热，气机与痰鸣于膈中，脉滑大而数，治以清滋和化。

杏仁泥三钱	桑　叶三钱	生石膏四钱（研，先煎）
鲜石斛四钱	生侧柏叶三钱	旋覆花一钱（布包）
稻　芽三钱	代赭石一钱	黛蛤粉五钱（布包）
知　母三钱	忍冬藤四钱	地骨皮三钱
生珍珠母六钱	藕一两	犀黄丸四分（分二次吞服）

徐女童　闰月初九日

阴分中实邪久郁，殊难即清，是以发热经久不除，气机横逆，兼以暑湿相困，更不清爽，脉仍弦滑数大，左关较盛，再为清滋和化。

川黄柏三钱	广藿梗二钱	旋覆花二钱（布包）
代赭石二钱	知　母三钱	生鳖甲三钱（先煎）
鲜竹茹五钱	地骨皮三钱	生牡蛎四钱（布包，先煎）
川郁金二钱	龙胆草炭一钱	生海蛤五钱（布包，先煎）
朱莲心钱五分	炒焦谷芽三钱	炒焦稻芽三钱
大腹绒钱五分	川牛膝三钱	藕一两（切片）

二诊：闰月十一日。初进前方药效颇好，继则又以肝热被束，不得畅达，心跳又盛，甚则筋急，左关脉独盛，再以前方稍事变通。

桑寄生五钱	川黄柏三钱	旋覆花二钱（布包）
代赭石二钱	知　母三钱	生牡蛎四钱（布包，先煎）
青竹茹五钱	地骨皮三钱	石决明八钱（生研，先煎）
莲子心二钱	炒谷芽三钱	生鳖甲二钱（先煎）
陈　皮八分	杭菊花三钱	磁朱粉四钱（布包，先煎）
鸡血藤五钱	藕一两	真血珀一钱（布包）
炒稻芽三钱	鲜荷叶一个	

三诊：闰月十三日。加白蒺藜钱五分、广藿梗钱五分、龙胆草钱五分（酒洗）、大腹绒钱五分，去杭菊花，地骨皮加至四钱。

四诊：闰月十五日。血分为邪热久郁，达之殊不易，发热尚不能除，气机滞阻，时届盛暑，郁当更甚，肝脉独盛，再为变通治法。

川　柏三钱	青蒿梗一钱	旋覆花二钱（布包）
代赭石二钱	知　母三钱	生鳖甲三钱（先煎）
栀子炭三钱	青竹茹五钱	石决明八钱（研，先煎）
地骨皮三钱	嫩桑枝五钱	磁朱粉四钱（布包，先煎）
薄　荷五分	莲子心钱五分	广藿梗二钱
川黄连钱二分	炒谷芽三钱	炒稻芽三钱
鲜荷叶一个	紫雪丹三分（分冲）	

五诊：闰月十九日。证象略转，又为暑袭，头痛呕逆，泄泻，气机更属不畅，脉大而数，右关较盛，亟宜先为芳解。

鲜苇根五钱	陈　皮钱五分	厚　朴四分
佩兰梗二钱	鲜竹茹五钱	薄　荷一钱
广藿梗三钱	知　母三钱	地骨皮三钱
鲜荷叶一个	炒稻芽三钱	益元散四钱（布包）
川黄连钱五分（吴萸二分泡水炒）		紫雪丹三分（分冲）

六诊：闰月二十二日。六脉均有伏象，左三脉尤甚，来往亦不畅，盖有新邪束缚，气机不能外达，兼有腹痛，中满泄泻，暑湿相郁，亟宜从标芳化。

云苓皮三钱	小川连钱二分（吴萸二分炒）	
栀子炭三钱	炒秫米三钱	橘　核三钱（乌药二钱同炒）

知　母三钱	地骨皮三钱	益元散四钱（布包）
大腹绒钱五分	泽　泻二钱	广藿梗三钱
杭菊花三钱	鲜荷叶一个	薄荷梗一钱

七诊：闰月二十五日。阴分虚燥，借秋燥而愈盛，脾为湿郁，因暑湿而愈实，肺气为之失肃，阳明因之而热，脉象弦滑而数大，再为标本并治。

甜杏仁三钱	代赭石二钱	旋覆花二钱（布包）
地骨皮三钱	知　母三钱	黛蛤粉六钱（布包，先煎）
鲜竹茹五钱	生紫菀三钱	苏子霜钱五分
川黄柏三钱	鲜苇根五钱	桑白皮钱五分
朱莲心一钱	广藿梗二钱	川牛膝三钱
炒稻芽三钱	藕一两	

八诊：闰月二十八日。加合欢皮四钱、磁朱粉四钱、麦冬三钱、鲜荷叶一个，去苇根，加地骨皮至四钱。

九诊：闰月三十日。连进前方药，证象仍无进益，左关脉大而数，阴分仍属虚而不敷，气仍虚滞而不调，再以滋益和化并用。

麦　冬三钱	地骨皮四钱	生牡蛎四钱（布包，先煎）
知　母三钱	生紫菀三钱	磁朱粉四钱（布包，先煎）
川牛膝三钱	川黄柏三钱	花旗参一钱
合欢花四钱	炒谷芽三钱	土陈皮三钱
藕一两	炒稻芽三钱	

刘男幼　八月初八日

热实于里，外感时邪，解之未透，渐至深陷，口渴、谵语，舌苔黄灰垢糙，肌热，脉大而数，肝胃并实，亟宜辛凉疏解，苦降芳通。

白僵蚕三钱	知　母三钱	生石膏一两（研，先煎）
鲜苇根一两	龙胆草三钱	桃　仁二钱
杏　仁二钱	瓜　蒌一两	冬桑叶三钱
薄荷叶钱五分	全蝉衣三钱	条黄芩三钱
大青叶三钱	酒川军八分	川黄连钱五分
辛　夷钱五分	地骨皮三钱	鲜九节菖蒲根三钱
安宫牛黄丸一粒（分两剂药内和入）		

二诊：八月初十日。两进前方药，表邪未达，神志未转，热象太实，邪陷于里，谵妄欲狂，脉大而数，腹胀肌热，舌苔黄燥，表里之气仍属两实，大便泻而结粪未尽，仍依前方加减。

白僵蚕三钱	知　母三钱	生石膏一两（研，先煎）
小川连三钱	鲜苇根一两	全蝉衣三钱
瓜　蒌一两	龙胆草二钱	冬桑叶三钱
桃　仁二钱	杏　仁二钱	莲子心三钱
薄荷叶钱五分	辛　夷钱五分	地骨皮三钱
竹　茹八钱	酒川军六分	鲜荷叶一个
鲜九节菖蒲根四钱	羚羊角一分半（另煎兑入）	
犀角一分半（另煎兑入）		安宫牛黄丸一粒（和入三分之二）

三诊：八月十三日。证象已转，神志渐清，谵语等象已退，第发热未退，白㾦未透，脉尚滑洪而数大，较前已缓大半，再为清芳疏化。

白僵蚕三钱	知　母三钱	生石膏一两（研，先煎）
莲子心三钱	鲜芦根二钱	全蝉衣三钱
川黄柏三钱	龙胆草二钱	冬桑叶三钱
桃　仁二钱	杏　仁二钱	雅　连三钱
薄荷叶钱五分	辛　夷二钱	地骨皮三钱
忍冬花五钱	甘中黄二钱	橘　核三钱
栀子炭三钱		羚羊角一分（另煎兑入）
犀角一分（另煎兑入）		鲜九节菖蒲根四钱
益元散四钱（布包）		石决明一两（研，先煎）
鲜杷叶四钱（去毛布包）		安宫牛黄丸一粒（分二次和入）

四诊：八月十五日。神志转清，气分仍实；胃中闷损，气机不畅，白㾦仍未净，舌苔又呈灰糙，脉仍数大，滞热未消，再依前方稍适增减。

僵　蚕三钱	桃　仁二钱	生石膏一两（研，先煎）
杏　仁二钱	莲子心三钱	蝉　衣三钱
龙胆草二钱	鲜苇根一两	鲜茅根一两
冬桑叶三钱	知　母三钱	川黄柏三钱
薄　荷二钱	川郁金钱五分	旋覆花钱五分（包）
代赭石一钱	地骨皮三钱	忍冬花五钱

全瓜蒌一两	鲜荷叶一个	甘中黄三钱
郁李仁二钱	䗪　虫一枚	生枳实二钱
晚蚕砂四钱	川黄连二钱	鲜杷叶四钱
羚羊角一分	犀　角一分	鲜九节菖蒲根四钱

安宫牛黄丸一粒（每剂药内和入一半）

颜男幼　七月二十六日

热郁于中，兼感时邪，寒热肢厥，耳聋，大便自利，神形呆痴，谵语思冷，脉弦数而实，亟宜辛凉芳化。

桑　叶三钱	莲子心二钱	生石膏六钱（研，先煎）
鲜苇根一两	龙胆草二钱	薄　荷钱五分
川黄柏三钱	小川连三钱	知　母三钱
栀子炭三钱	忍冬花五钱	辛　夷二钱
鲜荷叶一个	僵　蚕三钱	甘中黄钱五分
鲜九节菖蒲根三钱	局方至宝丹一粒（分两剂药内和入）	

[按] 神志呆滞，耳聋肢厥，即俗所谓秋傻子。大便自利为热结旁流。

二诊：八月初二日。证象已转，热势尚炽；发热未除，耳聋、谵语、神痴等象未除，脉象较缓，旁流较缓，当可逐渐恢复，再依前方增减。

鲜茅根一两	知　母三钱	生石膏一两（研，先煎）
地骨皮四钱	龙胆草三钱	鲜九节菖蒲根三钱
莲子心二钱	白僵蚕三钱	生鳖甲二钱（先煎）
小川连三钱	忍冬花五钱	生甘草钱五分
辛　夷二钱	炒枳壳一钱	栀　子一钱（炒）
川黄柏三钱	荷　叶一个	酒川军五分（开水泡兑服）
生滑石块三钱	犀角一分半（另研兑入）	

安宫牛黄丸一粒（分两剂药内和入）

三诊：八月初六日。加瓜蒌一两、生石决明六钱、乌药三钱，酒川军改一钱，去辛夷、犀角。

四诊；八月十一日。证象业经大转，阴分尚未尽清，气机未和，腹中尚有痛时，大便泻出滞物，脉息已平，再依前方加减。

生鳖甲三钱	地骨皮四钱	知　母三钱
小川连三钱	乌　药三钱	生石膏六钱（研，先煎）
川黄柏三钱	枳　实二钱	石决明六钱（生研，先煎）
莱菔子三钱	龙胆草一钱	橘　核三钱
生滑石块四钱	甘　草一钱	桑寄生五钱
薄　荷一钱	鲜荷叶一个	

安宫牛黄丸一粒（分两剂药内和入）

五诊：八月十九日。证已大愈，阴分尚亏，胃纳较复，脾运仍差，心包络余邪未尽，便秘，不能安睡，脉尚弦数而大，再为清滋和化。

首乌藤一两	全瓜蒌八钱	生石膏六钱（研，先煎）
枳　实钱五分	莲子心二钱	石决明八钱（研，先煎）
柏子霜三钱	带心麦冬三钱	桑寄生八钱
地骨皮四钱	鲜地黄八钱	知　母三钱
板蓝根四钱	郁李仁二钱	藕一两（切片煎）
甘　草一钱	炒六曲三钱	紫雪丹四分（分冲）

六诊：八月二十九日。原方加生鳖甲一钱五分、杏仁泥三钱、薄荷叶一钱五分、鲜苇根一两，去甘草（因重复感受外邪）。

七诊：九月初一日。大病初愈，阴液未复，大便难，阴分中余邪未净，入夜仍有躁热，肝家阳邪仍未戢也，脉息仍数，再依前方增减。

炒谷芽三钱	鲜苇根一两	旋覆花一钱五分（布包）
代赭石二钱	地骨皮四钱	石决明一两（生研，先煎）
炒枳壳三钱	知　母三钱	鲜石斛四钱（劈，先煎）
焦六曲三钱	郁李仁三钱	首乌藤一两五钱
炒稻芽三钱	生鳖甲一钱半（先煎）	
鲜地黄五钱	全瓜蒌八钱（玄明粉一钱同拌）	
藕一两	益元散四钱（布包）	

加料牛黄清心丸一粒（分和药内）

［按］瓜蒌合玄明粉同拌，缓泻而不伤阴，此二味走肺与大肠，从其表里也。

四、温疟

郭男童　三月初七日

初患时邪，渐化温疟，食水交滞，每日一作，脉象弦滑而数大，舌苔白腻，亟宜疏化荡滞，表里兼治。

青蒿梗二钱	炒透常山一钱	生鳖甲钱半（先煎）
大青叶三钱	地骨皮三钱	生石膏八钱（研，先煎）
生枳实钱半	冬桑叶三钱	桃仁泥三钱
杏仁泥三钱	全瓜蒌六钱	苏　梗钱半
肥知母三钱	鲜芦根一两	酒川军钱半（开水泡兑）
玄明粉三分（冲）	紫雪丹三分（分冲）	

[按] 疟病之类甚多，读《内经》可观其全。从孔师见习时，疟病亦不少见，惜仅搜集一例。此案系近于温者，又属日一发之较轻者，然仍不失吾师治疟之大法也。"间日疟""三日疟"治皆类此，盖温疟为疟中常见、多发耳。

常见吾师治疟，形冷恶寒甚者，善用苏合香丸，收效显著。或问："苏合香丸何以治疟？"师曰："苏合香丸撷诸香之萃，温夹湿者，一经芳开，取效最捷。"

又见吾师治真寒疟，附子一味用至四两，一剂而瘥，诚由辨证精确，胆识超群。

五、温毒发颐

王男幼　三月十九日

温邪内蕴上灼，势已发为颐肿，手关纹赤长。宜清化以消之。

生石膏六钱	全瓜蒌五钱	地骨皮三钱
板蓝根三钱	忍冬花三钱	鲜苇根六钱
鲜茅根六钱	川牛膝三钱	莲子心钱半
蒲公英三钱	龙胆草二钱	焦栀子三钱
薄荷叶钱二分	荷　叶一个	竹　茹四钱
郁李仁钱半	六神丸二十粒（研和）	

赵男童 九月二十五日

温毒发颐，发热口渴，烦急，脉大而数，右寸两关并盛，治当凉降清解，兼内消之。

蒲公英三钱	龙胆草钱半	生石膏五钱（研，先煎）
枯黄芩三钱	全瓜蒌六钱	板蓝根三钱
栀子炭三钱	大青叶三钱	冬桑叶三钱
地骨皮三钱	肥知母三钱	薄　荷钱半

六神丸三十粒（分吞）

白女童 六月十一日

湿热内蓄，兼感时邪，以致身热，口渴，项肿发颐，大便秘，舌苔白腻、质红，脉弦滑，治以清疏芳凉透解之法。

生石膏六钱	代赭石三钱	旋覆花三钱（布包）
瓜　蒌六钱	鲜芦根一两	莲子心二钱
栀　子三钱	金银花四钱	薄荷叶钱半
龙胆草二钱	知　母三钱	黄　柏三钱
连　翘三钱	蒲公英四钱	大青叶三钱
地骨皮三钱	鲜荷叶一个	紫雪丹四分（分冲）

赵男童 正月十一日

热实于中，兼感时邪，发风疹之后，又复发颐，大便燥秘，脉象洪数，仍当苦降芳通，内消之。

生石膏八钱	蒲公英五钱	忍冬花四钱
鲜苇根一两	青连翘三钱	板蓝根三钱
龙胆草二钱	知　母三钱	酒黄芩三钱
全瓜蒌八钱	大青叶三钱	郁李仁二钱
薄　荷一钱	酒川军七钱	羚羊角一分（另煎分兑）

六神丸三十粒（吞服）

韩男童　八月初七日

热毒发颐，肌热咳嗽，脉大而数，右寸关并盛，亟宜清化消肿，兼疏外邪。

龙胆草二钱	蒲公英四钱	生石膏六钱（研，先煎）
薄荷叶八分	忍冬花四钱	竹　茹六钱
杜牛膝三钱	知　母三钱	全瓜蒌六钱（玄明粉六分同拌）
地骨皮三钱	大青叶三钱	益元散四钱（布包）
六神丸三十粒（分吞）		

［按］发颐多因温毒所致，前贤已定治疗之大法，迄今常用普济消毒饮化裁，然于热实肿痛时加龙胆草极苦之味，其凉之性以胜之甚妥。

孔师用六神丸治发颐，效应极佳，并常嘱患者除口服外，同时日以十至十五粒研磨外涂，不仅解痛，且可促消，屡施屡效，积验颇多。对于六神丸，当时吾师最信服上海雷允上氏所制者。

孔师治双侧发颐（俗称蛤蟆瘟），立方中盐水炒橘核用至一两，佐以金铃子四钱。曾嘱余等："发颐可引睾肿睾痛，甚则此病虽愈，而将来可能绝嗣，不可不慎。"今日观之，所论确为真知灼见。

六、痘疹

周女童　三月十八日

脾湿素盛，发为痘疹，连服清热利湿之剂，证象已减，又因新感，遂复发咳嗽，身热，再依前方变通之。

生石膏八钱	旋覆花三钱	广藿梗三钱
石决明八钱	生赭石三钱	地骨皮三钱
薄荷叶钱半	川牛膝三钱	滑石块四钱
紫雪丹四分（冲入）		

崔女幼　四月初八日

症见肺热作咳，发于痘后，手心发热，气逆而促，手纹沉紫，脉细洪数，治宜清解。

桑　叶二钱	杏仁泥三钱	鲜荷叶一个（带梗五寸）
酒黄芩一钱	川贝母二钱	干杷叶二钱（去毛包）
竹　茹二钱	竹叶二钱	花　粉二钱
茯苓块二钱	天竺黄二钱	益元散三钱（包）

孙女幼　十一月十二日

热邪兼时感，蕴而化疹，服保赤散温通之后，气机不能畅达，遂致遏于皮肤，腹痛颇甚，手纹隐而不现，当清疏和化，佐以芳通。

鲜苇根六钱	冬桑叶三钱	益元散三钱（包）
桃仁泥一钱	杏仁泥三钱	小川连一钱
知　母三钱	薄　荷钱二分	栀　子三钱
莲子心五分	川郁金一钱	青连翘三钱
青竹茹三钱	藕一两	苏合香丸一粒（分六角，每次一角）

颜女幼　二月二十九日

疹已透达，咳嗽颇甚，肤燥口渴，舌紫。辛凉之品不效，兼有燥结，气滞阻痛，当清宁凉化，以畅表里之气。

鲜苇根一两	桃仁泥一钱	生石膏四钱（研，先煎）
杏仁泥三钱	连　翘三钱	通　草钱半
瓜蒌仁六钱	地骨皮三钱	苏子霜钱半
薄荷叶一钱	知　母三钱	乌　药一钱
莲子心一钱	鲜九节菖蒲根三钱（和凉开水捣汁兑服）	
紫雪丹四分（分冲）		

[按] 疹已透达，不可过用辛散。并有唇燥口渴伤津之象，故用清凉除热，热除肺得清肃，则咳嗽自止。此用鲜九节菖蒲根捣汁兑服，可畅达气机。

何男童　六月初三日

疹后余邪将尽，气体尚弱，法当善后。脉濡而少神，舌苔灰微干，治宜养阴。

南沙参四钱	麦　冬三钱	干地黄四钱
盐玄参三钱	川贝母三钱	炒扁豆三钱

钗石斛三钱　　　　　板蓝根三钱　　　　　鲜荷梗五寸

天水散五钱（布包）

[按] 天水散即六一散。

李男幼　四月二十一日

湿疹表散太过，势将发颐，手纹紫伏，热象颇炽，大便自利，发热，口舌生疮，亟宜辛凉芳化。

生石膏四钱　　　　　忍冬花四钱　　　　　全蝉衣三钱

蒲公英三钱　　　　　杏仁泥三钱　　　　　板蓝根三钱

肥知母三钱　　　　　莲子心二钱　　　　　小川连钱半

鲜芦根五钱　　　　　鲜茅根五钱　　　　　白僵蚕三钱

川牛膝三钱　　　　　生石决明四钱　　　　益元散三钱（布包）

川黄柏二钱　　　　　薄　荷钱二分　　　　牛黄抱龙丸一粒

王男幼　四月十二日

湿疹解之未当，闭于肺络，遂致喘促，胸骨凸起，肺胀可知，口渴肌热，手纹紫长，亟宜辛凉芳化，豁痰以消息之。

代赭石钱五分　　　　桑白皮三钱　　　　　生石膏六钱（麻黄三厘同煎）

鲜芦根一两　　　　　鲜茅根一两　　　　　白僵蚕三钱

桃仁泥钱半　　　　　杏仁泥三钱　　　　　旋覆花钱五分（布包）

薄荷叶钱五分　　　　龙胆草钱五分　　　　瓜　蒌四钱

知　母三钱　　　　　金银花四钱　　　　　地骨皮三钱

胆南星二钱　　　　　甜葶苈二钱五分

安宫牛黄丸一粒（分四角，每次服一角）

二诊：四月十六日。连进前方药，证象渐转，喘息未止，但较前已缓，胸膺凸起尚未平复，肺部仍属肿胀，口苦糜痛，再依前方加减。

生石膏六钱　　　　　甜葶苈三钱　　　　　桑白皮三钱

鲜芦根一两　　　　　鲜茅根一两　　　　　旋覆花二钱半

代赭石二钱半　　　　桃仁泥钱半　　　　　黛蛤粉六钱（布包）

杏仁泥三钱　　　　　地骨皮三钱　　　　　蒲公英四钱

忍冬花三钱　　　　　川牛膝三钱　　　　　莲子心钱半

天竺黄二钱	通　草一钱	益元散四钱（布包）
知　母三钱	荷　叶一个	淮小麦一两
小川连钱五分	板蓝根三钱	

鲜九节菖蒲根三钱（和凉开水捣汁兑入）

安宫牛黄丸一粒（分四角，每次服一角）

三诊：四月二十六日。险象已除，喘促虽止而胸骨未平，音哑气促，口渴唇烂，汗出血滑，虚而有热，再为变通前方。

生石膏五钱	蒲公英三钱	旋覆花一钱
甜葶苈钱五分	小川连二钱	生赭石一钱
生牡蛎三钱	黛蛤粉五钱	盐橘核五钱
天竺黄钱五分	知　母二钱	莲子心二钱
竹　茹四钱	板蓝根三钱	车前子三钱
谷　芽三钱	稻　芽三钱	浮小麦一两

太极丸一粒（研化）

[**按**] 此病童曾出疹，经日医注射后，疹退而热不清，因而构成本病，喘促声达户外，证情颇险。

袁男童　三月十六日

疹后热邪不清，肝胆并盛，风生自里，时作抽搐，脉大而数，亟宜辛凉芳通为法。

石决明五钱	双钩藤三钱	生石膏五钱（研，先煎）
桃仁泥钱五分	杏仁泥三钱	桑寄生五钱
青竹茹六钱	代赭石二钱	旋覆花钱五分
鲜苇根一两	知　母三钱	川黄柏二钱
莲子心钱五分	薄　荷钱二分	天竺黄钱五分

安宫牛黄丸一粒（分二次和入）

彭男童　十一月十七日

疹后喉痛，大便尚少，舌赤苔黄，脉尚数大，再为凉化降热，以泻余邪。

生石膏六钱	鲜茅根一两	板蓝根三钱
龙胆草二钱	竹　茹四钱	瓜　蒌八钱

地骨皮三钱	忍冬花五钱	大青叶三钱
知　母三钱	川黄柏三钱	莲子心二钱
薄　荷钱五分	杜牛膝三钱	六神丸三十粒（分吞）

陈男幼　五月初八日

疹后积滞伤中，大便泄泻，肌肉尽脱，左胁下络痛，手关纹青长，病势非轻，姑予清滋宣化。

生牡蛎三钱	生鳖甲一钱	旋覆花一钱
代赭石一钱	焦麦芽钱半	青竹茹三钱
地骨皮二钱	大腹皮一钱	鸡内金三钱
小川连一钱	盐橘核二钱	焦六曲二钱
莱菔子三钱	乌　药钱半	滑石块二钱
烂积丸三分		

任女童　六月十一日

热毒兼时感，发赤疹兼下痢，脉大而数，唇赤口渴，舌绛，肝肺胃三焦并热，宜辛凉芳化，表里并治。

生石膏五钱	炒莱菔子三钱	杭菊花三钱
忍冬花三钱	冬桑叶三钱	小川连钱五分
通　草一钱	台乌药钱五分	桃仁泥钱五分
杏仁泥三钱	薄荷叶钱五分	太极丸一粒（分和）
地骨皮三钱	龙胆草钱五分	益元散四钱（布包）

吴男童　六月二十二日

疹后滞下，涩滞于里，脾困，四肢逆冷，脉伏细无力，正不胜邪，迁延较久，险象已见，姑予清宣和化，佐以芳通。

鲜苇根一两	当　归一钱	橘　核三钱
川黄连一钱	青竹茹四钱	杭芍药三钱
枳　实二钱	知　母三钱	炒莱菔子三钱
乌　药二钱	桑　枝六钱	莲子心二钱

益元散三钱（布包） 苏合香丸一粒（分四次和入）

吴女幼 九月二十八日

春令发温疹后，血分迄未清楚，湿热素盛，肝家亦热，时或发热，近兼发粟疮作痒，脉来滑数而大，治从血分清化之。

生鳖甲五钱	冬桑叶三钱	忍冬花三钱
生侧柏叶三钱	焦栀子三钱	生石膏五钱（研，先煎）
薄荷叶钱半	知　母三钱	青蒿梗钱半
地骨皮三钱	龙胆草一钱	川黄柏三钱
鲜茅根三钱	藕一两	太极丸一粒（打碎分和）

王男童 九月初八日

热实于里，外感时邪，已发赤疹，口渴，寒热目赤，喉痛胸满，脉数大，当辛凉疏化，佐以芳通。

生石膏一两	僵　蚕三钱	板蓝根四钱
鲜芦根一两	鲜茅根一两	蝉　衣三钱
知　母三钱	龙胆草二钱	银　花五钱
桃仁泥钱半	杏仁泥三钱	枯黄芩三钱
瓜　蒌八钱	薄　荷钱五分	甘中黄二钱
桑　叶三钱	紫雪丹四分（分冲）	

谷女童 八月十四日

时邪束缚，实热发为斑疹，午后发热，兼有微咳，脉大而数，右寸关较盛，宜清疏芳化。

忍冬花四钱	杏仁泥五钱	生石膏五钱（研，先煎）
桃仁泥五钱	鲜苇根一两	青连翘三钱
栀子炭三钱	冬桑叶三钱	白僵蚕三钱
薄荷叶钱半	瓜　蒌八钱	知　母三钱
蝉　衣三钱	大青叶三钱	藕一两
紫雪丹四分（分冲）		

七、惊风抽搐

韩男童　九月十五日

肝家热邪素盛，每为邪袭，或闭实热，即易动风，脉数而实，当凉降兼通表里以防之。

生石膏五钱	钩　藤三钱	生石决明六钱
枳　实钱半	杏仁泥三钱	桃仁泥钱半
薄荷叶一钱	焦栀子三钱	瓜　蒌六钱
桑寄生三钱	莲子心一钱	青竹茹六钱
甘　草一钱	磁朱丸三钱	太极丸一粒

［按］此例素体肝热，每感邪袭或热闭于中，即引动肝风，所谓"诸风掉眩皆属于肝"。治以石决明、磁石等镇肝息风，并配合薄荷等辛凉解热之品。

董女幼　正月初九日

热蓄于中，肝胆并盛，外为邪束，入夜发壮热，面色黄滞，口干思冷，甚则惊厥，实邪于中，手纹伏，宜清疏泻实邪。

生石膏四钱	杏仁泥二钱	鲜苇根六钱
全瓜蒌四钱	青竹茹二钱	地骨皮三钱
莲子心钱五分	苏子霜钱五分	酒川军四分
僵　蚕二钱	栀　子二钱	薄　荷二钱
郁李仁二钱	紫雪丹四分（分冲）	

赵男童　二月十九日

肝热极盛，兼为风袭，遂致身热颇甚，口渴喜饮，惊悸不宁，手、头青，脉弦数，亟宜辛凉清解，兼用镇惊之品。

生石膏五钱	连　翘三钱	竹　茹三钱
地骨皮三钱	薄荷叶钱半	旋覆花二钱（布包）
龙胆草钱半	忍冬花三钱	车前子三钱（布包）
莲子心钱半	代赭石二钱	盐橘核三钱
双钩藤三钱	鲜苇根五钱	盐知母三钱

盐黄柏三钱　　　　　藕一两　　　　　　石决明四钱

紫雪丹四分（分冲）

郭女幼　五月十一日

肝热过盛，曾发抽搐，经治余热未清，时作惊悸，大便滞下，手纹紫长，亟宜镇肝抑化。

石决明五钱	杏　仁二钱	小川连五分
知　母一钱	桑寄生四钱	钩　藤三钱
辛夷花一钱	川黄柏一钱	天竺黄二钱
银　藤三钱	川牛膝三钱	滑石块三钱
鲜茅根六钱	莲子心五分	鲜菖蒲根三钱
全　蝎一枚	牛黄抱龙丸一粒（和入）	

王男童　十月二十日

热伏于里，肝胃并盛，迁延较久，有热极生风之势，右手纹聚于关前，青大如豆，亟宜辛凉芳化，重剂治之。

生石膏五钱	薄　荷五分	竹　茹三钱
通　草一钱	鲜芦根五钱	莲子心一钱
知　母三钱	栀　子二钱	桃仁泥钱半
杏仁泥三钱	胆南星五分	桑　叶三钱
甘　草三分	大青叶二钱	地骨皮三钱
鲜九节菖蒲根三钱（和凉开水捣汁兑入）		安宫牛黄丸一粒（分四角）

王男幼　十月二十日

食过于量，积而化热，肝胃并盛，遂发惊悸，呕逆，便多水下绿屎，即乳多生热之明证也。手纹紫长，当凉化导滞。

鲜石斛三钱	炒大腹绒五分	朱莲心五分
车前子二钱	青竹茹三钱	盐橘核钱半
胆南星三分	龙胆草五分	小川连五分
炒麦芽钱半	天竺黄一钱	甘　草二分
薄　荷五分	金衣至宝锭一枚（和化分服）	

王男童　十一月二十八日

停滞化热，外为邪袭，服药未当，热势沸腾，目赤口渴，身热惊悸，舌赤苔垢，脉洪数，亟宜辛凉芳解。

莲子心钱五分	鲜苇根一两	生石膏五钱（研，先煎）
冬桑叶三钱	全瓜蒌五钱	大青叶三钱
龙胆草钱五分	连　翘三钱	僵　蚕二钱
知　母二钱	薄　荷钱五分	竹　茹四钱
郁李仁二钱	羚羊角一分半	太极丸二粒（研分和）

[按] 此例用太极丸清滞热、通腑气。

马男童　九月二十二日

惊动肝胆，热生于中，每见灯即发恐怖，左关脉数大，当凉化镇抑以安之。

生石决明五钱	竹　茹三钱	小川连一钱
薄　荷五分	朱莲心五分	酒黄芩钱半
胆南星五分	霜桑叶三钱	灯心草五分
生枳实一钱	牛黄抱龙丸一粒（分和）	

陈男幼　五月六日

肝家热盛，曾受惊悸，以致抽搐，症延月余，屡就于医，治未得效，手纹紫而伏，亟宜镇惊抑化。

石决明八钱	代赭石二钱	旋覆花二钱（布包）
辛　夷二钱	稻　芽三钱	桑寄生八钱
双钩藤三钱	龙胆草钱半	全　蝎二枚
辰　砂五分	磁石粉二钱	莲子心二钱
竹　茹二钱	薄　荷一钱	鲜菖蒲三钱
杏仁泥二钱	牛黄抱龙丸一丸（和入）	

[按] 此例因受惊抽搐，用石决明、磁石、全蝎、钩藤镇肝息风。

杜女童　六月十三日

肝胆并热日久，发为抽搐，夜间较剧，咳嗽头痛，饮纳皆正常，舌质红，苔白，脉滑数，宜清疏柔肝。

葶 苈二钱	代赭石三钱	旋覆花三钱（布包）
龙胆草二钱	全 蝎一枚	石决明六钱（生研，先煎）
磁石粉二钱	双钩藤四钱	莲子心二钱
知 母三钱	薄 荷一钱	桑寄生五钱
川郁金三钱	辛 夷二钱	杏 仁三钱
荷 叶一个	生石膏四钱	藕一两
黄 柏三钱	牛黄镇惊丸一粒（分化）	

熊女童　六月二十六日

今春曾患肝热抽搐，就治药后，述迄今未复，第易烦躁不安，取脉弦大而数，再为清凉抑化。

石决明一两	代赭石三钱	旋覆花三钱（布包）
知 母三钱	辛 夷三钱	桑寄生六钱
龙胆草三钱	川黄柏三钱	全 蝎二枚
灵磁石三钱	嫩白芷一钱	牛 膝三钱
竹 茹四钱	莲子心二钱	郁 金三钱
鲜荷叶一个	安宫牛黄丸一丸	

陆女幼　十月初三日

停滞化热，痰涎亦盛，外感之后未得解，伏气动，几致抽厥，手纹紫伏，亟宜清解芳通。

鲜苇根六钱	天竺黄二钱	杏仁泥二钱
莲子心一钱	青竹茹五钱	全瓜蒌六钱
知 母二钱	地骨皮二钱	九节菖蒲根一钱
薄 荷一钱	炒栀子二钱	苏 梗一钱
白僵蚕二钱	生石膏四钱	紫雪丹三分（分和）

孙女幼　二月二十八日

停滞化热，兼为邪束，肝肺并盛，气促发热，经络抽动，舌苔黄厚，当清疏化结，佐以芳通。

鲜苇根一两	杏仁泥三钱	生石膏六钱（研，先煎）
桑　叶三钱	瓜　蒌六钱	知　母三钱
龙胆草钱半	地骨皮三钱	忍冬藤四钱
忍冬花四钱	大青叶三钱	薄　荷钱半
鲜九节菖蒲根三钱（和凉开水捣汁兑服）	紫雪丹五分（分冲）	

包女幼　四月二十六日

内热极盛，啼哭不止，项强，角弓反张，将发刚痉，便结四五日，指纹紫伏，亟宜镇肝息风。

金银花五钱	代赭石三钱	生石膏六钱（研，先煎）
辛　夷二钱	全　蝎二枚	旋覆花三钱（布包）
桑寄生六钱	全瓜蒌五钱	白　芷一钱
天竺黄三钱	僵　蚕二钱	威灵仙三钱
蝉　衣三钱	知　母三钱	双钩藤三钱（后下）
乌　药三钱	石决明六钱	荷　叶一个
杏　仁三钱	黄　柏三钱	紫雪丹五分

二诊：四月二十九日。证已较前轻，痉挛已舒而尚呻吟，手纹紫长，便秘。加酒川军四分、莱菔子三钱、玄明粉六分。

张男童　闰月十八日

肝家热盛，阳邪上干，头痛已久，发则目睛摇动，邪热纯由督而上攻，脉弦盛而数，亟宜凉降镇逆。

石决明八钱	桑寄生五钱	生石膏六钱（研，先煎）
代赭石二钱	辛　夷三钱	磁朱粉三钱（布包，先煎）
薄　荷一钱	地骨皮三钱	鲜荷叶一个
安宫牛黄丸一粒（分六角，水煎和白蜜一小勺）		

陈男童　闰月二十二日

惊邪动肝，热入经络，脾家亦为热困，周身四肢抽掣不安，延日较久，脉大而弦硬，亟宜镇肝达络。

生石决明一两	竹 茹一两	旋覆花钱半（布包）
络石藤三钱	生鳖甲钱半	代赭石二钱
莲子心二钱	威灵仙一两	梧桑寄生一两
龙胆草二钱	胆南星二钱	地骨皮四钱
忍冬藤一两	知 母三钱	川黄柏三钱
山 甲一钱	首乌藤四钱	鲜荷叶筋一具
磁朱丸四钱	羚羊角片一分半	牛黄抱龙丸一粒（分吞）

二诊：闰月二十五日。惊邪伤肝，热入经络，四肢抽掣，日无宁时，服药渐安，过食动热，病即复甚，再依前议兼为平胃降滞。

石决明一两	桑寄生一两	龙胆草三钱
茯神木三钱	生鳖甲钱半	旋覆花二钱（布包）
竹 茹一两	宣木瓜三钱	生石膏一两
代赭石二钱	枳 实钱半	滴乳香一钱
忍冬藤一两	知 母二钱	川黄柏三钱
夜交藤五钱	酒川军五分	磁朱丸四钱
玄明粉五分	羚羊角片一分半	

局方至宝丹一粒（分四角，每服一角）

孙男童　二月二十五日

初患热因邪袭，体气素虚，中风初起，半身抽掣，中西医治，误为热风，抽脊髓后，虚虚之祸实难补救，补药入虽可支持，然痰涎与肝邪并盛，下虚上实，殊难望治，姑予滋补达络，清其上而摄其下。

生牡蛎四钱	生龙齿三钱	云茯苓三钱
桑寄生五钱	桂枝尖五分	盐炒芡实米三钱
淮山药三钱	清半夏二钱	磁朱丸二钱（布包）
土白术一钱	沙苑子三钱	大熟地三钱（砂仁拌）

杏仁泥三钱　　　　盐陈皮六分　　　　金毛狗脊三钱

盐炒杜仲一钱　　　猪脊髓一两

李男童　十一月二十七日

连进前方药，经络已畅，肝热未敛，停药后筋急复作，手足扇动复甚，脉亦弦数，再依前方加减。

桑寄生八钱　　　　忍冬藤一两　　　　生石决明一两（研，先煎）

双钩藤四钱　　　　龙胆草二钱　　　　地骨皮三钱

僵　蚕三钱　　　　薄　荷一钱　　　　知　母三钱

威灵仙三钱　　　　茯神木三钱　　　　宣木瓜三钱

全瓜蒌八钱　　　　藕一两　　　　　　局方至宝丹一粒（分二次化入）

康男童　闰月十八日

惊动肝热，抽厥之后，气机未和，发热腹痛，烦急口渴，头晕呕吐，脉数，亟宜辛凉芳化，兼畅气机。

小川连钱五分　　　吴　萸二分　　　　生石膏五钱（研，先煎）

橘　核三钱　　　　大腹绒钱五分　　　鲜竹茹八钱

杏仁泥三钱　　　　知　母三钱　　　　清半夏钱五分

广藿梗三钱　　　　台乌药三钱　　　　陈　皮钱五分

龙胆草一钱　　　　薄　荷一钱　　　　鲜荷叶一个（带梗尺许）

益元散四钱（布包）　紫雪丹三分（分冲）

八、瘰疬

蒋女童　九月十四日

肝气夹痰，入于经络，项发结核，停经数月，脉滑而数大，左关较盛，当咸软内消之。

玄参心三钱　　　　夏枯草三钱　　　　生牡蛎三钱（先煎）

桑寄生五钱　　　　川贝母三钱　　　　旋覆花一钱

鲜竹茹五钱　　　　枯黄芩二钱　　　　代赭石一钱

鲜茅根一两　　　　知　母三钱　　　　杜牛膝一钱
藕一两（切片）

吕女童　九月十七日

项间结核，业经消尽，第肺胃湿痰过盛，仍不免犯，前方药服后，觉有凉意，邪已退不能胜药矣，再为清通和化，以畅经络。

桑寄生六钱　　　　旋覆花一钱　　　　夏枯草三钱
炒秫米四钱　　　　代赭石钱半　　　　川贝母二钱
黛蛤粉五钱　　　　板蓝根三钱　　　　玄参心二钱
法半夏钱半　　　　陈　皮钱半　　　　生牡蛎二钱（先煎）
犀黄丸五分（分和）

陈女童　六月初九日

证转后，已渐有生长象，体质亦较丰，第近日肝热较盛，项间旧有结核因之而发肿痛，脉大而数，当降肝热，兼内消之。

生石决明八钱　　　蒲公英五钱　　　　栀子炭三钱
板蓝根四钱　　　　制乳香五分　　　　酒龙胆草三钱
制没药五分　　　　地骨皮四钱　　　　川黄柏三钱
忍冬花五钱　　　　薄荷叶一钱　　　　杜牛膝三钱
全瓜蒌八钱　　　　鲜荷叶一个　　　　忍冬藤五钱
六神丸三十粒（分吞）

九、疳积

王男童　十月二十五日

疳积兼有虫蚀，脘腹胀痛，心神迷离，兼作呕逆，脉大而弦数，治以攻荡抑肝杀虫化积之品。

生牡蛎四钱　　　　枳　实二钱　　　　三　棱钱半
煨使君子三钱　　　生鳖甲钱半　　　　厚　朴七分
莪　术钱半　　　　煨榧子肉三钱　　　莲子心钱半
雷　丸三钱　　　　六　曲三钱　　　　生甘草三钱

| 大腹绒钱半 | 醋军炭五分 | 橘　核三钱 |
| 玄明粉五分 | 紫雪丹三分（分冲） | |

李男童　七月十三日

水食相凝，积而成痞，腹部坚硬如石，脾脏运化失常，面色黄瘦，便溏，脉弦滑，宜消积化痞。

荆三棱二钱	蓬莪术二钱	莱菔子四钱
炒黑丑一钱	炒白丑一钱	煨木香二钱
生橘核四钱	川楝子二钱	陈　皮二钱
大腹绒二钱	台乌药三钱	旋覆花四钱
焦内金三钱	生赭石三钱	生知母三钱
生黄柏三钱	云苓皮四钱	焦谷芽三钱
焦稻芽三钱	鲜　藕一两	鲜荷叶一个

二诊：七月十六日。进前方药后，一般情况好，惟午后低热，大便秘结，再依原方加生鳖甲三钱、全瓜蒌一两（玄明粉一钱拌）。

三诊：七月二十日。连服前方药，低热已退，大便近畅，腹中结痞渐消且软，继服前方药。

田男童　十一月二十三日

疳积已久，上攻牙龈及目睛，齿已自脱，目生白翳，延日较久，正不胜邪，脉弦数而大，拟咸软退翳。

三　棱二钱	全蝉衣二钱	生牡蛎三钱（布包，先煎）
莪　术二钱	雷　丸二钱	生鳖甲三钱（先煎）
龙胆草一钱	枳　实二钱	川黄连一钱
大腹绒二钱	净蛇蜕二钱	生决明六钱（研，先煎）
煨榧子肉三钱	槟　榔五分	青　黛三钱（布包）
密蒙花三钱	黄土汤煎	犀黄丸三分（分化）

化痞膏一帖，加麝香一分外贴。

二诊：十二月十四日。疳积久而上攻，目生云翳，服前方药尚未退，右目亦渐及，究其实仍属积痞不化所致也，再前方增减。

| 雷　丸三钱 | 木贼草三钱 | 生石膏六钱（研，先煎） |

三　棱一钱	莪　术一钱	生石决明六钱（研，先煎）
蝉　衣三钱	蛇　蜕三钱	金银花三钱
谷精草三钱	龙胆草一钱	密蒙花三钱
辛　夷二钱	生枳实一钱	知　母三钱
荷　叶一个	车前子三钱（布包）	
黄土汤煎	烂积丸六分（分和）	

[**按**] 用黄土煎者，多用生黄土，放陶罐或地上挖坑，用水调匀，放白矾沉淀一夜，早起用其水煮药，其意土为脾之本气，健脾化湿，并治肠风、便血。

熊女幼　八月十七日

疳积已久，生长之机因督脉而上攻后脑，逐渐长大，精力衰败，大便自利，四肢浮肿，正不胜邪，法在不治，姑予咸软攻化。

三　棱三分	云苓皮三钱	生牡蛎三钱（布包，先煎）
焦六曲三钱	莪　术三分	鲜石斛三钱（劈，先煎）
炒秫米三钱	生甘草一钱	生鳖甲钱五分
川黄连七分	大腹绒一钱	盐橘核三钱
鸡内金三钱	知　母三钱	烂积丸四分（分化）

二诊：八月二十三日。加滑石块三钱、焦白术八分（土炒），黄土汤煎。

萧男童　十二月初七日

肝脾不和，食入不化，渐成痞积，神短肌消，大便秘结，腹中有时痛楚，脉弦实而数，宜软坚荡积。

全瓜蒌六钱	京三棱一钱	石决明五钱（生研，先煎）
蓬莪术一钱	生枳实钱五分	生牡蛎三钱（布包，先煎）
大腹绒钱五分	川楝子二钱	焦六曲三钱
知　母三钱	川黄柏三钱	厚　朴一钱
玄明粉八分	酒川军六分（开水泡兑）	

张男童　七月初五日

肝脾并病，痞积左胁及中脘，坚硬而胀满，潮热颇甚，脉大而数，面色鳖黑而滞，亟宜咸软芳通。

生牡蛎三钱	小青皮一钱	旋覆花钱五分
川黄连一钱	生鳖甲一钱	代赭石一钱
生枳实一钱	竹　茹四钱	石决明六钱
台乌药三钱	地骨皮三钱	甘　草五分
川牛膝二钱	三　棱三分	莪　术三分
稻　芽三钱	玄明粉四分（冲）	烂积丸二分（二次化）

十、虫证

陈男童　六月二十四日

饮食失调，脾家被困，气机横逆，胸膺刺痛，面部见有虫斑，脉滑实而数大，亟宜调中化滞，佐以杀虫，以消息之。

云苓皮三钱	使君子三钱	雷　丸三钱
生甘草三钱	炒秫米三钱	槟榔炭一钱
枳　实一钱	榧子肉三钱	玄明粉五分（二次冲）
乌梅肉一枚	乌　药二钱	酒川军六分（后煎）

王男童　十一月二十七日

脾不运化，肝热虫生，腹胀复发，尚不甚重，舌赤苔垢，易怒肝急，脉象弦滑而数，宜清通化湿，柔肝杀虫。

云苓皮四钱	炒秫米四钱	净青黛三钱（包）
生甘草三钱	大腹绒二钱	榧子肉三钱
代赭石二钱	川牛膝三钱	旋覆花二钱（布包）
雷　丸三钱	橘　核四钱	生枳实钱五分
大青叶三钱	山楂炭五分	玄明粉五分
紫雪丹三分（分冲）		

萧女童　十二月十八日

虫蚀脘腹作痛则发烦热，饮食相合则安，一日数次痛作，脉弦数，面有虫斑，当杀虫攻荡湿滞。

榧子肉三钱	使君子三钱	净青黛四钱（包）

生甘草三钱	台乌药三钱	旋覆花二钱（布包）
代赭石二钱	槟榔炭一钱	焦山楂三钱
生枳实一钱	乌　梅一个	雷　丸三钱
酒川军五分	玄明粉七分（分冲）	

渠女童　十二月初八日

肝热脾郁，兼有虫蚀象，饥则脘痛，脘痞不欲食，气机不畅，时或潮热，脉象弦滑而数，拟以和化杀虫。

川郁金二钱	地骨皮一钱	生石决明六钱（研，先煎）
代赭石二钱	生甘草一钱	旋覆花二钱（布包）
乌　药三钱	枳　实二钱	雷　丸三钱
六神曲三钱	栀子炭三钱	大腹绒钱五分
全瓜蒌六钱	大青叶三钱	榧子肉三钱
藕一两	玄明粉一钱（冲）	

李男童　九月二十八日

湿涎上犯，时作吐涎，旧有腹痛虫蚀，饮食不为肌肤，盖多吐伤津所致也，面色黄滞，脉象弦滑。治以杀虫化湿、育液调中之法。

连皮苓四钱	雷　丸三钱	炒秫米三钱
炒橘核三钱	乌　药二钱	铁皮石斛二钱
炒枳实钱半	肥玉竹三钱	川牛膝三钱
醋竹茹五钱	槟　榔一钱	青　黛五钱（布包，先煎）
肥知母三钱	甘　草三钱	酒川军四分（开水泡兑）
风化硝五分		

二诊：十月十八日。连进前方药，证象已转，第脾湿郁久，不能即化，腹中虫积不能即清，痛楚已减，再以前方加减。

连皮苓四钱	炒枳实钱半	雷　丸三粒（打）
清半夏三钱	甜葶苈二钱	鲜石斛四钱（劈，先煎）
盐橘核四钱	炒秫米四钱	青　黛五钱（布包）
槟榔炭一钱	乌　梅一枚	风化硝六分（冲）
生甘草三钱	杏仁泥三钱	生川牛膝三钱
大青叶三钱	台乌药二钱	车前子三钱（布包）

[按] 吾辈从学期间，仅就虫证治法，归纳一方歌：柴胡清夏与黄芩，甘草雷丸并使君，川柏川连川椒楝，乌梅乌药榧川军。随症变通为用，效果很好。治吐蛔时，除竹茹、藿梗外，必用旋覆花三钱、代赭石三钱，立意在于柔肝和中以安蛔而驱之。

又见治蛲，嘱以浓煎苦参汁浸棉絮，沾以川黄连面塞入肛门内，每晚一次，连用数日，收效甚佳。

十一、停滞

徐男童　九月十二日

外邪渐退，停滞伤中，脘痞拒按，疲倦不欲食，舌苔黄垢，脉数而有力，再以宣导泻滞治之。

杏仁泥三钱	莱菔子三钱	山楂炭钱半
炒甜葶苈钱半	炒枳实钱半	槟　榔五分
全瓜蒌六钱	青连翘三钱	玄明粉四分（分冲）
炒大腹绒一钱	知　母三钱	酒川军四分（开水泡兑）
焦六曲三钱	郁李仁钱半	乌　药一钱（盐橘核二钱同炒）

梅女童　六月二十日

食滞伤肝，烦热躁急，多梦不安，舌苔黄垢，脉数而实，右关较盛，亟宜清疏凉化导滞。

生枳实一钱	条黄芩一钱	鲜石斛四钱（劈，先煎）
知　母二钱	鲜竹茹六钱	莲子心二钱
小川连一钱	薄　荷一钱	广藿梗二钱
全瓜蒌五钱	郁李仁二钱	甘　草五分
地骨皮三钱	紫雪丹三分（分冲）	

刘男幼　二月二十九日

食滞伤肝，呕吐喜食，易怒烦躁，手纹青大，治以清平肝胃，兼泻食滞。

龙胆草一钱	青竹茹五钱	左金丸钱半（布包）
肥知母三钱	生枳实一钱	鲜石斛三钱（劈，先煎）

瓜　蒌四钱	枯黄芩二钱	广藿梗二钱
广陈皮一钱	杏仁泥三钱	大青叶三钱
太极丸一粒（研冲）		

王女童　五月初六日

停滞在中，气机阻痛，大便秘结，两目赤，脉来实，当清宣化滞。

鲜苇根一两	生枳实钱半	旋覆花钱半（布包）
焦六曲三钱	莱菔子三钱	郁李仁一钱
代赭石钱半	肥知母三钱	大腹绒钱半
全瓜蒌六钱	台乌药一钱	木　香一钱
太极丸一粒（研化）		

袁女幼　十月十五日

停滞化热，右手关纹青，按右手有伏象，腹中尚痛楚不适，治当宣导清化。

炒莱菔子一钱	全瓜蒌三钱	石决明四钱（生研，先煎）
冬桑叶三钱	大青叶三钱	炒六曲二钱
炒枳实一钱	杭菊花三钱	小川连一钱
郁李仁二钱	太极丸一粒（分化）	

二诊：十月十八日。服前方药后，滞热已降，手关纹已退，第舌苔色尚紫，血分阳明犹有余热，再拟前方加减。

大青叶三钱	瓜　蒌四钱	鲜石斛三钱（劈，先煎）
炒莱菔子三钱	生枳实钱二分	生石决明三钱（研，先煎）
川黄连钱半	六　曲二钱	太极丸一粒（分化）

关男童　六月二十日

痘滞在中，兼因热重，以致脘次作痛，大便不匀，脉弦滑，亟宜清和宣化。

云苓皮四钱	代赭石三钱	旋覆花三钱（布包）
台乌药三钱	滑石块四钱	莱菔子五钱
槟榔片钱半	生橘核四钱	生知母三钱

生黄柏三钱	生枳实三钱	清半夏二钱
川牛膝三钱	莲子心二钱	厚朴花三钱
荷　叶二钱	小川连一钱	紫雪丹四分（分冲）

付女童　十一月二十三日

湿滞于大肠，肝家逆气上冲，腹痛呕吐，甚则及于两胁，晨夜腹空时较甚，脉象弦实而数，宜清宣化滞。

土炒当归三钱	土炒杭芍三钱	竹　茹五钱
炒莱菔子三钱	台乌药三钱	炒枳实二钱
代赭石二钱	川郁金二钱	旋覆花二钱（布包）
大腹绒二钱	盐橘核四钱	生甘草二钱
雷　丸三钱	瓜蒌仁四钱	玄明粉五分
盐知母三钱	盐黄柏三钱	

[按] 停滞一症，顾名思义，乃有滞内停，必须消导。于所存案观之，除莱、枳、槟榔之外，尚配以郁李仁、瓜蒌，甚则投以硝、黄，旨在推而下之。

十二、呕吐

张女童　三月二十日

客岁曾患痰咳，愈后肺络未净，春令风袭，逆致复发，肌热呕吐，表里不畅，脉大而数兼滑实，舌赤紫，热象较炽，仿前方加减，略重疏化。

竹　茹四钱	甜葶苈钱五分	生石膏五钱（研，先煎）
知　母二钱	麻黄梢二厘	连　翘三钱
桑白皮二钱	瓜　蒌三钱	杏仁泥三钱
苏　子钱五分	地骨皮三钱	莲子心五分
羚羊角一分（另煎兑入）		太极丸一粒（分二次化入）
鲜九节菖蒲根三钱（和凉开水捣汁兑）		

言男童　四月十七日

时邪袭闭，肺令失宣，渐至相搏于中而发呕吐，面色青滞，脉大而数，亟宜芳通清疏以畅其表里。

鲜芦根一两	薄　荷钱五分	青连翘三钱
青竹茹八钱	桑　叶三钱	忍冬花五钱
杏仁泥三钱	苏　梗钱五分	白通草二钱
知　母三钱	鲜九节菖蒲根四钱（和凉开水捣汁兑）	
酒黄芩三钱	紫雪丹三分（分冲）	

张男幼　九月十二日

惊邪动肝，兼有滞热，吐利交作，手关左青紫而大，右手伏而不现，当芳香和化，兼镇肝经。

石决明四钱	广藿梗二钱	焦麦芽钱半
薄　荷一钱	鲜竹茹四钱	清半夏钱五分
广陈皮一钱	钩　藤二钱	大腹绒钱五分
莲子心五分	小川连钱五分（吴萸二分泡水炒）	
知　母三钱	益元散三钱	紫雪丹三分（分冲）

周男童　六月二十日

肝热表炽，外为邪袭，头晕时作，近兼呕吐，脉大而数，左关独盛，亟宜平肝清胃，兼解暑邪。

厚　朴七分	竹　茹一两	石决明八钱（生研，先煎）
薄　荷钱五分	炒枳壳二钱	广藿梗三钱
鲜芦根一两	大腹绒钱五分	知　母三钱
鲜荷叶一个	鲜茅根一两	益元散四钱（布包）
条黄芩三钱	小川连钱五分（吴萸五分泡水炒）	

戈女童　七月初七日

暑湿停滞，吐利交作，止后腹痛未除，舌苔黄厚，脉大而实，亟宜清芳宣导。

鲜竹茹六钱	莱菔子三钱	法半夏钱五分
鲜苇根八钱	川黄连钱五分（吴萸二分泡水炒）	
生枳实钱五分	焦六曲三钱	广藿梗三钱
大腹绒钱五分	橘　核三钱	益元散三钱（布包）
知　母三钱	乌　药二钱	紫雪丹三分（分冲）

郭男童　九月二十七日

肝胃蓄热，兼为邪袭，相搏于中而为呕吐，头痛，肌热，脉大而数，治以芳通疏化。

青竹茹八钱	生石膏五钱	小川连八分
栀子炭三钱	广藿梗三钱	鲜苇根一两
全瓜蒌六钱	知　母二钱	青连翘三钱
薄荷叶钱半	地骨皮三钱	郁李仁钱半
紫雪丹四分（分和）		

刘女童　十一月初八日

肝胃实热，兼感时邪，寒热头晕，呕逆，舌赤滑而无苔，寒热相激之征也，脉伏滑而数，当芳通疏化。

鲜苇根一两	青竹茹四钱	冬桑叶三钱
知　母三钱	青连翘三钱	薄　荷钱半
龙胆草钱半	鲜荷叶一个	益元散三钱（布包）
地骨皮三钱	杏仁泥三钱	杭菊花三钱
小川连钱半（吴萸三分泡水炒）		紫雪丹三分（分冲）

[按] 临证所见病儿呕吐，多热、多滞，多兼风邪、时邪。"热则寒之，实则泻之"，夹表邪者必疏解之，以上存录之七例，皆属此类。吾师善以竹茹止吐，以"左金"法之川黄连、吴萸清胃安中，唯妙在吴萸用量极当，盖因吴萸本为配伍佐黄连而设，过则不及耳。

又常见吾师治病儿之虚证、寒证之呕吐，以姜汁拌竹茹、半夏，佐以黄芪皮、水炙甘草，效果颇佳。

十三、泄泻

黄女幼　七月初七日

湿热滑泄，心络亦为热郁，肌热喜睡，小溲短少，手关纹伏，当清疏分化。

莲子心六分	栀子炭钱五分	盐橘核钱五分

广藿梗二钱	炒麦芽一钱	炒稻芽一钱
小川连六分	地骨皮钱五分	益元散二钱（布包）
薄　荷六分	肥知母一钱	太极丸一粒（分化）

徐男幼　十月十六日

滞而化热，口渴泄泻，脘次不畅，脉象弦数而实，治以清疏和中化滞。

鲜石斛三钱	鲜苇根四钱	炒六曲二钱
盐炒橘核三钱	冬桑叶三钱	云苓皮二钱
陈　皮钱半	知　母二钱	苏　梗一钱
枳　壳钱半	厚　朴五分	小川连七分（吴萸三分炒）
益元散三钱		

林男幼　五月十二日

湿热泄泻，兼有停乳伤中，食过于量之弊，右关纹紫大而长，滞已化热，其势非轻，当凉化之。

知　母二钱	小川连钱五分（吴萸一分泡水炒）	
盐橘核三钱	广藿梗钱五分	焦麦芽三钱
通　草一钱	青竹茹三钱	益元散三钱（布包）
栀子炭二钱	生川牛膝一钱	川黄柏二钱
太极丸一粒（分吞）		

童男幼　三月十二日

乳分湿盛停滞，延成滑泄，左手纹平，右手纹青长兼紫，当清化和中，兼消乳滞。

云苓皮五分	扁豆皮五分	小川连八分
炒麦芽钱半	水炙甘草二分	泽　泻一钱
橘　核二钱	炒大腹绒五分	知　母一钱
车前子一钱（布包）		

马男幼　十月十三日

先天不足，又服牛乳，后天消化之力亦弱，右手关纹紫大而长，屎下系绿色，且作泻，更兼外邪伤风，尚无大热，姑予疏化缓中，内外并治。

竹　茹二钱	滑石块二钱	鲜石斛三钱（劈，先煎）
莲子心五分	冬桑叶一钱	川黄连一钱
盐橘核一钱	知　母一钱	杏仁泥二钱
通　草一钱	焦麦芽钱半	薄　荷五分
山楂炭一钱	益元散二钱（包）	

曾男童　六月二十四日

饮食不调，伤及中土，大便泻下不畅，脾家运化较差，脉象滑实，亟宜清宣导滞，以和中焦。

云苓皮四钱	上当归二钱	煨鸡内金三钱
知　母三钱	炒秫米三钱	土杭芍三钱
广木香五分	川黄连一钱（吴萸三分炒）	
炒枳实钱五分	川厚朴一钱	炒莱菔子四钱
盐橘核四钱	益元散四钱（布包）	

二诊：六月二十五日。滞热泄泻未止，又以外感袭络，项筋作痛，周身疲乏无力，脉来滑大，右寸关较盛，当先疏化从标治之。

鲜苇根一两	茵　陈一钱	栀子炭三钱
知　母三钱	广藿梗三钱	桑　枝五钱
忍冬藤六钱	莲子心钱五分	冬桑叶三钱
薄　荷钱五分	青竹茹五钱	鲜荷叶一个
益元散四钱（布包）		

朱男童　六月初七日

脾湿肝热，中有停滞，时患牙错，常滑泻兼有腹痛，纳物渐差，脉大而数，当芳化泻滞。

广藿梗三钱	炒秫米四钱	广陈皮二钱
青竹茹五钱	厚　朴七分	大腹绒钱五分
云苓皮三钱	炒枳壳钱五分	合欢皮四钱
橘　核三钱	小川连钱五分（吴萸三分泡水炒）	
乌　药二钱	益元散四钱（布包）	

至宝锭二粒（分化）

陆男童　九月二十一日

水蓄伤脾，渐失运化，面色黄滞，大便滑下，不欲食，腹胀，脉滑数，舌苔白腻，当渗醒和中。

云苓皮五钱	栀子炭三钱	泽　泻三钱
炒谷芽三钱	炒秫米五钱	猪　苓三钱
嫩茵陈二钱	生川牛膝三钱	厚朴花一钱
陈　皮钱半	盐橘核五钱	大腹绒钱半

李女童　十一月二十四日

两进前方药，神形略转，而泻仍未减，湿热蒸腾，口疮痛楚，脉尚滑数，是证脾虚胃强，纳而不化，大肉尽脱，仍属险要，再予清滋和化，以醒中焦。

鲜石斛四钱	生牡蛎四钱	黛蛤粉六钱（包）
云苓皮二钱	炒秫米三钱	小川连一钱
鸡内金三钱	台乌药三钱	炒莱菔子三钱
陈　皮钱五分	橘　核三钱	朱莲心一钱
焦枣仁三钱	炒远志一钱	玉　竹三钱
甘　草一钱	旋覆花二钱	代赭石三钱
黄土汤煎		

徐女童　三月二十二日

连进前方药，证象已转，但寒湿伤中，脾家尚未尽复，脉较前已增神力，但左关尚差，右脉滑象尚盛，依前议变通之。

云苓皮四钱	白芥子八分	炒稻芽三钱
炒谷芽三钱	炒秫米四钱	土於术钱五分
鸡内金三钱	法半夏三钱	煨广木香八分
台乌药二钱	炒橘核二钱	炒川连五分
炒吴萸五分	泽　泻二钱	甘　草五分
厚　朴七分	大　枣二枚	土炒杭白芍二钱

姚男童　十一月十六日

食伤于中，肝胃并盛，泄泻腹痛，兼有咳嗽，舌苔白腻，脉象滑实而数，右寸关较盛，宜清宣和化。

鲜石斛四钱	莱菔子四钱	杏仁泥三钱
竹　茹六钱	瓜　蒌三钱	乌　药三钱
大腹绒二钱	炒枳壳二钱	丝瓜络一钱
六神曲三钱	山楂炭四钱	广藿梗三钱
知　母三钱	川雅连钱五分	益元散四钱（布包）

[按] 小儿泄泻，宜清宜和，尤重消导。黄连清热以涤胃肠，为小儿泄泻之第一要药，食乳者，通草、焦麦芽佐之，收效甚捷。三岁以上者，炒枳壳、焦槟榔可速收功。又每见吾师常用乌药、橘核、煨广木香（少许）、大腹绒等味以消胀安痛。唯体气虚、脾肠弱所致之久患腹泻者，又常用茯苓、生牡蛎以实之。吾师曾再三叮嘱：于参芪之味，投之必慎。

十四、痢疾

谷女幼　六月二十日

外感束缚，滞热在中，发热腹痛，势将化痢，脉伏滑，手关纹伏，亟宜清疏攻导，表里两解之。

鲜苇根六钱	连　翘三钱	小川连钱五分
枯黄芩二钱	枳　实一钱	通　草一钱
地骨皮二钱	知　母三钱	炒栀子二钱
乌　药钱五分	杏仁泥二钱	薄荷叶一钱
藿　梗一钱	全瓜蒌六钱（玄明粉五分拌）	紫雪丹三分（分冲）

史女童　九月初十日

肠胃积滞，势将化痢，兼有外邪袭闭，寒热，腹中不适，舌苔腻而糙，脉大而实，治当清疏导滞。

竹　茹四钱	槟榔炭一钱	鲜石斛四钱（劈，先煎）
广藿梗二钱	炒枳实二钱	滑石块三钱

炒莱菔子三钱	炒山楂钱半	川黄连一钱
杏仁泥三钱	瓜蒌皮三钱	知　母二钱
薄　荷一钱	瓜蒌仁三钱	太极丸一粒（分三次化服）

童男童　闰月初八日

暑湿停滞，屡欲下痢，里急后重，脉象滑数，亟宜清宣导滞化湿。

土炒当归一钱	炒枳实钱五分	台乌药二钱
川黄连二钱	土炒杭芍三钱	知　母三钱
炒六曲三钱	大腹绒钱五分	炒山楂三钱
炒莱菔子三钱	陈　皮钱五分	益元散四钱（布包）
广藿梗三钱	竹　茹三钱	橘　核一钱
太极丸一粒（分化）		

李女童　八月初二日

暑湿滞热，治之未当，渐转滞下而为赤痢，面色黄滞，手纹伏，脉滑数，亟宜清疏宣化导滞。

鲜苇根五钱	忍冬花二钱	乌　药钱五分
炒六曲二钱	广藿梗三钱	莱菔子二钱
知　母二钱	莲子心一钱	薄　荷一钱
益元散三钱（布包）	太极丸一粒（分化）	

[按] 因有暑湿，故用益元散。

袁男幼　六月初八日

湿滞化痢，里急后重，发热微咳，大肠与肺并为湿热所困也，手纹伏，亟宜疏化宣导。

炒莱菔子三钱	全瓜蒌五钱	生石膏五钱（研，先煎）
杏仁泥三钱	广藿梗二钱	滑石块四钱
苏子霜钱五分	生枳实一钱	台乌药钱五分
莲子心一钱	知　母二钱	厚　朴七分
薄　荷一钱	栀　子三钱	车前子三钱（包）
紫雪丹三分（分冲）		

左女童　九月十四日

伏暑湿滞，发为肠澼，里急后重，已经月余，舌苔垢厚，脉象滑实，治当宣化清导，以肃肠胃。

土炒杭白芍四钱	厚　朴七分	鲜石斛六钱（劈，先煎）
大腹绒钱半	杏仁泥三钱	炒莱菔子四钱
枳　实二钱	盐橘核三钱	当归尾钱半
小川连二钱	炒六曲三钱	台乌药二钱
生地榆三钱	石莲肉三钱	三　棱六分
莪　术八分	知　母三钱	益元散四钱（布包）
藕一两		

黄女童　六月二十三日

停滞暑袭，发热下痢，里急后重，肠胃皆为湿热所困，脉象滑数，亟宜清宣导滞，兼疏外邪。

鲜竹茹四钱	小川连二钱	麦　芽三钱
郁李仁二钱	鲜苇根五钱	台乌药二钱
枳　实钱五分	广藿梗三钱	盐橘核三钱
炒莱菔子三钱	莲子心一钱	益元散三钱（布包）
知　母二钱	山楂炭三钱	太极丸一粒（分化）

曹女童　七月二十三日

肠胃湿滞，旧患便血，近以气滞便脓血，里急后重，转后肠胃湿邪不除，腹胀颇甚，脉滑弦而数，治宜清疏宣化利湿。

橘　核三钱	炒莱菔子三钱	生牡蛎四钱（布包，先煎）
云苓皮三钱	陈　皮钱五分	赤小豆四钱
中厚朴七分	炒秫米三钱	槐角丸二钱（布包煎）
大腹绒钱五分	炒丹皮一钱	益元散四钱（布包）
藕一两（切片）	乌　药三钱	犀黄丸四分（分吞）

二诊：八月初一日。大便脓血已止，小溲尚短少，晨间作泻，腹胀痛，交阴分为甚，脉尚弦滑而数大，再依前方变通之。

土炒当归钱五分	云苓皮四钱	中厚朴五分
炒莱菔子四钱	陈　皮钱五分	炒秫米四钱
土炒杭芍三钱	山楂炭三钱	土乌药三钱
大腹绒二钱	盐橘核四钱	泽　泻二钱
焦六曲三钱	盐知母三钱	益元散四钱（布包）
西瓜皮一两	盐黄柏三钱	石决明五钱（生研，先煎）
川雅连钱五分（诃子肉一钱同炒焦）		

三诊：八月初八日。加生牡蛎四钱、芡实米三钱（盐水炒），外贴十香暖膈膏，去诃子肉炒川黄连、石决明。

四诊：八月初十日。下脓血已止，第晨间仍泻，脾家湿痞胀满，津液被阻，咽物作噎，口渴泻稀涩，脉弦滑而实大，再以渗化增液兼调气机。

鲜苇根六钱	铁石斛三钱	大腹绒三钱
冬桑叶三钱	云苓皮三钱	厚　朴一钱
川黄连一钱	鸡内金三钱	杏仁泥三钱
炒秫米三钱	苏　子二钱	旋覆花二钱（布包）
代赭石二钱	盐橘核四钱	车前子三钱（包）
川郁金三钱（生白矾水浸）		藕一两（切片）

张女童　闰月二十九日

暑湿滞下，治法不合，痢止而发热不除，肠胃血分均未净也，脉大而数，亟宜清化，兼导余滞。

鲜苇根一两	薄　荷钱五分	大腹绒二钱
全瓜蒌六钱	鲜菖蒲三钱	知　母三钱
盐橘核三钱	冬桑叶三钱	青竹茹六钱
川黄连二钱	莱菔子三钱	益元散四钱（布包）
太极丸二粒（分化）		

穆男幼　六月初九日

下痢赤白，里急后重，兼作呕逆，须防噤口，手纹紫滞，热滞颇甚，亟宜通宣导滞。

藿　梗三钱	川黄连二钱	生石膏六钱（研，先煎）

地骨皮三钱	杏仁泥三钱	竹　茹五钱
生枳实钱五分	石莲肉三钱	炒莱菔子四钱
知　母三钱	莲子心一钱	炒谷芽三钱
炒稻芽三钱	薄　荷一钱	乌　药二钱
滑石块四钱	车前子三钱（布包）	
鲜九节菖蒲根三钱（和凉开水捣汁兑）		太极丸一粒（研分吞）

[**按**] 石莲肉、鲜九节菖蒲为清达开噤之品。

陈男童　闰月初六日

旧患较减，暑湿停滞，遂致下痢，里急后重，脉象滑实而数，<u>亟宜宣导疏化</u>。

炒莱菔子四钱	山楂炭三钱	生牡蛎三钱（布包，先煎）
川黄柏三钱	土炒当归一钱	焦谷芽三钱
焦稻芽三钱	鸡内金三钱	竹　茹五钱
土炒杭芍三钱	焦六曲三钱	台乌药三钱
雅　连二钱	橘　核四钱	益元散四钱（布包）
广藿梗三钱	西瓜皮一两	车前子三钱（布包）

二诊：闰月初八日。痢已较减，泄泻太多，精力当见弱，俟痢清楚，脾运得转，精力自复矣。脉较和缓，证已转，再为宣导。

生左牡蛎三钱	炒六曲三钱	土炒焦当归一钱
山楂炭三钱	炒莱菔子五钱	土炒焦杭芍三钱
盐橘核三钱	乌　药三钱	大腹绒二钱
酒炒雅连二钱	枳　实钱五分	焦谷芽三钱
炒稻芽三钱	忍冬花三钱	白头翁三钱
广藿梗三钱	知　母三钱	益元散四钱（布包）
西瓜皮二两	太极丸二粒（分二次化）	

陈女幼　六月二十五日

暑湿停滞，表里闭塞，下痢腹痛，肢逆冷，面色青滞，环唇皆青，手纹紫伏，势将动风，<u>亟宜凉化芳通</u>，兼导滞为法。

杏仁泥三钱	炒麦芽二钱	小川连钱五分（吴萸二分泡水炒）

知　母三钱　　　　鲜苇根六钱　　　生石膏四钱（研，先煎）

川黄柏二钱　　　　炒莱菔子三钱　　　广藿梗二钱

薄荷叶八分　　　　地骨皮三钱　　　　橘　核三钱

鲜菖蒲三钱　　　　乌　药钱五分　　　西瓜皮一两

益元散三钱（布包）　紫雪丹三分（分冲）

赵女幼　五月二十六日

停滞下痢，腹痛极盛，肝家热实，势将风动，手关纹青长，热象极炽，宜清宣凉化。

生石膏五钱　　　　焦麦芽一钱　　　　乌　药二钱

知　母二钱　　　　瓜　蒌三钱　　　　杏仁泥二钱

广藿梗一钱　　　　川黄连钱半　　　　陈　皮一钱

莲子心一钱　　　　莱菔子三钱　　　　生枳实一钱

川黄柏一钱　　　　薄　荷钱半　　　　辛　夷钱半

荷　叶一个　　　　太极丸一粒（分化）

韩女童　五月二十六日

暑湿停滞，下痢赤白，里急后重，舌苔白腻，脉大而滑数，亟宜宣化导滞清解之。

鲜苇根一两　　　　莱菔子三钱　　　　知　母五分

莲子心一钱　　　　六一散四钱　　　　生石膏四钱

川黄连钱半　　　　陈　皮一钱　　　　薄　荷一钱

盐橘核四钱　　　　杏仁泥二钱　　　　大腹绒钱半

乌　药一钱　　　　六　曲三钱　　　　太极丸一粒（分化）

杨男幼　五月初六日

下痢五色，身热不食，痰涎亦盛，烦急后重，腹痛，手纹紫大，亟宜清宣导滞。

生石膏四钱　　　　莱菔子三钱　　　　大腹绒二钱

知　母三钱　　　　鲜苇根六钱　　　　青竹茹四钱

盐橘核三钱　　　　薄　荷钱半　　　　小川连钱半

地骨皮三钱　　　　　台乌药三钱　　　　六　曲三钱

泽　泻二钱　　　　　太极丸一粒（研化）

马男幼　六月二十五日

滞蓄于中，兼为暑袭，发热化痢，遂下五色滞物，口渴呕逆，手纹紫伏，势将噤口，亟宜辛凉宣导，佐以芳通。

川黄连二钱　　　　　枳　实二钱　　　　生石膏四钱（研，先煎）

大腹绒一钱　　　　　鲜竹茹六钱　　　　生知母三钱

橘　核三钱　　　　　炒莱菔子三钱　　　益元散三钱（布包）

土炒当归一钱　　　　土炒杭芍三钱　　　莲子心一钱

乌　药二钱　　　　　广藿梗二钱　　　　厚　朴七分

川牛膝二钱　　　　　郁李仁钱五分

十五、头痛

王男童　九月初八日

肝热胃实，时发晕楚，治之未合，阳明与肝热合化，呕吐不食，烦急欲悲，舌苔厚腻，脉象滑实而大，亟宜清通和化，以平肝胃。

石决明八钱　　　　　知　母三钱　　　　旋覆花二钱（布包）

川郁金二钱　　　　　清半夏三钱　　　　代赭石二钱

青竹茹八钱　　　　　莲子心二钱　　　　瓜　蒌八钱

牛　膝三钱　　　　　川黄柏三钱　　　　大腹绒钱半

荷　叶一个　　　　　紫雪丹四分（分冲）

谷男童　闰月十一日

肝胃两阳并盛，时作上犯而发头疼晕楚，舌赤苔白，兼有脾湿所致也。亟宜清抑泄热。

鲜苇根一两　　　　　桑　叶三钱　　　　栀子炭三钱

菊　花三钱　　　　　龙胆草二钱　　　　石决明五钱（生研，先煎）

忍冬花四钱　　　　　竹　茹六钱　　　　薄荷叶钱五分

知　母三钱　　　　　鲜荷叶一个　　　　益元散三钱（布包）

紫雪丹三分（分冲）

程女童　五月初九日

肝热过盛，上犯头痛甚剧，曾经抽脊髓，抽搐，舌红苔白腻，脉弦滑而左关盛，宜镇肝散风，以止头痛。

黄　柏三钱	代赭石五钱	石决明一两（生研，先煎）
龙胆草钱半	知　母三钱	旋覆花五钱（布包）
桑寄生八钱	川厚朴钱半	莲子心二钱
橘　核四钱	白　芷一钱	蝉　衣三钱
竹　茹六钱	乌　药三钱	牛　膝三钱
薄　荷一钱	辛　夷三钱	钩　藤四钱（后下）
牛石膏一两	安宫牛黄丸一粒（和入）	

十六、眼病

童男童　九月二十七日

心肝热邪上灼，目生赤翳，牵及额角作痛，口渴，便燥，脉大而数，宜降热退翳。

生石膏八钱	木贼草三钱	连　翘三钱
知　母三钱	莲子心二钱	全蝉衣三钱
白　芷一钱	龙胆草二钱	薄荷叶钱半
净蛇蜕三钱	辛　夷钱半	桑　叶二钱
杭菊花三钱	郁李仁三钱	石决明六钱
荷　叶一个	犀　角一分半（另煎兑）	

[按] 木贼草、蝉衣、蛇蜕退翳，白芷、辛夷引药上行而止头痛。

刘男童　三月二十二日

大肠与肺相表里，并为湿邪所郁，肝家心包络并热，外为风袭，目生赤翳，暴作痛楚，脉大而数，下患脱肛，宜疏化凉降。

龙胆草二钱	木贼草三钱	生石膏八钱（研，先煎）
知　母三钱	莲子心二钱	忍冬花四钱
净蛇蜕三钱	僵　蚕三钱	青竹茹四钱

全蝉衣三钱	薄荷叶钱半	杭菊花三钱
脏连丸三钱	川黄柏二钱	桃仁泥钱半
杏仁泥三钱	六神丸三十粒（布包煎二次化入）	

二诊：三月二十五日。进前方药，目疾已转，惟赤翳尚未尽退，脱肛亦稍有好转，六脉仍数，热象尚炽，再以前方略为增减。

龙胆草二钱	蛇　蜕三钱	生石膏八钱（研，先煎）
地　榆钱半	杭菊花三钱	石决明六钱（生研，先煎）
青竹茹四钱	蝉　衣三钱	僵　蚕三钱
薄　荷钱半	莲子心二钱	木贼草三钱
槐　实钱半	知　母三钱	桃仁泥钱半
杏仁泥三钱	荷　叶一个	脏连丸三钱（布包）
犀角一分半（另煎分兑）		

孙女童　七月十二日

肝热甚重，上攻眼部，红肿生翳，两眼互串，脉浮弦而大，治宜清肝渗湿。

桑　叶二钱	甘菊花二钱	白蒺藜三钱（去刺）
草决明四钱	赤芍药三钱	蚕　砂三钱（布包）
忍冬藤三钱	杜牛膝二钱	苡　米三钱
甘　草一钱	鲜荷梗一尺	

王女童　闰月二十二日

暑湿化热，蒸腾于上，目生赤翳，脉大而数，右寸两关并盛，亟宜清化退翳。

蝉　衣三钱	木贼草三钱	生石膏八钱（研，先煎）
知　母三钱	冬桑叶三钱	蛇　蜕三钱
龙胆草二钱	枯黄芩三钱	青连翘三钱
莲子心三钱	忍冬花四钱	川黄柏三钱
辛　夷二钱	鲜荷叶一个	紫雪丹三分（分冲）

［按］辛夷花通上窍。

王女童 九月初六日

脾湿肝热，郁于上焦，左目生白点作痛，渐至散大，脉象弦滑而数大，左关较盛，亟宜清化退翳。

蝉　衣三钱	谷精草三钱	石决明八钱（生研，先煎）
桑　皮三钱	蛇　蜕三钱	磁朱粉四钱（布包，先煎）
云苓皮三钱	莲子心钱五分	木贼草三钱
知　母三钱	酒黄芩三钱	白蒺藜三钱（去刺）
辛　夷二钱	薄　荷一钱	鲜荷叶一个

李女童 七月初八日

右眼蒙蔽，不能远视，视则发花，肝虚水不能涵之故，脉弦滑不匀，治宜养肝肾，从本主治。

草决明五钱	石决明五钱	木贼草二钱
白芍药五钱	生地黄四钱	蚕　砂三钱（布包）
玄　参三钱	甘　草一钱	白蒺藜三钱（去刺）
甘枸杞四钱	夜明砂三钱	连翘心三分

张女童 九月二十日

两眼晨起尚清，晡后则发黑，不能辨物，此阴虚之证，脉弦而有力，治宜养肝肾。

九孔石决明六钱（生研，先煎）		莲子心三分
甘枸杞三钱	草决明四钱	生龙齿四钱
白蒺藜三钱	甘菊花二钱	谷精草三钱
细生地五钱	女贞子三钱	晚蚕砂四钱（布包）
左牡蛎五钱（生先煎）		

张女童 九月二十六日

血虚而热，目睛抽痛，已经数月之久，因西法刮砂眼，目泡亦渐陷，而其目睛不能治疗，脉象弦滑而数大，当养血化湿，以平肝邪。

生石决明一两	枯黄芩二钱	地骨皮三钱

夜明砂二钱	杭菊花三钱	桑 皮三钱
木贼草三钱	桃仁泥钱半	霜桑叶三钱
荷 梗一钱	忍冬花四钱	栀子炭三钱
知 母三钱	川黄柏三钱	蝉 衣三钱
荷 叶一个		

十七、耳病

谢男童　三月十八日

肝胃实热太盛，耳底溃烂不敛，两颧赤色极重，易怒喜食，脉数实，治当清泻。

生石膏五钱	地骨皮三钱	忍冬花二钱
龙胆草一钱	石决明六钱	竹 茹四钱
甘 草五分	生枳实一钱	薄 荷一钱
栀 子二钱	瓜 蒌三钱	知 母二钱
太极丸一粒（分二次和）		

十八、口齿咽喉病

姚女童　闰月初七日

久咳未止，湿热尚盛，上蒸而为牙龈作痛，脉象滑大而数，右寸关较盛，亟宜清化降热。

鲜苇根一两	地骨皮三钱	生石膏四钱（研，先煎）
知 母三钱	苏子霜钱五分	黛蛤粉五钱（布包，先煎）
龙胆草钱五分	川黄柏三钱	杏仁泥三钱
川牛膝三钱	板蓝根三钱	竹 茹五钱
鲜杷叶四钱（去毛）	紫雪丹三分（分冲）	

倪男童　六月二十日

肝胃热重，兼有外感，牙龈作痛，鼻塞，纳物较差，大便秘，脉滑数，宜清疏渗化。

石决明五钱	莲子心钱半	焦栀子二钱
知　母二钱	黄　柏二钱	鲜苇根一两
龙胆草二钱	嫩桑枝五钱	牛　膝三钱
苏　子一钱	杏仁泥三钱	金银花四钱
地骨皮三钱	六　曲三钱	辛　夷三钱
鲜荷叶一个	紫雪丹三分（冲服）	

杜女幼　十一月二十一日

心胃热邪上灼，脾湿亦盛，口疮渐愈，生白糜，痛楚颇甚，左手关纹伏，右紫大，当清化内消。

生石膏二钱	知　母钱半	青　黛五钱（布包）
黄　柏钱半	地骨皮钱半	竹叶卷心一钱
桑白皮钱半	莲子心五分	川黄连一钱
滑石块二钱	薄　荷六分	犀　角一分（另煎兑）
六神丸十三粒		

王男幼　九月十三日

停乳化热上灼，口生白糜，大便自利，腹痛，惊悸，手关纹伏而不现，热滞在里也，当宣化和中。

炒焦麦芽钱半	川雅连五分	陈　皮五分
益元散钱半	二青竹茹三钱	栀子炭一钱
法半夏五分	藿　梗一钱	白通草五分
炒大腹绒五分	莲子心四分	知　母一钱
青　黛五分（布包）		
苏合香丸一粒（每次服大米大小一粒）		

吴男童　六月十二日

肺胃湿热郁阻，易致外邪，津液不得上泽，喉常干涩，舌苔白糙，脉象滑大而数，亟宜清疏凉化。

鲜石斛六钱	板蓝根四钱	枯黄芩三钱
杏仁泥三钱	冬桑叶三钱	白通草钱五分

鲜芦根八钱	杭菊花三钱	莲子心一钱
栀　子三钱	茵　陈钱五分	薄　荷钱五分
鲜荷叶一个		

金女童　九月十九日

肝肺热郁上灼，咽喉肿痛，已有溃意，幸外邪不重，微有寒热，但便秘思凉，脉大而数，当凉化之。

鲜石斛八钱	龙胆草钱半	条黄芩三钱
杜牛膝三钱	冬桑叶三钱	板蓝根四钱
知　母三钱	郁李仁二钱	鲜薄荷钱半
焦栀子三钱	瓜　蒌八钱	川黄柏二钱
六神丸三十粒（分吞）		

[按] 口齿咽喉痛，多因燥所从生。秋令燥气化火，清窍不利，应治其外。胃者禀阳明之气，胃家湿热或兼胃燥亦多现口齿咽喉之病，总皆宜清燥润化。

十九、衄血、便血

孔女童　十月二十三日

鼻衄时发，头部晕楚，此肝肺并热，兼以脾湿所致也，脉弦滑，舌红苔白，治以潜阳降热，兼清湿邪。

生石膏四钱	川牛膝三钱	赤小豆三钱
忍冬藤三钱	忍冬花三钱	鲜茅根一两
石决明六钱	湖丹皮一钱	辛　夷钱半
生侧柏叶三钱	血余炭一钱	桑白皮三钱
知　母三钱	荷　叶一个	
犀黄丸四分（分吞）		

刘男童　十一月二十三日

热蓄于中，兼为邪袭，寒热头晕，喉干鼻衄，舌赤苔滑，脉大而数，亟宜清解凉化。

忍冬花五钱	鲜茅根一两	生石膏八钱（研，先煎）
鲜苇根一两	薄　荷钱五分	知　母三钱
竹　茹六钱	板蓝根三钱	地骨皮三钱
全瓜蒌八钱	川黄柏三钱	僵　蚕三钱
炒栀子三钱	梨　汁一杯	紫雪丹四分（分冲）

高男幼　十一月初六日

肠胃热实，大便燥秘甚则下血，手关纹色紫暗大，亟宜调中润化以清实邪。

全瓜蒌三钱	桑白皮二钱	旋覆花五分（布包）
地　榆钱半	鸡内金二钱	焦麦芽二钱
代赭石五分	知　母二钱	风化硝五分
生白蜜一小勺（和入）		

二诊：十一月十三日。加小川连一钱、血余炭二钱、橘核三钱、槐实二钱、莱菔子钱半、小郁李仁二钱。

二十、尿频、遗尿、茎肿

纪女童　闰月十二日

心包肝胆并热，下迫膀胱，烦急而小溲频，脉弦滑而数，治当清抑凉化。

朱莲心钱五分	知　母三钱	龙胆草二钱
枳　实一钱	石决明六钱	川黄柏三钱
忍冬花四钱	竹　茹六钱	栀子炭三钱
玄　参三钱	地骨皮三钱	生稻芽三钱
藕一两		

陈男童　九月十七日

治遗尿方：

生龙齿三钱	生牡蛎四钱	芡实米三钱
龙胆草炭钱半	山萸肉三钱	覆盆子三钱
盐黄柏三钱	盐知母三钱	远　志二钱

| 朱茯神三钱 | 菟丝子二钱 | 九节菖蒲三钱 |
| 玄参心三钱 | 酸枣仁三钱 | 甘草梢二钱 |

以上诸药，装猪脬内，蒸透阴干，炼蜜为丸，盐汤每晚送下一钱。

蒋男童　九月十八日

旧有硬伤，脊骨曲弓已久，膀胱湿浊自当郁阻，近下注茎中，先为结块，渐至肿大，脉象弦滑而数，亟宜从血分清化之，兼通膀胱。

云茯苓二钱	川牛膝二钱	白　芷五分
知　母三钱	泽　泻二钱	甘草梢钱半
防　风五分	川黄柏三钱	车前子三钱（布包）
莲子心五分	蒲公英四钱	犀黄丸五分（分吞）

[按] 膀胱不约而易尿频、遗溲。肝络阴器，肝经湿热往往茎肿。幼儿患之者多，或清肝经湿热，或固下以约之。至于久患遗尿，固摄同时兼清相火，乃其妙法也。

妇科病案

一、痛经

金妇 八月二十八日

肝家热郁，脾湿亦盛，临经腹痛，牵及肋际，舌苔白腻，不喜饮水，脉象弦滑，左关较盛，亟宜渗化柔肝兼事调经。

云苓皮三钱	赤小豆五钱	旋覆花三钱
代赭石三钱	盐橘核四钱	石决明六钱
湖丹皮钱半	肥知母三钱	白蒺藜三钱
玄 胡钱半	台乌药三钱	川黄柏三钱
川牛膝三钱	藕一两	车前子三钱（布包）

[按] 方用赤小豆、湖丹皮以清血分湿热，配合盐橘核、川黄柏、车前子，其清利湿热作用更强，云苓皮运脾利湿。

刘妇 七月二十三日

血分为湿热所郁，经行不畅，腹痛，口渴喜饮，纳物不香，舌苔白腻，脉象弦滑而数，宜化湿调和经络。

鸡血藤五钱	知 母三钱	土炒焦当归二钱
杏 仁钱半	桃 仁钱半	煨广木香一钱
川萆薢四钱	云苓皮四钱	土炒焦杭芍三钱
玄 胡三钱	台乌药三钱	盐橘核四钱
川黄柏四钱	赤小豆四钱	炒丹皮钱半
滑石块四钱	真川芎五分	旋覆花三钱
代赭石三钱	炒香稻芽三钱	炒香谷芽三钱藕一两

[按] 土炒焦当归、土炒焦杭芍二药，专能调肝养血，土炒焦，取其入脾

经以资运化，孔师善用之。川草薢、滑石块分清利湿，且能涤热。

金妇　七月十六日

血分虚为湿所乘，二年余不能受孕，经来递减，腹痛，血黑而少，舌苔白腻，脉象弦滑而数，亟宜清滋渗化。

赤小豆一两	炒湖丹皮钱半	陈　皮钱半
台乌药三钱	鸡血藤四钱	延胡索四钱
泽　泻三钱	泽兰叶三钱	淡吴萸七分（川黄连三分同炒）
土当归三钱	川草薢四钱	川黄柏三钱
北细辛五分	川椒目八分	生滑石块四钱

[按] 此方淡吴萸量重于川连，配合北细辛、川椒目，取其温化利湿，以治腹痛。川椒目、北细辛配伍且能温经促孕。

张妇　八月二十四日

脾经蓄水，渐入血分，临经腹痛，血色黑兼有带下，肺络为湿热所郁，左半胸膺阻痛，气促，四肢逆冷，脉滑弦，宜清通渗化。

鲜芦根一两	川草薢四钱	苏子霜二钱
旋覆花三钱	代赭石三钱	猪　苓二钱
泽　泻二钱	杏仁泥三钱	盐橘核三钱
川厚朴钱半	陈　皮钱半	滑石块四钱
乌　药三钱	川郁金钱半	赤小豆四钱
炒丹皮钱半	首乌藤一两	

麻妇　八月初五日

湿热郁阻，经行少而腹胀痛，脘次痞满，纳均不香，头部晕楚，脉象滑实，宜化湿柔肝和中。

赤小豆六钱	石决明六钱	川牛膝三钱
玄　胡三钱	炒湖丹皮钱半	旋覆花三钱
代赭石三钱	台乌药三钱	川厚朴一钱
炒大腹绒二钱	广陈皮钱半	川草薢四钱

白蒺藜三钱	竹　茹五钱	炒香稻芽三钱
鲜荷叶一个	盐黄柏三钱	盐橘核四钱
炒香谷芽三钱	盐知母三钱	

高女　十月初四日

肝家气郁，血分瘀阻，经行腹痛，甚则晕厥，脉象弦数，连进前方药，证象较减，未致晕厥，再为增减前方。

石决明八钱	桑寄生八钱	玄　胡三钱
盐橘核五钱	煨广木香七分	赤小豆一两
白蒺藜三钱	藕一两	左金丸二钱（布包同煎）
川牛膝三钱	炒香谷芽三钱	炒香稻芽三钱
旋覆花三钱	代赭石三钱	湖丹皮钱半
制香附三钱	台乌药三钱	知　母三钱
川郁金三钱	川萆薢四钱	车前子三钱（布包）
醒消丸八分（分吞）		

[按] 醒消丸治痈肿疮疡，具消肿止痛之效，孔师用治血瘀导致的痛经，取其温通化瘀活络，效果颇佳。

高女　九月二十九日

肝气郁逆，血分瘀阻，遂致经行腹痛，甚则晕厥，周身不适，六脉皆弦，舌苔白，亟宜和抑清血。

石决明八钱	赤小豆一两	旋覆花三钱
川牛膝三钱	桑寄生六钱	炒湖丹皮钱半
代赭石三钱	盐橘核四钱	白蒺藜三钱
川郁金钱半	玄　胡三钱	台乌药三钱（盐水炒）
藕一两	荔枝核三钱	左金丸钱半（布包）
车前子三钱（布包）	醒消丸五分（分吞）	

二诊：十月初二日。加制香附三钱，改左金丸二钱，改川郁金三钱。

[按] 盐橘核、荔枝核、台乌药、玄胡配合使用，理气活血，治痛经颇佳，荔枝核同橘核合用为治少腹痛之常用药。

399

陈妇 十月十四日

血虚肝家失养，经期脘腹疼痛，甚则厥闭，心热下移，小溲频数，脉弦滑，宜滋柔和化。

生鳖甲钱半	莲子心二钱	地骨皮二钱
盐黄柏三钱	盐知母三钱	石决明一两
旋覆花三钱	川郁金三钱	川牛膝三钱
瞿 麦三钱	萹 蓄三钱	生滑石块四钱
甘草梢一钱	犀黄丸六分（分吞）	

二诊：十月十八日。加白檀香三钱、厚朴花二钱、北细辛六分，犀黄丸改为八分（分吞）。

范妇 九月二十八日

湿热郁于血分，气机阻滞，遂致行经少腹疼痛，口渴喜饮，脉左部弦大，舌苔白，亟宜清渗和血。

鸡血藤四钱	生石膏四钱	炒枳壳钱半
旋覆花三钱	炒丹皮钱半	台乌药三钱（盐水炒）
代赭石三钱	赤小豆五钱	车前子三钱（布包）
玄 胡三钱	盐橘核四钱	滑石块四钱
桑寄生五钱		

白妇 七月二十二日

湿热瘀于血分，气机亦滞，临经腹痛，血色浅，湿困较久，尚不能育，脉象弦滑，亟宜清化血分。

赤小豆一两	湖丹皮二钱	北细辛七分
全当归三钱	赤芍药一钱	盐橘核四钱
泽 泻三钱	乌 药三钱	陈 皮钱半（盐水炒）
川牛膝三钱	川萆薢四钱	滑石块四钱
川椒目五分	广木香七分	

[按] 陈皮用盐水炒，取其入下焦肝肾，以理气止痛。

梁女　十一月初六日

气血不和而患痛经，经前后无定期，第痛发颇剧，按脉左关力盛大而弦，右微滑，舌苔白腻，宜柔肝和化达络。

川　芎一钱	旋覆花三钱	赤小豆八钱（布包）
湖丹皮钱半	代赭石三钱	丝瓜络一钱（炒）
土炒乌药三钱	川牛膝三钱	全当归三钱
香　橼三钱	大腹皮钱半	盐橘核三钱
生牡蛎四钱	盐知母三钱	盐黄柏三钱
玄　胡三钱	川萆薢四钱	沙苑子二钱（盐水炒）
白蒺藜二钱（盐水炒）		

［按］盐水炒沙苑子、白蒺藜入下焦滋养肝肾，以调冲任。

张妇　六月二十日

湿热注于带脉，白带颇多，冲入子室，经候不匀，夹有瘀血而色紫，腹腰皆痛，手足作热，二便秘结，脉滑大，宜清渗通络。

玄　胡三钱	当　归三钱	萆　薢五钱
香　附三钱	瞿　麦三钱	鳖　甲二钱
云茯苓四钱	丹　皮二钱	瓜　蒌一两
萹　蓄三钱	牡　蛎四钱	鸡冠花三钱
旋覆花三钱	代赭石三钱	杜　仲三钱
滑石块四钱	鸡血藤三钱	木　瓜三钱
乌　药三钱	夜交藤五钱	荷　叶一个
藕一两	犀黄丸钱半（分吞）	

［按］湿热注于带脉，又迫血室而致血瘀白带，兼经痛者，用犀黄丸以清化消瘀定痛，鸡冠花功能止带。

李妇　六月十四日

素有痛经之症，已八年之久，经每来必痛，少腹冷，又无定时，系为湿郁气滞，脉两关尺滑大，宜渗湿达络。

玄　胡三钱	云苓皮四钱	制香附三钱

当　归三钱	大腹绒三钱	鸡血藤四钱
生知母三钱	生黄柏三钱	台乌药三钱
牛　膝三钱	杜仲炭三钱	宣木瓜三钱
丝瓜络三钱	滑石块三钱	制乳香钱半
制没药钱半	藕一两	红　花五分（另煎先服）

[按] 宣木瓜、丝瓜络暖肝通络，配合制乳香、制没药活血止痛。

吕妇　七月二十一日

三焦蓄水，经无定期，兼患痛经，带下亦盛，上月服活血之剂，痛经略减而湿象仍盛，依前方变通，略重化湿调气之品。

连皮苓四钱	鸡血藤五钱	赤小豆五钱
炒秫米四钱	土炒乌药三钱	川牛膝三钱
湖丹皮一钱	煨广木香一钱	玄　胡三钱
泽　泻二钱	盐橘核四钱	知　母三钱
川黄柏三钱	莲　房一个	砂仁米二钱（盐水炒）
萆　薢三钱		

[按] 炒秫米功能运脾利湿，常与云苓皮合用，莲房益脾止带。

王妇　五月十八日

述症延数载之久，月经愆期而痛经，经西医诊治，迄未见效，舌苔白腻，脉弦滑，亟宜清渗和化。

珍珠母一两	旋覆花四钱	代赭石三钱
制香附三钱	盐知母三钱	盐黄柏三钱
桃仁泥三钱	鸡血藤四钱	土炒台乌药四钱
川牛膝三钱	桑寄生八钱	川楝子三钱（打）
玄　胡三钱	制乳香一钱	盐橘核四钱
滑石块四钱	制没药一钱	

孙女　六月十八日

血分为湿热所阻，每患痛经，兼周身酸疲，脾为湿困，兼为肝乘，晨起作泻，纳物不香，左关脉极盛大，右滑而濡，六脉皆数，宜平肝醒化，兼调气血。

土炒当归一钱	云苓皮三钱	鸡内金三钱
土炒杭芍三钱	炒秫米三钱	法半夏二钱
生石决明五钱	生牡蛎三钱（布包，先煎）	
乌　药三钱	川黄连钱五分（吴萸二分泡水炒）	
橘　核四钱	大腹绒钱五分	干藕节五枚
益元散四钱（布包）		

福妇　九月二十六日

连进前方药，不觉补力太过，第小便尚不止，此次经行腹痛尚轻，癸水亦不甚多，脉息左关寸较数大，再以滋补柔肝法增减之。

生龙齿二钱	土炒当归二钱	土炒杭芍三钱
朱莲心二钱半	知　母二钱	生牡蛎八钱（同布包）
血余炭二钱	桑寄生五钱	米炒党参四钱
山　萸三钱	生芪皮五钱	稽豆衣五钱（盐水炒）
焦白术二钱	生侧柏叶三钱	台党参三钱（盐水炒）
生　地四钱	熟　地三钱	生珍珠母一两（先煎）
代赭石一钱	炒六曲三钱	旋覆花一钱（布包）
甘　草五钱	蒲公英三钱	地骨皮三钱
炒麦芽三钱	炒稻芽三钱	炒红鸡冠花二钱（布包）
藕一两		

二诊：改方。

台党参五钱	生龙齿四钱	山萸肉三钱
旋覆花一钱	生箭芪五钱	生牡蛎八钱
焦白术二钱	枳　实一钱	代赭石一钱
大熟地四钱	血余炭三钱	西枸杞二钱
蒲公英三钱	稽豆衣三钱	酒黄芩二钱
炒麦芽三钱	炒稻芽三钱	土炒杭芍五钱
磁　石三钱	炒枳壳钱半	盐知母二钱
桑寄生五钱	白蒺藜三钱	干藕节五节
盐黄柏二钱		

杨女　七月十一日

湿热客于血分，遂成痛经，血色黑凝，湿与气并郁所致，脉象弦滑而实，两关皆盛，尺位稍紧涩，治当清通，调经化湿。

鸡血藤五钱	大腹绒钱五分	旋覆花二钱（布包）
湖丹皮一钱	代赭石一钱	丝瓜络二钱
台乌药三钱	盐橘核四钱	赤小豆四钱
生川牛膝三钱	生侧柏叶三钱	车前子三钱（布包煎）
泽兰叶三钱		

二剂

二、闭经

王妇　九月十三日

湿热郁阻，经为之闭，四十余日始下，进而腰腹酸痛，带下亦多，脉滑伏而缓，亟宜由血中清化湿邪。

赤小豆六钱	云苓皮四钱	鸡血藤五钱
川草薢四钱	湖丹皮二钱	川牛膝三钱
方通草一钱	生鳖甲钱半	杜仲炭三钱（盐水炒）
山萸肉三钱	玄　胡三钱	制香附三钱
盐川柏三钱	益母草三钱	

二诊：九月十六日。加北细辛五分、川椒目五分、炒台乌药三钱。

三诊：九月二十三日。经下腹胀，左半腹痛，加大腹绒钱半、旋覆花三钱、代赭石三钱。

［按］赤小豆、牡丹皮、云苓皮、草薢、通草、细辛、椒目从血分中清化湿邪，鸡血藤、玄胡、益母草、制香附、牛膝顺气活血通络。

张女　九月初四日

湿热郁于血分，经为之闭，两月未下，白带亦盛，痰多不嗽，舌苔白腻，喜饮水，脉象弦滑、左寸独盛，亟宜清心渗化调经。

赤小豆八钱	朱莲心二钱	橘　核四钱
鸡血藤五钱	炒湖丹皮二钱	竹　茹六钱
方通草一钱	川牛膝三钱（炒）	鲜芦根一两
肥知母三钱	地骨皮三钱	生桑皮三钱
旋覆花钱半	代赭石钱半	川萆薢三钱
鲜　藕一两	冬瓜皮一两	桃　仁钱半
杏　仁钱半	车前子三钱（布包）	

刘女　八月二十二日

肝热脾湿，经停不行，兼作呃逆，饮纳不易消化，面色白滞，脉滑数，宜清通化湿，兼事柔肝。此女素好用心，在校读书每考第一名，至中学亦然。

生鳖甲钱半	鸡血藤五钱	旋覆花三钱
代赭石三钱	川牛膝三钱	云苓皮三钱
益母草五钱	桃　仁钱半	大腹绒钱半
炒湖丹皮钱半	川朴花钱半	赤小豆八钱（布包）
炒谷芽三钱	杜仲炭三钱	炒稻芽三钱
桑寄生六钱	滑石块四钱	生山甲钱半
知　母三钱	盐橘核四钱（乌药一钱半同炒）	

［按］生鳖甲、生山甲同用，取软坚散结以通血络，配合赤小豆、牡丹皮、益母草等以活血利湿通经，对室女气血郁结而致经闭者，疗效颇佳。

郭妇　九月二十八日

湿热郁阻，经闭五月，少腹胀痛，心下悸颇甚，带下亦多，舌苔白腻，脉滑数，亟宜渗化活血。

赤小豆五钱	旋覆花三钱	代赭石三钱
川牛膝三钱	生黄柏三钱	生知母三钱
炒湖丹皮钱半	全当归三钱	云苓皮四钱
大腹绒二钱	盐橘核四钱	川萆薢四钱
丝瓜络一钱	生滑石块一两	台乌药三钱
荷　梗尺许		

张妇　六月二十一日

经闭五年之久，客岁治疗始复重见，既少且黑，近患肺热脾湿之症，俞穴作痛，脉象弦滑，宜柔肝渗湿。

生石决明一两	旋覆花四钱	代赭石四钱
生知母三钱	生黄柏三钱	白蒺藜三钱
菖　蒲一钱	乌　药三钱	荷　叶一个
杏仁泥三钱	炒枳壳三钱	清半夏三钱
桑寄生一两	云苓皮四钱	苏子霜三钱
川厚朴二钱	广陈皮二钱	威灵仙三钱
滑石块四钱	灵磁石二钱（辰砂一钱同先煎）	藕一两

庄女　九月二十七日

经闭四阅月，服温通剂无效，肌肤渐消，颧亦发赤，脉则细数无力，继则脘腹作胀，有血水交损之势，迁延较久，经道枯涩，血干而不得下，肝家逆气亦盛，治以通经渗化，调气缓中。

连皮苓三钱	炒稻芽二钱	生鳖甲五钱（先煎）
酒制广木香钱半	当归身三钱	紫油厚朴七钱
炒丹皮钱半	炒麦芽二钱	土炒焦杭芍四钱
大腹绒钱五分	茵　陈二钱	川牛膝三钱
炮姜炭三钱	鸡血藤膏三钱（蒸化去滓黄酒一小盅兑服）	

大黄䗪虫丸一粒（分四次吞服）

活络丹一粒（分八角，每晚随汤吞一角）

外用：麝香一分、化痞膏一张（贴脐上）。

二诊：去姜炭，加橘核三钱、知母二钱。

[按]水血交损，经道枯涩，肌肤羸消，血干不下，类室女干血痨症。大黄䗪虫丸缓中补虚，化瘀通经。活络丹温通疏络舒肝，以助大黄䗪虫丸缓通化瘀之力，黄酒活血，配鸡血藤膏冲服，其活血通经之效更著。

肖妇　八月二十五日

经停六月，由少而闭，带下极多，腹中偏右有块，忽上忽下，此瘕结也，夜不安眠，大便时溏，胃纳不化，脉息沉涩，两尺尤虚，治当和肝固肾通经以消息之。

桑寄生五钱	当归尾四钱	川　芎二钱
制香附三钱	炒五灵脂三钱	桃仁泥三钱
杏仁泥三钱	赤芍药三钱	酒炒玄胡二钱
干地黄四钱	首乌藤六钱	六　曲三钱
甘　草一钱	干藕节三钱	生蒲黄三钱

[按] 五灵脂、生蒲黄为失笑散，是治儿枕痛之效方，此则取其活血散瘀，更合桃仁、赤芍药、当归、川芎等味，则破瘀化结通经之力更强。

黄女　四月二十日

素有肠风下血之疾，肝气亦旺，近又发心跳，肋胀腰酸，脊背皆痛，此肝气四窜之故。经水六月未见，脉见弦洪，法当清肝通经。

桑寄生四钱	炒黑栀子三钱	仙鹤草三钱
赤芍药三钱	大蓟炭二钱	酒川军一钱（开水泡兑）
小蓟炭二钱	白通草二钱	当归尾三钱
川　芎二钱	鲜茅根一两	酒黄芩四钱
细生地三钱	血余炭三钱	甘　草一钱

[按] 四物汤养肝血以平肝气，合凉血止血之品以止肠风下血。

吴女　七月十八日

情怀悒郁已久，冲任两脉不相和，汛事愆期，近又数月不至，形体渐瘦，腹中满胀，食少，两颧较赤，足肢微有浮肿，周行之气血不通已久，络脉阻塞，血海渐涸，干血之象已露，幸未延误，脉沉弦而细，姑拟逐瘀生新之法以图之。

地骨皮三钱	生麦芽四钱	生鳖甲三钱（先煎）
炒黑丑七分	炒白丑七分	川郁金四钱
鸡血藤五钱	生川牛膝四钱	大腹绒二钱
桃仁泥三钱	炒粉丹皮三钱	焦栀子三钱
醋制香附二钱	代赭石二钱	生海蛤一两（先煎）
汉防己四钱	玄　胡三钱	生珍珠母两半（研，先煎）

煨广木香七分　　　　旋覆花钱五分（布包）

落水沉香五分（研细粉分两次随汤药冲服）

大黄䗪虫丸一粒（煎入药内）

二剂

二诊：七月二十二日。前方药服后，瘀象较为松动，但经道未通，天癸尚不能复，日来腹中微有潮热，体惫之象较前好转，脉象较数，再以前方稍加清润之品。原方去防己、桃仁，加酒当归四钱、真川芎一钱、粉甘草一钱、冬葵子三钱。二剂。

三诊：七月二十五日。太冲脉渐充，络脉闭塞之象骤通，是以经水畅至，腹中顿畅，谷化之机亦渐开，纳食颇香，腹胀仍未消除，阴液正气被伤日久，再进滋养之品。

金毛狗脊三钱　　　杭芍药三钱　　　　生鳖甲三钱（先煎）

山萸肉二钱　　　　杜仲炭二钱　　　　生左牡蛎五钱（布包，先煎）

天　冬二钱　　　　麦　冬二钱　　　　大熟地四钱

桑寄生六钱　　　　全当归三钱　　　　云茯苓三钱

地骨皮三钱　　　　炒粉丹皮二钱　　　大腹绒二钱

甘　草一钱　　　　白　术钱五分　　　桃仁泥三钱

大　枣三枚

三剂

庄女　八月初二日

湿热瘀血凝结成痞已久，腹部右侧有硬块，痛楚拒按，近有臌胀之势。汛事经年不潮，第经道干涩，络脉难达，久而脾困，三焦蓄水，饮食少且不为肌肤，午后蒸热，舌胀红、苔少，脉小数，亟宜通经消痞，以化干血。

白芍药二钱　　　　赤芍药二钱　　　　生鳖甲两半（先煎）

川牛膝三钱　　　　橘　核四钱　　　　旋覆花钱五分（布包）

当归身二钱　　　　当归尾一钱　　　　炒麦芽三钱

炒稻芽三钱　　　　荆三棱一钱　　　　金铃子钱五分

桃　仁二钱　　　　桑寄生八钱　　　　大腹绒二钱

蓬莪术一钱　　　　玄　胡三钱　　　　知　母三钱

地骨皮四钱　　　　威灵仙三钱　　　　竹　茹四钱

鲜　藕一两　　　　　大黄䗪虫丸一粒（分三角，每服一角）

鸡血藤膏三钱（黄酒一杯兑入）

二剂

邱女　八月十八日

阴分不足，肝家失养，湿乘虚入，夜不能寐，经四阅月未下，周身麻痹，气机也为湿郁而胸脘阻痛，脉弦滑而数，当滋阴化湿，以交心肾，兼调气机。

桑寄生五钱	莲子心一钱	旋覆花钱五分（布包）
代赭石钱五分	大腹绒钱五分	生牡蛎四钱（布包，先煎）
杭芍药三钱	台乌药三钱	竹　茹四钱
首乌藤一两	丝瓜络一钱	磁朱丸三钱（布包，先煎）
玫瑰花二钱	鲜　藕一两	车前子三钱（布包煎）
合欢花四钱	穞豆衣六钱（布包煎）	

二剂

二诊：八月二十一日。进服前方药，证象略转。第阴分久亏，肝家失养，故气逆阻痛尚不能止，周身麻痹较轻，气血虚滞尚未畅调，闭经无动意，再依前方稍事增减。

鸡血藤五钱	大腹绒钱五分	生牡蛎五钱（布包，先煎）
杭芍药四钱	台乌药三钱	生鳖甲三钱（先煎）
威灵仙三钱	川楝子四钱	磁朱丸三钱（布包）
血余炭钱五分	杜仲炭二钱	旋覆花二钱（布包）
代赭石二钱	六　曲三钱	煨肉豆蔻钱五分
厚　朴七分	生甘草五分	炒枳壳二钱
桑寄生八钱	鲜　藕一两	

二剂

李女　三月二十三日

经闭十四月未通，服药未效，近有膜胀意，口渴喜饮，兼有鼻衄，又不似逆行势，腰腿痛楚颇剧，脉弦涩而实，姑予重剂通经。

玄　胡四钱	川牛膝四钱	旋覆花四钱（布包）
生赭石五钱	大腹绒二钱	北细辛钱五分

川郁金四钱	桑寄生一两	威灵仙四钱
制乳香二钱	制没药二钱	杏仁泥三钱
桃仁泥三钱	鸡内金四钱	生黄柏三钱
生知母三钱	生石膏六钱（研，先煎）	
石决明一两（生研，先煎）		生鳖甲五钱（先煎）
落水沉香五分（研细末分二次冲）		水煎兑无灰黄酒一杯
大黄䗪虫丸一粒（分二次化）		

二诊：三月二十五日。一剂药后，血遂攻破而潮，腹中骤爽，据云血色淡，黑块壅下，伴白色黏质，脉候实象已退，尺位仍弦，予丸方调治。按原方量加一倍，去黄酒，䗪虫丸改为五粒，同研细末，炼蜜为丸，早晚各服二钱，以稽豆五钱煎汤分送。

辛女　五月十三日

肝家气血瘀痞，结于左季肋下痛楚，初曾拒按，经不能以时下，短气骨蒸，脉象弦滑而实，治以咸软攻化。

鳖　甲三钱	三　棱二钱	生牡蛎五钱（布包，先煎）
莪　术二钱	枳　实二钱	莲子心钱五分
鸡血藤五钱	首乌藤一两	赤小豆五钱
炒丹皮一钱	玄　胡三钱	川楝子三钱
台乌药三钱	桃仁泥二钱	杏仁泥二钱
山甲珠五分	代赭石钱半	旋覆花钱半（布包）
川军炭五分	醒消丸一钱（分吞）	

谭妇　九月二十日

血虚经闭，业经年余，渐致湿邪乘肝家失养，气机上逆，腹常痛楚，近日冲动，脘次作痛，六脉弦滑而细数，左关尤盛，治以滋水涵木、调气醒中法。

云苓皮四钱	旋覆花一钱	牡　蛎四钱（先煎）
乌　药三钱	代赭石一钱	炒橘核三钱
炒秫米四钱	六　曲三钱	生鳖甲一钱（先煎）

灵磁石三钱	茵　陈一钱	炒枳壳钱半
川牛膝二钱	炒丹皮一钱	百　合五钱
合欢皮五钱		

三、经水先期

丁妇　十月十二日

阴虚血燥，肝家阳盛，经事先期，行不自已，脉弦数兼滑，左关较盛，宜滋柔摄化。

生牡蛎八钱	血余炭三钱	川萆薢四钱
知　母三钱	石决明六钱	生侧柏叶三钱
莲子心二钱	川黄柏三钱	赤小豆六钱
炒丹皮钱半	玄　胡三钱	橘　核三钱
生滑石块四钱	旋覆花钱半	生赭石钱半
藕一两（切片）		

[**按**] 生牡蛎咸寒，滋摄直入血室，偕血余炭、生侧柏叶、牡丹皮等以凉肝止血调经。川黄柏清下焦湿热，经先期量多之由于血热引起者，佐用之每多奏效。

许女　十月十三日

血热妄行，经来即频，复作咳血，脉大而数，两关尤盛，当清热凉血以安之，兼肃肺络。

鲜茅根一钱	生　地四钱	生桑白皮二钱
生侧柏叶三钱	川贝母二钱	地骨皮三钱
杏仁泥三钱	黛蛤粉六钱	芡实米三钱
栀子炭三钱	知　母三钱	川黄柏二钱
血余炭五钱	藕　节五枚	羚羊角一分（先煎兑入）

[**按**] 鲜生地、鲜茅根清热凉血，且具生发之气；盐炒芡实米、血余炭、栀子炭、生侧柏叶、藕节清血热以固下；犀角、羚羊角清心肝肺三经蕴热，则妄行之血安于络脉矣。

侯妇　五月初三日

肝家热盛，气机上逆，头痛时作，动则尤甚，经来前期，脉象弦数，左关独盛，亟宜清滋柔化，以肃上焦。

代赭石钱五分	鲜茅根一两	石决明一两（生研，先煎）
首乌藤六钱	知　母三钱	生牡蛎四钱（布包，先煎）
地骨皮三钱	生川牛膝二钱	盐川黄柏三钱
杭白菊三钱	血余炭钱五分	旋覆花一钱（布包）
朱莲心一钱	甘　草五分	荷　叶一个

高女　十月十一日

肝家抑郁，水不涵木，三焦为水所蓄，不得右侧卧，经不当期两至，舌赤糙，小溲短黄，脉滑弦而数大，治当解郁，抑肝以畅三焦。

生赭石钱半	朱莲心一钱	石决明一两（生研，先煎）
血余炭钱半	川黄柏三钱	旋覆花钱半（布包）
知　母三钱	乌　药二钱	黛蛤粉一两（包，先煎）
郁李仁二钱	盐橘核四钱	川郁金三钱（生白矾水浸）
藕一两（切片）	益元散四钱（包）	

四、经水后期

苏妇　六月六日

脾湿气郁，业经日久，经来腹痛，且愆期至，胸膺闷损，时作疼痛，脉象弦滑而数，亟宜清柔渗湿。

石决明六钱	川萆薢四钱	制香附三钱
生橘核四钱	台乌药三钱	旋覆花四钱（布包）
代赭石四钱	佛手片二钱	生知母三钱
生黄柏三钱	炒枳壳三钱	玄　胡三钱
川郁金三钱	川厚朴二钱	川牛膝三钱
荷　叶一个	藕一两	制乳香一钱
制没药一钱		

董妇　五月二十日

血分湿热郁阻，经来愆期色晦，腰际酸楚，脉弦滑而数，亟宜清渗调经。

生石决明八钱	旋覆花三钱	代赭石三钱
知　母三钱	黄　柏三钱	玄　胡三钱
川草薢四钱	乌　药三钱	滑石块四钱
制香附三钱	杜仲炭三钱	莲子心二钱
牛　膝二钱	桑寄生六钱	青　皮三钱
鸡血藤三钱	制没药钱半	制乳香钱半
藕一两	荷　叶一个	

[**按**] 愆期由于湿热者，则用莲子心；知母、黄柏、滑石、草薢清渗兼施。青皮调气疏肝，配香附、玄胡、鸡血藤、制乳香、制没药，以理气化瘀，活血调经。

刘妇　五月二十三日

素常经来愆期，延二月未潮，兼因湿邪，心下悸，腰酸腹胀，脉象弦滑而数，亟宜清渗解郁。

石决明八钱	旋覆花四钱	代赭石四钱
莲子心二钱	知　母三钱	黄　柏三钱
制乳香钱半	制没药钱半	云苓皮四钱
鸡血藤三钱	炒杜仲三钱	乌　药三钱
大腹绒钱半	川草薢四钱	焦栀子三钱
橘　核四钱	枳　壳三钱	制香附三钱
煨木香钱半		

张妇　九月二十五日

痛经已久，针后渐至轻缓，而癸水愆期，色黑而少，气血失调，复有湿邪之象，脉弦数兼滑，治宜调经渗化，兼柔肝经。

连皮苓三钱	血藤膏三钱（黄酒蒸化去渣兑服）	
生石决明二钱	川　芎钱半	炒苡仁一钱
川郁金二钱	桃　仁钱半	炒丝瓜络一钱

旋覆花一钱	代赭石一钱	陈　皮钱半
制稽豆衣三钱	乌　药二钱	酒丹皮二钱
当　归三钱		

[按] 丝瓜络泄热凉血、宣通经络，稽豆衣入肾以清滋，二药配合当归、川芎、桃仁、牡丹皮、鸡血藤膏以活血散瘀，泄热调经，茯苓皮、炒苡米运脾利湿。

五、经水不调

石女　四月初四日

劳损伤湿，经无定期，时或并月而下，兼有瘀块，周身经络亦为湿郁，渐有周身关节痛楚之患，脉弦滑不和，亟宜渗化达络，兼事和血为法。

川牛膝三钱	桑寄生六钱	生海蛤八钱（布包，先煎）
威灵仙三钱	生滑石块四钱	牡　蛎四钱（布包，先煎）
代赭石三钱	玄　胡三钱	旋覆花三钱（布包）
杜仲炭三钱	焦麦芽三钱	土炒台乌药三钱
生知母三钱	生黄柏三钱	生橘核四钱
赤小豆五钱（布包）	犀黄丸八分（分二次冲服）	
二剂		

鲍女　九月初二日

血虚为湿热所郁，血分失和，汛期反迟，经络失畅，寒热皆畏，疲乏颇甚，舌苔白腻厚，运化力差，脉弦滑而数，宜清滋和血，调中达络。

炒丹皮二钱	焦麦芽三钱	赤小豆六钱（布包）
鸡血藤四钱	玄　胡四钱	川草薢四钱
川朴花二钱	桑寄生八钱	代赭石三钱
桑　叶三钱	生川牛膝四钱	旋覆花三钱（布包）
生滑石块五钱	茵　陈四钱	荷　梗一钱
青竹茹四钱		
二剂		

丁妇　六月二十日

血分虚燥，经不待期，肝空失养，上犯中土，气机横逆，运纳皆钝，脉弦滑而数，亟宜滋化和中，柔肝化气。

生龙齿四钱	血余炭三钱	生牡蛎三钱（同包先煎）
丹　皮一钱	谷　芽三钱	稻　芽三钱
炒山药三钱	代赭石钱五分	盐水炒芡实米三钱
赤小豆三钱	生侧柏叶三钱	旋覆花钱五分（布包）
乌　药二钱	鸡内金三钱	合欢皮三钱
知　母三钱	藕一两	益元散三钱（包）

刘妇　十二月十三日

湿热郁阻，经水失调，带下黄而多，经色黑，少腹酸痛，舌苔黄腻，呕逆泛酸，脾家湿象较盛，脉滑弦而数，宜调经化湿郁。

石决明六钱	炒秫米三钱	玄　胡三钱
桑寄生五钱	白蒺藜二钱	土炒乌药三钱
旋覆花二钱	代赭石二钱	炒丹皮钱半
云苓皮四钱	川萆薢三钱	赤小豆四钱（布包）
川黄柏三钱	益元散四钱	盐橘核三钱
川牛膝三钱	藕一两	

[按] 月信不准，其因多矣。四物汤医家咸知，甚或未与经候相关，而归、地、芎、芍必投方中，故必不能除患，或可反生他变。望读此案者，从"治病必求于本"入手，更勿忘"有者求之，无者求之"之训。

六、倒经

李女　九月十五日

湿热过盛，经络被阻，上犯肺络，经停两月，渐致逆经呕血，舌苔白腻，脉象滑数兼弦，宜柔肝降逆、导血归经法。

鲜茅根一两	旋覆花三钱	代赭石三钱
炒湖丹皮二钱	知　母三钱	鸡血藤五钱

方通草一钱	橘 核三钱	桃 仁二钱
杏 仁二钱	赤小豆五钱	川牛膝三钱
苏 子二钱	生滑石块四钱	血余炭三钱
藕一两		

[**按**] 倒经又名逆经，大都属于血热上犯，此则湿热并盛，治在从血分中清渗柔降，用旋覆花、代赭石取其镇降，佐牛膝引血归经，杏仁泥、苏子以降肺气，使木火得以清降，则逆经之血，顺势归其常道矣。

孙女 七月二十六日

脾湿肝热久郁，血不归经而为逆行，经治后，潮至一行，然又数月不至，腹痛烦躁，腿部痛楚，鼻衄，腹胀，似欲行经而极不畅，湿热郁阻太盛，脉属弦实，宜导经下行。

鸡血藤五钱	玄 胡三钱	生川牛膝三钱
桃仁泥二钱	当归尾三钱	血余炭钱五分
湖丹皮一钱	生滑石块四钱	真川芎一钱
金铃子二钱	赤小豆四钱	台乌药二钱
通 草三钱	鲜 藕一两	

七、月经过多

丁妇 九月十四日

阴虚血燥，经行颇多，口干津液不能上泽，脉象弦滑而数，宜滋阴和化。

生牡蛎四钱	生珍珠母八钱	旋覆花二钱
代赭石二钱	侧柏炭三钱	赤小豆五钱
血余炭三钱	芡实米三钱	地骨皮三钱
莲子心钱半	川草薢四钱	盐水炒湖丹皮二钱
鲜茅根一两	盐知母三钱	干藕节七枚
盐黄柏三钱		

卜妇 六月初六日

血虚肝旺，以致经水较多，脾湿亦重，经络失畅，腰腿酸疼，腹胀，脉盛两关，亟宜育阴渗化。

石决明八钱	旋覆花三钱	代赭石三钱
威灵仙四钱	知 母三钱	云苓皮四钱
桑寄生八钱	炒乌药三钱	杜仲炭三钱
橘 核四钱	宣木瓜三钱	生牡蛎一两
大腹绒三钱	川牛膝四钱	莲子心二钱
川草薢四钱	龙胆草炭二钱	藕一两
犀黄丸八分		

侯妇 八月二十八日

肝热下迫，经行不能自已，腿部酸痛，而不喜饮，脉弦滑，宜柔肝摄化。

生石决明八钱	蒲 黄三钱	旋覆花三钱
代赭石三钱	龙胆草炭二钱	橘核四钱（乌药二钱同炒）
血余炭三钱	侧柏炭三钱	赤小豆五钱
炒丹皮一钱	生牡蛎五钱	川黄柏三钱
鲜茅根四钱	干藕节七枚	嫩桑枝一两犀黄丸四分（分吞）

[按] 犀黄丸散血，分瘀滞，引血归经。

马女 十一月初八日

适值冬至节，热生于里，湿为之阻，湿热交迫，经血妄动，经行过多，脉大而弦数，亟宜清通凉化。

鲜茅根一两	忍冬藤八钱	地骨皮三钱
桑寄生八钱	血余炭八钱	龙胆草二钱
生侧柏叶三钱	焦栀子三钱	肥知母三钱
肥玉竹三钱	川黄柏三钱	生滑石块三钱
霜桑叶三钱	鲜 藕一两	黛蛤粉四钱（布包）
二剂		

索女 四月十一日

肝热下迫，行经过多，阴分自燥，上灼喉痛，兼化风热相乘之势，脉大而数、左关独盛，亟宜清滋凉化，以安血分。

忍冬花三钱	知　母三钱	鲜石斛五钱（先煎）
鲜生地四钱	地骨皮三钱	川黄柏二钱
生侧柏叶三钱	板蓝根三钱	薄荷叶八分（后煎）
血余炭钱五分	龙胆草炭一钱	甜杏仁三钱
鲜杷叶四钱	藕　节五枚	

关妇　四月二十七日

经行过多，阴液迄未恢复，肝家之热仍盛，近复以痞气横阻胸胁，脉弦滑而数大，左关较盛，拟滋软中，兼交心肾。

杏仁泥三钱	首乌藤一两	生牡蛎四钱（先煎）
瓜　蒌六钱	桑寄生五钱	旋覆花一钱
代赭石一钱	地骨皮三钱	栀　子三钱
青竹茹四钱	莲子心钱半	朱拌知母三钱
忍冬藤八钱	威灵仙二钱	藕一两

生女　六月二十日

血虚而燥，为湿所乘，经来前期而多，口干而不能饮，纳谷不香，精力疲乏，脾困热实，脉滑数而弦盛，当渗湿清滋并进。

川贝母三钱	血余炭三钱	生牡蛎三钱（布包，先煎）
云苓皮三钱	炒桑枝六钱	芡实米三钱（盐水炒）
川黄柏三钱	青竹茹五钱	谷　芽三钱
稻　芽三钱	合欢花三钱	炒秫米三钱
知　母三钱	川萆薢三钱	生侧柏叶三钱

周妇　五月初三日

客岁行经过多，服补止之品，经止而血瘀于中，左半少腹疼痛，拒按，经无定期，每次需半月方止，脉象左关尺大而较涩，是以先为化瘀调理。

生鳖甲钱五分	鸡血藤四钱	生牡蛎三钱（布包，先煎）
湖丹皮一钱	赤小豆三钱	盐橘核三钱
土炒乌药二钱	生枳实一钱	青　皮一钱
炒丝瓜络一钱	玄　胡三钱	血余炭一钱五分

藕　节五枚　　　　　　醒消丸四分（分吞）

李妇　六月二十一日

肝空血燥，经为热迫，每期近二十日始止，气逆于中，纳物不香，兼作咳嗽，脾家湿象亦甚，脉弦滑而数，左关较盛，亟宜清滋和中。

生牡蛎四钱	谷　芽三钱	生龙齿六钱（布包，先煎）
炒稻芽三钱	陈　皮二钱	鸡内金三钱
血余炭三钱	知　母三钱	鲜石斛三钱（劈，先煎）
土炒杭白芍三钱	云苓皮三钱	炒山药三钱
生侧柏叶三钱	川黄柏三钱	芡实米三钱（盐水炒）
藕　节一两		

乐妇　五月二十四日

湿热下迫血室，以致经水淋沥不已，业经十余日，阴分虚燥，舌苔白腻，脉弦滑，亟宜清滋渗湿。

生牡蛎四钱	血余炭三钱	莲子心钱半
知　母三钱	赤小豆六钱	鲜茅根两半
蒲黄炭三钱	川黄柏三钱	炒丹皮钱半
川草薢四钱	盐橘核三钱	藕一两（带节七枚）
龙胆草炭二钱	炒栀子三钱	芡实米三钱（盐水炒）
地肤子三钱	犀黄丸钱半（分吞）	

张妇　九月二十六日

年逾五旬，经水未净，阴虚肝盛，不能滋摄，遂致血行颇多，脉以左关为弦盛，亟宜滋柔摄化。

生龙齿四钱	生牡蛎六钱	桑寄生六钱
炒湖丹皮钱半	莲蕊心二钱	石决明一两
血余炭三钱	地骨皮三钱	盐知母三钱
盐黄柏三钱	白蒺藜三钱	赤小豆六钱
川草薢四钱	焦栀子三钱	旋覆花三钱
代赭石三钱	生滑石块四钱	芡实米三钱（盐水炒）

干藕节七枚　　　盐橘核四钱（砂仁钱半同炒）　犀黄丸六分（分吞）

齐妇　九月十三日

阴虚血燥，经行颇多，止而后下，腰酸痛，口渴喜饮，脉象细数，亟宜滋育摄化。

生龙齿六钱	生牡蛎八钱	生鳖甲三钱
桑寄生一两	盐知母三钱	盐黄柏三钱
地骨皮四钱	盐橘核四钱	杜仲炭三钱（盐水炒）
赤小豆六钱	炒湖丹皮钱半	芡实米三钱（盐水炒）
川草薢四钱	珍珠母一两	血余炭三钱
干藕节七枚	台乌药三钱	

二诊：九月十六日。临经腹痛，加石决明六钱、旋覆花三钱、代赭石三钱、荷叶一个、清半夏钱半。

三诊：九月二十三日。血下又多，色晦味臭，于前方加犀黄丸六分（分吞）。

高女　八月十七日

血分为湿热所迫，经来太频，阃门外粟疮侵蚀而致臀肤无完，痒痛相兼，不能坐卧，二便俱少，脉弦大而数，亟宜化湿清浊，兼事滋摄。

血余炭三钱	云苓皮四钱	生牡蛎六钱（布包，先煎）
赤小豆四钱	芡实米三钱	炒粉丹皮钱五分
瓦楞子六钱	白茅根一两	炒秫米四钱
生川牛膝二钱	知母二钱	黛蛤粉四钱（布包，先煎）
川黄柏二钱	生侧柏叶三钱	脏连丸三钱（布包）
台乌药三钱	紫花地丁四钱	黄花地丁四钱
酒龙胆草二钱	生川草薢三钱	郁李仁二钱
藕一两	小金丹二粒（每次随汤药吞一粒）	
二剂		

二诊：八月十九日。前方药服第一剂后，热毒之势已渐杀，白带颇多，下部疮疖代生，但较前易肿易溃。再进药后，血已减少，痒痛渐止，然腰腿部酸疼，再依前方增减。

生槐实三钱	川黄柏三钱	赤小豆四钱（布包）
生地榆三钱	生草薢三钱	黛蛤粉八钱（布包）
湖丹皮二钱	知　母三钱	白鸡冠花二钱（炒黄）
台乌药三钱	川黄连二钱	珍珠母一两（生研，先煎）
生川牛膝三钱	龙胆草二钱	红鸡冠花二钱（炒黄）
紫花地丁三钱	黄花地丁三钱	鲜茅根一两
生甘草梢五分	郁李仁钱五分	鲜　藕一两

[按] 月经过多、淋漓不断者，以阴虚血燥、肝热夹湿下迫血室者居多，初起纯属肝热下迫、湿热下迫者亦复不少。但淋漓不绝，几成漏下，久则阴血虽伤，而湿热滋扰肆虐，治宜清通以净其源，滋摄以塞其流，且忌呆守壅补，辛燥助阳，例中施法，足资验证。

阴虚热迫者，则用生牡蛎、生龙齿、生鳖甲、盐炒芡实米、稽豆衣、阿胶珠以滋摄清补，佐盐炒知母、黄柏、莲心（或用朱拌）、炒栀子、生地、赤芍、龙胆草炭、鲜茅根、生侧柏叶、藕等以凉血止血调经；夹湿或湿热下迫者用赤小豆、湖丹皮、草薢、生滑石块、橘核、云苓皮、泽泻、茵陈等以凉血清渗湿热；血多淋漓者，用血余炭、蒲黄炭、杜仲炭、藕节加强止血摄化之功；顺气止痛用乌药、檀香、香附、川厚朴、盐炒砂仁、盐炒橘核、杭芍等味（土炒乌药配杭芍、水炙甘草能于土中疏木，缓肝蠲痛。水炙甘草缓中止疼，清淡不腻。砂仁、橘核俱用盐炒者，取其入下焦肝肾以行气化湿止痛）；犀黄丸化瘀止痛；用炒苡米、炒秫米煎汤送服，有运脾渗湿内消之效。

八、崩漏

邓妇　十月十一日

生育过多，阴分虚燥，肝阳素盛，左胁作痛，近以生产之后，经水两月未下，初疑妊娠，既而血下颇多，色晦而稠，遂成血崩，腰背酸痛，精力疲顿，亟宜清抑摄化。

生龙齿五钱	生牡蛎八钱	血余炭三钱
川柴胡五分	蒲黄炭三钱	炙升麻分半
杜仲炭三钱	盐川柏三钱	芡实米三钱（盐水炒）
莲子肉五钱	炒山药三钱	生侧柏叶三钱

川萆薢四钱	川楝子三钱	旋覆花钱半
代赭石钱半	竹　茹四钱	干藕节七枚

杨妇　十月十四日

经血淋漓，三月不已，遂致崩下，血块颇多，脉数大尚不甚弦，盖湿热素重，乘血分而迫之下行也，当清滋摄止之。

生龙齿四钱	血余炭三钱	生牡蛎五钱（布包，先煎）
醋柴胡三钱	龙胆草炭三钱	鲜石斛五钱（劈，先煎）
蒲黄炭三钱	白茅根一两	炙升麻二钱
侧柏炭三钱	煨广木香一钱	芡实米三钱（盐水炒）
泽兰叶三钱	莲　房一个	

二诊：十月十八日。崩已较止，带下尚多，近两日又为邪袭而发寒热，脉大而伏数，当先以标解之。

薄　荷钱二分	地骨皮三钱	鲜石斛四钱（劈，先煎）
冬桑叶三钱	白茅根一两	杏　仁三钱（去皮尖）
杭菊花三钱	枯黄芩三钱	生侧柏叶三钱
苏　梗一钱	栀子炭三钱	知　母三钱
干藕节五枚		

胡妇　九月三十日

血崩之后，阴气虽复，不能如旧，尚不耐劳乏，脾运尚弱，食物多不克消化，幸而生化之机尚好，脉息较前已渐增神力，仍依原议增减。

生牡蛎一两	血余炭钱半	旋覆花二钱（布包）
代赭石三钱	龙　齿五钱	首乌藤一两
石决明一两	白茅根八钱	焦六曲三钱
盐知母二钱	盐黄柏二钱	磁朱丸五钱（先煎）
芡实米三钱	大腹绒钱半	鲜石斛六钱（先煎）
桂圆肉五枚	莲子心钱半	柏子霜三钱
土炒杭芍八钱	藕　节五枚	炒谷芽三钱
炒稻芽三钱	郁李仁二钱半	
十香返魂丹一粒（分八角）		

[按] 此为崩后调理法，用十香返魂丹者，盖此有伤神志，以其香开解郁也。

梁妇　八月初五日

血分湿热，肝家阳盛，迫血下行，不能自已，进前方药后尚未能止，脉仍弦滑，再依法加减之。

生龙齿四钱	生牡蛎六钱	血余炭三钱
生石决明一两	川柴胡三分	赤小豆六钱
川萆薢四钱	旋覆花二钱	代赭石二钱
炒湖丹皮一钱	台乌药三钱	盐知母三钱
盐黄柏三钱	鲜茅根一两	藕一两（带节须）
芡实米三钱	蒲黄炭三钱	犀黄丸四分（分吞）

[按] 血崩亦称崩中，多由阴虚肝阳，湿热下迫血室，冲任不固所致。孔师擅用生龙齿、生牡蛎以咸寒固涩入下焦冲任以敛摄，用升麻一分、柴胡三至五分轻清以升提之，藕节须、莲肉、莲房、芡实以清凉散瘀兼有固涩之功，犀黄丸之用于崩下，盖以离经之血每夹阻瘀，此丸能内清散瘀以净其源也。

樊女　九月二十三日

血分为湿热所迫，经行年余，迄不能止，渐有腰痛，舌苔白腻，中黄垢，肝肾并热，治以清化，兼摄肾水。

生珍珠母六钱	川萆薢三钱	栀子炭三钱
砂　仁一钱半	醋茵陈二钱	芡实米三钱
盐知母三钱	盐黄柏三钱	桑寄生四钱
莲　房一个		

薛妇　九月十六日

阴虚血燥，肝热脾湿，迫血下行，淋漓不绝，杂有血块，曾服补涩之品，津液较伤，口干，脉细数而伏，宜滋摄育阴。

生牡蛎六钱	赤小豆六钱	石　斛四钱
桑寄生六钱	石决明八钱	炒湖丹皮三钱

天花粉三钱	盐黄柏三钱	盐知母三钱
白蒺藜三钱	旋覆花二钱	代赭石二钱
血余炭三钱	芡实米三钱	地骨皮三钱
干藕节七枚	川萆薢四钱	莲子心二钱
耳环石斛二钱（另煎兑）		

二诊：九月二十二日。证象渐转，加减前方。

生牡蛎八钱	石决明一两	血余炭四钱
旋覆花三钱	代赭石三钱	桑寄生八钱
川萆薢四钱	蒲公英三钱	赤小豆一两（布包）
湖丹皮钱半	白蒺藜三钱	干藕节七枚（带须）
盐橘核三钱	莲子心二钱	芡实米三钱（盐水炒）
炒谷芽三钱	炒稻芽三钱	钗石斛四钱（先煎）
天花粉三钱	耳环石斛二钱（另煎兑）	犀黄丸六分（分吞）

何女　三月十九日

据述经水不常，往往一二月淋漓不断，胁痛气短，腰胀且酸，体倦怠，胃纳板顿，食后发恶，脉弦不匀，法当调理脾经，兼和肝气。

当归身四钱	川　芎二钱	桑寄生五钱
炒五灵脂三钱	血余炭三钱	炒栀子三钱
赤芍药二钱	细生地四钱	玄　胡二钱
阿胶珠三钱	艾　炭二钱	甘　草一钱
生藕节三钱		

二诊：三月二十三日。服前方药两剂，经水已止，停药后又淋漓如故，而头痛心烦，胁痛腹胀，肢体酸软，此乃肝脾两虚，肾精又亏，不易治也，脉见弦虚，依前方加减再进。

桑寄生五钱	当归须五钱	川　芎二钱
赤芍药四钱	细生地四钱	炒灵脂三钱
木　瓜三钱	云苓块四钱	盐泽泻三钱
炒栀子三钱	四制香附二钱	甘　草一钱
生藕节三枚		

江妇

肝家热，蠪虫郁，行经少，淋漓不能自已，腹无痛楚，血瘀不能畅下，脉弦数，宜柔肝化湿通络。

赤小豆六钱	大腹绒钱半	川牛膝三钱
知　母三钱	炒湖丹皮钱半	玄　胡三钱
桃　仁钱半	杏　仁钱半	川黄柏三钱
鸡血藤五钱	旋覆花三钱	代赭石三钱
炒橘核三钱	炒乌药三钱	制香附三钱
生滑石块四钱	川萆薢四钱	藕一两

樊女　七月十六日

肝空太甚，漏血经年，每因动怒而血即下行，近日经行不多，盖届汛期矣。脉弦滑而数，舌苔黄垢，宜清抑凉化，兼摄肝肾。

生侧柏叶三钱	生牡蛎六钱（布包，先煎）
杜仲炭二钱	珍珠母一两（生研，先煎）
淮山药三钱	盐炒菟丝饼钱五分
鲜茅根一两	稽豆衣一两（盐水炒布包）
血余炭三钱	芡实米三钱（盐炒）
盐知母三钱	炒红鸡冠花三钱
莲　房一具	益元散四钱（布包）
盐黄柏三钱	犀　角二分（另煎兑入）
炒白鸡冠花三钱	

二剂

二诊：七月十九日。证象已好转，但漏经之象未已，第肝空易怒，血液尚不易守，上焦热邪又与湿合，肺气开合不得畅，遂易致外感，宜变通前方。

忍冬花五钱	血余炭三钱	生牡蛎六钱（布包，先煎）
杜牛膝钱五分	生侧柏叶三钱	生石膏六钱（研，先煎）
桑白皮三钱	鲜茅根一两	稽豆衣一两（盐炒布包）
盐知母三钱	盐黄柏三钱	灵磁石四钱（先煎）
小　蓟三钱	莲　房一具	芡实米三钱（盐水炒）

龙胆草一钱五分　　　炒红鸡冠花三钱　　　炙升麻一分

炒白鸡冠花三钱　　　犀　角二分（另煎兑入）

诸葛妇　八月二十二日

阴分虚燥，肝阳素盛，下迫血室，经下淋漓，每不能自已，旧有少腹右半作痛，近则更剧，脉象弦滑而数，亟宜清柔滋摄。

生牡蛎五钱　　　　　旋覆花三钱　　　　　代赭石三钱

盐橘核四钱　　　　　竹　茹六钱　　　　　赤小豆一两

盐知母三钱　　　　　盐黄柏三钱　　　　　清半夏三钱

炒湖丹皮三钱　　　　台乌药三钱　　　　　首乌藤一两

莲子心二钱　　　　　干藕节七枚　　　　　血余炭三钱

玄　胡三钱　　　　　川草薢四钱　　　　　地骨皮三钱

犀黄丸六分（分吞）

二诊：九月十六日。阴虚肝盛，经下淋漓，服前方药已渐痊可，今又值经至，尚无腹痛之象，惟瘀块尚多，左腰部疼引腿足，脉仍弦数，再以前方增减。

石决明六钱　　　　　湖丹皮钱半　　　　　旋覆花三钱

代赭石三钱　　　　　盐知母三钱　　　　　盐黄柏三钱

生牡蛎五钱　　　　　川厚朴钱半　　　　　白檀香三钱

台乌药三钱　　　　　赤小豆二两　　　　　砂　仁钱半

首乌藤一两　　　　　杜仲炭三钱　　　　　橘　核三钱（盐水炒）

川楝子二钱　　　　　晚蚕砂四钱　　　　　莲子心二钱

竹　茹六钱　　　　　川草薢四钱　　　　　犀黄丸八分（分吞）

三诊：九月十九日。加血余炭三钱、藕节七枚、鲜荷叶一个、水炙甘草五分、稻芽三钱、谷芽三钱。

诸葛妇　八月三十日

阴分虚燥，肝阳下迫，经下淋漓，右腿作痛，西医注射血止后，腹部时作痛。进前方药腿痛已减，经已得下，时作烦急，腹痛，舌苔白，脉弦数，再依前方加减之。

生牡蛎五钱　　　　　旋覆花三钱　　　　　盐知母三钱

盐黄柏三钱	莲子心二钱	川萆薢四钱
赤小豆二两	盐橘核三钱	清半夏三钱
血余炭三钱	湖丹皮三钱	台乌药三钱
首乌藤一两	竹　茹八钱	玄　胡三钱
藕　节七枚		

二诊：九月初二日。加滑石块四钱、苦参子二钱、水炙淡甘草一钱、白檀香三钱、石决明六钱、焦杭芍三钱、犀黄丸一钱（分吞）。

三诊：九月初五日。上方去玄胡、苦参子、滑石、焦杭芍，加盐炒砂仁米钱半、炒谷芽三钱、炒稻芽三钱、广藿梗二钱。

四诊：九月初八日。上方加晚蚕砂五钱、川楝子二钱。

龚妇　十月三十日

年近五旬，经水未绝，兹因伤感动肝，迫血下行，淋漓不能自已，脉象弦数，左关较盛，宜解郁柔肝，兼事滋摄。

生牡蛎六钱	血余炭三钱	石决明一两
知　母三钱	赤小豆一两	蒲黄炭三钱
川萆薢四钱	川黄柏三钱	湖丹皮钱半
桑寄生一两	旋覆花二钱	代赭石二钱
莲子心钱半	台乌药三钱	干藕节七枚
首乌藤一两	白蒺藜三钱	犀黄丸六分（分吞）

刘女　五月初二日

湿热过重，下冲于血室，是以经淋漓不能自已，时觉腰酸，身觉乏力，取脉弦数，宜以清渗摄化。

云苓皮四钱	旋覆花三钱	代赭石三钱
蒲黄炭三钱	滑石块四钱	生牡蛎四钱
鸡血藤四钱	生知母三钱	生黄柏三钱
血余炭三钱	杜仲炭三钱	川萆薢四钱
橘　核三钱	藕一两	犀黄丸七分

二诊：五月初四日。加桑寄生六钱、百合四钱。

丁妇　六月十四日

湿热颇重，阴分不足，近则经水妄行，淋漓不已，腰腹作痛，周身倦怠无力，脉象缓滑，亟宜清滋渗湿。

生牡蛎五钱	旋覆花三钱	代赭石三钱
桑寄生六钱	盐黄柏三钱	盐知母三钱
生鳖甲二钱	生龙齿四钱	红鸡冠花三钱
白鸡冠花三钱	滑石块四钱	血余炭三钱
土炒乌药三钱	石决明八钱	川萆薢四钱
杜仲炭三钱	朱莲心二钱	芡实米三钱（盐水炒）
侧柏炭三钱	阿胶珠三钱	桂圆肉二枚
犀黄丸一钱（分吞）		

二诊：六月十七日。加莲子肉六钱、稽豆衣四钱，生牡蛎改为八钱，生龙齿改为六钱，去莲子心，加蒲黄炭五钱，石决明改为一两。

宋妇　十月十八日

肝家热郁，冲动血室，经行后复至，淋漓不能自已，脉弦滑数而大，左关较盛，亟宜滋柔摄化。

生牡蛎四钱	鲜芦根一两	鲜茅根一两
龙胆草炭钱半	盐黄柏三钱	盐知母三钱
石决明八钱	地骨皮三钱	血余炭三钱
川萆薢四钱	白蒺藜三钱	杏仁泥三钱
赤小豆六钱	炒湖丹皮钱半	莲子心二钱
桑寄生六钱	乌　药二钱	薄　荷钱半
藕一两（带节七枚）	炒栀子三钱	

刘妇　九月十二日

流产伤阴，肝失凭依，脾湿偶以血合，经淋漓不能自已，兼肝邪过盛，易怒而迫肾水，漏下虽止之，亦不能有效，近复以外邪束闭内热，当先从标治之。

杏仁泥三钱	川贝母三钱	鲜石斛五钱（劈，先煎）
冬桑叶三钱	薄荷叶五分	龙胆草钱半

生侧柏叶三钱	地骨皮三钱	焦栀子三钱
知　母三钱	条黄芩三钱	藕一两
板蓝根三钱		

二诊：九月十五日。服前方药后，标热之患尚未尽解，咽喉痛未愈，经漏尚不能制止，脉息仍以右寸关为盛，再以前方加减。

生侧柏叶三钱	地骨皮三钱	鲜石斛五钱（劈，先煎）
冬桑叶三钱	薄荷叶一钱	板蓝根三钱
鲜茅根一两	川贝母三钱	龙胆草钱半
知　母三钱	川黄柏三钱	藕一两
羚羊角一分		

陈女　六月二十二日

湿热过盛，易为邪袭，咳嗽形冷，血分亦被湿热所迫而经水不能导，血下淋漓十数日之久，小腹坠痛，周身酸楚无力，脉象滑数，右寸关较盛，治宜清疏凉化兼安血分。

苏　梗钱五分	鲜苇根八钱	黛蛤粉六钱（布包煎）
肥知母三钱	鲜石斛四钱	薄荷叶钱五分（后煎）
地骨皮四钱	生侧柏叶三钱	冬桑叶三钱
酒黄芩三钱	竹　茹五钱	橘　核三钱
橘络钱五分	藕　节七枚	鲜茅根一两
杏仁泥三钱	血余炭三钱	甜葶苈子钱五分

二诊：六月二十五日。感邪已解，咳嗽渐止，腹痛、身酸皆减，然血分湿热尚未得清肃，经漓之象虽属减少，但仍有瘀块下行，脉滑盛，再清血分之湿热。

血余炭三钱	鲜茅根一两	川草薢四钱
煨广木香七分	红鸡冠花三钱	白鸡冠花三钱
台乌药三钱	桃　仁二钱	炒粉丹皮钱五分
侧柏炭四钱	橘　核四钱	桑寄生八钱
炒焦栀子三钱	全紫苏一钱	滑石块五钱
忍冬藤四钱	藕　节五枚	大腹绒钱半

二剂

樊女　九月二十三日

湿热漏经甫渐止，因外感之袭，血为热动而复下，右寸关两脉尚伏数，外邪未清，滋化之品稍停，仍当从标疏解之。

鲜茅根一两	苏　梗一钱	枯黄芩三钱
冬桑叶三钱	竹　茹五钱	栀子炭三钱
杏仁泥三钱	生侧柏叶三钱	瓜蒌皮三钱
薄　荷一钱	荷　叶一个	

吴妇　九月二十九日

湿热郁阻血分，经停三月未行，近则下血淋漓，尚无腰腹痛象，脉滑数，宜滋摄化湿。

赤小豆六钱	玄　胡三钱	云苓皮四钱
橘　核四钱	炒湖丹皮钱半	旋覆花三钱
代赭石三钱	血余炭三钱	乌　药三钱
鸡血藤五钱	川萆薢四钱	知　母三钱
生滑石块四钱	干藕节七枚	

秦妇　九月十三日

血尿，月经不除，汗多，昏睡，多方医治不效。近由昨日滴水不咽，一息奄奄，血迹沾染床褥，汗腥交秽，六脉欲绝，但趺阳未断，足上冰冷，少腹却温。膀胱气化失司，心与小肠皆热，阳不得伸，里难外达，第尚有一线生机，岂能坐视，拟以黄土汤变法以观之。

台乌药二钱	炒橘核钱半	西洋参三钱（另煎兑入）
淡豆豉钱半	鲜藕节一两	阿　胶四钱（烊化）
生甘草一两	润玄参一两	鲜生地一两
南山楂一钱	中肥知母三钱	净青黛八钱（包）
侧柏炭钱半	花蕊石四钱	耳环石斛四钱（另煎兑）
黄土汤煎药		

九、带下

孔妇 九月初一日

湿注下焦，腰部疼楚，牵及少腹，带下颇多，舌苔白腻，脉象滑数，宜渗化温和。

云苓皮四钱	竹 茹四钱	盐水炒杜仲三钱
盐橘核五钱	炒秫米四钱	旋覆花二钱
代赭石二钱	川萆薢四钱	盐水炒菟丝子三钱
法半夏三钱	淡吴萸一钱	盐知母三钱
盐黄柏三钱	滑石块二钱	人腹皮钱半
川牛膝三钱	广木香八分	藕一两

谷妇 十二月十二日

高年，脾湿下注，带下极多，少腹作痛，湿气相郁结，脉滑实而数，左关较盛，拟清滋渗化，兼祛湿邪。

云苓皮四钱	盐橘核五钱	川萆薢四钱
泽 泻一钱	炒秫米四钱	山楂核三钱
土炒乌药三钱	猪 苓三钱	生牡蛎五钱
荔枝核五钱	莲 肉三钱	陈 皮二钱
川黄柏三钱	焦白术二钱	茵 陈二钱
制香附三钱	干藕节五个	

二诊：十二月二十四日。脾湿下注，带下极多，腹内先痛，状如崩中。连进前方药，症尚未转，湿热太久，右尺脉大而数，再为变通前方。

云苓皮四钱	川萆薢四钱	土炒乌药三钱
炒秫米四钱	生于术三钱	芡实米三钱（盐水炒）
橘 核五钱	菟丝饼二钱	生海蛤一两（布包）
川黄柏三钱	盐炒陈皮二钱	广木香一钱
益元散四钱	大腹绒一钱	知 母三钱
干藕节五枚	银 杏三枚（带皮）	黄土汤煎

[**按**] 高年带下如崩，脾肾两虚，湿邪相乘，以生海蛤、菟丝饼、盐炒芡

实米以固肾滋摄；银杏以收敛止带；生于术益脾祛湿；余药理脾利湿，顺气以分利之。以黄土汤煎者，盖黄土功专入脾，脾统血，带脉统于脾，土爱稼穑具生化升举之性，用其汤以煎诸药，共奏补肾健脾渗湿固带之功。

张妇　八月初四日

脾湿肝热，带下颇多，色黄，头目不清爽，纳物不香，脉象滑数，宜清化滋摄。

生牡蛎一两	生海蛤一两	云苓皮五钱
炒知母三钱	盐黄柏三钱	芡实米四钱
旋覆花三钱	川草薢四钱	滑石块四钱
石决明八钱	代赭石三钱	炒秫米四钱
福泽泻四钱	炒谷芽三钱	炒稻芽三钱
盐橘核四钱	藕一两	车前子四钱（布包）
红鸡冠花三钱	白鸡冠花三钱	

二诊：加赤小豆一两、炒湖丹皮钱半、血余炭三钱。

［**按**］高年带下重在滋摄，生牡蛎、生海蛤、生石决明、盐炒芡实米是也，红白鸡冠花治黄白带下颇佳。

周妇　九月二十三日

脾湿肝热，经络失畅，腿膝时痛，粉带淋漓，头部作痛，时发浮肿，脉象滑数，宜分利渗化兼摄血分。

生龙齿四钱	生牡蛎六钱	威灵仙三钱
云苓皮四钱	知　母三钱	生海蛤八钱（布包）
粉草薢四钱	生桑皮三钱	川黄柏三钱
桑寄生六钱	旋覆花三钱	代赭石三钱
盐橘核四钱	滑石块四钱	藕　节七枚（带须）
红鸡冠花四钱	白鸡冠花四钱	车前子三钱（布包）

［**按**］带下多属湿热下注，初病体实者，用清热利湿，从血分中以分利之多效。久则阴血肾气必伤，须佐清滋固摄，如生牡蛎、生龙齿、生海蛤、生鳖甲、盐炒芡实米、桑寄生、藕须之类，鸡冠花有红、黄、白三种，均俱止带之功。

曹妇 六月十七日

湿热注于带脉，血带过多，以致影响血室，经候半月一至，面色萎黄，觉有浮肿，胁下作痛楚，多劳则腰疼，四肢倦怠，精神不振，脉沉细而滑，宜渗湿调经。

川草薢三钱	全当归三钱	鲜茅根六钱
旋覆花三钱	代赭石三钱	白鸡冠花三钱
杜仲炭三钱	生牡蛎五钱	石决明六钱
云苓皮四钱	乌 药三钱	滑石块四钱
桑寄生六钱	全瓜蒌八钱	生知母三钱
生黄柏三钱	鲜荷叶一个	藕一两

[按] 血带过多属于经漏。经候一月两潮，血室为湿热冲扰，治用生牡蛎、桑寄生、鲜茅根、川黄柏、鲜藕以清滋凉摄，白鸡冠花止带下，余药清肝渗湿，顺气调经。

十、恶阻

金妇 八月二十四日

孕经三月余，恶阻颇盛，晨间呕吐黄水味苦，按脉滑大而数，右寸关较盛，宜清滋安中化湿。

生牡蛎三钱	芡实米三钱	厚 朴一钱
大腹绒钱半	青竹茹八钱	肥知母三钱
陈 皮二钱	广藿梗三钱	旋覆花三钱
代赭石三钱	炒枳壳二钱	丝瓜络一钱
藕一两（切片）		

薛妇 八月初五日

经停三月余，脉呈滑实象，倦怠，纳物不香，兼有恶阻意，舌苔白腻，宜滋育摄化和中。

生牡蛎四钱	旋覆花钱半	大腹绒钱半
知 母三钱	芡实米三钱	代赭石钱半

川厚朴钱半	橘　核三钱	桑寄生六钱
青竹茹五钱	丝瓜络一钱	炒稻芽三钱
炒枳壳钱半	藕一两（切片）	

张妇　八月初三日

经停两月，脉象滑实数大，食入即发呕逆，两胁际满闷，舌苔白腻，脾湿肝强，孕后血分不足所致，宜清平滋和之品。

生牡蛎三钱	旋覆花二钱	代赭石二钱
大腹绒钱半	清半夏一钱	桑寄生五钱
川厚朴一钱	炒枳壳一钱	青竹茹八钱
莲子心二钱	丝瓜络一钱	云苓皮三钱
知　母三钱	藕一两	黄　柏三钱

徐妇　七月二十七日

经停四月余，已呈恶阻，近兼停滞下痢，里急后重，呕吐亦较剧，舌苔垢腻，脉象弦实，亟宜清宣滋化。

生牡蛎四钱	莱菔子三钱	川厚朴一钱
大腹绒二钱	青竹茹八钱	旋覆花三钱
代赭石三钱	炒枳实钱二分	盐橘核四钱
广藿梗二钱	乌　药三钱	滑石块四钱
车前子三钱	山楂炭三钱	知　母三钱
鲜冬瓜皮一两		

二诊：八月初一日。加盐泽泻八钱、嫩桑枝八钱、杜仲炭二钱、煨广木香一钱。

三诊：八月初五日。加黛蛤粉六钱、上川连钱半、炒丝瓜络一钱。

张妇　七月十三日

经停三月余，已呈恶阻象，气机失畅，时作脘痛，舌苔白腻，脉滑数而实，宜滋摄兼畅气机。

桑寄生六钱	大腹绒钱半	炒枳壳一钱
知　母三钱	生牡蛎四钱	旋覆花二钱

台乌药三钱	盐橘核三钱	川厚朴钱半
代赭石二钱半	青竹茹六钱	陈　皮钱半
炒谷芽三钱	荷　梗尺许	炒稻芽三钱

吕妇　六月十三日

据述经血前期已久，近二月未下，按脉滑实，已成孕象，湿热素盛，头晕呕逆脘闷，宜清滋和中。

生牡蛎三钱	旋覆花三钱	代赭石三钱
大腹绒钱半	知　母三钱	半　夏钱半
石决明六钱	炒枳壳六钱	川厚朴钱半
川黄柏三钱	广陈皮钱半	桑寄生六钱
川草薢四钱	盐橘核四钱	乌　药二钱
竹　茹六钱	杜仲炭三钱	广藿梗三钱
藕一两		

李妇　九月十二日

发黄甫愈，尚未清楚，又经受孕，血分虚为湿热所乘，呕逆较盛，脉弦滑而实，当重消化以安之。

生牡蛎三钱	厚　朴二钱	旋覆花钱半（布包）
橘　核三钱	青竹茹一两	法半夏二钱
代赭石钱半	乌　药钱半	广藿梗三钱
陈　皮钱半	大腹绒钱半	莲子心一钱
芡实米三钱	炒稻芽三钱	川黄柏二钱
冬瓜皮一两		

杨妇　闰月初八日

经停三月余，六脉滑实而数，纳物不香而少，兼有恶阻象，第腰部酸楚，湿象较盛，当安胎和中。

桑寄生五钱	代赭石二钱	旋覆花二钱（布包）
川厚朴五分	莲子心一钱	生牡蛎四钱（布包，先煎）
炒枳壳一钱	金银花三钱	青竹茹五钱

大腹绒钱五分　　　炒丝瓜络一钱　　　杜仲炭钱五分（盐水炒）

藕一两（切片）　　　芡实米三钱（盐水炒）

杨妇　八月初九日

经逾期未下，近以外感，发热呕吐，有引动恶阻象；中满便秘，脉滑大兼数，左关较盛，宜先从标清解。

鲜芦根八钱　　　地骨皮三钱　　　旋覆花二钱

代赭石二钱　　　大腹绒一钱　　　冬桑叶三钱

杏仁泥三钱　　　肥知母三钱　　　青竹茹五钱

紫苏梗钱半　　　莲子心二钱　　　忍冬花五钱

鲜荷叶一个　　　藕一两　　　　　薄　荷钱半（后下）

二诊：八月十二日。加生牡蛎四钱、广藿梗三钱、川牛膝三钱、盐橘核三钱。

十一、胎嗽

张妇　三月十六日

湿热痰咳，渐成胎嗽，甚至呕逆，喉间作痒，至夜尤甚，痰多不易出。脉弦滑数，舌苔白腻，亟宜清渗豁痰。

石决明六钱　　　苦杏仁三钱　　　天竺黄二钱

桑寄生五钱　　　旋覆花钱半　　　炒甜葶苈三钱

大腹绒钱半　　　老苏梗钱半　　　代赭石二钱

青竹茹六钱　　　盐知母三钱　　　板蓝根三钱

台乌药三钱　　　全瓜蒌六钱　　　薄荷叶一个

地榆炭三钱　　　盐黄柏三钱

二诊：三月十九日。石决明改八钱，旋覆花改三钱，代赭石改三钱，加云茯苓三钱、黛蛤粉六钱（布包）、焦栀子三钱（茵陈一钱同炒）。

张妇　十一月五日

胎嗽失治，迁延经年，痰涎多、时咸，舌苔白腻，脉象弦滑而数，右寸两关较盛，亟宜清滋疏化。

生海蛤八钱	云苓皮三钱	甜葶苈三钱
川牛膝三钱	板蓝根四钱	法半夏二钱
青竹茹六钱	旋覆花三钱	小生地三钱
盐黄柏三钱	生滑石块四钱	玄参心三钱（盐水炒）
盐知母三钱	代赭石三钱	盐橘核三钱
生鳖甲钱半		

朱妇　八月二十日

经停三月余，曾发恶阻，近因湿痰扰肺而为咳嗽，六脉滑实，左大于右，肺胃脉稍有伏象，治当清疏安中。

鲜竹茹六钱	杏仁泥三钱	川贝母三钱
桑寄生三钱	枯黄芩三钱	鲜杷叶四钱（去毛布包）
广陈皮钱半	苏　叶一钱	生藕皮二钱
肥知母三钱	生梨皮二钱	

刘妇　九月十一日

孕已八月，血虚，湿气痰涎过盛，咳嗽，气息喘促，脉大而滑，右寸关较盛，亟宜养阴豁痰。

竹　茹五钱	代赭石一钱	生牡蛎四钱（布包）
法半夏三钱	黛蛤粉五钱	旋覆花一钱（布包）
陈　皮钱半	土炒乌药二钱	川黄柏二钱
知　母三钱	大腹绒一钱	杏仁泥一钱（苏子一钱同研）
酒黄芩三钱	炒丝瓜络一钱	竹　沥二钱（分和）
盐橘核三钱	羚羊角一钱（研另煎兑入）	

十二、子淋

胡妇　九月十五日

湿热结于膀胱，小便频数而作疼痛，兼以经停两月余，脉象滑大而弦盛于两关，似属孕征，须防发为子淋，当先清化利湿为法。

莲子心二钱	瞿　麦三钱	川牛膝三钱

龙胆草二钱	竹叶卷心三钱	知　母三钱
滑石块四钱	甘草梢一钱	萹　蓄二钱
川黄柏三钱	焦栀子三钱	车前子二钱（布包）
生石决明八钱	生牡蛎三钱	犀黄丸五分（分吞）

[按]《内经》云："黄帝问曰：妇人重身，毒之何如？岐伯曰：有故无殒，亦无殒也。"妇人病之妊中恶阻、胎嗽、子淋、子痫种种，用药治病求其当也。随师侍诊时，每见其中有用半夏者，有用厚朴者，半夏、厚朴并用者，亦不鲜见。甚至有用犀黄丸者，有用紫雪丹者，有用苏合香丸者，有用十香返魂丹者，以及安宫牛黄丸与承气汤兼服者等。患妇皆病去胎安，初见时皆大惑惊惧，俟患妇病愈而胎气反固时，又皆欣然、愕然而折服，始知用药之妙，全在于辨证之精，有胆有识，用当通神。吾师尝谓："孕中用药之宜忌，必须因人而异、因病而施，泛言某药某药孕妇忌服，反而误人，遂吾所不取也。"此论颇精辟。

十三、胎漏

尹妇　九月二十九日

已届产期，硬伤胎系，漏血而无临产象，心下悸颇甚，头晕，口干渴甚，常烦乱不适，脉弦数，拟凉化安摄。

生牡蛎四钱	鸡血藤三钱	莲子心二钱
旋覆花三钱	生石膏五钱	血余炭三钱
知　母三钱	代赭石三钱	桑寄生五钱
川黄柏三钱	炒山药三钱	芡实米三钱（盐水炒）
生鳖甲钱半	龙胆草二钱	竹　茹六钱
蒲公英三钱	藕一两	荷　叶一个

二诊：十月初二日。加地骨皮三钱、忍冬花四钱。

三诊：十月初五日。服上方药已愈，停药后复因外感而发寒热，血分复下，加鲜茅根一两、鲜苇根一两、羚羊角一分半（另煎）。

冯妇　七月十六日

经停二月，按脉滑实，已呈孕象，第阴分不足，突然漏血，血色黑，周身乏力，食后呕逆。谨防流产，亟宜和血滋摄。

生牡蛎五钱	鲜芦根一两	莲子心二钱
盐知母三钱	盐黄柏三钱	生龙齿三钱
盐芡实三钱	竹 茹四钱	血余炭三钱
桑寄生八钱	盐砂仁一钱	川萆薢四钱
丝瓜络一钱	蒲黄炭三钱	菟丝饼二钱（盐水炒）
瓜 蒌八钱	火麻仁三钱	藕一两

[按] 生牡蛎、生龙齿、盐芡实、桑寄生、菟丝饼、丝瓜络用以滋肾安摄，以固胎元；血余炭、蒲黄炭、鲜藕凉血止血；盐知母、盐黄柏、盐砂仁、川萆薢清下焦湿热，祛邪以安正。

王妇 七月初十日

孕至二阅月余，经突复下，腰腹酸痛，脉象滑数，亟宜安中摄化。

生牡蛎五钱	血余炭三钱	盐橘核五钱
干藕节七枚	桑寄生一两	淮山药三钱
杜仲炭三钱	杭白芍三钱	芡实米三钱
盐炒菟丝饼三钱	青竹茹四钱	盐知母二钱
盐黄柏二钱		

刘妇 八月二十一日

经停三月余，昨忽漏血极少，第小腹腰际俱作痛，更以肝热上犯，耳底头顶均作痛，脉大而数，治拟清平滋化。

石决明八钱	辛 夷三钱	旋覆花二钱
台乌药三钱	白蒺藜三钱	薄 荷钱半
血余炭三钱	龙胆草炭二钱	莲子心二钱
九节菖蒲钱半	桑寄生五钱	首乌藤一两
盐黄柏二钱	盐知母二钱	鲜荷叶一个
藕一两		

[按] 妊娠漏血，腰腹痛伴耳底头顶疼痛，是阴虚肝热兼气郁所致，故在滋摄前提下，用石决明、白蒺藜、旋覆花、代赭石以柔肝清抑，乌药以止疼，用辛夷、薄荷佐菖蒲取其芳化辛通也。

王妇　九月二十八日

孕后三月，伤胎漏血，虽经治疗，迄今七月，每经期必见血，近已渐少，但子脉动而不畅，六脉滑实象亦差，盖胎伤后，长养较迟，姑予滋益以助之。

鸡血藤三钱	血余炭三钱	当归身二钱（酒润）
地骨皮三钱	炒杭芍三钱	生牡蛎三钱（布包）
丝瓜络一钱	芡实米三钱	侧柏叶三钱
生甘草五钱	杜仲炭六钱	藕一两

梁妇　六月二十三日

曾患流产，近则孕经三月而下血，少腹作疼，腰际亦然，恐成胎漏。呃忒，脉象缓滑，宜清柔滋摄。

生龙骨四钱	生牡蛎四钱	旋覆花三钱
代赭石三钱	莲子心二钱	知　母三钱
枳　壳三钱	荷　梗尺许	鲜芦根一两
芡实米三钱	乌　药三钱	杜仲炭三钱
醋青皮二钱	荷　蒂十枚	桑寄生六钱
竹　茹四钱	鲜荷叶一个	菟丝饼三钱（盐水炒）
藕一两	盐水炒砂仁三钱	

二诊：六月二十五日。去荷蒂，加血余炭三钱；去荷梗，加大腹绒钱半。

［按］此例用生龙牡以加强固摄之力，荷蒂、荷梗、荷叶同用，轻宣升散以治呃忒。

十四、流产

章妇　九月二十六日

孕已二月，误服攻逐药而流产，腰背胁际痛楚，舌苔白腻，脉象弦滑而大，亟宜和血通瘀。

全当归六钱	丝瓜络钱半	杜仲炭三钱
滑石块四钱	杭白芍三钱	桃仁泥钱半
川牛膝三钱	盐橘核四钱	桑寄生一两

鸡血藤五钱　　　　玄　胡三钱　　　　台乌药三钱

通　草一钱　　　　真川芎二钱　　　　旋覆花三钱

代赭石三钱　　　　陈　皮钱半　　　　荷　梗尺许

藕一两（切片）

赵妇　五月十九日

孕近二月，不慎扭闪而流产，腰腹作痛，脉象沉缓，亟宜清和滋化。

生牡蛎四钱　　　　旋覆花四钱　　　　代赭石四钱

莲子心二钱　　　　知　母三钱　　　　丝瓜络一钱

生龙齿三钱　　　　血余炭三钱　　　　杜仲炭三钱

川楝子三钱　　　　全当归二钱　　　　珍珠母六钱

阿胶珠三钱　　　　桑寄生六钱　　　　乌　药三钱

川　芎一钱　　　　藕一两

岳妇　九月十五日

流产后，经不自已，血分为湿热所迫，气分亦滞，腹痛，纳物不香。脉象弦滑，左关较大，治以调气化湿，兼滋肾经。

生牡蛎三钱　　　　芡实米三钱　　　　盐橘核三钱

血余炭三钱　　　　稆豆衣三钱　　　　淮山药三钱

土炒乌药钱半　　　川草薢三钱　　　　云苓皮三钱

炒秫米三钱　　　　莲子心三钱　　　　炒谷芽三钱

炒稻芽三钱　　　　炒广木香六钱　　　干藕节三枚

王妇　八月初七日

流产后，气血未和，兼有外感而恶寒潮热，腹中不和，大便自利，脉象弦滑而数，宜疏化和中。

鲜芦根一两　　　　大腹绒二钱　　　　焦六曲三钱

芥穗炭五分　　　　紫苏梗一钱　　　　炒谷芽三钱

炒稻芽三钱　　　　地骨皮三钱　　　　薄荷叶一钱

杏仁泥三钱　　　　藕一两（切片）　　橘　核五钱（盐炒）

上川连钱半（酒炒）　六一散四钱（布包）

吴妇　五月十二日

　　阴虚血热，每患流产，服前方药尚无不合，但近烦劳动热，渐至上犯，右寸关两脉较前为数大，再以前方稍变通之。

地骨皮三钱	青竹茹五钱	鲜石斛四钱（劈，先煎）
首乌藤一两	桑寄生五钱	盐炒芡实米三钱
旋覆花七分	代赭石七分	盐水炒杜仲炭二钱
知　母三钱	川黄柏三钱	石决明八钱（研，先煎）
生侧柏叶三钱	炒稻芽三钱	生牡蛎四钱（研，先煎）
朱莲心一钱	金银花四钱	大腹绒一钱
甘　草五分	陈　皮一钱	藕一两（切片）

　　[按] 流产误服攻逐者，重用当归佐川芎、桃仁、鸡血藤、玄胡调和气血以化瘀；扭闪所致者，用牡蛎、龙骨、杜仲、桑寄生、稽豆衣、丝瓜络滋养固肾以安摄，阿胶珠、当归、血余炭、藕节滋阴养血以止漏；湿热下迫，经行不已者，则在滋摄之下，伍云茯苓、秫米、萆薢、通草、橘核、滑石、知母渗湿清热以安血室。

十五、脘腹痛

苏妇　九月二十一日

　　经停三月余，已呈孕象，湿热素盛，经络气机为之郁阻，脘腹作痛，咳嗽振动皆不适，脉弦滑而数，宜清宣和化。

生牡蛎三钱	旋覆花二钱	代赭石二钱
丝瓜络一钱	杭白芍三钱	台乌药三钱
苏子霜三钱	龙胆草炭钱半	桃　仁三钱
杏　仁三钱	生知母三钱	生黄柏三钱
桑寄生六钱	厚　朴一钱	炒枳壳一钱
忍冬花五钱	藕一两	

马妇　十月初八日

　　妊娠三月余，肝家气逆，脘次痛楚，牵及腰部，不欲纳物，舌苔厚腻，头部不得清爽，脉滑实，宜柔肝和化。

桑寄生六钱	台乌药三钱	杜仲炭三钱
苏 梗钱半	川厚朴钱半	大腹绒钱半
广陈皮钱半	知 母三钱	川郁金二钱
芡实米二钱	旋覆花二钱	代赭石二钱
橘 核四钱	炒谷芽三钱	炒稻芽三钱
鲜荷叶一个	青竹茹五钱	

屠妇 八月二十四日

孕经九月，肝胃不和，脘次疼痛，舌苔厚腻，脉弦滑而实，两关并盛，宜清平摄化兼和中焦。

广藿梗三钱	青竹茹四钱	台乌药三钱
生牡蛎四钱	旋覆花钱半	代赭石钱半
大腹绒钱半	川厚朴一钱	炒枳壳钱半
荷 梗尺许	知 母三钱	橘 核三钱
炒香谷芽三钱	炒香稻芽三钱	

二诊：八月二十七日。加桑白皮二钱、鲜苇根一两。

[按] 妊娠脘腹疼痛，多属肝胃不和、气机郁阻失畅所致。治则一仍常法，并选用生牡蛎、桑寄生、杜仲炭、芡实米等以事安摄。

十六、滑泻

萧妇 七月二十一日

孕将五月，滑泻月余未愈，口渴思凉，舌赤，脉象滑数，右关较盛，胃热颇盛，亟宜清滋渗化。

生牡蛎四钱	地骨皮三钱	上川连三钱
知 母三钱	云苓皮三钱	肥玉竹三钱
车前子三钱	乌 药三钱	鲜石斛四钱
建泽泻三钱	炒秫米三钱	川黄柏三钱
大腹绒一钱	厚 朴一钱	芡实米四钱（盐水炒）
竹 茹三钱	生石膏五钱	鲜西瓜皮一两

[按] 孕期滑泻，治用常法，但必佐以生牡蛎、盐水炒芡实以顾护胎元，庶保无虞。

萧妇　八月二十七日

孕经七月，曾患滑泻，近以食复，发热又作，大便自利，舌赤苔白，脉滑数，口渴喜饮，宜疏化和中。

生牡蛎四钱	川厚朴七分	地骨皮二钱
六一散三钱	鲜苇根六钱	大腹绒钱半
盐橘核四分	福泽泻三钱	上川连钱半（酒炒）
杏仁泥三钱	莱菔子三钱	车前子二钱（布包）
钗石斛三钱	莲子心钱半	炒香稻芽三钱
生石膏四钱		

十七、外感

张妇　九月二十八日

孕已三月，近兼外感束缚，遂发寒热，呕吐，胸胁气聚不通，腰腹酸痛，大肠湿滞，脉象弦滑而数大，治宜清疏调中并进。

鲜竹茹一两	鲜石斛五钱	薄荷叶一钱
知　母三钱	冬桑叶三钱	枯黄芩三钱
小川连二钱	藿　梗三钱	杏仁泥三钱
地骨皮三钱	大腹绒一钱	炒丝瓜络一钱
台乌药二钱	藕一两	

萧妇　九月初七日

妊娠七阅月，近感邪袭，寒热头痛，周身不适，口渴喜饮，脉滑实而数，大便秘，宜清疏凉化。

生石膏八钱	龙胆草二钱	焦栀子三钱
桑　枝四钱	桑　叶四钱	鲜芦根一两
竹　茹五钱	全瓜蒌八钱	薄　荷钱半
地骨皮三钱	忍冬花四钱	杭菊花三钱

| 苏　叶一钱 | 知　母三钱 | 鲜荷叶一个 |
| 僵　蚕二钱 | 代赭石钱半 | 旋覆花钱半（布包） |

[按] 妊娠时感，治在清解。

十八、恶露不绝

武妇　五月初九日

产后二十余日，重见恶露，兼因风束，以致头部作痛，乳汁下少，脉象沉缓，宜清疏达络。

生山甲三钱	旋覆花三钱	代赭石三钱
莲子心钱半	当　归二钱	王不留行三钱
鲜芦根一两	焦栀子二钱	薄　荷一钱
川　芎一钱	鸡血藤三钱	白蒺藜四钱
桑寄生六钱	菊　花三钱	知　母三钱
鲜荷叶一个	白　芷一钱	藕一两

邓妇　八月初二日

产后四十余日，血液不止，时作头痛，脉象弦数兼滑，舌苔白腻，湿象亦盛，亟宜清化滋摄以肃中焦。

生牡蛎五钱	芥穗炭三分	蒲黄炭三钱
杭菊花三钱	石决明八钱	地骨皮四钱
旋覆花二钱	代赭石二钱	盐橘核三钱
川萆薢四钱	干藕节七枚	

二诊：八月初七日。加真川芎五分、鲜荷叶一个。

贡妇　八月二十一日

产后气血未和，恶露淋漓不已，兼有外感寒热咳嗽，腹部隐痛，脉数大，宜先为疏化解表，兼和血脉。

鲜芦根八钱	血余炭三钱	忍冬花三钱
桃　仁钱半	杏　仁钱半	台乌药三钱
地骨皮三钱	芥穗炭五分	盐橘核三钱

青竹茹五钱　　　　　荷　叶一个　　　　　藕一两

二诊：加紫苏梗一钱、生牡蛎三钱（布包先煎）。

[按] 产后恶露不绝，多由血热或夹湿下注所致；瘀血不尽者，则恶露色暗有块且伴腹痛；冲任失固者，则血下淋漓，面色淡黄。治以清渗收摄，调血脉固冲任，是其大法。生牡蛎、桑寄生、当归、川芎、鸡血藤、桃仁、莲子心、焦栀子、知母、血余炭、蒲黄炭、萆薢、橘核、乌药，例中恒多选用。如乳汁下少者，加山甲（现用替代品）、王不留行以通之。头痛由于肝家风热者，用生石决明、杭菊、滁菊、白芷、鲜荷叶。芥穗炭能清血分中风热，治产后头痛颇效。

十九、儿枕痛

赵妇　闰月初八日

产后瘀血未净，结于少腹而为痛楚，拒按，两胁际气机横逆亦作痛，脉弦涩不和，当调和气血，兼达经络。

鸡血藤五钱　　　　　台乌药三钱　　　　　旋覆花钱半
全当归三钱　　　　　川楝子三钱　　　　　玄　胡三钱
真川芎一钱　　　　　大腹绒钱半　　　　　川牛膝三钱
桃仁泥一钱　　　　　橘　核四钱　　　　　黄　酒一杯

[按] 产后恶露阻滞，气血瘀搏，少腹痛甚拒按，前人谓之"儿枕痛"，主以失笑散，此例兼肝家气机横逆，伴发两胁疼痛，故在活血化瘀方药中配金铃子散，加乌药、橘核等理气止痛。

二十、杂病

陈妇　八月十八日

产后湿热郁于肺络，清肃之令不行，肝家气逆而作咳嗽，医治未得效，脉以左关为盛，宜疏化以肃肺络。

石决明八钱　　　　　杏仁泥三钱　　　　　旋覆花三钱
代赭石三钱　　　　　川牛膝三钱　　　　　全紫苏钱半
鲜芦根一两　　　　　桑白皮三钱　　　　　地骨皮三钱

板蓝根四钱	青竹茹五钱	肥知母三钱
生滑石块四钱	梨　皮一两	鲜九节菖蒲根四钱

管妇　五月二十三日

前患胎嗽，未能尽其药力，产后复作嗽，湿热未清所致，亟宜渗湿化痰。

石决明八钱	生枳实三钱	橘　红二钱
鲜芦根一两	黛蛤散五钱	黄　柏三钱
知　母三钱	海浮石三钱	甜葶苈四钱
青竹茹六钱	旋覆花三钱	代赭石三钱
清半夏三钱	滑石块四钱	藕一两
荷　叶一个	竹沥水三钱（冲）	

庞妇　七月二十七日

产后两月余，湿痰阻于肺络，清肃之令不行，咳嗽甚则喘促，脉象滑数，宜柔肝化湿，疏化肺络。

鲜芦根一两	生桑白皮三钱	旋覆花三钱
代赭石三钱	知　母三钱	炒葶苈三钱
地骨皮三钱	通　草一钱	杏仁泥三钱
瓜　蒌八钱	川牛膝三钱	竹　茹五钱
鲜杷叶四钱	苏　梗一钱	黛蛤粉六钱（布包）
生滑石块四钱	鲜石斛四钱（先煎）	

姚妇　七月初二日

产后四十日，因受时邪，微嗽咽痛，舌微红，脉弦滑，亟宜清凉芳解。

鲜芦根八钱	杏仁泥三钱	莲子心三钱
广陈皮三钱	板蓝根四钱	鲜石斛三钱
旋覆花三钱	代赭石三钱	生知母三钱
生黄柏三钱	生石决明八钱	清半夏三钱
枯黄芩三钱	海浮石四钱	全瓜蒌八钱
云苓皮三钱	薄　荷一钱	荷　叶一个
藕一两		

张妇　八月十四日

产后脾湿困滞，肝胃两阳并盛，口渴呕逆，近兼邪袭，吐利交作，脘次痞满，舌苔白腻，脉象弦滑而数，宜清疏和化。

鲜芦根一两	生石决明一两	川厚朴一钱
生桑皮三钱	青竹茹八钱	白蒺藜三钱
焦稻芽一钱	生栀仁三钱	广藿梗三钱
旋覆花三钱	代赭石三钱	焦六曲三钱
盐橘核三钱	滑石块四钱	盐黄柏三钱
盐知母三钱	鲜冬瓜皮一两	

桑妇　八月二十三日

产后四十余日，湿热下迫，大便下血颇多，体实脉盛，亟宜清摄凉血。

生牡蛎八钱	血余炭三钱	生侧柏叶三钱
生海蛤八钱	槐实炭三钱	盐知母三钱
盐黄柏三钱	广木香八分	炒枳实钱半
川连炭一钱	干藕节七枚	六一散四钱（布包）

窦妇　八月二十八日

产后阴分虚燥，因未得恢复，致经来频仍而少，血色不正，疲倦无力，时或烦闷神乏，舌苔白腻，脉象弦滑而数，宜清滋和化。

生牡蛎四钱	生龙齿三钱	桑寄生六钱
炒谷芽三钱	炒稻芽三钱	陈阿胶三钱
知　母三钱	川牛膝三钱	盐炒杜仲炭三钱
莲子心钱半	广木香七分	生鳖甲钱半
湖丹皮钱半	煨鸡内金三钱	带心麦冬三钱
萆　薢四钱	赤小豆五钱	藕一两

王妇　六月二十一日

产后血虚，又受刺激，肝家郁阻，手足振掉，经来黑色，腹痛，脉取弦滑而涩，两关较大，宜育阴柔肝。

生石决明八钱	旋覆花三钱	代赭石三钱
乌　药三钱	萆　薢四钱	钩　藤四钱（后下）
生牡蛎三钱	知　母三钱	黄　柏三钱
当　归三钱	白鸡冠花三钱	云苓皮四钱
灵磁石三钱	龙胆草三钱	玄　胡三钱
滑石块四钱	川　芎三钱	生鳖甲三钱
鲜荷叶一个	藕一两	

二诊：六月二十七日。加煨广木香钱半，川芎改为二钱，加川郁金三钱。

高妇　六月十八日

产后湿邪困脾已将岁余，肢节倦怠，脘次不适，下焦湿热更重，少腹胀满，舌苔白腻，脉弦滑，宜渗湿燥脾。

云苓皮四钱	川萆薢四钱	合欢皮三钱
生知母三钱	生黄柏三钱	大腹皮二钱
生石决明四钱	台乌药三钱	旋覆花三钱
代赭石三钱	川厚朴二钱	炒秫米四钱
桑寄生六钱	法半夏三钱	威灵仙三钱
莲子心二钱	藕一两	

张妇　十月初五日

产后湿热，为外邪所袭，未得疏解，迁延较久，湿泛经络，面浮肿发热，周身抽痛，口渴脉数，宜从血分清化之。

生鳖甲钱半	醋青蒿梗钱半	桃　仁钱半
杏　仁钱半	代赭石钱半	赤小豆四钱
地骨皮三钱	芥穗炭五分	上川连钱半（吴萸二分炒）
云苓皮三钱	青竹茹五钱	旋覆花钱半
台乌药三钱	盐炒橘核四钱	知　母三钱
藕一两		

徐妇　七月二十七日

产后湿热伏于阴分，寒热间日一发，兼以心热下移于小肠，溲赤而热，

449

纳物不香，脉象弦滑而数，亟宜从阴分以清化之。

生鳖甲钱半	地骨皮四钱	焦栀子三钱
知　母三钱	生石膏六钱	嫩青蒿钱半
莲子心二钱	川黄柏三钱	龙胆草二钱
青竹茹八钱	鲜芦根一两	鲜茅根一两
薄　荷钱半	炒常山二钱	嫩桑枝八钱
鲜荷叶一个		

二诊：八月初一日。加忍冬花四钱、忍冬藤四钱、玄明粉一钱（分二次冲）、紫雪丹四分（分冲）。

胡妇　九月初七日

肝脾不和，产后阴虚，火炎上灼，牙龈痛溃，舌木苔白，大便自利，脉滑数，宜滋柔兼调肝脾。

生牡蛎五钱	花　粉三钱	上川连钱半
炒香稻芽三钱	炒香谷芽三钱	云苓皮三钱
肥玉竹三钱	旋覆花二钱	代赭石二钱
合欢花四钱	炒秫米三钱	盐知母三钱
盐黄柏三钱	莲子心钱半	钗石斛三钱
川牛膝三钱	藕一两	车前子三钱（布包）
犀黄丸四分（分吞）		

二诊：九月十一日。加黛蛤粉六钱（布包先煎）、茵陈钱半、栀子三钱（二药同炒）。

杨妇　四月二十六日

产后滞中，又误药温补，溲便不通，左胁胀痛，肝郁所致，湿注于下，腿见微肿，脉弦滑而大，宜柔渗疏导。

石决明八钱	大腹绒三钱	焦栀子三钱
川楝子三钱	煨木香钱半	川牛膝三钱
云苓皮四钱	橘　核四钱	车前子三钱（布包）
冬瓜皮一两	小青皮二钱	藕一两

旋覆花三钱	乌　药三钱	生知母三钱
生黄柏三钱	代赭石三钱	川厚朴二钱
全瓜蒌八钱（玄明粉一钱拌）		犀黄丸一钱

王妇　九月二十七日

产后气血不和，时或潮热，肝家气逆于上，六脉弦滑不和，治宜通调气血，兼滋阴分。

七制香附二钱	旋覆花一钱	生牡蛎三钱（布包）
代赭石一钱	地骨皮三钱	桑寄生五钱
青竹茹三钱	大腹绒一钱	石决明八钱
牡丹皮一钱	炒枳实钱半	水炙甘草一钱
藕一两		

陈妇　十二月初二日

产后湿热滑泻，初兼外邪作咳，解之未透，曾经咳血，久则邪陷阴分，音为之蔽，脉象弦数为豆，宜清滋疏化。

鲜芦根一两	云苓皮三钱	鲜石斛四钱（劈，先煎）
炒甜葶苈三钱	黛蛤粉六钱	生鳖甲钱半
旋覆花钱半	代赭石钱半	青竹茹四钱
杏仁泥三钱	全蝉衣一钱	板蓝根四钱
川贝母三钱	鲜杷叶四钱	盐知母三钱
盐黄柏三钱	炒香稻芽二钱	炒香谷芽二钱
鲜九节菖蒲根三钱（捣汁兑）		

二诊：十二月初九日。产后湿热滑泻兼外邪，治之失当，湿热阻郁津液，音为之蔽，服前方药稍转而气不和，腹阵阵作痛，再为变通前方继进。

鲜石斛五钱	鲜芦根一两	云苓皮四钱
炒甜葶苈三钱	黛蛤粉五钱	生鳖甲钱半
旋覆花二钱	代赭石二钱	大腹绒钱半
甜杏仁三钱	全蝉衣一钱	板蓝根三钱
台乌药三钱	仙露半夏钱半	盐知母三钱
盐黄柏三钱	炒香谷芽三钱	橘　核四钱

川牛膝三钱	鲜九节菖蒲根四钱（捣汁兑）
炒香稻芽三钱	鲜杷叶四钱（去毛布包）

关妇 五月初二日

产后阴虚，胃热口渴迄未除，近患牙龈痛楚，喘促，饮水多，而肺失其司，脉仍弦数兼滑，当清滋抑化之。

鲜地黄六钱	代赭石钱半	生石膏六钱（研，先煎）
生紫菀三钱	黛蛤粉八钱	旋覆花钱半（布包）
生桑白皮三钱	杜牛膝三钱	盐知母三钱
盐黄柏三钱	地骨皮三钱	竹 茹四钱
杏仁泥三钱	葶苈子钱半	益元散四钱（布包）
紫雪丹三分（分冲）		

诸葛妇 九月十六日

产后风邪袭络，右偏头痛，延日较久，迄未得治，身发微热，口渴舌苔白，脉象弦滑而数，亟宜清解柔肝。

石决明六钱	白蒺藜三钱	桃 仁二钱
杏 仁二钱	地骨皮三钱	青竹茹五钱
全当归三钱	莲子心钱半	肥知母三钱
芥穗炭五分	真川芎八分	旋覆花钱半
川黄柏三钱	薄 荷八分	荷 叶一个
川牛膝三钱		

[按] 产后风袭，兼肝热内盛者，治在柔肝清化之基础上加当归、川芎以活血，配薄荷、鲜荷叶以散风热，清头目。芥穗炭善清产后血分风热，孔师常用之。

李妇 七月二十三日

产后咳嗽，夜间微有寒热，纳物不畅，舌苔白腻，脉左关弦盛，右脉滑大，肝热脾湿，痰阻肺络，阴分中有邪热所致也，宜清疏豁痰柔肝。

知 母三钱	甜葶苈二钱	鲜石斛四钱（劈，先煎）
清半夏三钱	鲜竹茹八钱	生鳖甲钱五分（先煎）

代赭石钱五分	炒稻芽四钱	旋覆花钱五分（布包）
陈　皮钱五分	桑　皮三钱	枳　壳钱五分
杏仁泥三钱	地骨皮三钱	黛蛤粉五钱（布包）

[**按**] 产后"百节空虚""产后宜温"，治遵温补者，屡见不鲜，在纯虚无瘀或无其他兼证者，用当则宜。否则补虚敛邪，温燥劫阴，变生他患，迁延难治者亦复不少。

例中产后诸多杂病，其治则亦不异于内科常见病之理法。如咳嗽喘促者，用清疏化痰以肃肺络，药如杏仁、桑皮、竹茹、橘红、葶苈、竹沥水之属；咽痛者加板蓝根、石斛、枯黄芩、知母；脘痞痛用川厚朴、炒枳壳、枳实、砂仁之味；吐泻者用藿梗、竹茹、川黄连、半夏；便血者用槐实炭、地榆炭、川连炭、血余炭；阴分血热者，则用生牡蛎、龙齿、桑寄生、阿胶、生地、带心麦冬等清化育阴养血；血虚肝郁、经来色黑腹痛者，则用生鳖甲、生石决明、当归、玄胡、郁金、乌药、鲜藕以清滋解郁调和气血；湿盛困脾者，用茯苓皮、秫米、大腹皮、草薢、法半夏以化湿分利；寒热似疟者，用生鳖甲、嫩青蒿、生石膏、炒透常山、紫雪丹从阴分中清涤邪热；牙痛肿溃或误服温补，二便不通，左胁胀痛者，则用犀黄丸、栀子、生知母、生黄柏、川黄连、莲子心、瓜蒌拌玄明粉之属，以清消苦泄其中下；咳血阴伤、湿热郁阻、津液不得上泽而为音蔽者，则用生鳖甲、鲜石斛、鲜芦根、川贝母、板蓝根、杏仁泥、蝉衣、鲜九节菖蒲根之味清滋疏化，以生津清音利咽。审因溯源，辨症索治，总以祛邪为要务，若需扶正，只需用清补，切忌温燥。

外科病案

一、内痈

郝男　二月十五日

肝胃并热，渐有内痈之势，咳嗽颇盛，吐红味腐，舌赤苔黄，膺脘尚无痛楚，脉大而数兼滑，亟宜辛凉内消肿溃。

忍冬花六钱	蒲公英六钱	旋覆花三钱（布包）
川牛膝三钱	赤小豆六钱	生石膏一两（研，先煎）
代赭石三钱	生桑皮三钱	酒丹皮二钱
青竹茹一两	鲜茅根一两	炒稻芽三钱
甜葶苈二钱	血余炭三钱	全瓜蒌八钱（玄明粉一钱拌）
益元散四钱（布包）	梅花点舌丹四粒	

郭妇　六月初七日

前后两阴之际为瘀浊所注，渐成内痈，三月前曾下瘀腐后，经尚未下，腰际肛门痛楚颇剧，脉弦大滑数，宜内消法试服。

赤小豆一两	黄花地丁四钱	紫花地丁四钱
槐　实三钱	生山甲一钱	忍冬花五钱
生川牛膝三钱	地　榆三钱	制乳香五分
湖丹皮三钱	酒炒雅连一钱	川黄柏三钱
杜仲炭三钱	炒知母三钱	川草薢四钱
甘草梢二钱	醋军炭三分	乌　药三钱
滑石块四钱	梅花点舌丹四粒	

[**按**] 痛有感而无形，故知痛属不通，气血所壅，通则不痛也。

二、肺痈

王男　七月十八日

湿热上蒸，肺失清肃，咳嗽带红，渐有腐气，胸膺作痛，肺痈初起。脉象洪大而弦数，亟宜辛凉肃化内消之。

生石膏八钱	血余炭三钱	苦桔梗四钱
生甘草三钱	全瓜蒌八钱	忍冬花五钱
代赭石三钱	浙贝母三钱	旋覆花三钱（布包）
蒲公英五钱	炒甜葶苈三钱	生黄柏三钱
生知母三钱	藕一两（带节七枚）	梅花点舌丹两粒（分吞）

二诊：七月二十二日。连进前方药，腐气已无，惟咳喘未除，加川牛膝三钱、青竹茹六钱、杏仁泥三钱。

刘男　十一月初二日

湿痰热郁，肺络痈肿，咳吐脓血，味极腥腐，脉滑弦数大，宜辛凉内消之。

生石膏八钱	蒲公英四钱	全瓜蒌八钱
苦桔梗一钱	炒甜葶苈三钱	忍冬花五钱
旋覆花二钱	代赭石二钱	酒军炭钱半
杏仁泥三钱	肥知母三钱	赤小豆一两
湖丹皮钱半	郁李仁二钱半	石决明八钱
藕一两	首乌藤一两	鲜茅根一两
玄　参三钱	大生地五钱	青竹茹一两

犀黄丸钱半（分吞）

二诊：十一月十四日。连进前方药，证象渐转，脓血已减，上方改生地八钱、郁李仁三钱、玄参心五钱、忍冬藤八钱、炒丹皮二钱半，加血余炭三钱、生甘草一钱、黛蛤粉一两（布包先煎）。

赵男　八月十九日

初患肺痈，吐脓血，病后失治，二年之久，咳嗽未除，右寸脉大而滑濡，是血后痰实，正未复也，拟清抑滋化。

生紫菀三钱	龙胆草钱半	鲜石斛五钱（劈，先煎）
知　母三钱	石决明六钱	黛蛤粉五钱（布包）
栀子炭三钱	瓜　蒌六钱	甜杏仁三钱
代赭石钱半	地骨皮三钱	稻　芽八钱
苏子霜钱半	滑石块四钱	藕一两
旋覆花一钱（布包）		

[按] 肺痈咳唾脓血，味腥腐，湿热邪毒壅盛，肺家清肃无权。刘姓案中甘桔汤、赤小豆、牡丹皮、金银花、蒲公英、生石膏以清热败毒，化瘀消痈；浙贝母、玄参、黛蛤粉、甜葶苈、竹茹、杏仁、瓜蒌以软坚化痰，降气止咳；生地、血余炭、鲜茅根、鲜藕带节、酒军炭以凉血止血，清络散瘀；石决明、旋覆花、代赭石以降逆柔肝；郁李仁下气散结；痈初起用梅花点舌丹以软坚消散；脓既成用犀黄丸以排脓消瘀，层次分明，效果颇佳。

三、脘痈

郑男　十月二十日

湿痰素盛，脾不转输，渐有胃口肿痛。治之未当，证遂日进，舌苔白腻，大便燥秘，脉弦滑而数，按之力实，治当转输中焦，消肿止痛。

鲜苇茎一两	苦桔梗二钱	青连翘三钱
黄花地丁四钱	紫花地丁四钱	台乌药三钱
生干百合六钱	代赭石二钱	旋覆花钱半（布包）
生甘草五分	生桑皮三钱	小郁李仁三钱
杏仁泥三钱	桃仁泥钱半	藕一两（切片）
犀黄丸六分（二次吞下）		

二诊：加生石膏五钱、赤小豆四钱、湖丹皮一钱、肥知母三钱、全瓜蒌四钱，犀黄丸改一钱。

三诊：十月十三日。连进前方药，证象已转，脘痛已渐有消意，但肿痛较久，不能即清，脉息虽缓而力尚实，再依前议加减之。

生石膏六钱	鲜苇茎一两	苦桔梗三钱
黄花地丁四钱	紫花地丁四钱	台乌药三钱
知　母三钱	生干百合六钱	全瓜蒌八钱

赤小豆四钱	湖丹皮一钱	生甘草八分
青连翘三钱	生桑皮三钱	小郁李仁三钱
杏仁泥三钱	桃仁泥钱半	知　母三钱
代赭石二钱	川军炭五分	旋覆花二钱（布包）
藕一两	犀黄丸钱二分（分二次吞）	

四诊：十月二十三日。脘痛尚未尽，纳物仍有痛意，然肠胃瘀腐之物，渐得下行，脉息亦逐渐缓和，但痛消后，阴液不复，口渴颇盛，再依前方加减。

紫花地丁四钱	鲜苇根一两	鲜石斛四钱（劈，先煎）
台乌药三钱	黄花地丁四钱	生石膏四钱（研，先煎）
真苦桔梗三钱	全瓜蒌八钱	牛甘草钱半
赤小豆四钱	代赭石二钱	旋覆花二钱（布包）
湖丹皮一钱	杏仁泥三钱	桃仁泥二钱
郁李仁三钱	知　母三钱	川军炭五分（后下）
桑白皮三钱	藕一两	生百合一两（煮水代煎）
犀黄丸钱二分（研化）		

五诊：十一月初九日。脘痛消后，气机未畅，肺久为胃家浊邪熏蒸，兼有风袭，音哑多痰，形冷，胸膺左右阻痛，便下浊秽未除，再以前方变通，兼疏外邪而荡余邪。

鲜苇根一两	杏仁泥三钱	鲜石斛八钱（劈，先煎）
桃仁泥二钱	僵　蚕二钱	生石膏六钱（研，先煎）
蝉　衣二钱	代赭石二钱	黛蛤散八钱（布包）
酒黄芩三钱	苏　梗一钱	炒甜葶苈钱五分
全瓜蒌八钱	薄荷梗二钱半	旋覆花二钱（布包）
知　母三钱	乌　药三钱	竹　沥二钱（分冲）
甘　草一钱五分	川军炭四分（开水泡兑）	
鲜九节菖蒲根四钱（和凉开水捣汁兑）		

六诊：十一月十三日。脘痛已渐清肃，大便渐转黄色，但肝肺燥气不除，气机仍为肌热所郁，时或阻痛，音哑仍不能急，兼有微咳及气窜经络等象，再以前方加减。

鲜地黄一两	僵　蚕三钱	生石膏六钱（研，先煎）
杏仁泥三钱	苏　子钱五分	黛蛤粉一两（布包）

蝉　衣二钱	板蓝根五钱	鲜石斛一两（劈，先煎）
酒黄芩三钱	代赭石二钱	旋覆花三钱（布包）
台乌药三钱	甘　草钱五分	竹　沥三钱（分冲）
郁李仁三钱		安宫牛黄丸一粒（分六角）
酒军炭五分（开水泡兑）		全瓜蒌一两（玄明粉一钱拌）
鲜九节菖蒲根四钱（和凉开水捣汁兑）		

张男　三月初二日

脘痛渐消，痛已止，但膈上气逆痛，兼有脾气下达较迟滞，湿郁筋络，右腿肌肤痹痛，余象均佳，脉亦渐复，再以前议加减。

生牡蛎四钱（布包，先煎）	全瓜蒌六钱（玄明粉五分拌）
旋覆花二钱（布包）	生石膏六钱（研，先煎）
生海蛤一两（布包）	鲜石斛一两（劈，先煎）

生稻芽三钱	熟稻芽三钱	代赭石二钱
甜葶苈二钱	干百合三钱	生川牛膝三钱
桃仁泥二钱	杏仁泥三钱	炒乌药三钱
郁李仁二钱	炒六曲三钱	桑　皮三钱
知　母三钱	甘　草钱半	木　瓜钱半
川军炭五分	藕一两	地骨皮五钱
犀黄丸钱五分（分吞）		

[**按**] 脘痛乃大实大热之症，首案有"治当转输中焦"之语，用药除甘草、百合外，皆以清以凉取之，使得步步吻合；三诊之际，已全握病机，寓宣白承气之意于方中，后用安宫必教余热全去，悟出"转输中焦"之理，实去而后热除。

四、肠痈

某男　十一月十一日

肠痈已久，兼有肝肾气郁之象，右半少腹结痛，数年之久，渐至胀大，脉象弦滑而数，姑予内消化气之品以消息之。

生左牡蛎三钱	台乌药二钱	炒大腹绒一钱

代赭石一钱	盐橘核四钱	旋覆花一钱（布包）
丝瓜络一钱	赤小豆五钱	川楝子钱五分
荔枝核钱五分	三 棱一钱	莪 术一钱
生枳实一钱	甘 草一钱	炒丹皮钱五分
醒消丸五分		

二诊：十一月十三日。服前方药后，证象已转，但肠痈太久，不能即消。好者二便渐畅，气机渐和，脉息亦较缓和，再以前方加减，略重攻克之品。

炒大腹绒钱五分	醋军炭一钱	生左牡蛎五钱（布包，先煎）
代赭石一钱五分	盐橘核五钱	旋覆花钱五分（布包）
赤小豆五钱	湖丹皮钱五分	川楝子二钱
荔枝核三钱	生枳实二钱半	瓜蒌仁四钱（玄明粉四分拌）
莪术钱五分	三 棱钱五分	土炒台乌药三钱
甘 草一钱	醒消丸八分（分吞）	

萧妇 七月十七日

肠痈日久，大便下脓血，腹痛结痞，舌苔黄垢，运纳不和，脉滑实而大，拟以赤小豆饮加味主之。

赤小豆五钱	川楝子钱五分	焦六曲三钱
槐实炭二钱	生牡蛎三钱	延胡索二钱
炒枳实八分	地榆炭二钱	台乌药钱半
杭白芍三钱	小川连八分	盐橘核三钱
湖丹皮一钱	益元散三钱	知 母三钱
醒消丸四分		

[按] 三棱、莪术，铲剔病蒂，用以治其根；赤小豆、牡丹皮，旨在入血，用以化其瘀；推之，攻之，用醒消丸以化之；以雄黄温软久聚之坚，效应尤速。

五、乳痈、乳聚、乳核

王妇 九月二十三日

乳痈割后，余毒未净，昼心中发热，时作咳嗽，血虚有热，病情夹杂，脉仍弦数，治宜清肝解毒。

生地炭八钱	竹 茹二钱	甘草节三钱
金银花四钱	连 翘三钱	甘菊花二钱
生栀子三钱	蒲公英四钱	酒黄芩二钱
赤芍药三钱	丹 皮二钱	白当归四钱
土茯苓五钱	土贝母三钱	

李妇 十一月初十日

乳痈溃破。

当 归三钱	蒲公英六钱	忍冬花五钱
桑 枝八钱	桃仁泥钱半	杏仁泥钱半
甘草节一钱	赤芍药二钱	连 翘三钱
炙乳香五分	炙没药五分	瓜 蒌八钱
嫩白芷一钱	莲子心一钱	苦桔梗钱半
落水沉香二分（开水泡兑）		犀黄丸一钱（分吞，兑黄酒一杯）

常妇 十月二十九日

产后乳聚疡痈，割治伤气血，三月经复下血过多，肝家失养，经络空乏，周身酸疲，口渴多梦，肝胃并炽，脉来弦大而数，亟宜清滋柔化。

生牡蛎四钱	鸡血藤三钱	土炒全当归二钱
土炒杭白芍三钱	生侧柏叶三钱	瓜蒌皮三钱
珍珠母一两	地骨皮三钱	桑寄生五钱
血余炭三钱	鲜地黄六钱	丝瓜络一钱
干藕节七枚		

王妇 十一月二十四日

阴虚湿盛，前服药愈后，因热与湿合，散后伤阴，热生于中，乳头溃破未复，阴分虚燥又见，脉弦数，拟清平滋化。

鲜茅根一两	鲜芦根一两	朱莲心二钱
龙胆草钱半	生珍珠母八钱	旋覆花钱半（布包）
竹 茹六钱	忍冬花六钱	代赭石钱半

生鳖甲钱半	地骨皮三钱	瓜　蒌三钱
丹　皮钱半	淮小麦一两	盐知母三钱
盐黄柏三钱	黛蛤粉五钱	荷　叶一个
藕一两		

赵妇　六月十二日

初因乳聚经络不畅而发乳疽，经医施行右乳手术后，近则左部又发红肿作痛，身热，大便秘，脉滑数，宜清柔达络。

生石膏六钱	旋覆花四钱	代赭石四钱
桑寄生六钱	知　母三钱	黄　柏三钱
瓜　蒌一两	乌　药三钱	石决明八钱
紫花地丁四钱	黄花地丁四钱	威灵仙三钱
滑石块四钱	枯黄芩三钱	生山甲三钱
忍冬花四钱	忍冬藤四钱	地骨皮三钱
川牛膝三钱	莲子心三钱	酒川军一分
荷　叶一个	藕一两	犀黄丸二钱（分吞）

二诊：六月十四日。加梅花点舌丹二粒（和入汤药内），万应膏一贴。

三诊：六月十六日。石决明改一两，酒川军改四分，加小川连八分。

四诊：六月十八日。去枯黄芩，石膏改为八钱，加辛夷三钱。

［按］乳痈术后，厥阴阳热象复聚，左乳继发红肿痛热，便秘脉数，郁热颇盛，治用生石膏、生知母、生黄柏、枯黄芩、莲子心、紫花地丁、黄花地丁、忍冬花藤、酒川军以清热败毒；生山甲以攻坚化瘀，瓜蒌以消肿散瘀；犀黄丸、梅花点舌丹以消痈解毒，化结除坚，两丸并用，效果颇著。

靳妇　三月十四日

乳聚治之未当，已经作脓，皮色作赤肿，兼发寒热，脉洪数，宜败毒凉血，以减其势为要。

全当归二钱	白通草二钱	蒲公英五钱
知　母三钱	桃　仁三钱	杏　仁三钱
生山甲一钱	忍冬花五钱	川黄柏三钱
炒麦芽四钱	湖丹皮钱半	地骨皮三钱

461

川军炭一钱　　　　　甘草节一钱　　　　　藕一两

梅花点舌丹四粒

二诊：三月十六日。加旋覆花二钱、代赭石六钱、桑寄生六钱、龙胆草钱半、青连翘三钱。

三诊：三月十八日。加生牡蛎四钱、台乌药三钱、川军炭钱半。外敷药：血竭五钱、硼砂钱半、薄荷一钱、乌梅片二分、酒川军一钱、滑石块三钱、甘草一钱、荔枝核三钱、生石膏五钱，共研细粉和膏药内。

四诊：三月二十四日。乳聚已消，无脓血，但乳头旧有结核未化，然已无痛楚，脉息亦较平，再以经络中缓化散结。

生牡蛎五钱	玄参心三钱	地骨皮三钱
全当归三钱	川贝母二钱	夏枯草三钱
桃仁泥钱半	炒杭芍三钱	桑寄生五钱
生山甲钱半	白通草二钱	生甘草一钱
代赭石二钱	知　母三钱	旋覆花二钱（布包）
藕一两	犀黄丸六分	

刘妇　十二月十二日

按脉弦滑而数，右寸关较盛，左关亦较盛，左乳筋络结癥，兼有核聚，纳物极差，头晕耳鸣，目不清爽，上焦纯为肝家热郁，湿痰亦为气所阻，宜清平宣化，兼达经络。

生石决明八钱	生牡蛎三钱	生枳实二钱
桑寄生六钱	代赭石三钱	乌　药三钱
桃仁泥二钱	杏仁泥二钱	夏枯草四钱
炒稻芽四钱	青竹茹六钱	六神丸三十粒（分吞）

［按］六神丸有清热解毒、消肿止痛之功，能治痈疽疮疖、无名肿毒，与生牡蛎、夏枯草、桃仁等同服，其软坚散瘀、解毒消肿之力更著。

张妇　二月二十日

肝家热郁，入于经络，乳聚结肿兼发寒热，须防成疡痈，易致烦躁，舌苔白腻，脉象弦滑而数大，亟宜清平疏化内消之。

石决明一两	白蒺藜三钱	忍冬花五钱

忍冬藤五钱	全瓜蒌八钱	桑寄生五钱
桃仁泥二钱	杏仁泥二钱	丝瓜络一钱
龙胆草三钱	青竹茹六钱	蒲公英四钱
青连翘三钱	川牛膝三钱	通　草五钱
盐知母三钱	盐黄柏三钱	旋覆花二钱（布包）
代赭石二钱	薄　荷钱半	梅花点舌丹二粒

耿妇　十一月初八日

乳下结肿，属于热聚，温通之后，非真能消化于无形，且驱热毒因络而移于臂，治之未能得宜，恐注于他部。脉弦滑而数大，当清络化毒。

桃仁泥二钱	杏仁泥二钱	旋覆花钱半
代赭石钱半	黄花地丁五钱	紫花地丁五钱
知　母三钱	桑寄生五钱	生石决明六钱
忍冬花四钱	川黄柏二钱	忍冬藤四钱
威灵仙三钱	白蒺藜三钱	酒龙胆草五钱
甘　草一钱	醋炒竹茹五钱	

落水沉香二分（研粗末开水泡兑）

[**按**] 乳核多因热痰气郁引起。用紫花地丁、黄花地丁、忍冬花、忍冬藤、知母、黄柏、酒龙胆草、醋炒甘草、醋炒竹茹、瓜蒌、犀黄丸以清热解毒，散痛化结；用生牡蛎、玄参心、川贝母、胆南星、夏枯草以软坚散结，豁痰消核；用石决明、旋覆花、生赭石、落水沉香柔肝降逆，以解肝家之气郁。

李女　三月初十日

乳部初患结核未治，渐至皮色变赤，已有成脓之势，兼作咳嗽，脉伏滑而数，亟宜清化内消之。

桃　仁二钱	杏　仁二钱	生牡蛎五钱（布包，先煎）
代赭石二钱	忍冬花四钱	旋覆花二钱（布包）
赤小豆五钱	川郁金二钱	白通草一钱
湖丹皮钱半	苏子霜二钱	蒲公英四钱
全瓜蒌六钱	梅花点舌丹二粒	

外敷药：血竭花五钱，生石膏五钱，梅片三分，薄荷冰二分，净硼砂一钱，荔枝核二钱，甘草一钱，珍珠母三钱。上药共研细粉入膏内。

二诊：三月十二日。加甘草节一钱、玄明粉一钱。

三诊：三月十四日。乳疮肿势较减。加清宁片五分、连翘三钱。四诊：三月十八日。加酒川军五分、连翘三钱。

李妇　九月十六日

连进前方药，热象渐转，第仍未尽退，乳房结核，脉象如前，但略缓耳，再以前方增减。

生左牡蛎五钱	金铃子二钱	旋覆花钱半
代赭石钱半	桃仁泥钱半	石决明一两
玄　胡二钱	梧桑寄生八钱	竹　茹五钱
丹　皮一钱	忍冬花四钱	忍冬藤四钱
川牛膝三钱	地骨皮三钱	知　母三钱
生石膏六钱	藕一两	瓜　蒌六钱（玄明粉六分拌）
犀黄丸六分（分吞）		

王妇　七月十七日

血分不足，肝家热郁，脾家湿热过盛；旧有脚气，今夏未发；湿热相郁，渐移于乳部而有结核，兼有烦急、潮热等象，脉弦滑而数大，当滋阴柔肝，解郁化湿。

生牡蛎四钱	代赭石钱半	旋覆花钱半（布包）
地骨皮三钱	生川牛膝三钱	石决明六钱
川黄柏二钱	夏枯草三钱	白蒺藜三钱（去刺）
桑寄生四钱	湖丹皮一钱	生滑石块四钱
盐橘核三钱	知　母三钱	犀黄丸五分（分二次吞下）

吕妇　十月十四日

肝阳渐戢，上焦热象较减，第筋络中痰因气聚于乳部，结核未消，有微痛，再以柔肝咸软达络豁痰为治。

川贝母三钱	旋覆花钱半	生牡蛎三钱（布包）

盐炒玄参心三钱	代赭石钱半	生石决明一两（研，先煎）
桑寄生五钱	夏枯草三钱	醋炒青竹茹六钱
忍冬藤一两	胆南星钱半	瓜　蒌五钱
犀黄丸五分（分吞）		

六、耳痈

温妇

脾湿肝热，周身发生湿疮；右耳生痈，已经溃破流水，作痛而痒，烦闷不畅；舌苔垢腻，脉弦滑而数，亟宜清热渗化。

生石膏五钱	蒲公英四钱	连　翘三钱
川牛膝三钱	莲子心二钱	真青黛三钱（布包）
焦栀子三钱	生知母三钱	生黄柏三钱
龙胆草二钱	杭菊花三钱	竹　茹六钱
全瓜蒌六钱	生滑石块四钱	荷　叶一个
地肤子三钱	生石决明八钱	白蒺藜三钱
六神丸三十粒（分二次吞）		

[按] 真青黛、龙胆草清泄肝胆毒热；生石膏、知母清胃热；莲子心、黄柏清心肾之热；六神丸清热消肿散痛，共奏清化败毒内消之效。

七、腋痈

金男　七月二十五日

血分湿热外达，皮肤发有湿颗，近则痈发右腋，兼作呕恶，大便燥秘，脉弦滑而数，宜清化毒热，佐以苦降。

生石膏八钱	忍冬花五钱	旋覆花二钱
代赭石二钱	全瓜蒌六钱	青竹茹六钱
青连翘三钱	生知母一钱	生黄柏一钱
蒲公英四钱	藕一两	酒川军一钱（开水泡兑）
玄明粉八钱（分冲）	梅花点舌丹四粒（分二次吞下）	

治腋痈方（此方切勿加乳香、没药）：

血竭花二钱	上梅片三分	净硼砂六分
珍珠粉四分	当门子二分	生石膏五钱
粉甘草一钱	象牙屑一钱	荔枝核二钱
牛黄心五分		

（共研极细粉，磁瓶收贮）

刘妇　六月二十五日

肝家抑郁，发为腋痈，迁延日久，皮色变异，业经作脓，经停便秘，脉洪弦而滑数，亟宜解郁散结。

石决明八钱	川郁金二钱	紫花地丁五钱
黄花地丁五钱	全当归钱半	白蒺藜三钱
旋覆花二钱	代赭石二钱	忍冬花五钱
忍冬藤五钱	炒赤芍三钱	龙胆草二钱
青连翘三钱	生山甲一钱	制乳香四分
制没药四分	酒军炭一钱	竹　茹八钱
全瓜蒌一两（玄明粉六分拌）		落水沉香二分（研末开水泡）
梅花点舌丹四粒（分吞）		

外用：梅花点舌丹二粒开水化涂之。

刘男　正月十九日

肝家热郁，脾湿素盛，蕴而发腋下痈，经治渐愈，第阴分未复，湿热尚盛，脉象弦数，宜清平化湿解郁。

地骨皮三钱	川郁金三钱	生鳖甲三钱（先煎）
知　母三钱	忍冬花五钱	生牡蛎四钱（先煎）
忍冬藤五钱	旋覆花三钱	川黄柏三钱
蒲公英四钱	代赭石三钱	石决明八钱（先煎）
竹　茹五钱	生石膏六钱	莲子心钱半
滑石块四钱	炒橘核四钱	藕一两
桑寄生一两	犀黄丸一钱（分吞）	

[按] 取玄明粉咸能软其坚，走泄阴分中之湿热以救阴，而灼痛速减。

犀黄丸治阳痈，乃本王洪绪《外科全生集》所载之法，无分发于外或生于内，皆取效最捷。

八、疮疖癣

王男　七月初九日

脾湿胃热，喜食辛凉，肝家血分热盛，迫湿下注而发疮疖，经医割治，素邪未尽，蔓延腿腹，按脉滑弦而伏数，邪仍在里，当从血分清化。

生石膏六钱	生桑皮三钱	盐知母三钱
盐黄柏三钱	藕一两	黄花地丁五钱
紫花地丁五钱	地肤子三钱	生地榆二钱
川牛膝三钱	忍冬花五钱	地骨皮三钱
莲子心二钱	龙胆草二钱	益元散四钱（布包）
犀黄丸一钱		

[按] 发于外，生于内，割治岂能除？非清里不可。

陶男　八月十八日

肝胃实热，上聚项间筋络，耳底皆发疮疖，溃烂，渐至窜攻肩部，脾湿与热相合也，拟从血分解之。

生石膏六钱	鲜茅根一两	杏仁泥三钱
桃仁泥钱半	龙胆草三钱	夏枯草三钱
地骨皮三钱	鸡血藤三钱	嫩桑枝一两
忍冬花五钱	忍冬藤五钱	知　母三钱
芦　荟五钱	紫花地丁四钱	黄花地丁四钱
滑石块三钱	六神丸三十粒（分吞）	

黄男　四月十一日

右腮际发小疖，治之未当，已蔓延成疮，腐化之势已涨大，脉大而数，亟宜清化内消之。

生石膏八钱	忍冬花三钱	薄　荷一钱
甘草节一钱	全瓜蒌一两	青连翘三钱

知　母三钱	青竹茹五钱	蒲公英五钱
地骨皮三钱	酒川军一钱	白僵蚕三钱
白　芷五分	梅花点舌丹二粒	

萧女幼　七月二十九日

血分湿毒遏于皮肤，周身发为疮疥，肌热烦急，手关纹紫长而伏，兼有表邪，亟宜清疏解毒。

紫花地丁二钱	黄花地丁二钱	生石膏五钱（研，先煎）
忍冬花三钱	地肤子三钱	青连翘二钱
芥穗炭二分	知　母三钱	川黄柏三钱
鲜茅根一两	甘草节一钱	地骨皮三钱
薄荷一钱半	醋军炭五分	僵蚕二钱半
梅花点舌母二粒		

外用：净青黛二钱、真血珀二钱、血余炭五分、上梅片二分、生滑石三钱、川黄柏四钱、薄荷水四分、枯矾三分，上药共研极细粉，猪油调敷。

二诊：八月十一日。证象渐转，疮疥渐退，但肠胃滞象尚实，便前腹痛，手纹稍退，仍属青紫而大，再以前方稍事变通之。

炒莱菔子二钱半	地骨皮三钱	生石膏六钱（研，先煎）
紫花地丁四钱	蝉　衣二钱	车前子三钱（布包）
黄花地丁四钱	小川连钱半	生枳实一钱
忍冬花三钱	地肤子三钱	青连翘三钱
白　芷六分	焦山楂三钱	益元散四钱（布包）
知　母三钱	川黄柏三钱	僵　蚕三钱
薄荷一钱	橘核三钱（乌药钱五分同炒）	
犀黄丸八分（分吞）		

王男　十月初六日

脾家湿热，肝盛过旺，肌肤生癣一年余矣。倦怠肢疲，有时头部不适，脉象弦滑而数，舌苔白腻，亟宜柔肝渗湿。

石决明八钱	地肤子四钱	炒川连钱五分
忍冬花五钱	白蒺藜三钱	川草薢四钱

桑寄生八钱	青连翘三钱	白鲜皮四钱
薄荷叶钱半	蒲公英四钱	盐橘核四钱
滑石块四钱	川牛膝四钱	地骨皮三钱
生石膏六钱	荷　叶二钱	藕一两
净蛇蜕三钱	犀黄丸一钱五分	

余妇　三月十二日

风湿到达，发为癣疥，兼有鹅掌风，服药尚未觉效，延日较久，且肺胃热象亦盛，再依前方加减。

云苓皮四钱	汉防己一钱	生石膏五钱（研，先煎）
蝉　衣二钱	龙胆草二钱	地骨皮三钱
盐橘核三钱	桃仁泥钱半	白鲜皮三钱
口防风一钱	滑石块四钱	蛇　蜕二钱
晚蚕砂四钱	肥知母三钱	川黄柏三钱
藕一两	犀黄丸五分（分吞）	

周男幼　五月十七日

肝热过盛，脾湿亦重，腿弯生癣，刺痒，易怒汗多，大便燥秘而干，手纹青长，宜柔化渗湿以润之。

石决明五钱	代赭石三钱	旋覆花三钱（布包）
橘　核三钱	知　母二钱	桑寄生三钱
木　瓜二钱	白鲜皮二钱	黄　柏二钱
生石膏五钱	龙胆草钱半	蒲公英四钱
地肤子三钱	莲子心一钱	滑石块三钱
藕一两	牛黄抱龙丸一粒	

九、粟疮

濮男　十一月初八日

湿热蒸腾于上，发为粟疮，项后亦肿，兼有寒热，脉大而数，舌苔白腻，湿象较前盛，宜清疏凉化，使之内消。

紫花地丁四钱	黄花地丁四钱	生石膏一两（研，先煎）
冬桑叶三钱	薄荷叶钱半	忍冬花四钱
忍冬藤四钱	龙胆草二钱	桃　仁三钱
杏仁泥三钱	竹二青四钱	滑石块四钱
知　母三钱	川黄柏三钱	瓜　蒌八钱
大青叶三钱	荷　叶一个	六神丸三十粒（二次吞下）

贯女　八月初三日

血分湿热，遏于皮肤，泛于上，清窍亦被熏蒸，面鼻目部均发粟疮，下及腿部，脉象弦滑而数，宜从血分清化之，兼平肝胃。

地肤子三钱	知　母三钱	生石膏一两（研，先煎）
白僵蚕三钱	鲜茅根一两	桑白皮三钱
川黄柏三钱	木贼草三钱	忍冬花四钱
嫩白芷五分	薄　荷一钱	全蝉衣三钱
鲜荷叶一个	犀黄丸五分（分吞）	

韩男　八月十四日

血分湿热，下注腿部，发疮疖如粟，作痒痛，脉大而弦滑，当从血分清化之。

忍冬花五钱	川牛膝三钱	生滑石五钱
地骨皮三钱	蒲公英五钱	薄荷叶钱半
栀子炭三钱	青连翘三钱	川黄柏三钱
肥知母三钱	大腹绒钱半	生石膏六钱（研，先煎）
藕一两	犀黄丸六分（分吞）	

江男　七月十四日

脾湿血热，上次服药未清，又以风袭，遏于皮肤，当为粟疮作痒，脉数、左关较盛，再为清化。

龙胆草二钱	白鲜皮三钱	生石膏八钱（研，先煎）
地肤子三钱	桑　叶三钱	地骨皮三钱

桑白皮三钱	金银花六钱	知　母三钱
蒲公英八钱	滑石粉四钱	川黄柏三钱
薄　荷钱半	鲜茅根一两	桃仁泥二钱
杏仁泥三钱	犀黄丸五分（分吞）	

李妇　四月初六日

脾湿困顿，易发粟疮，精力疲顿，舌赤苔白腻，大便秘，脉大而数，滑象颇盛，亟宜清渗和中。

云苓皮三钱	地肤子三钱	旋覆花二钱
代赭石二钱	炒秫米三钱	大腹绒二钱
青蒿梗四钱	莲子心二钱	厚朴花钱半
知　母三钱	川黄柏三钱	益元散四钱
炒稻芽三钱		

李妇　正月十三日

风湿血热，发于肌肤，遂致肢体生粟疮，发痒，脉弦滑数，亟宜清疏凉化。

鲜茅根八钱	桑寄生六钱	生石膏六钱（研，先煎）
盐橘核四钱	白鲜皮三钱	滑石块三钱
赤小豆四钱	川黄柏三钱	地肤子三钱
防　风一钱	肥知母三钱	车前子三钱（布包）
鲜苇根一两	川牛膝三钱	犀黄丸四分（分吞）

袁男童　十月初一日

惊动肝热，服药攻托较重，遂发粟疮如豆而痒，脉关中较盛，宜从血分清化之。

地骨皮二钱	盐知母三钱	石决明六钱（生研，先煎）
盐黄柏三钱	莲子心钱五分	白僵蚕三钱
甘草节一钱	忍冬花四钱	青连翘三钱
薄荷叶五分	滑石块三钱	五福化毒丹二粒（分二次研服）

[**按**] 患儿先因犬伤，其家人为防止发生"狂犬病"，曾给患儿服生川军三钱、桃仁七枚（去皮尖）、土鳖虫七枚（去足），研细末以蜜酒送下，一剂后即出现粟疹，是以粟疹与服此方有关。

郭男童　六月初四日

素常湿重，近因风束，以致身发粟疮刺痒颇剧，肌肤消瘦，脉象滑数，宜清疏祛湿。

代赭石三钱	黄　柏三钱	旋覆花三钱（布包）
莲　心二钱	知　母三钱	生石膏四钱（研，先煎）
鲜苇根一两	鲜茅根一两	忍冬藤三钱
忍冬花三钱	炒栀子三钱	滑石块四钱
紫花地丁三钱	地肤子三钱	龙胆草炭三钱
牛　膝三钱	桑　枝六钱	薄　荷一钱
地骨皮三钱	荷　叶一个	石决明六钱
黄花地丁三钱	犀黄丸一钱（分二次吞服）	

张女童　六月初七日

湿毒泛滥，遏于血分，兼感风束，周身皆发红色粟疮作痒，舌苔白腻，脉滑数，宜清疏渗消。

鲜芦根一两	鲜茅根一两	白鲜皮三钱
生知母三钱	生黄柏三钱	滑石块四钱
全蝉衣三钱	青连翘三钱	焦栀子三钱
牛　膝三钱	地骨皮三钱	薄荷叶钱半
地肤子三钱	鲜　藕一两	蒲公英三钱
犀黄丸七分（分吞）	紫雪丹三分（分冲）	

十、湿疮、湿毒

陈妇　十月二十六日

连服清渗和化之剂，证象略减，第因湿热过盛，玉门生疮已溃，胸膺闷痛不适，白带颇多，舌苔白腻，脉弦滑而数，再依前方增味。

青连翘三钱	炒丹皮三钱	赤小豆八钱（布包）
盐知母三钱	盐黄柏三钱	土炒台乌药三钱
川萆薢四钱	滑石块四钱	忍冬花一两
炒黑丑二钱	炒白丑二钱	制乳香钱五分
制没药五分	川牛膝三钱	紫花地丁四钱
首乌藤一两	甘草梢五分	海金沙二钱（布包）
萹　蓄三钱	盐橘核四钱	瞿　麦三钱
藕一两	血余炭三钱	黄花地丁四钱
犀黄丸二钱（分吞）		

赵男　三月十七日

血分湿毒外达皮肤，周身发赤泡，溃剥痛痒，迎风更甚，口渴极剧，阳明大热，脉大而数，亟宜辛凉败毒。

生石膏八钱	地肤子四钱	栀子炭三钱
知　母三钱	忍冬花五钱	青连翘四钱
芥穗炭一钱	川黄柏三钱	紫花地丁四钱
黄花地丁四钱	桃仁泥二钱	杏仁泥二钱
口防风一钱	甘　草一钱	酒　军一钱
滑石块四钱	藕一两	梅花点舌丹二粒

十一、蛇头疔

王男　六月十七日

右手食指疔疮剧痛，彻夜不眠已两天，心烦意乱，食不甘味，时时神志迷离，脉有伏象，治从三阴入手，以达其阳。

寻骨风三钱	炒常山三钱	高良姜二钱
生地榆三钱	王氏三黄丸二钱（分服）	

[按] 从三阴入手，是使阴证转阳，此方相传得之于一江南人，曾秘而不泄。后孔师用以治疗常获良效，又加王氏三黄丸，其效更佳。

十二、鼻痔

贺男　九月十一日

肺经为湿热所郁而成鼻痔，业经溃破，涕中带血，耳窍亦闭塞，病在上焦，脉象滑数兼弦，当用辛夷清肺法加味。

生石膏五钱	炒甜葶苈三钱	生桑皮三钱
滑石块四钱	苏　梗一钱	辛　夷三钱
酒黄芩三钱	地骨皮三钱	杏仁泥三钱
槐　花三钱	炒栀子三钱	全瓜蒌六钱
川牛膝钱半	薄　荷三钱	知　母三钱
荷　叶一个	犀黄丸六分（二次吞下）	

外用药：葛根三钱研细末，和膏常搽鼻孔中。

[按]吴鞠通先生治温而咳之初起者，最忌泻白散，其论不为无见。但此案以辛夷、薄荷芳开其上焦，苏梗亦通上焦之阳气，栀、芩、知、膏是方中偏苦偏寒者，滑石利六腑之涩结，配槐花、牛膝而走下，荷叶清上，杏仁利肺气，瓜蒌润大肠，尤是桑皮、地骨皮和葶苈泻肺引入深处。些许犀黄丸，皆作内服，外用葛根。纵观全方标本同求，鼻痔愈矣。肺络清，不使邪害于其中，故不比泻白散用于外感温邪初起之咳，学者当究其中之奥。

十三、痔漏

田男　二月十五日

久患痔漏下血，近略转，春令肝热夹湿上犯，目常赤疼；脉较前数大，右关仍数弦滑，阴液久亏，再为变动前方。

生牡蛎四钱	杭菊花三钱	生地榆三钱
郁李仁钱半	生鳖甲三钱	地骨皮三钱
生槐实三钱	盐知母三钱	盐黄柏三钱
黛蛤粉八钱	木贼草三钱	小川连二钱
血余炭三钱	忍冬花五钱	蝉　衣钱半
益元散四钱	生枳实钱半	荷　叶一个

黄土四两（煮水澄清煎药）　　　　　　梅花点舌丹二粒

脏连丸二钱

孟男　六月二十日

痔漏下血已久，面色白滞，精力失常，证属湿注大肠，久则有清浊不分之象，补之助湿，清亦不能效，头晕痛，脉象尺小于寸，然皆滑数兼弦，姑予升降清化渗湿法。

生牡蛎三钱	地榆炭三钱	枳　实一钱
血余炭三钱	槐花炭三钱	云苓皮四钱
青　皮一钱	柴　胡五分	炒秫米四钱
小川连二钱	升　麻二分	生侧柏叶二钱
鲜荷叶一个	赤小豆三钱	炒丹皮一钱
盐知母三钱	盐黄柏三钱	犀黄丸四分（分吞）

田女　十月二十二日

脾湿困顿，气机失畅，以致心下悸，带下颇多，腹胀，兼发痔疮，面色黄，经血三月一至，症延日久，经治未效，脉弦滑，宜清渗利湿。

生海蛤六钱	代赭石三钱	旋覆花三钱（布包）
炒枳壳三钱	盐黄柏三钱	盐知母三钱
云茯苓四钱	朱莲心钱五分	牛　膝三钱
滑石块四钱	川萆薢四钱	大腹绒钱半
朱茯神三钱	盐橘核四钱	广木香钱五分
川厚朴钱半	炒槟榔钱半	藕一两

杨男　三月初八日

素有怔忡之病，兼有肠风，恐是内痔为患，两腿浮肿，此淫邪入血分之征，因血虚而有此候，脉沉弦而滑，大小不匀，治宜生血养心。

桑寄生五钱	柏子仁三钱	生瓦楞子六钱
远志肉三钱	炒枣仁三钱	血余炭三钱
金毛狗脊四钱	木　瓜四钱	茯苓块四钱
盐泽泻三钱	甘　草一钱	干藕节五枚

潘女　正月初七日

喉肿溃后，热象未清，阴分虚燥，舌赤无苔，痔亦随之而发，肠肺湿热，脉象弦滑而数，上焦邪盛，宜清平滋化。

鲜石斛四钱	生地榆三钱	栀子炭三钱
知　母三钱	板蓝根四钱	青竹茹六钱
莲子心钱半	薄　荷钱半	生海蛤六钱
地骨皮三钱	小川连二钱	稻　芽三钱
全瓜蒌六钱	郁李仁钱半	荷　叶一个
六神丸二十粒		

王妇　十二月初四日

脾湿肝热，郁注大肠而发便血，兼有痔患，口苦，腹痛不适，舌苔白腻，脉滑弦而数，亟宜清滋渗化。

生牡蛎四钱	生地榆三钱	盐知母三钱
盐黄柏三钱	大腹绒钱半	石决明八钱
小川连二钱	鲜茅根一两	盐橘核四钱
生槐实三钱	血余炭三钱	生侧柏三钱
云苓皮四钱	藕一两	益元散四钱
炒稻芽三钱	炒谷芽三钱	

　　[按] 痔漏之病，当从痔漏科医治，或扎线，或枯痔，或手术割取，或下药捻，往往因久痔而漏，因痔漏而气血渐耗，形体不支，又非外治可愈者，必求之于内治也。海底漏宜常食比目鱼。

十四、游丹

王妇　九月十三日

血分湿热，遏于皮肤，发为游丹，两关脉大而滑数，心脉亦盛，兼有邪扰心包络，夜不能寐，舌赤苔白，治当从血分清化之。

云苓块四钱	嫩白芷一钱	防　风一钱
栀子炭三钱	地肤子三钱	蒲公英四钱

知　母三钱	忍冬藤四钱	芥穗炭二钱
朱莲心钱半	滑石块四钱	川黄柏二钱
地骨皮三钱	桑　叶三钱	薄荷叶钱半
首乌藤一两	桑　皮三钱	

六神丸三十粒（分吞）

［按］游丹之治常与斑同，白虎汤加犀角名化斑汤。孔师治温热伤营动血发斑，常于险中救活。此游丹之例确系血分湿热，从用药中不难看出尚有外风相合，且有心气稍弱而不眠，否则防风、芥穗炭、首乌藤不用在其中矣。

十五、风包、风疹

郭男童　八月十九日

脾湿肝热两盛，汗出当风，遂致周身发风包作痒，脉大而滑数，右寸较盛，邪在皮毛，当凉化疏解。

麻黄梢二厘	桃仁泥钱半	生石膏六钱（研，先煎）
全蝉衣五分	地肤子三钱	蒲公英三钱
知　母三钱	通　草一钱	枯黄芩二钱
栀子炭三钱	龙胆草钱半	滑石块三钱
鲜茅根八钱	杏仁泥三钱	牛黄抱龙丸一粒（分化）

董女童　十一月二十三日

血分热盛，兼以脾湿汗出当风，遂致湿热遏于皮肤而发风包，烦甚，脉弦滑而数大，咳嗽声重，当辛凉疏化。

嫩麻黄三厘	杏　仁二钱	生石膏八钱（研，先煎）
桃　仁二钱	鲜芦根一两	鲜茅根一两
忍冬藤四钱	忍冬花四钱	龙胆草二钱
地肤子三钱	生桑皮三钱	紫花地丁四钱
黄花地丁四钱	白鲜皮三钱	僵　蚕三钱
知　母三钱	川黄柏三钱	藕一两

紫雪丹四分（分冲）

二诊：十一月二十八日。连进前方药，症尚未痊，血分湿热过盛，解之尚未透达，皮肤郁阻仍甚，再依前方变通之。

嫩麻黄五厘	杏　仁二钱	生石膏八钱（研，先煎）
桃　仁二钱	鲜芦根一两	鲜茅根一两
忍冬藤五钱	忍冬花五钱	生桑皮三钱
龙胆草二钱	地肤子三钱	地骨皮四钱
僵　蚕三钱	知　母三钱	川黄柏三钱
滑石块四钱	薄　荷一钱	藕一两
五福化毒丹四粒		

傅男童　七月十九日

血分湿热过盛，遏于皮肤，发为湿疮，兼发风块及腹痛，气为湿郁也。脉弦滑而数大，治当从血分清化之，兼调气机。

生鳖甲钱半	地肤子三钱	知　母三钱
大腹绒钱半	生石膏五钱	桑白皮三钱
川黄柏二钱	白通草一钱	青蒿梗二钱
滑石块四钱	盐橘核三钱	忍冬花三钱
紫花地丁三钱	薄　荷一钱	黄花地丁三钱
五福化毒丹二粒（分化）		

温男童　六月初十日

汗出当风，湿邪泛滥，身发风包，面部浮肿作痒，身热，脉取弦滑而数，亟宜清渗疏化。

鲜苇根一两	地肤子三钱	青连翘三钱
知　母三钱	嫩白芷一钱	地骨皮三钱
忍冬花四钱	川黄柏三钱	苏薄荷钱半
焦栀子三钱	川牛膝三钱	滑石块四钱
蒲公英四钱	石决明六钱	酒黄芩钱半
鲜荷叶二个	鲜　藕一两	
紫雪丹四分（分冲）		

宋男幼　十二月初七日

　　肝胃热郁，脾湿遏于皮肤，背发风疹，兼泻绿屎，腹中时或作痛，手关纹紫长，拟清疏凉降实邪。

杏仁泥二钱　　　　冬桑叶二钱　　　　生石膏三钱（研，先煎）

僵　蚕二钱　　　　莲子心一钱　　　　知　母二钱

地肤子二钱　　　　薄荷叶二钱　　　　地骨皮二钱

忍冬花二钱　　　　全蝉衣一钱　　　　小川连一钱

益元散二钱（布包）　化毒丹一粒（和入）

　　[按] 风包、风疹，凉血解肌，散风祛邪以消之，乃从宣从疏之大法。妙在蝉衣佐微量麻黄梢以透达于端末，而又无燥窜之贻弊。致于五福化毒丹用于稚阳之体，更为适宜，尤其幼儿初起之较轻者，仅服此丸，效果很好。

附录：孔伯华手稿

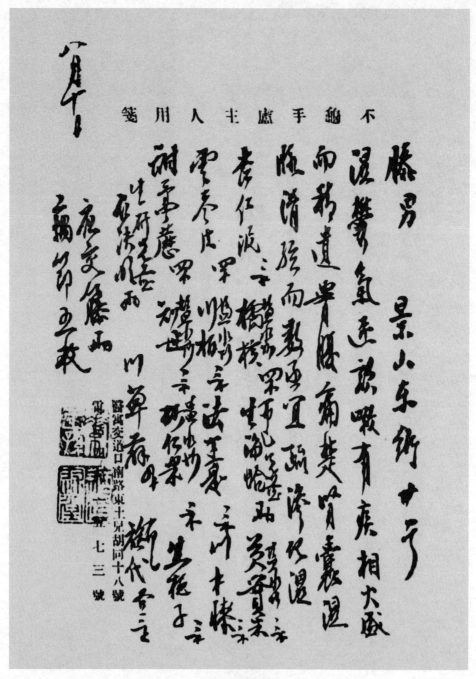

孔老手稿1

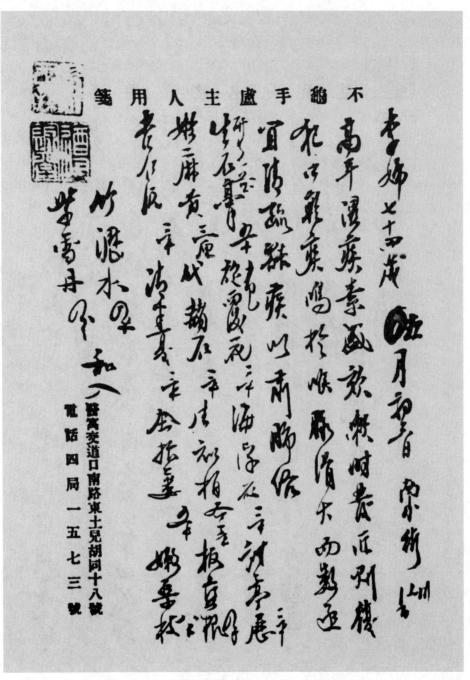

孔老手稿 2

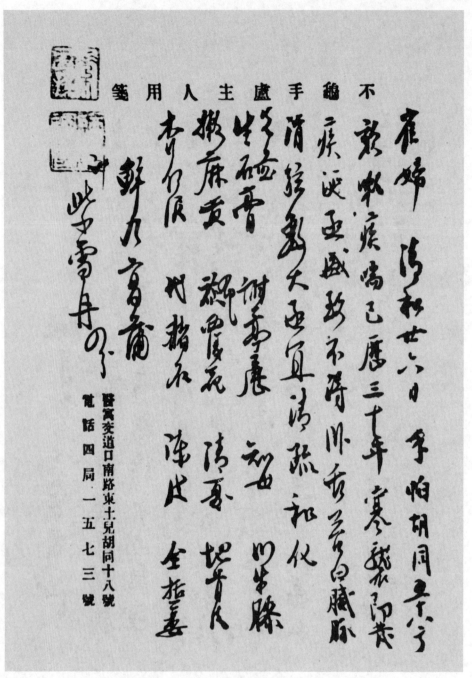

孔老手稿3

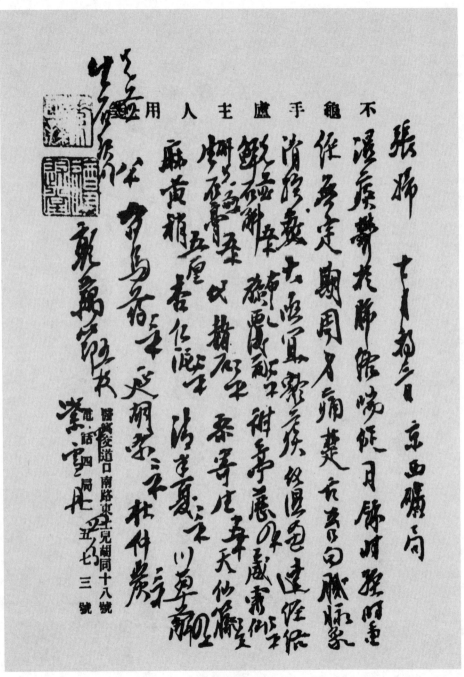

孔老手稿4

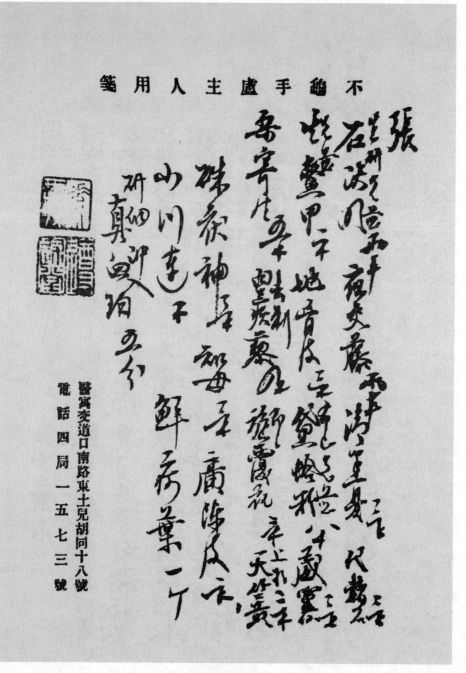

孔老手稿5

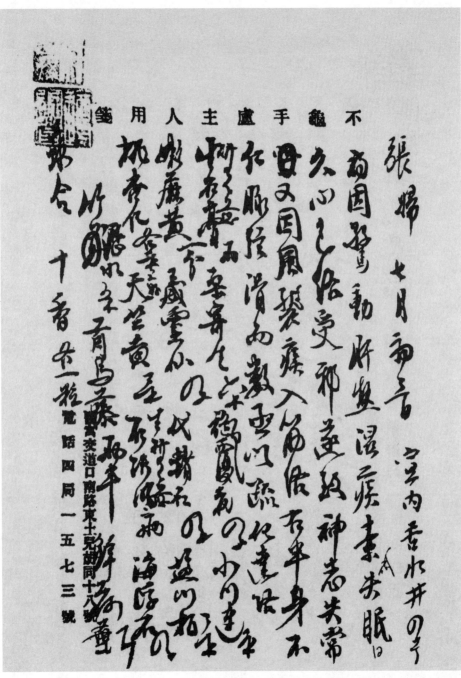

孔老手稿6

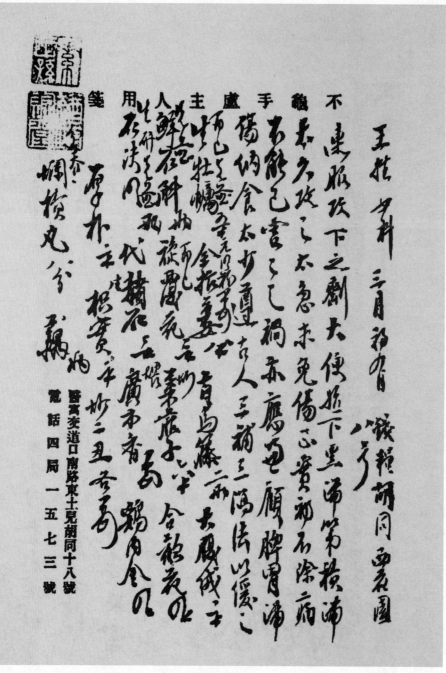

孔老手稿7

附录：孔伯华手稿

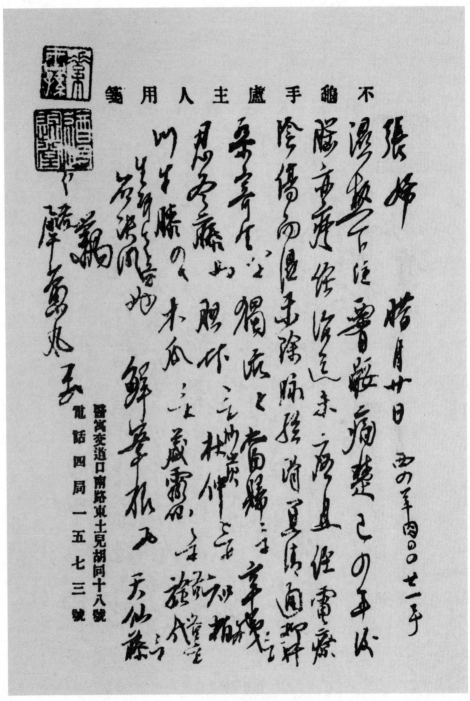

孔老手稿8

489

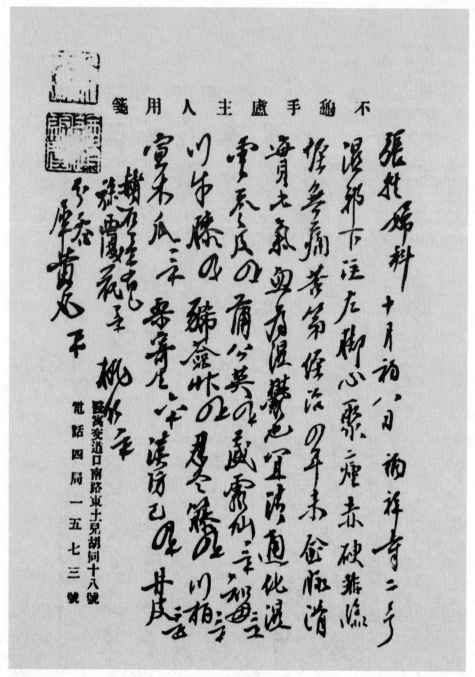

孔老手稿9

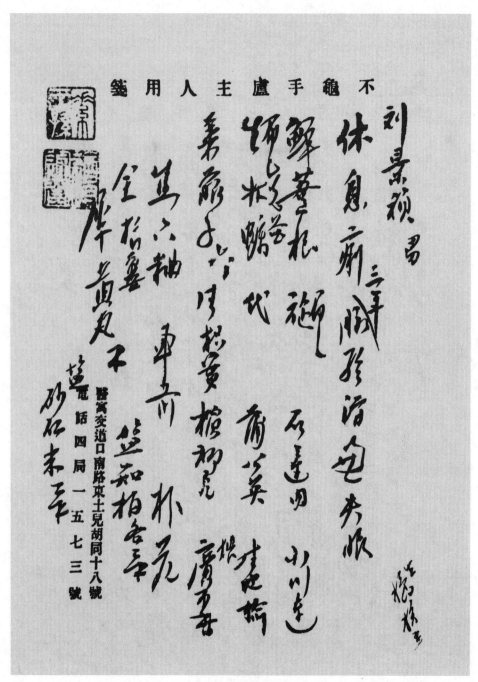

孔老手稿 10

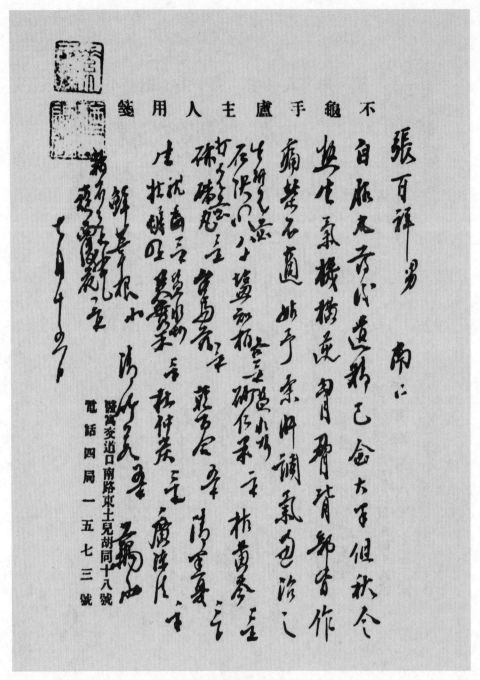

孔老手稿 11

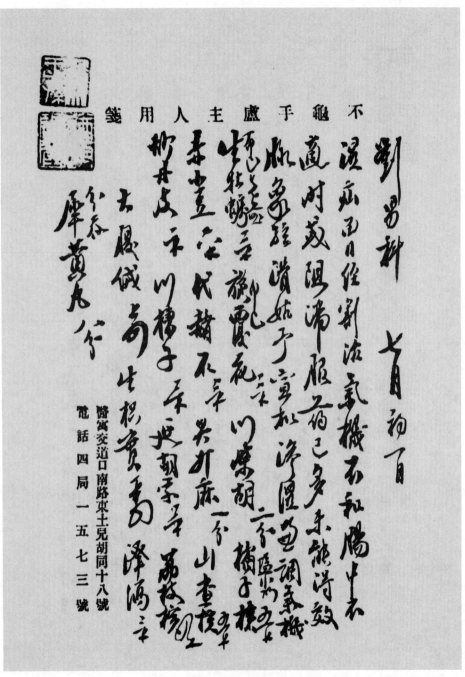

孔老手稿12

493

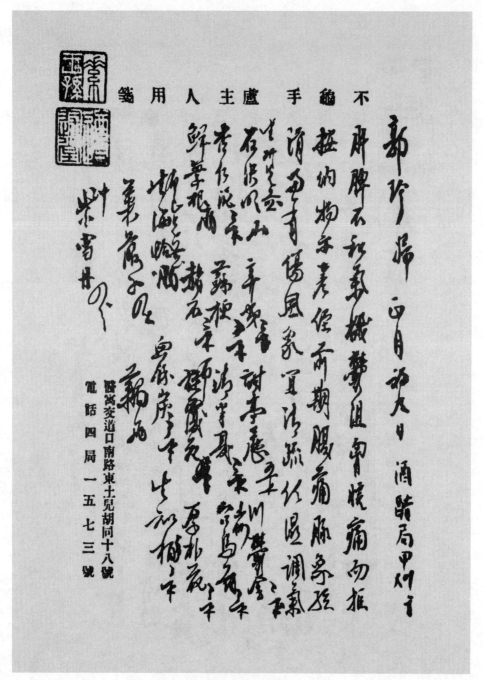

孔老手稿13

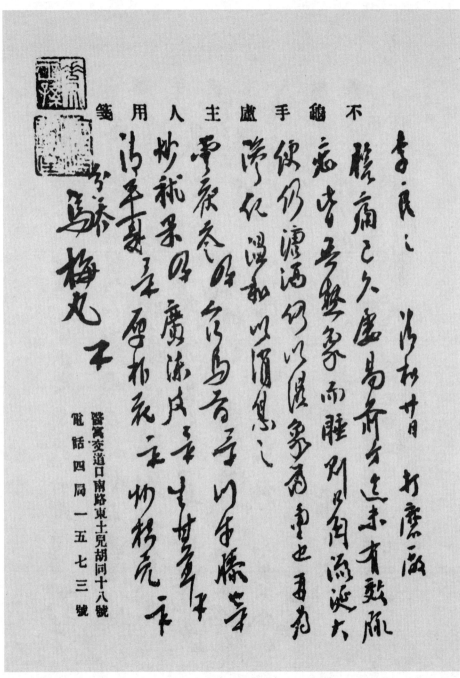

孔老手稿 14

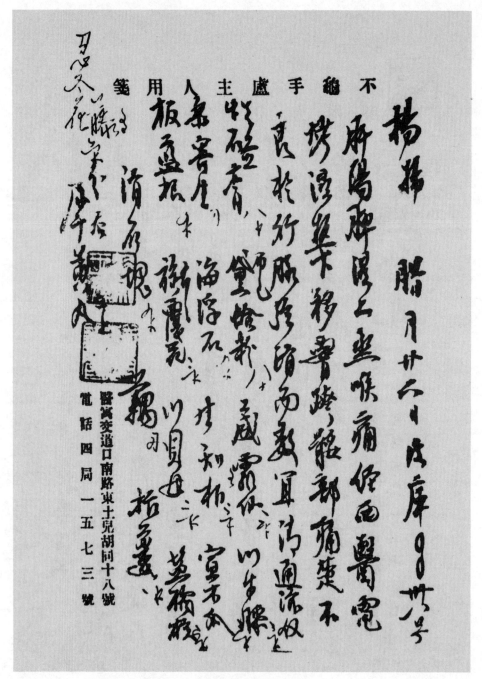

孔老手稿 15

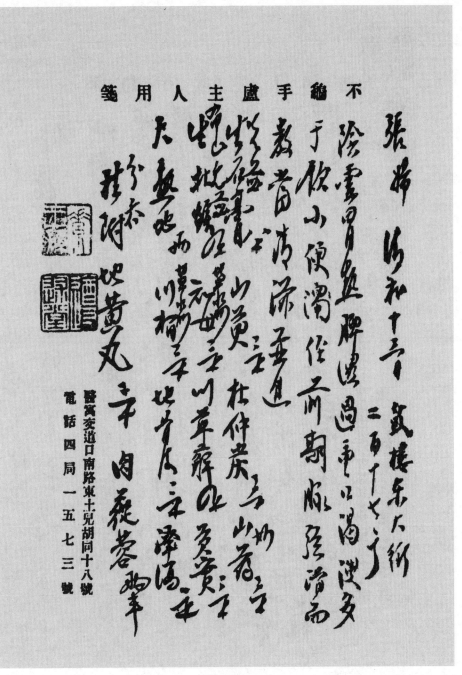

孔老手稿 16

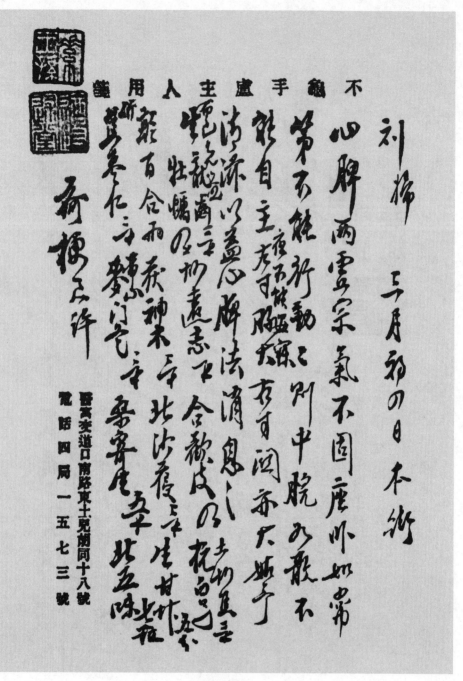

孔老手稿 17

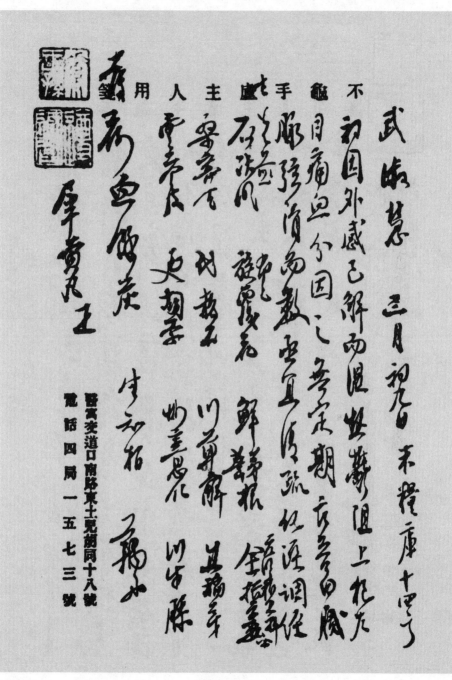

孔老手稿 18

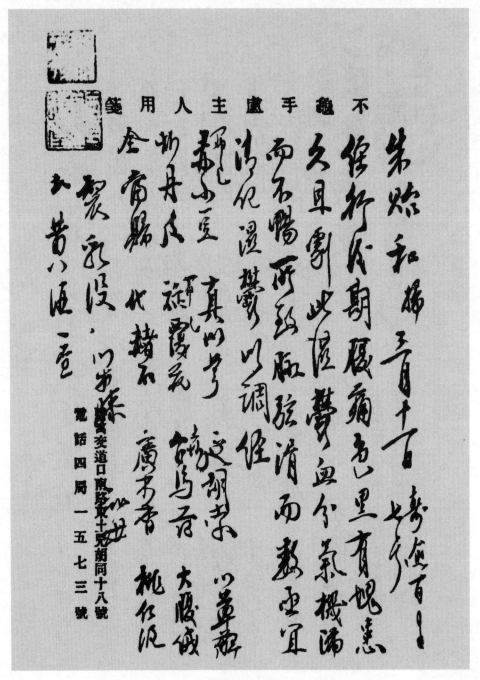

孔老手稿 19

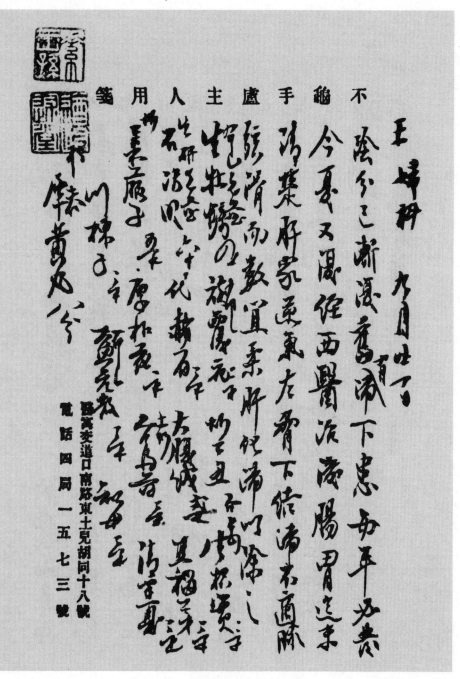

孔老手稿20

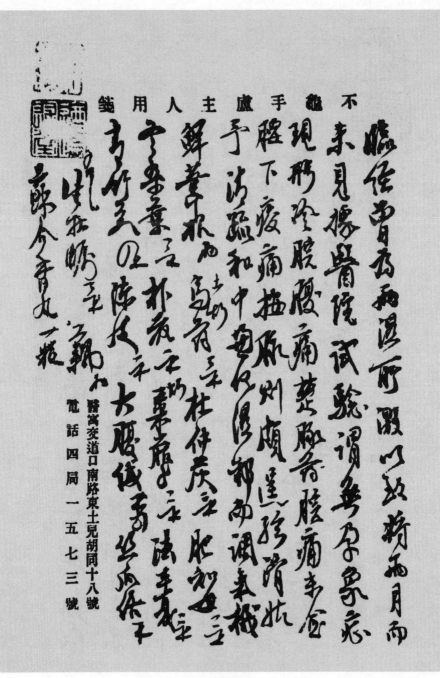

孔老手稿 21

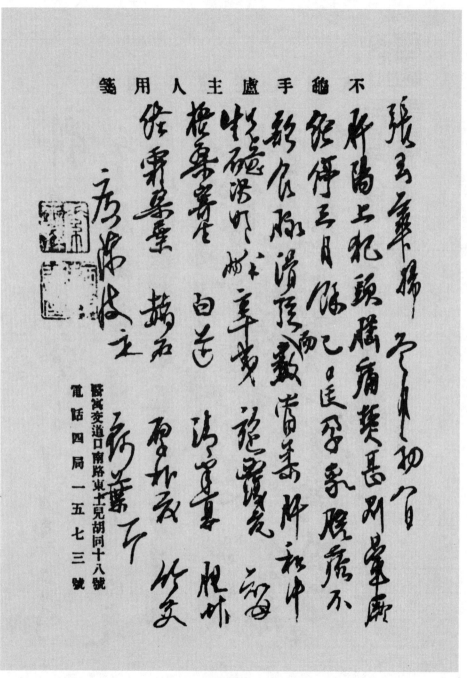

孔老手稿 22

503

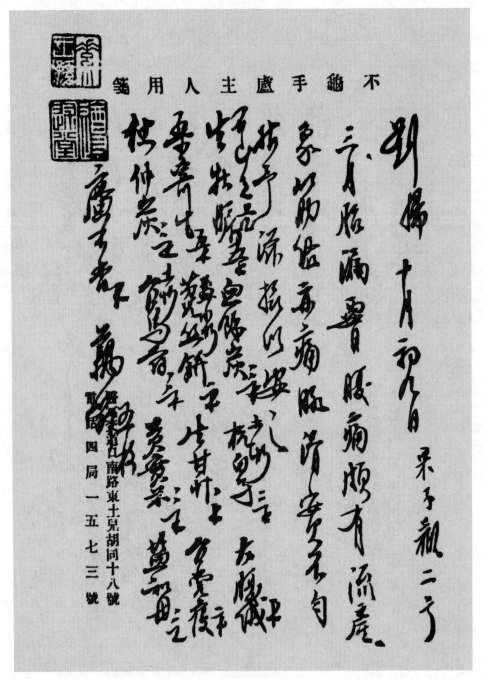

孔老手稿 23

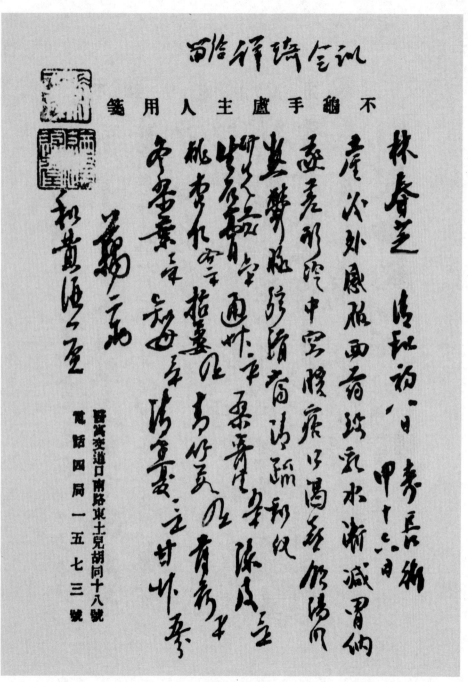

孔老手稿24

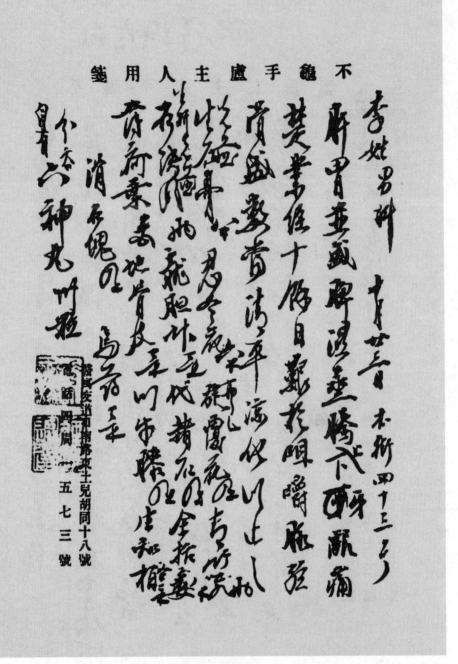

孔老手稿25

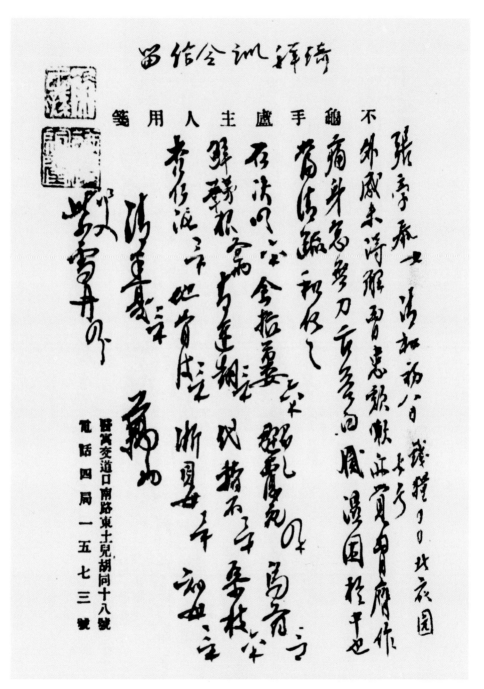

孔老手稿26

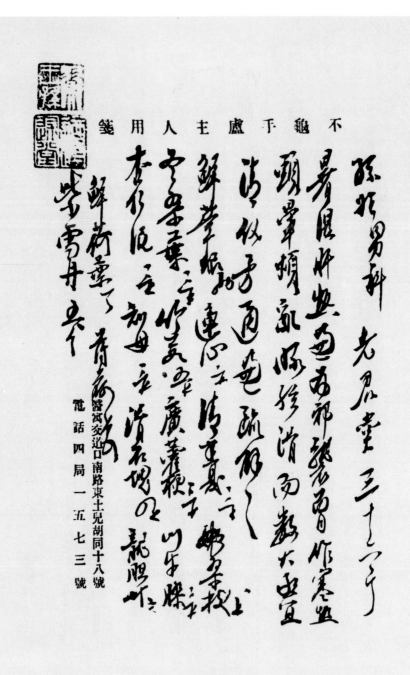

孔老手稿 27